Reinhard Marxkors · Lehrbuch der Zahnärztlichen Prothetik

Reinhard Marxkors

Lehrbuch der Zahnärztlichen Prothetik

2., durchgesehene Auflage
Mit 743 Abbildungen, davon 105 zweifarbig

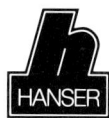

Carl Hanser Verlag München Wien

Der Verfasser

Prof. Dr. Reinhard Marxkors, Zentrum Zahn-, Mund- und Kieferheilkunde der Westfälischen Wilhelms-Universität, Poliklinik für Prothetik A, Münster

---

Die Deutsche Bibliothek – CIP-Einheitsaufnahme

Marxkors, Reinhard:
Lehrbuch der zahnärztlichen Prothetik / Reinhard Marxkors. –
2., durchges. Aufl. – München ; Wien : Hanser, 1993
 ISBN 3-446-17466-4

Hinweis
Medizin und Zahnmedizin sind in ständiger Entwicklung begriffen. Der Fortschritt der Wissenschaft führt permanent zu neuen Erkenntnissen. Der Leser dieses Buches ist daher gehalten, Therapieempfehlungen, insbesondere Angaben zur Dosierung und Applikation von Arzneimitteln, gemäß den geltenden Richtlinien des Arzneimittelrechts zu prüfen. Zwar verwenden Autoren, Herausgeber und Verlag große Mühe darauf, daß der Inhalt des Buches dem Wissensstand bei der Abfassung entspricht, Änderungen sind jedoch grundsätzlich möglich. Die Entscheidung für eine bestimmte Therapie liegt letztlich in der Verantwortung des behandelnden Arztes bzw. Zahnarztes.

Die im Text genannten Präparate und Bezeichnungen sind zum Teil patent- und urheberrechtlich geschützt. Aus dem Fehlen eines besonderen Hinweises bzw. des Zeichens ® darf nicht geschlossen werden, daß kein Schutz besteht.

Dieses Werk ist urheberrechtlich geschützt.
Alle Rechte, auch die der Übersetzung, des Nachdrucks und der Vervielfältigung des Buches oder von Teilen daraus, vorbehalten.
Kein Teil des Werkes darf ohne schriftliche Genehmigung des Verlages in irgendeiner Form (Fotokopie, Mikrofilm oder ein anderes Verfahren), auch nicht für Zwecke der Unterrichtsgestaltung, reproduziert oder unter Verwendung elektronischer Systeme verarbeitet, vervielfältigt oder verbreitet werden.

© Carl Hanser Verlag München Wien 1993
Umschlaggestaltung: Kaselow Design, München
Zeichnungen: Werner Sailer, Münster
Satz: Kösel, Kempten
Druck: Buch- und Offsetdruckerei Wagner GmbH, Nördlingen
Printed in Germany

Vorwort

Die Zahnheilkunde wird mit dem ständigen Wissenszuwachs immer differenzierter. Das trifft in besonderem Maße für die Zahnärztliche Prothetik zu. Die Skala der geforderten Tätigkeiten wird fortlaufend aufgeweitet. Von den herkömmlichen Sparten kann keine gestrichen werden, es treten vielmehr immer neue Teilbereiche hinzu:

- Materialfragen werden in zunehmendem Maße akut.
- Die Altersprothetik entwickelt sich kontinuierlich.
- Der Sekundärprophylaxe kommt eine Schlüsselstellung zu.
- Psychagogische Fähigkeiten sind gefragt, weil der Umgang mit dem Patienten immer mehr zu einem zentralen Thema wird.

Da das Recht des Menschen auf Selbstbestimmung unantastbar ist, liegt die Therapiehoheit beim Patienten. Er muß die Zustimmung zu jeder Therapie geben. Das kann er nur, wenn er so weit aufgeklärt wurde, daß er auch imstande ist mitzuentscheiden. Zur Aufklärung gehört auch, daß Alternativen aufgezeigt werden.

So wird deutlich, daß die befundadäquate Therapie – auch bezüglich der Individualität des Patienten – zu einem Kernstück der Prothetik geworden ist.

Ich habe mich bemüht, die übergroße Stoff-Fülle im Fach Prothetik auf ein übersichtliches und lernbares Maß zu komprimieren. Dabei wurde – entsprechend dem Sinn eines Lehrbuches – auf die Darstellung spezifischer Verfahren und Methoden zugunsten von Basiswissen verzichtet.

Prof. Dr. *R. Marxkors*

Inhalt

1	Einführung	17
2	Indikation	17
3	Aufklärung des Patienten	17
4	Vorbereitung der Mundhöhle	18
5	Präparation von Seitenzähnen zur Aufnahme von Gußkronen	19
5.1	Phase 1	19
5.2	Phase 2	19
5.3	Phase 3	19
5.4	Phase 4	22
5.5	Phase 5	22
5.6	Phase 6	22
5.7	Lage der Präparationsgrenze	23
5.8	Allgemeine Grundsätze und Hinweise	24
6	Präparation für die Teilkrone	25
7	Präparation zur Aufnahme von Verblendkronen	26
8	Zu beachtende Besonderheiten der einzelnen Zähne	27
8.1	Obere mittlere Schneidezähne	27
8.2	Obere seitliche Schneidezähne	29
8.3	Obere Eckzähne	30
8.4	Obere Prämolaren	31
8.5	Obere Molaren	33
8.6	Untere Schneidezähne	34
8.7	Untere Eckzähne	35
8.8	Untere erste Prämolaren	36
8.9	Untere zweite Prämolaren	37
8.10	Untere Molaren	38
8.11	Präparation zur vertikalen Zahnachse	39
9	Abformung	40
9.1	Korrekturabdruck mit K-Silikonen	40
9.1.1	Auswahl des Abdrucklöffels	40
9.1.2	Haftung des Abformmaterials am Löffel	41
9.1.3	Vorbereitung des abzuformenden Bereiches	41
9.1.4	Fadenlegen	41
9.1.5	Erstabdruck	42
9.1.6	Ausschneiden des Erstabdruckes	42
9.1.7	Reponieren zur Überprüfung des Ausschneidens	43
9.1.8	Der eigentliche Korrekturabdruck	43
9.1.9	Herausnehmen des Abdruckes	44
9.2	Grundsätzliche Fehlerquellen bei Abformungen	44
9.2.1	Verdrängungseffekte	44
9.2.2	Endogene Spannungen	46
9.2.3	Schrumpfung der Abformmaterialien	48
9.3	Konsequenzen für die Praxis	49

KRONENERSATZ

9.3.1	Aufgabe 1	49
9.3.2	Aufgabe 2	49
9.3.3	Aufgabe 3	50
9.3.4	Aufgabe 4	50
9.3.5	Aufgabe 5	51
9.3.6	Aufgabe 6	51
9.4	Abformung mit Hydrokolloiden	52
9.5	Vermeidung von Fehlern durch Strukturierung des Behandlungsablaufes	52
10	Modellherstellung	53
10.1	Reinigung	54
10.2	Kontrolle	54
10.3	Lagerung	54
10.4	Zeitpunkt des Ausgießens	54
10.5	Die eigentliche Modellherstellung	55
10.6	Genauigkeit des Sägemodells	55
10.7	Einartikulieren	56
10.8	Reifen	57
10.9	Konsequenzen	57
11	Technische Herstellung	57
11.1	Kronenrand und Kronenrandschluß	58
11.2	Spacer für Zementschicht	59
11.3	Approximalraum	61
11.4	Interkuspidation	62
11.5	Spezielle Belange für Vollgußkronen	63
11.6	Verblendkronen	64
11.6.1	Keramikverblendungen	64
11.6.2	Kunststoffverblendungen	65
11.7	Legierungsauswahl	66
12	Anprobe	67
13	Probatorisches Tragen	68
14	Zementieren	69
15	Recall	70
16	Stiftaufbauten	70
16.1	Individuelle Stiftaufbauten	71
16.2	Einsetzen von individuellen Stiftaufbauten	72
16.3	Konfektionierte Stiftaufbauten	72

BRÜCKEN

1	Pfeilerqualität	75
2	Brückenanker	76
3	Statik	77
4	Brückenkörper	79
4.1	Hygienefähigkeit und Beziehung zur Schleimhaut	79

4.2	Vollgußbrücken	80
4.3	Verblendbrücken	81
5	Geteilte Brücken	85
6	Klebebrücken	87
7	Planungsgrundsätze, Planungskriterien	88
7.1	Seitenzahnbrücken im Oberkiefer	88
7.2	Frontzahnbrücken im Oberkiefer	93
7.3	Kombinierte Frontzahn-Seitenzahnbrücke	95
7.4	Brücken im Unterkiefer	97
7.5	Überspannte Brücken	98
7.6	Zusammenfassung der Planungskriterien	99
7.7	Synopse	100

DIE PARTIELLE PROTHESE

1	Bauelemente	105
1.1	Sattel und Satteldynamik	105
1.2	Verbindung der Sättel	108
1.2.1	Umgehung von Zahngruppen	108
1.2.2	Form des Grenzraumes	109
1.2.3	Steifheit der Basis	110
1.3	Statik	111
1.3.1	Ersetzte Zähne innerhalb des Unterstützungspolygons	111
1.3.2	Ersetzte Zähne außerhalb des Unterstützungspolygons	112
1.3.3	Unterstützungsachsen	112
1.3.4	Einpunktabstützung	114
1.4	Verankerung durch Gußklammern	114
1.4.1	Klammervermessung	115
1.4.2	Vorbereitung des Restgebisses	117
1.4.3	Spezielle Fragen der Verankerung	119
2	Kippmeidung	124
2.1	Sattelferne Abstützung	124
2.2	Basisausdehnung	126
2.3	Satteloffene Klammern	126
2.4	Schaltsattel	127
3	Spezielle Statik	127
3.1	Basisausdehnung Oberkiefer	127
3.2	Bügeleinlagerung Unterkiefer	128
3.3	Anteriores Restgebiß Unterkiefer, zahnloser Oberkiefer	129
4	Die einfache Kunststoffprothese	129
4.1	Verfahrenstechnik	129
4.2	Das Vorgehen im einzelnen	130
5	Verbindung Prothese–Restgebiß	131
5.1	Lockere Verbindung	132
5.2	Bedingt starre Verbindung	132
5.3	Gelenkige Verbindung	132
5.4	Federnde Verbindung	133

	5.5	Starre Verbindung 134
	5.6	Freiheitsgrade 134
	6	Kombiniert festsitzend/herausnehmbarer Zahnersatz 135
	6.1	Kombiniert festsitzend/herausnehmbarer Ersatz mit Schaltsätteln 135
	6.2	Kombiniert festsitzend/herausnehmbarer Ersatz mit Freiendsätteln 135
	6.3	Blockbildung 139
	6.4	Teleskopprothese.. 142
	6.4.1	Teleskopkronen 142
	6.4.2	Unverblendete Teleskope 143
	6.4.3	Verblendete Teleskope 144
	6.4.4	Teilteleskope 144
	6.4.5	Aspekte zur Parodontalhygiene 145
	6.4.6	Realisation 145
	6.4.7	Resilienzteleskope 149
	7	Wiederherstellungsarbeiten 150
	8	Topographie der Attachments und Retention 151

REHABILITATION DES ZAHNLOSEN

1	Anamnese...	159
2	Inspektion	160
3	Situationsabformung..	161
4	Funktionsabformung	162
4.1	Grundsätzliches	163
4.2	Die individuellen Löffel	165
4.3	Anprobe der individuellen Löffel...	166
4.3.1	Dimensionierung des oberen Löffels	166
4.3.2	Dimensionierung des unteren Löffels	167
4.3.3	Festlegen der vertikalen Dimension	168
4.4	Die eigentliche Funktionsabformung	169
4.4.1	Die Randvorformung..	169
4.4.2	Die Sealabformung..	170
4.4.3	Die dorsale Randerhöhung (Oberkiefer)..............................	172
4.5	Unterlagen für die Funktionsabformung nach Ivotray-spezial-Abformung	172
4.5.1	Ivotray-spezial-Abformung...	172
4.5.2	Modelle und individuelle Löffel nach Ivotray-spezial-Abformung ...	175
5	Bißnahme	177
5.1	Bißhöhe	178
5.1.1	Differenzmessung	178
5.1.2	Sprechprobe	179
5.1.3	Vestibulumdistanz	179
5.2	Zentrale Relation	180
5.2.1	Intraorale Stützstift-Registrierung	180
5.2.2	Ivotray-spezial	183
5.2.3	Checkbite	185
5.2.4	Registrieren mit fertigen Prothesenbasen	185

6	Aufstellung der künstlichen Zähne in Wachs	188
6.1	Aufstellung der Frontzähne	188
6.1.1	Statik der Frontzähne	188
6.1.2	Gaumenfaltenmuster – natürliche Zähne	190
6.1.3	Praktisches Vorgehen	191
6.1.4	Altersbedinge Veränderungen der Physiognomie	192
6.1.5	Auswahl der Frontzähne	192
6.2	Aufstellung der Seitenzähne	194
6.2.1	Überlegungen zur Statik	194
6.2.2	Kauflächenrelief und Unterkieferposition	196
6.3	Äquilibrierung	197
6.4	Gesamtaufstellung im einzelnen	199
6.5	Anprobe am Patienten	201
7	Fertigstellung der Prothese	201
7.1	Ausmodellieren	201
7.2	Überführung in Kunststoff	202
7.3	Reokkludieren im Labor	203
8	Einfügen und Individualisieren	204
8.1	Einfügen	204
8.2	Beseitigen von Druckstellen	204
8.3	Nachregistrieren	206
8.3.1	Instrumentelle Analyse	206
8.3.2	Einschleifen der Okklusion	209
8.3.3	Einschleifen der Artikulation	209
8.4	Tragemodus	214
8.5	Pflegeanleitung	214
8.6	Nachkontrolle	215
9	Überprüfung der Funktion und Korrekturarbeiten	217
10	Besonderheiten	219
10.1	Entlastungsabformung	219
10.1.1	Indikationen	219
10.1.2	Prinzip	220
10.1.3	Vorgehen	220
10.2	Prothesenbasis aus weichbleibendem Kunststoff	221
10.3	Prothesenplaque und Schleimhauteffloreszenzen	223
10.4	Unterschnitte an zahnlosen Kiefern	226
10.5	Präprothetische Chirurgie	227

SOFORTERSATZ

1	Sofortkrone	235
2	Sofortbrücke	236
3	Sofort-Teilprothese aus Kunststoff	237
4	Sofortmetallbasis	239
5	Totale Sofortprothese	242
5.1	Beratung und Aufklärung	242
5.2	Vorextraktion	242

	5.3	Situationsabformung ... 243
	5.4	Funktionsabformung ... 243
	5.5	Bißnahme ... 244
	5.6	Anprobe ... 244
	5.7	Technische Fertigstellung ... 244
	5.8	Einfügen ... 247
	5.9	Nachsorge ... 247
	5.10	Besonderheiten ... 247
	5.11	Epikrise ... 248
BEFUNDADÄQUATE THERAPIE	1	Allgemeines ... 251
	1.1	Anamnese und Befund ... 251
	1.2	Funktion ... 251
	1.3	Umfang der Restauration ... 252
	1.4	Orales Wohlbefinden ... 252
	1.5	Schaden/Nutzen-Abwägung ... 253
	1.6	Ästhetik ... 253
	1.7	Wirtschaftlichkeit ... 253
	1.8	Qualität der Ausführung ... 254
	1.9	Qualitätsmerkmale ... 254
	1.10	Kosten/Nutzen-Relation ... 255
	1.11	Restauration ohne Vorbehandlung mindert den Erfolg ... 255
	1.12	Restauration ohne Nachsorge stellt den Erfolg in Frage ... 256
	1.13	Planung und Beratung ... 256
	2	Spezielle Planung, Beratung und Behandlung ... 258
	2.1	Gruppe A_1 ... 259
	2.1.1	Befund 1 ... 259
	2.1.2	Befund 2 ... 260
	2.1.3	Befund 3 ... 261
	2.1.4	Befund 4 ... 261
	2.1.5	Befund 5 ... 262
	2.1.6	Befund 6 ... 262
	2.1.7	Befund 7 ... 262
	2.1.8	Befund 8 ... 263
	2.1.9	Befund 9 ... 263
	2.2	Gruppe A_2 ... 264
	2.2.1	Befund 1 ... 264
	2.2.2	Spezielle Befunde für überspannte Brücken ... 265
	2.3	Gruppe A_3 ... 267
	2.3.1	Befund 1 ... 267
	2.3.2	Befund 2 ... 267
	2.3.3	Befund 3 ... 267
	2.3.4	Befund 4 ... 267
	2.3.5	Befund 5 ... 269
	2.4	Gruppe B ... 269
	2.4.1	Kennedy-Klasse II_1 im Unterkiefer ... 269
	2.4.2	Befund 2 ... 272
	2.4.3	Befund 3 ... 274

2.4.4	Befund 4	274
2.4.5	Befund 5	276
2.4.6	Befund 6	277
2.4.7	Befund 7	280
2.4.8	Befund 8	282
2.4.9	Befund 9	282
2.4.10	Befund 10	282
2.4.11	Befund 11	283
2.4.12	Befund 12	284
2.4.13	Weitere Befunde der Gruppe B	287
2.5	Gruppe C	288
2.5.1	Gruppe C_1, C_2, C_3	288
2.5.2	Gruppe C_4, C_5	289
2.5.3	Gruppe C_6	290
2.6	Gruppe D	290
2.7	Gruppe E	292
3	Epikritische Betrachtungen	293
3.1	Tradition und Ausbildung	294
3.2	Mitarbeit des Patienten	295
3.3	Konsequenzen	296

GEBISSFUNKTION

1	Zentrale Relation; zentrale Okklusion	301
2	Artikulation	302
3	Bennettbewegung	304
4	Die Kauschlaufe	305
5	Funktionsanalyse nach Gerber	307

ENTSTEHUNG UND BEHANDLUNG VON MYOARTHROPATHIEN

1	Entstehung von Myoarthropathien durch Suprakontakte	315
2	Diagnostik von Beschwerden durch Suprakontakt	316
3	Therapie suprakontaktbedingter Myoarthropathien	318
4	Effekte von Suprakontakten auf den 8 verschiedenen Facettenarten	319
4.1	Fallbeispiele	322
5	Suprakontakt auf planer Fläche oder Infraokklusion	323
6	Bruxieren auf Suprakontakten	324
7	Epikrise	325
8	Therapie der Kondylenverlagerung	326

PSYCHOSOMATISCHE STÖRUNGEN

1	Einführung	333
2	Kriterien zur Erkennung psychosomatischer Störungen	333
2.1	Erstes Kriterium: Auffällige Diskrepanzen zwischen Befund und Befinden	334
2.2	Zweites Kriterium: Fluktuation der Beschwerden	334

	2.3	Drittes Kriterium: Diagnose ex non juvantibus	334
	2.4	Viertes Kriterium: Mitbeteiligung der Persönlichkeit	335
	2.5	Fünftes Kriterium: Konkordanz der Beschwerden mit situativen Ereignissen und Biographie	335
	3	Phasische Depression	336
	3.1	Krankheitsbild	336
	3.2	Therapie	337
	3.3	Prophylaxe	340
	4	Abnorme psychische Reaktionen	342
	4.1	Krankheitsbild	342
	4.2	Therapie	343
	5	Abnorme Persönlichkeitsentwicklung	343
	5.1	Krankheitsbild	343
	5.2	Therapie	344
	6	Krankheitsbilder aus der Gruppe der Schizophrenien	344
	7	Dysmorphophobie	344
	8	Ionophobien	345

GERONTOSTOMATOLOGIE

	1	Einführung	349
	2	Definition	349
	3	Therapeutische Konsequenzen	350
	3.1	Schrittweise Aufarbeitung des alten Ersatzes anstelle der Anfertigung neuer Prothesen	350
	3.2	Kontinuierliche Betreuung	353
	3.3	Sofortprothesen	353
	3.4	Aufbauprothesen	354
	3.5	Prothesenpflege	355
	3.6	Ästhetik	356
	4	Multimorbidität	356
	5	Organisches Psychosyndrom	357

PSYCHAGOGIK

	1	Definition und Bedeutung	361
	2	Psychagogik vor der prothetischen Therapie	361
	2.1	Unerfüllbares Behandlungsbegehren	362
	2.2	Fehlende Zustimmung	362
	3	Führung während der Behandlung	363
	4	Führung/Verhalten nach der Behandlung	364
		Grundlegende Literatur	367
		Register	369

KRONENERSATZ

1 Einführung
2 Indikation
3 Aufklärung des Patienten
4 Vorbereitung der Mundhöhle
5 Präparation von Seitenzähnen zur Aufnahme von Gußkronen
6 Präparation für die Teilkrone
7 Präparation zur Aufnahme von Verblendkronen
8 Zu beachtende Besonderheiten der einzelnen Zähne
9 Abformung
10 Modellherstellung
11 Technische Herstellung
12 Anprobe
13 Probatorisches Tragen
14 Zementieren
15 Recall
16 Stiftaufbauten

1 Einführung

„Ersatz" setzt stets voraus, daß ein Original defekt oder verlorengegangen ist. Weiterhin bedeutet Ersatz, daß die Qualität des Originals nicht erreicht wird. Diese Thesen sollen an den Anfang gestellt werden, gewissermaßen als Antithesen zu der heute weit verbreiteten Ansicht, daß aufgrund der uns zur Verfügung stehenden technischen Mittel und Möglichkeiten doch alles machbar sei. Gesunde natürliche Zahnhartsubstanz ist mit Ehrfurcht zu betrachten. Muß sie dennoch zum Zwecke der Verankerung geopfert werden, so ist ihr Ersatz mit höchster Präzision anzufertigen.

Kaum jemand macht sich klar, daß zur Versorgung eines Patienten mit einer gegossenen Restauration wenigstens 60 klinische Behandlungsschritte, labortechnische Verrichtungen und Entscheidungsprozesse gehören, die allesamt einen entscheidenden Einfluß nehmen auf die Funktionstüchtigkeit und die Präzision des Endproduktes und vor allem auf die Dauer der Funktionstüchtigkeit. Bei Berücksichtigung von Varianten, individuellen Faktoren und differenzierteren Arbeitsgängen wächst die Fülle der relevanten Faktoren weiter an.

2 Indikation

Da jede Restauration mit Unzulänglichkeiten behaftet ist, muß man die Frage nach der Schaden/Nutzen-Relation positiv beantworten können. Man muß sicher sein, daß der Nutzen überwiegt gegenüber den mit der Überkronung verbundenen Nachteilen. Überkront man einen zerstörten Zahn, kann man – solide Arbeit vorausgesetzt – sicher sein, daß der Zahn bezüglich der Funktionsfähigkeit und der Dauer seiner Erhaltung verbessert wurde. Überkront man hingegen einen gesunden Zahn, bleiben gegenüber seinem früheren Wert nur Nachteile zurück. Zwischen gesund und zerstört liegen naturgemäß unterschiedlich große Defekte. Grundsätzlich sollte man stets jene Therapie wählen, bei der am wenigsten gesunde Zahnhartsubstanz geopfert werden muß. Die abwägenden Überlegungen zur Überkronung gesunder Zähne als Brückenpfeiler oder zur Verankerung von herausnehmbarem Ersatz seien an dieser Stelle ausgeklammert.

3 Aufklärung des Patienten

Man mag sich die Frage stellen, was es denn aufzuklären gibt hinsichtlich der Anfertigung einer Gußkrone. Ersetzt man das Wort aufklären durch informieren, wird deutlich, was gemeint ist. Der Patient muß in jedem Falle seine Zustimmung zur vorgesehenen Therapie geben. Also muß man die Notwendigkeit der Überkronung darlegen, muß ihm erklären, daß mit anderen Mitteln eine dauerhafte Erhaltung des Zahnes nicht möglich ist, muß ihm sagen, daß die einfache Restauration metallfarben sein wird, daß es aber verschiedene Möglichkeiten der

Verblendung gibt. Auch die Wahl der Legierung ist mit ihm zu erörtern, und schließlich müssen ihm auch die ungefähren Kosten mitgeteilt werden.

Es ist inzwischen hinreichend nachgewiesen, daß der Erfolg einer restaurativen Therapie ganz wesentlich davon abhängt, ob eine sorgfältige Vorbehandlung stattgefunden hat und ob eine kontinuierliche Nachsorge stattfindet. Zur Vorbehandlung gehören auch die Information über eine effektive Mundhygiene und eine gründliche Instruktion über die richtige Handhabung der empfohlenen Hilfsmittel. Von der Mitarbeit sollte man sich vorher überzeugt haben. Dies ist insofern nicht schwierig, als die prothetischen Maßnahmen immer am Ende einer Mundsanierung stehen und somit stets einige Sitzungen vorausgegangen sind. Gehört der Patient zur eigenen kontinuierlich betreuten Stammklientel, ist man ohnehin über sein Hygieneverhalten im Bilde.

4 Vorbereitung der Mundhöhle

In den Richtlinien ist festgelegt, daß eine prothetische Versorgung erst dann vorgenommen werden darf, wenn die Vorbereitung der Mundhöhle abgeschlossen ist, wenn alle notwendigen chirurgischen, konservierenden und parodontologischen Maßnahmen abgeschlossen sind. Es muß also vorher abgeklärt sein, ob Zähne mit profunder Parodontopathie erhalten werden können, ob kariöse Defekte mit Füllungen zu schließen sind und ob Zähne mit tiefreichender Karies vital zu erhalten sind. Pulpatote Zähne müssen bis zur Regio ramificationis lückenlos wurzelkanalgefüllt sein, apikale ostitische Prozesse müssen beseitigt sein. Zur Vorbereitung der Mundhöhle gehört auch die Frage, ob die vorhandene Okklusion akzeptabel ist. Suprakontakte und/oder Infraokklusionen müssen beseitigt werden. Bei manifester Myoarthropathie muß eine entsprechende Vorbehandlung eingeleitet werden. Häufig mißlingt festsitzender Ersatz deshalb, weil eine schon vorhandene Störung nicht erkannt wurde.

Ist die Mundhöhle vorbereitet, müßte auch das Parodontium des zu überkronenden Zahnes gesund sein. Dennoch gilt es oft, die Folgen der Parodontopathie zu behandeln. Zur Beurteilung des Lockerungsgrades daher einige Ausführungen. Der bei Horizontalbelastung inzisal oder okklusal meßbare Ausschlag eines Zahnes hängt ab vom Verhältnis des extraalveolären zum intraalveolären Teil des Zahnes sowie von der Breite des Desmodontalspaltes. Ein Zahn, der mit der ganzen Wurzel in der Alveole steht, dessen Desmodontalspalt aber entzündlich verbreitert ist, kann den gleichen Lockerungsgrad aufweisen wie ein Zahn, der nur noch mit der Hälfte seiner Wurzel in der Alveole steht, dessen Desmodontalspalt aber eng ist. Es kommt also weniger auf den Lockerungsgrad des Zahnes als auf den Gesundheitsgrad des Parodontiums an. Ein Lockerungsgrad II stellt bei gesundem Parodontium keineswegs eine Kontraindikation für eine Überkronung dar.

Im allgemeinen vollzieht sich das Wiederfestwerden von Zähnen, die mechanisch durch Fehlbelastung gelockert wurden, schneller als die Festigung von Zähnen, die durch infektiös-entzündliche Prozesse im Parodontium gelockert wurden.

5 Präparation von Seitenzähnen zur Aufnahme von Gußkronen

Es ist das Ziel der Überkronung, daß sich der defekte Zahn nicht nur wieder störungsfrei – gewissermaßen passiv – in den funktionellen Ablauf des Gebisses einfügt, sondern aktiv der Funktion des Kauorgans förderlich ist. Das macht notwendig, daß man der Krone die Kontur eines natürlichen Zahnes gibt. Ein Charakteristikum natürlicher Seitenzähne ist es, daß sie sich in der Transversalen vom Äquator zu den Höckerspitzen hin stark verjüngen. Das Verhältnis transversaler Durchmesser zu transversalem Höckerabstand beträgt etwa 2:1 (Abb. 1). Um dies nachahmen zu können, muß gleichmäßig Substanz abgetragen werden. Dazu bedient man sich am besten der Hilfe von Rillenschleifern mit limitierter Eindringtiefe. Durch die Rillenschleifer wird außerdem die Dicke der abzutragenden Schicht objektiv festgelegt. Dadurch vermeidet man einerseits, daß man durch zu starkes Beschleifen die Pulpa gefährdet, und andererseits, daß man durch zu geringes Beschleifen die anatomisch richtige Formgebung unmöglich macht.

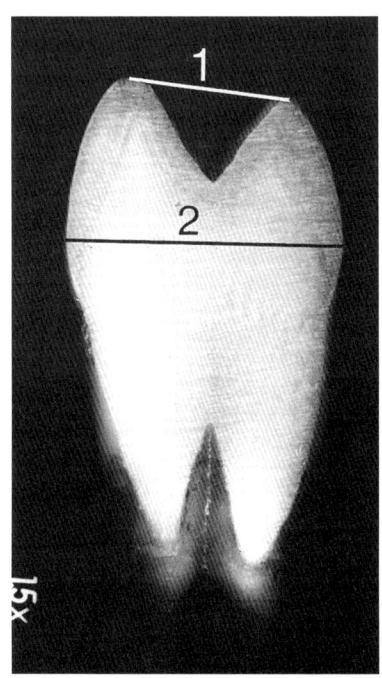

Abb. 1 Das Verhältnis transversaler Durchmesser zu transversalem Höckerabstand beträgt im Mittel 2:1

5.1 Phase 1

Die Präparation beginnt man in der Weise, daß man mit dem Rillenschleifer von 1 mm Schnittiefe für Gußkronen transversal über die Zähne eine oder mehrere Rillen anlegt, und zwar am Äquator der einen Seite beginnend, über Höcker – Fissur – Höcker bis zum Äquator der anderen Seite. Die Stirnkanten der Rillenschleifer sind abgerundet. Dadurch wird erreicht, daß die Schnittiefe auch dann gleich bleibt, wenn das Instrument nicht rechtwinklig zur Oberfläche angelegt wird, sofern der Anstellwinkel nicht größer als 35° ist (Abb. 2 und 3). Verlängert man die Rillen bei Seitenzähnen unter den Äquator bis zum Zahnfleischsaum, so können Unterschnitte entstehen, die häufig nicht mehr ohne Gefahr für die Pulpa zu beseitigen sind.

5.2 Phase 2

Nach dem Anlegen der Rillen wird mit zylinderförmigen diamantierten Schleifkörpern die Substanz bis zum Boden der Furchen abgetragen. Mit den gleichen Schleifern werden auch die dann noch vorhandenen Unterschnitte vestibulär und lingual entfernt. Handelt es sich um Zähne ohne seitliche Nachbarn, so werden gleichzeitig auch mesial und distal die Unterschnitte beseitigt (Abb. 4 und 5).

5.3 Phase 3

Bei Zähnen in geschlossener Zahnreihe wird der Approximalkontakt mit einem dünnen Schleifer aufgehoben, der wegen der hohen Umdrehungszahlen die richtige Relation zwischen Länge und Durchmesser aufweisen, also entsprechend kurz sein muß (Abb. 6 und 7).

20 Kronenersatz

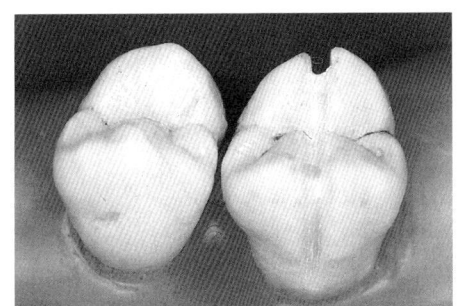
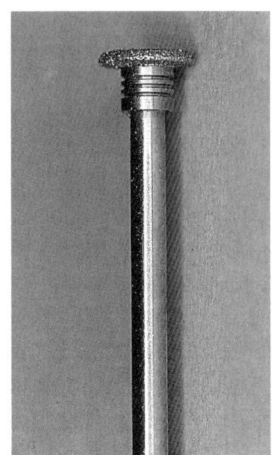

Abb. 2 Anlegen von Rillen mit definierter Schnittiefe

Abb. 3 Rillenschleifer mit abgerundeter Stirnkante

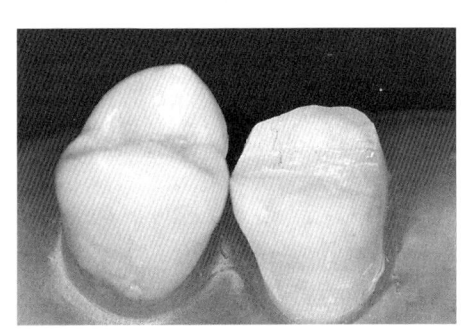
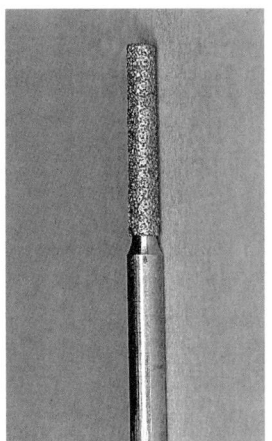

Abb. 4 Substanz bis zum Boden der Rillen abgetragen

Abb. 5 Zylinderförmiger Schleifkörper mit gröberem Diamantkorn zum groben Abtragen der Hartsubstanz

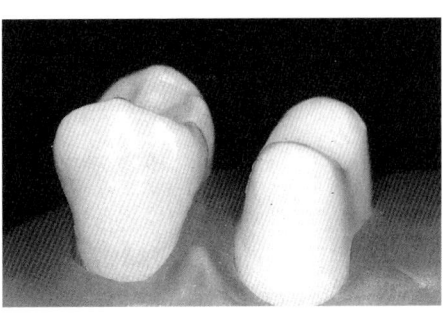
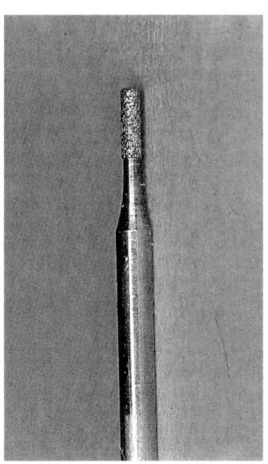

Abb. 6 Approximalkontakt aufgehoben

Abb. 7 Dünner und kurzer Schleifkörper zum Aufheben des Approximalkontaktes

Präparation von Seitenzähnen zur Aufnahme von Gußkronen

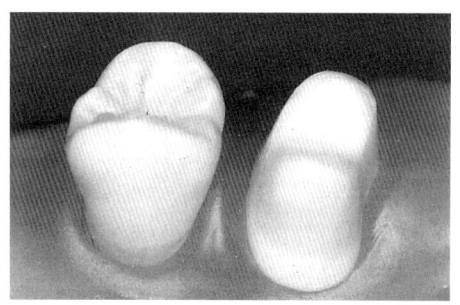

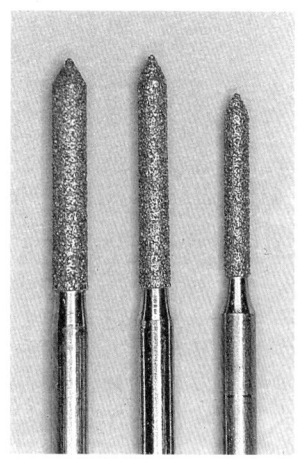

Abb. 8 Anlegen der Präparationsgrenze

Abb. 9 Zylindrische Schleifkörper mit kegelförmigem Kopf zum Anlegen der Präparationsgrenze

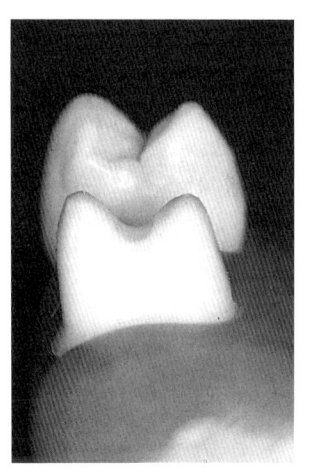

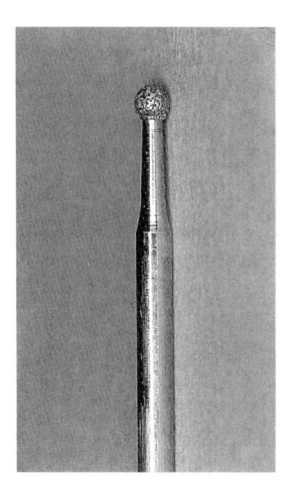

Abb. 10 Nachziehen der Fissuren und Ausmulden der Fossae

Abb. 11 Kugeldiamant zum Nachziehen der Fissuren

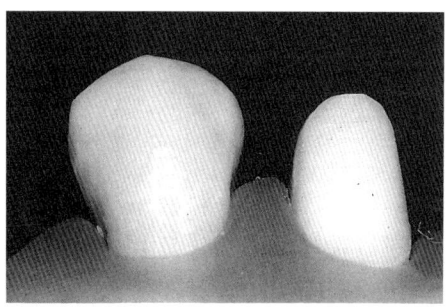

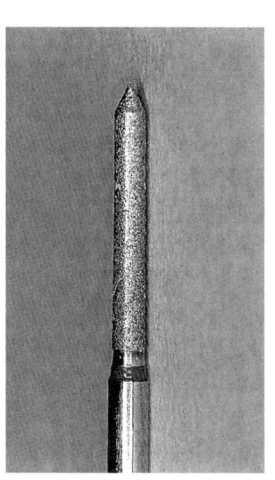

Abb. 12 Stumpf geglättet, nicht poliert

Abb. 13 Diamantierter Finierer

5.4 Phase 4

Zum Anlegen der erkennbaren Präparationsgrenze verwendet man zylindrische Diamanten mit kegelförmigem Kopf. Bei möglichst paralleler Haltung zur zervikalen Zahnachse wird mit diesen Schleifinstrumenten so lange Substanz abgetragen, bis eine erkennbare Grenze entstanden ist. Diese kann – je nach Notwendigkeit – supragingival, paragingival oder infragingival gelegt werden. Es erscheint notwendig, die erkennbare Präparationsgrenze näher zu definieren. Durch sie soll ausschließlich dargestellt werden, bis wohin der Zahn beschliffen wurde. Zu diesem Zwecke benötigt man keineswegs eine breite rechtwinklige Stufe. Im Gegenteil, die rechtwinklige Stufe sollte wegen der Schwierigkeit, scharfe Kanten zu übertragen, vermieden werden. Eine schräge Stufe von 0,3 mm Breite reicht als Präparationsgrenze völlig aus. Eine sichtbare Präparationsgrenze kommt im Bereich starker Unterschnitte auch durch einen Slice-Übergang zustande. Im Bereich starker Unterschnitte raten wir keineswegs dazu, unter allen Umständen eine positive Stufe anzustreben. Für die Slice-Übergänge bekommt nur der senkrechte Teil des Schleifkörpers Kontakt mit dem Zahn.

Wegen der möglichen Berührung mit der Gingiva sind die Schleifkörper mit dem kegelförmigen Kopf mit feineren Diamanten belegt. Sie eignen sich daher nicht zum groben Abtragen der Substanz und sollten in der Tat erst benutzt werden, wenn die Präparationsgrenze angelegt werden soll (Abb. 8 und 9).

5.5 Phase 5

Am Ende werden die Fissuren noch einmal mit dem Kugeldiamanten nachgezogen. Dies ist notwendig, weil die Rillenschleifer wegen ihrer Blindwalze im Bereich der Fissur oft nicht bis zu ihrer eigentlichen Schnittiefe in den Zahn eindringen können. Unterbleibt das Vertiefen der Fissur und das Ausmulden der Fossae, so kann keine okklusionsgerechte Modellation der Kronenkaufläche erfolgen (Abb. 10 und 11).

5.6 Phase 6

Abschließend wird der Stumpf mit diamantierten Finierern, die in ihrer Form den zylinderförmigen Schleifkörpern mit kegelförmigem Kopf entsprechen, geglättet. Die Stümpfe dürfen nicht poliert werden, da sonst die Fixation durch den Zement stark reduziert wird (Abb. 12 und 13).

5.7 Lage der Präparationsgrenze

Wegen der großen Schwierigkeiten, ideale Kronenränder herzustellen, wird gefordert, die Präparationsgrenze supragingival zu legen. Damit wird realisiert, was bei Teilprothesen längst praktiziert wird, nämlich den Rand der Restauration vom Parodontium fernzuhalten. Dadurch werden unstrittig drei Vorteile erzielt:

- Hält man den Kronenrand vom Parodontium fern, so kann der Kronenrand das Parodontium nicht schädigen.
- Der Patient hat die Chance, die kritische Zone sauberzuhalten.
- Bei supragingival gelegener Präparationsgrenze ist der Kronenrandschluß eindeutig exakter als bei infragingival gelegener, weil die Präparation und vor allem die Abformung entsprechend erleichtert sind.

Leider läßt sich die supragingivale Lage des Kronenrandes nicht immer realisieren. Es gibt durchaus Gründe, davon abzuweichen. Vier Ausnahmen sind zu diskutieren.

Ästhetik: Im direkt sichtbaren Bereich wird der supragingival gelegene Kronenrand häufig als störend empfunden. Zumindest ist das Problem der Ästhetik noch nicht definitiv gelöst. Allerdings zeigen sich heute schon Wege, die auch in ästhetischer Hinsicht zu zufriedenstellenden Ergebnissen führen.

Mechanischer Halt: Bei klinisch kurzen Kronen läßt sich, wenn die Präparationsgrenze supragingival gelegt wird, häufig kein ausreichend fester mechanischer Halt der Krone auf dem Stumpf erzielen, weil keine genügend breite parallele Zone angelegt werden kann. Im Seitenzahnbereich des Unterkiefers ist dieses Problem von besonderer Relevanz, weil sich hier wegen der elastischen Deformation der Unterkieferknochenspange die Kronen relativ leicht auf den Stümpfen lösen, wenn sie keinen – vom Befestigungszement unabhängigen – festen mechanischen Halt auf den Stümpfen haben.

Extension eines Defektes: Wenn die Extension eines Defektes unter die Gingiva reicht, muß zwangsläufig auch die Krone unter die Gingiva geführt werden, zumindest stellenweise.

Fehlende Mitarbeit des Patienten: Läßt sich der Patient nicht zur Mitarbeit motivieren, so muß man ihn als Risikopatienten einstufen. Die Ausdehnung der Krone in den subgingivalen Bereich hat dann Vorteile, insbesondere bei kariesaktiven Gebissen, weil dadurch zumindest temporär ein Kariesschutz erreicht wird.

5.8 Allgemeine Grundsätze und Hinweise

Es wird heute allgemein anerkannt, daß ein exakter Randschluß nur zu erzielen ist, wenn am Zahn eine erkennbare Präparationsgrenze vorhanden ist. Diese kann in ihrer Breite entsprechend dem Platzangebot variieren, abhängig von der Stärke von Unterschnitten, von vorhandenen Kavitäten und ähnlichem. Zur richtigen Handhabung der Schleifkörper sei angemerkt, daß man um so kürzere verwenden soll, je weiter distal man arbeiten muß. Die Denkweise, großer Zahn – großer Schleifkörper, ist falsch. Die langen Schleifkörper mit größerem Durchmesser sind für die Frontzähne gedacht, weil bei ihnen wegen der Verblendung labial größere Stufen angelegt werden müssen und weil ihre klinischen Kronen länger sind. Für die Molaren reichen im allgemeinen die kürzeren mit kleinerem Durchmesser aus, erst recht, wenn Vollgußkronen vorgesehen sind.

Bei supragingival gelegener Präparationsgrenze sollte man darauf achten, daß der zervikal verbleibende Schmelzstreifen nicht zu schmal ist, weil sonst die Gefahr besteht, daß bei den weiteren Manipulationen Teile davon abgesprengt werden. Gelingt es nicht, einen breiten Schmelzstreifen zu belassen, sollte man den Schmelz ganz entfernen und die Präparationsgrenze entsprechend weiter zervikal legen.

Durch eine weitgehend parallele zervikale Zone ist für einen mechanisch festen Halt der Krone auf dem Stumpf Sorge zu tragen. Man vertraue nie auf die Klebekraft des Zementes. Je schmaler diese Zone, um so kleiner muß der Konvergenzwinkel sein. Würde sich bei kurzen Zähnen und supragingivaler Präparationsgrenze eine so schmale parallele Zone ergeben, daß der Halt dadurch gefährdet ist, muß man die Präparationsgrenze para- oder infragingival legen.

Die Querschnittsform in Höhe der Präparationsgrenze muß beachtet sein. Im Bereich von Furkationen ist eine übersichtliche, pflegefähige Situation zu schaffen. Man erreicht dies am ehesten, wenn man die Einziehung nur maßvoll in die Krone einschleift und die Präparationsgrenze dort ausreichend supragingival legt. Da aus Studien an extrahierten überkronten Zähnen hervorgeht, daß die Ungenauigkeit im Kronenrandschluß approximal stets am größten ist, muß man hier schon beim Präparieren besondere Sorgfalt walten lassen. Wird die Präparationsgrenze durch die Ausdehnung vorhandener Füllungen oder kariöser Defekte vorgeschrieben, erübrigen sich spezielle Hinweise. Ansonsten aber sollte man der Kontur des Parodontiums folgen.

Beim Beschleifen der Okklusionsfläche geht es vor allem darum, daß Platz für eine ausreichende Interkuspidation geschaffen wird. Dies ist dann der Fall, wenn der Abstand Höckerspitze-Fossatiefe zwischen 2 und 3 mm beträgt. Näheres siehe Seite 62 f.

Da die zum Fixieren benutzten Zemente die Haftung der Krone auf dem Stumpf nicht durch Klebekraft, sondern durch ihre Härte erzeugen, ist eine gewisse Rauhigkeit der Oberfläche vonnöten. Andererseits kann eine zu große Rauhigkeit die Abformung und alle weiteren, sich daran anschließenden Arbeitsschritte nachteilig beeinflussen. Deshalb sind zu diesem Thema einige detaillierte Ausführungen sinnvoll.

Als Rauhtiefe R bezeichnet man die Strecke von der Spitze der Grate bis zum Boden der Vertiefungen. Diese Rauhtiefe kann nach dem Beschleifen je nach Schärfe der verwendeten Schleifkörper bis zu 40 µm betragen. Die durch die Diamantkörner entstandenen Riefen verlaufen im wesentlichen horizontal um die Mantelfläche des Zahnes, so daß sie zur Abzugsrichtung von Abdrücken untersichgehende Stellen darstellen. Dennoch wird die Rauhtiefe auf den Modellstumpf übertragen, was zu erheblichen Ungenauigkeiten führen kann. Aus diesem Grunde ist das Einebnen der rauhen Oberfläche angezeigt. Der Stumpf darf aber nicht glatt poliert werden, damit sich der Zement in den Rauhigkeiten zwischen Kroneninnenwand und Stumpfoberfläche verkeilen kann, so daß zum Abziehen der Krone eine Zertrümmerung des Zementes notwendig wird (Abb. 14). Zusammenfassend kann man die abschließende Oberflächenbehandlung des beschliffenen Zahnes wie folgt beschreiben: glätten ja, polieren nein. In Zahlen ausgedrückt bedeutet dies, daß eine Rauhtiefe bis zu 4 µm durchaus erwünscht ist. Die Politur beginnt bei einer Rauhtiefe von 0,5 µm.

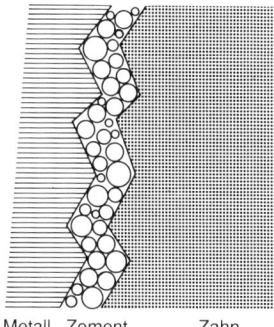

Abb. 14 Wirkung des Zementes. Zum Abziehen der Krone müßte der Zement zertrümmert werden

6 Präparation für die Teilkrone

Zu den Gußkronen gehört auch die Teilkrone. Diese gewinnt um so mehr an Bedeutung, als man bemüht ist, gesunde Zahnhartsubstanz zu erhalten.
Leider ist die Teilkrone nicht eindeutig definiert. Die Übergänge zum Inlay sind fließend, zwischen beiden liegt das Onlay oder Overlay.
Für eine Definition könnte man folgende Fakten zugrundelegen: Für (Einlage-) Füllungen benötigt man eine Fassung oder eine Wandung. Wenn also der eigentliche Halt der metallischen Restauration durch eine Kastenform im Innern des Zahnes erzielt wird, sollte man von einem Inlay sprechen, auch dann, wenn von dem Kasten aus gefährdete Höcker metallisch geschützt werden müssen (Abb. 15). Wird aber der Halt der metallischen Restauration durch Umfassung eines Stumpfes erzielt, sollte man von einer Krone sprechen, auch dann, wenn nicht jeder Höcker metallisch gefaßt ist (Abb. 16).

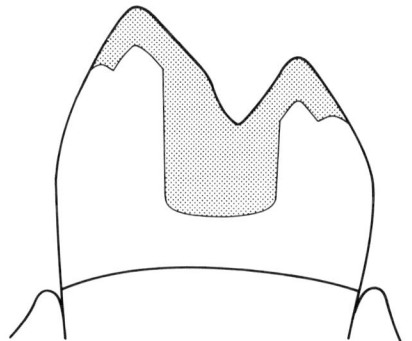 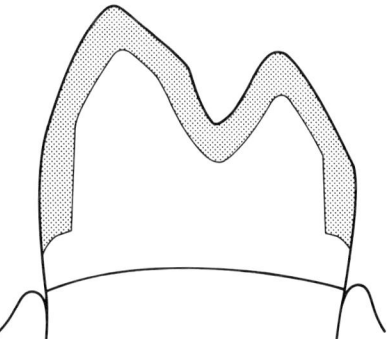

Abb. 15 Der Halt der Restauration wird durch eine Kastenform im Inneren des Zahnes erreicht

Abb. 16 Der Halt der Krone wird durch Umfassung der Mantelfläche des Zahnes erreicht

Unabhängig von Definitionen sollte man sich darüber im klaren sein, daß Teilkronen zur Zahnerhaltung eine andere Form haben können als solche Teilkronen, die als Brückenanker dienen sollen (zu letzterem siehe Seite 76 f.).
Die Form von Teilkronen zur Zahnerhaltung wird weitgehend vom Defekt bestimmt. Also beginnt man damit, die Karies zu entfernen. Sodann hat man zu entscheiden, ob bestimmte Wandungen und/oder Höcker so in ihrer Stärke gefährdet sind, daß sie geschützt werden müssen. Weiterhin überprüft man, ob genügend mechanischer Halt zustandekommt oder ob ausgedehnte Umfassungen

26 Kronenersatz

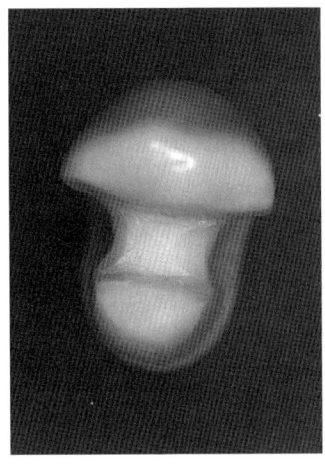
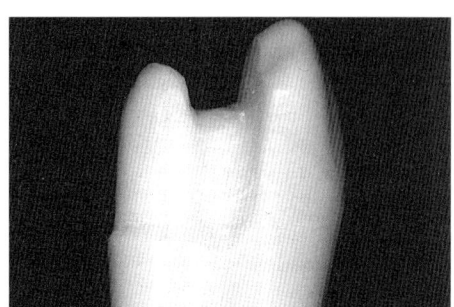

Abb. 17 Mechanischer Halt von Teilkronen; mesiale vertikale Rille korrespondiert mit der distalen

Abb. 18 Die Kastenwände korrespondieren mit der lingualen Mantelfläche

oder senkrechte Rillen angelegt werden müssen. Dabei ist zu beachten, daß Halt nur entsteht, wenn parallele Flächen korrespondierend positioniert sind. Dazu einige Beispiele: eine mesiale Mantelfläche korrespondiert mit einer distalen, eine bukkale Kastenwand korrespondiert mit einer lingualen, eine linguale Kastenwand korrespondiert mit einer lingualen Mantelfläche, eine bukkale Kastenwand korrespondiert aber nicht mit einer lingualen Mantelfläche (Abb. 17 und 18).

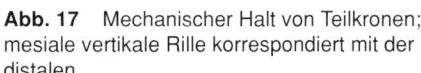

Abb. 19 Anlegen der Rillen bei oberen Frontzähnen

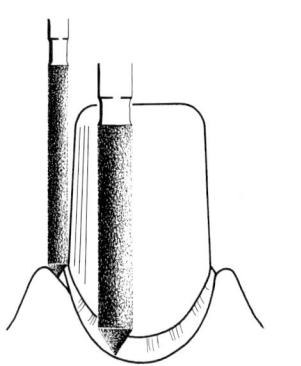

Abb. 20 Anlegen der zervikalen Stufe bukkal

7 Präparation zur Aufnahme von Verblendkronen

Verblendkronen sind Vollkronen, die in bestimmten Bereichen verblendet sind. Daß für die Verblendung Platz benötigt wird, leuchtet unmittelbar ein. Dieser Platz muß beim Beschleifen zusätzlich geschaffen werden. Für jene Teile einer Gußkrone, die verblendet werden, beträgt der Platzbedarf 1,2–1,4 mm, 0,3 bis 0,5 mm für das Metall und 0,8–1,0 mm für das Verblendmaterial. Unabhängig davon, ob es sich um Kunststoff oder Keramik handelt.

Dieser geforderten Platzbeschaffung wird man bei Seitenzähnen dadurch gerecht, daß man den Rillenschleifer mit 1,3 mm Schnittiefe verwendet. Ansonsten gilt das aufgezeigte Präparationsschema. Für Frontzähne gibt es keine Präparation für Vollgußkronen. Werden Frontzähne überkront, werden sie mit Verblendkronen versehen.

Beim Beschleifen der Frontzähne beginnt man wiederum mit dem Anlegen der Rillen, und zwar zunächst nur labial (Abb. 19). Bei oberen mittleren Schneidezähnen verwendet man je nach Konstitution die 1,0–1,3 mm Rillenschleifer, bei den oberen seitlichen Schneidezähnen und den unteren Schneidezähnen – wiederum entsprechend ihrer Konstitution – die 0,8 oder 1,0 mm Rillenschleifer. Alle Eckzähne, die oberen wie die unteren, lassen sich labial mit 1,3 mm Rillenschleifern präparieren. Es ist sorgfältig darauf zu achten, daß labial und auch zervikal der notwendige Platz geschaffen wird, da sonst entweder die Krone zu plump wird oder ein Metallrand sichtbar bleibt (Abb. 20). Von der Verblendung der Palatinalfläche raten wir ab, weil die dazu erforderliche Platzbeschaffung eine zu starke Schwächung des Zahnes bedeuten würde und der mechanische Halt zu gering würde (Abb. 21). Bei normaler Verzahnung ist es ohnehin schon schwierig genug, die Palatinalfläche so zu beschleifen, daß eine metallische Kronenwand ohne Verblendung die Okklusion und Artikulation nicht behindert. Lingual werden Rillen von 0,6 mm, maximal 0,8 mm Tiefe angelegt. Zervikal reicht eine mittelbreite Stufe von 0,5 mm aus. Die stark *konkaven* Palatinalflächen, insbesondere oberer Frontzähne, sollten mit *konvexen* Schleifkörpern präpariert werden, die eigens dafür entwickelt wurden (Abb. 22).

Es ist natürlich widersprüchlich, für Verblendkronen 1,3 mm Platz zu fordern und bei bestimmten Zähnen das Arbeiten mit 0,8 mm Rillenschleifern zu empfehlen. Diese Diskrepanz läßt sich leider nicht ganz auflösen. Obere seitliche Schneidezähne und untere Schneidezähne bereiten nun einmal für die Überkronung Schwierigkeiten. Bei Einzelkronen läßt sich das Metallgerüst graziler halten, bei Brückenankern läßt es sich oft nicht vermeiden, daß die Krone geringfügig voluminöser wird als die natürliche Krone.

Bei der beschriebenen Art, einen Zahn zu beschleifen, handelt es sich gewissermaßen um ein Grundschema, um eine Sequenz von Schritten, die noch einmal dargestellt sein soll.

- Phase 1: Rillen anlegen
- Phase 2: Substanz bis zum Boden der Rillen abtragen
- Phase 3: Approximalkontakt auflösen
- Phase 4: Erkennbare Präparationsgrenze anlegen
- Phase 5: Fissuren nachziehen
- Phase 6: Glätten

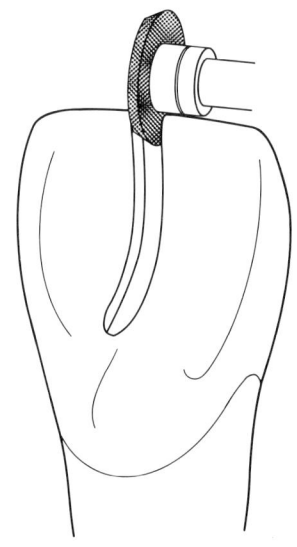

Abb. 21 Wegen der Schaufelform oberer Schneidezähne ist der sagittale Durchmesser nur gering, daher wird lingual nur mit dem Rillenschleifer 0,6 oder 0,8 gearbeitet

Entsprechend den einzelnen Zähnen und der vorgesehenen Kronenart sind jedoch eine Reihe von Besonderheiten zu beachten, damit die drei Grundforderungen erfüllt werden können:

- die vitale Pulpa vital erhalten,
- zirkulär eine erkennbare Präparationsgrenze anlegen,
- für einen mechanisch festen Halt der Krone auf dem Stumpf sorgen.

8 Zu beachtende Besonderheiten der einzelnen Zähne

8.1 Obere mittlere Schneidezähne

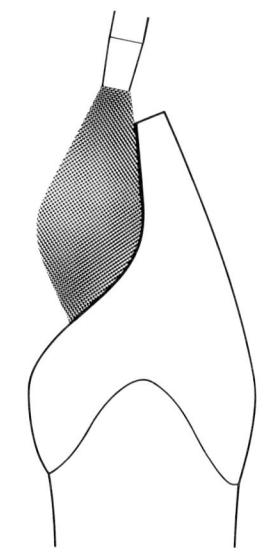

Abb. 22 Konvexe Schleifkörper zum Beschleifen konkaver Flächen

Von vestibulär gesehen, beträgt die Breite der klinischen Krone von mesial nach distal im Mittel 8,5 mm, die der Wurzel im Bereich der Schmelz/Zement-Grenze 6,5 mm (Abb. 23a). Würde man zervikal approximal beidseitig die Präparationsgrenze jeweils in Form einer 1 mm breiten Stufe anlegen und einen Präparationswinkel von 5° anlegen, so würde der Stumpf inzisal nur noch 3,5 mm breit sein (Abb. 24a). Bei manchen Zähnen würde auf diese Weise approximal das Pulpenkavum freigelegt, bei zahlreichen anderen würde für die Pulpa höchste Gefahr heraufbeschworen. Folglich ist eine schwächere Präparation angezeigt. Eine Präparationsgrenze von 0,5 mm Breite reicht aus. In Bereichen starker Unterschneidung führt sogar ein glatter Anschliff zur erkennbaren Präparationsgrenze, nämlich in Form einer unterschnittenen Kante. Wählt man die schmale Stufe

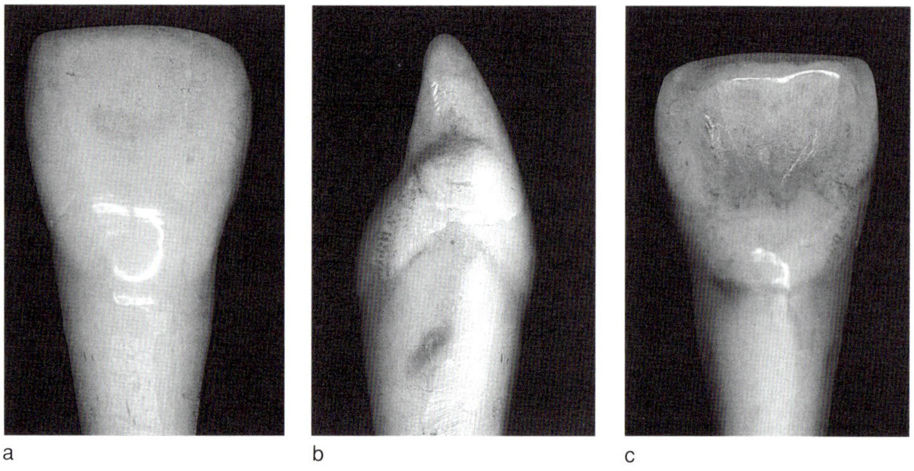

28 Kronenersatz

Abb. 23 Oberer mittlerer Schneidezahn: inzisale Breite 8,5 mm, zervikale Breite 6,5 mm, Länge 11,0 mm;
a) Ansicht von labial, b) Ansicht von approximal mesial, c) Ansicht von lingual

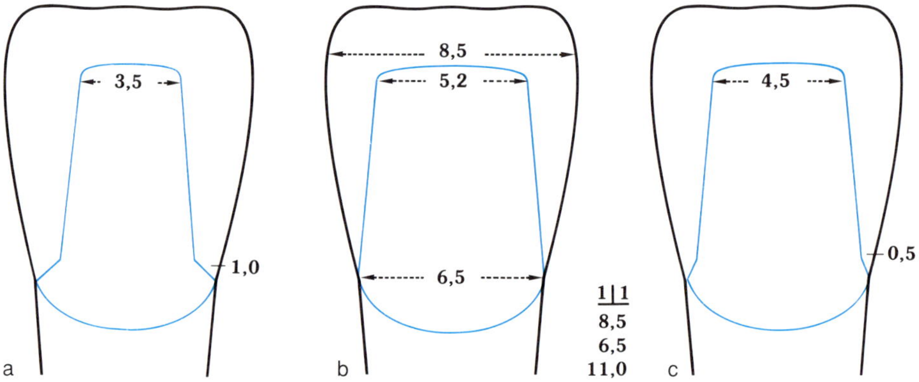

Abb. 24 Oberer mittlerer Schneidezahn, approximal unterschiedlich stark beschliffen; a) mit breiter Stufe, b) ohne Stufe, c) mit 0,5 mm Stufe

(0,5 mm), verbleibt für den Stumpf inzisal eine Breite von 4,5 mm. Arbeitet man approximal mit dem glatten Anschliff, würde die inzisale Breite des Stumpfes 5,2 mm betragen (Abb. 24b und c). Letztere Präparationsart ist jedoch für obere Schneidezähne im allgemeinen nicht erforderlich und daher aus Gründen der Ästhetik auch nicht zu empfehlen.

Von approximal betrachtet, fällt die häufig sehr ausgeprägte Schaufelform der oberen mittleren Schneidezähne auf (Abb. 23b und c). Das führt zu zweierlei Schwierigkeiten. Die Schaufelform bedeutet eine Konkavität. In einer vollen Zahnreihe läßt sich die konkave Oberfläche mit geraden Zylindern nicht abtragen. Aus diesem Grunde findet man häufig, daß nach dem Beschleifen in der Tiefe der Konkavität die Schmelzoberfläche noch unversehrt ist. Dennoch wird auch die Rückfläche verblendet. Das führt zu einer konvexen Wölbung dort, wo zuvor eine Konkavität gelegen war. Die Folge ist eine okklusale Störung, die ein starkes Beschleifen der Antagonisten nach sich zieht oder die Stauchung des Unterkiefers nach distal mit konsekutiver Myoarthropathie. Soll die Krone lingual die gleiche Form aufweisen, die zuvor der natürliche Zahn hatte, so muß die konkave Fläche gleichmäßig abgetragen werden, so daß auch der Stumpf eine Konkavität aufweist. Dies läßt sich am besten mit „konvex" linsenförmigen Schleifkörpern erreichen.

Die Schaufelform gibt Anlaß zu einer weiteren Überlegung: soll man die Rückfläche der oberen mittleren Schneidezähne verblenden? Im allgemeinen muß man davon abraten, weil die notwendige Platzbeschaffung sehr viel Substanz kostet. In der Mitte des Zahnes ist der sagittale Durchmesser etwa nur halb so groß wie der maximale Durchmesser kurz oberhalb der Schmelz/Zement-Grenze. Würde man vestibulär und lingual eine 1,3 mm starke Schicht abschleifen, so würde in den meisten Fällen ein sehr kurzer konischer Stumpf zurückbleiben. Wägt man den Substanzverlust, wenn auf diese Weise präpariert und zudem approximal die breite Stufe angelegt wird, so reduziert sich das Gewicht der Krone auf 1 Drittel. Dieses ebenso überraschende wie erschreckende Ergebnis kann auch auf noch andere Weise bewußt gemacht werden. Der Durchmesser eines oberen mittleren Schneidezahnes beträgt im Mittel 6,5 mm, der Flächeninhalt ≈33 mm². Reduziert man den Durchmesser durch Anlegen einer zirkulären 1 mm breiten Stufe um 2 mm auf 4,5 mm, so verbleibt ein Flächeninhalt von ≈ 16 mm², der kleiner ist als die Hälfte des ursprünglichen (Abb. 25). Es macht also Sinn, wenn substanzschonend präpariert wird. Verzichtet man auf die Verblendung der Lingualflächen, so reicht es aus, dort 0,6 bis 0,8 mm abzutragen. Entsprechende Rillenschleifer geben die Orientierung. Eine schmale positive Stufe von ebenfalls 0,6 mm reicht lingual als Präparationsgrenze vollständig aus. Vestibulär muß Platz für die Verblendung geschaffen werden. Den Platzbedarf gibt man im allgemeinen mit 1 bis 1,3 mm an. Als Hilfe für ein gleichmäßiges Abtragen verwendet man den Rillenschleifer mit 1 mm Eindringtiefe. Zervikal sollte eine 1 mm breite Stufe angelegt werden. Wegen der labialen Krümmung wird dann im Bereich des Äquators etwas mehr abgetragen. Auf eine weitgehend parallele zervikale Zone ist zu achten. Die Schleifkörper sind so gut wie möglich parallel zur vertikalen Zahnachse zu führen.

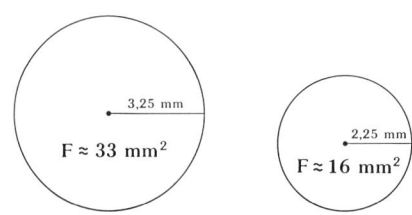

Abb. 25 Bei zirkulärer Stufe von 1 mm Breite verringert sich der zervikale Querschnitt des Zahnes von 33 mm² auf 16 mm²

8.2 Obere seitliche Schneidezähne

Im wesentlichen gilt für diese Zähne das gleiche, was für die mittleren oberen Schneidezähne gesagt wurde. Man muß sich jedoch bewußt sein, daß sie in ihrer ganzen Konstitution erheblich kleiner sind (Abb. 26 und 27). Um so vorsichtiger muß man vorgehen. Lingual arbeitet man mit dem 0,6 mm Rillenschleifer, vestibulär mit dem 0,8 mm Rillenschleifer.

30 Kronenersatz

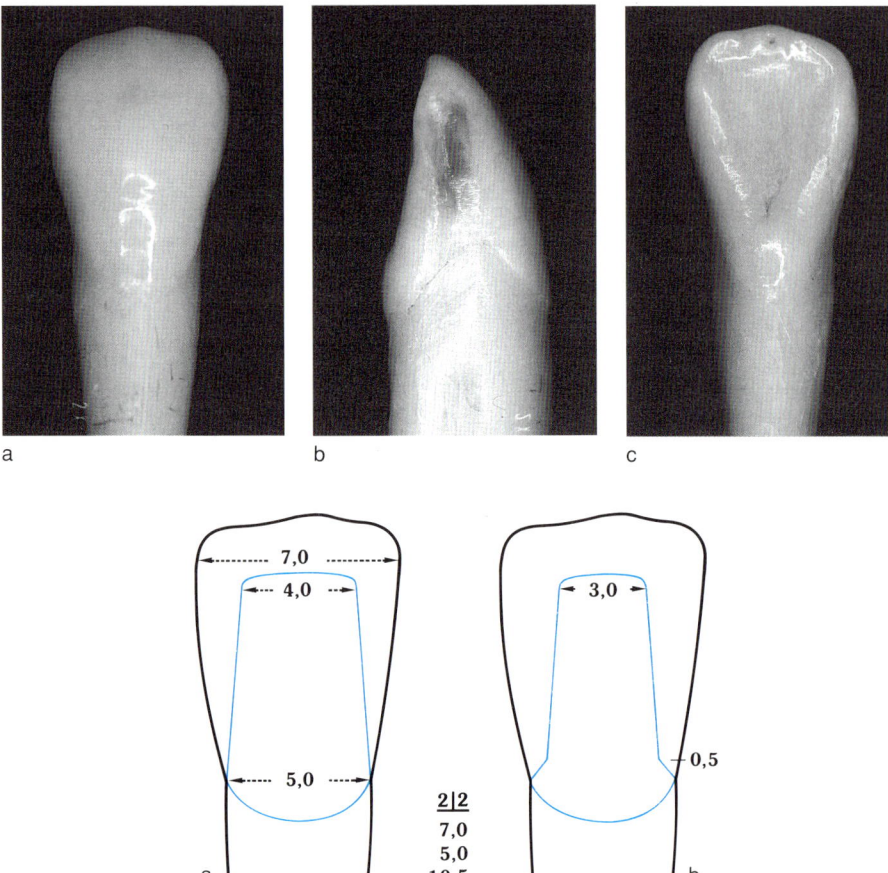

Abb. 26 Oberer seitlicher Schneidezahn: inzisale Breite 7 mm, zervikale Breite 5 mm, Länge 10,5 mm; a) Ansicht von labial, b) Ansicht von approximal mesial, c) Ansicht von lingual

Abb. 27 Oberer seitlicher Schneidezahn, approximal unterschiedlich stark beschliffen; a) ohne Stufe, b) mit 0,5 mm Stufe

8.3 Obere Eckzähne

Beim oberen Eckzahn steht eine gedrungene klinische Krone über einer im Querschnitt weitgehend ovalen Wurzel. Die Längsachse des Wurzelovals verläuft von vestibulär nach lingual, dessen Querdurchmesser von mesial nach distal. Mesial und distal aber ist der sagittale Durchmesser der Krone wesentlich größer als der der Wurzel. Die Krone überragt an diesen Stellen die Wurzel erheblich, distal mehr als mesial. Deshalb sollte man es tunlichst unterlassen, approximal breite Stufen anzulegen. Schmale positive Stufen von 0,5 mm sollten nicht überschritten werden. Auf diese Weise reduziert sich der Stumpf in sagittaler Richtung auf 5 mm. Zieht man einen weiteren Millimeter (je Seite $1/2$ mm) für die bei einem Präparationswinkel von 5° entstehende Konvergenz ab, verbleiben 4 mm von einer Krone, deren faziale Fläche vorher 8,6 mm breit war (Abb. 28 und 29). Die faziale und die linguale Fläche sind relativ einfach zu beschleifen. Fazial kann man mit dem 1,3 mm Rillenschleifer arbeiten, lingual mit dem 0,8 mm Rillenschleifer, was vestibulär zu einer breiten, lingual zu einer eher schmalen Stufe führt. Eine Verblendung lingual ist im allgemeinen nicht erforderlich, läßt sich aber bei Zähnen kräftiger Statur durchaus bewerkstelligen. Selbstverständlich muß die Konkavität auf der Lingualfläche imitiert werden. Die zervikale, weitgehend parallele Zone ist obligat.

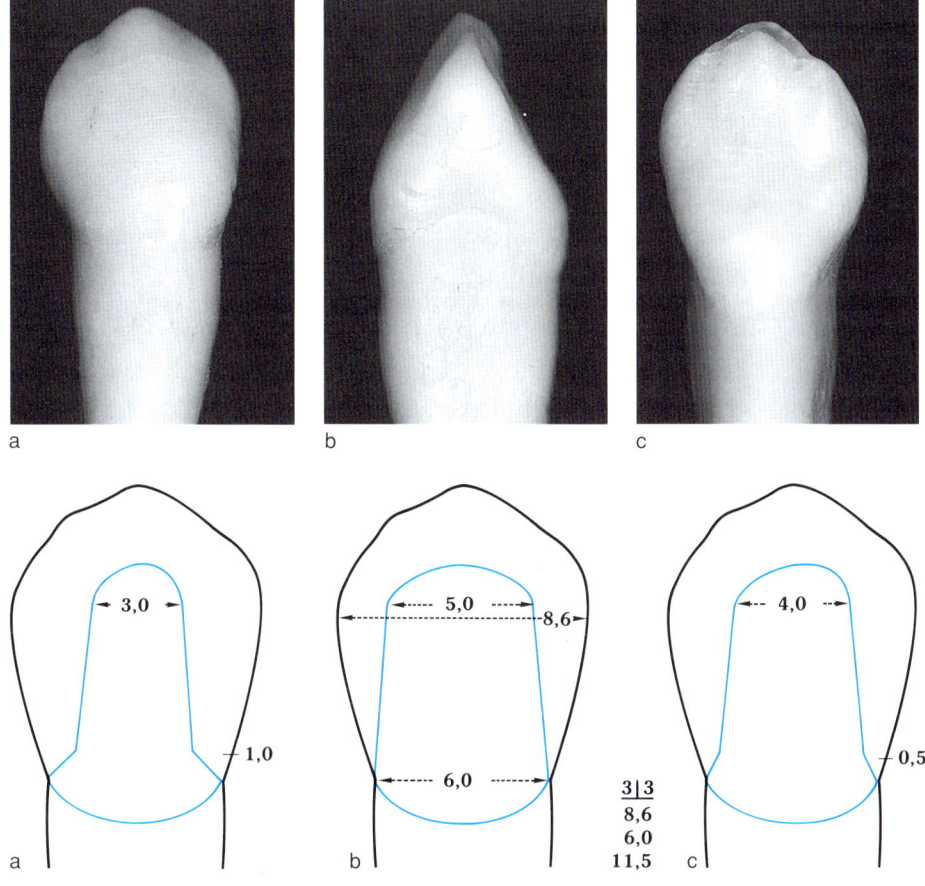

Abb. 28 Oberer Eckzahn: Breite 8,6 mm, zervikale Breite 6,0 mm, Länge 11,5 mm; a) Ansicht von labial, b) Ansicht von approximal mesial, c) Ansicht von lingual

Abb. 29 Oberer Eckzahn, approximal unterschiedlich stark beschliffen; a) mit breiter Stufe, b) ohne Stufe, c) mit 0,5 mm Stufe

8.4 Obere Prämolaren

Bei den oberen *ersten* Prämolaren ist die ausgeprägte Nierenform des Wurzelquerschnittes in Höhe der Schmelz-Zementgrenze mit der mesial gelegenen Einziehung zu beachten. Der sagittale Durchmesser in der Mitte der Wurzel beträgt etwa 5,5 mm, während der maximale sagittale Durchmesser 8,2 mm mißt. Auch hier soll noch einmal deutlich gemacht werden, daß die anatomische Form zu einer äußerst vorsichtigen Präparationsweise zwingt. Legt man mesial und distal nur schmale, $^1/_2$ mm breite positive Stufen an bei einem Präparationswinkel von 5°, so mißt der Stumpf in sagittaler Richtung nur noch 2,5 mm (Abb. 30 und 31). Über der mesialen Einziehung wird ein Slice-Übergang empfohlen, über der distalen eine 0,2–0,3 mm schmale positive Stufe.

Vestibulär, okklusal und lingual steht der Verwendung des 1,3 mm Rillenschleifers nichts im Wege.

Für die zweiten oberen Prämolaren gilt im wesentlichen das gleiche, was zu den ersten gesagt wurde. Die Werte können den Abbildungen 32 und 33 entnommen werden. Die mesiale Einziehung des Wurzelquerschnittes ist aber etwas weniger ausgeprägt, weil die Teilung der Wurzel, wenn sie überhaupt zustandekommt, allmählicher und weiter apikal anfängt.

In der Transversalen kann der 1,3 mm Rillenschleifer Verwendung finden. Nur bei Zähnen von insgesamt schwacher Statur ist der 1,0 mm Rillenschleifer indiziert.

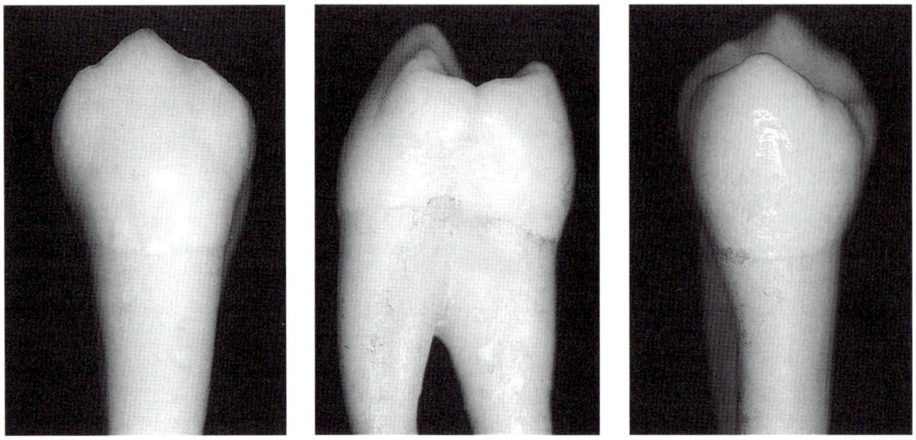

32 Kronenersatz

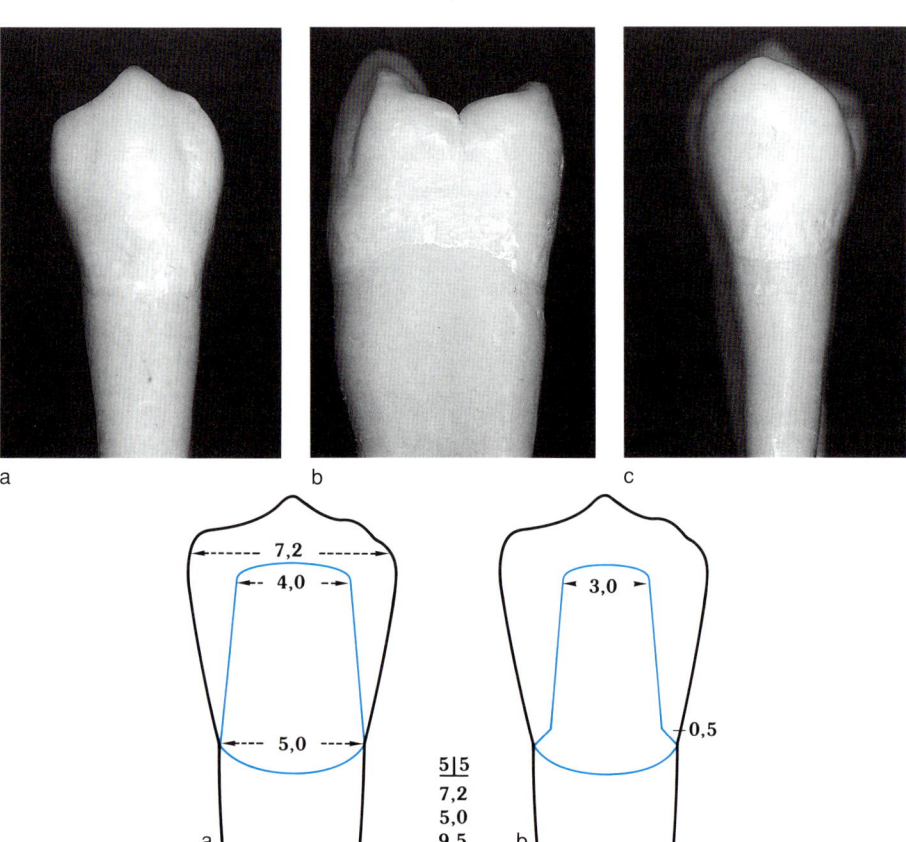

Abb. 30 Oberer erster Prämolar: maximale sagittale Breite 8,2 mm, sagittale zervikale Breite 5,5 mm, bukkale Kronenlänge 9,7 mm; a) Ansicht von bukkal, b) Ansicht von approximal mesial, c) Ansicht von lingual

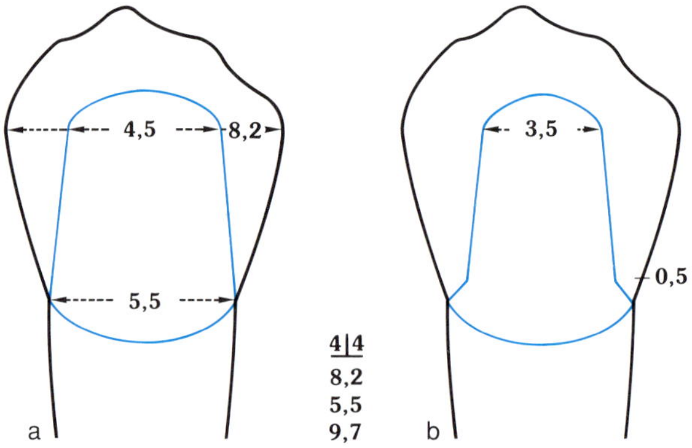

Abb. 31 Oberer erster Prämolar, approximal unterschiedlich stark beschliffen; a) ohne Stufe, b) mit 0,5 mm Stufe

Abb. 32 Oberer zweiter Prämolar: maximale sagittale Breite 7,2 mm, sagittale zervikale Breite 5,0 mm, Kronenlänge bukkal 9,5 mm; a) Ansicht von bukkal, b) Ansicht von approximal mesial, c) Ansicht von lingual

Abb. 33 Oberer zweiter Prämolar, approximal unterschiedlich stark beschliffen; a) ohne Stufe, b) mit 0,5 mm Stufe

8.5 Obere Molaren

Bei den oberen Molaren liegen die stärksten Unterschnitte distal, insbesondere disto-lingual. Aber auch mesial sind beträchtliche Unterschneidungen zu beachten. An diesen Stellen sollte man es mit schmalen positiven Stufen bewenden lassen, gelegentlich sind disto-lingual sogar Slice-Übergänge sinnvoll (Abb. 34 und 35).

Bukkal, lingual und okklusal ist ausreichend Masse für das Arbeiten mit dem 1,3 mm Rillenschleifer vorhanden.

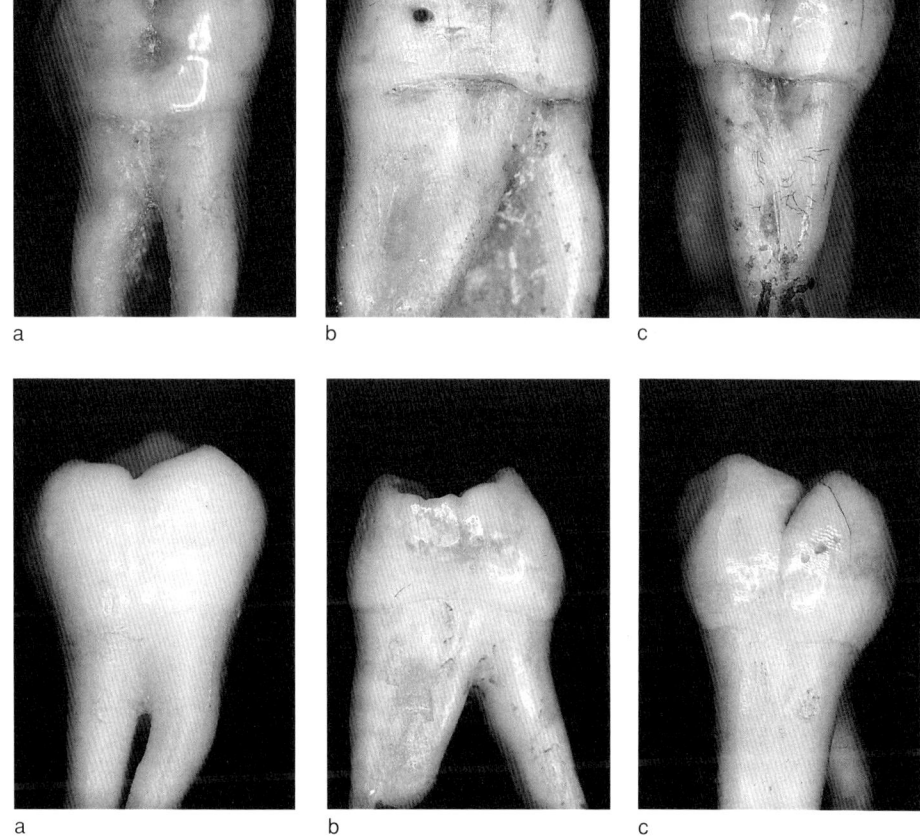

Abb. 34 Oberer erster Molar: a) Ansicht von bukkal, b) Ansicht von approximal mesial, c) Ansicht von lingual

Abb. 35 Oberer zweiter Molar: a) Ansicht von bukkal, b) Ansicht von approximal mesial, c) Ansicht von lingual

8.6 Untere Schneidezähne

Bei diesen Zähnen ist das Phänomen, daß die Schneide rechtwinklig über dem Längsdurchmesser des Ovals der Wurzel steht, besonders ausgeprägt. Dadurch ergeben sich approximal starke Unterschnitte (Abb. 36 und 38). Hier sind also Slice-Übergänge indiziert, die so weit supragingival liegen sollten, wie es die Situation erlaubt. Selbst bei sparsamer Präparation wird der Zahn inzisal auf fast die Hälfte der Breite reduziert. Legt man approximal auch nur schmale Stufen an, verbleibt in der Breite kaum mehr als ein Drittel (Abb. 37 und 39). Labial läßt sich je nach der Statur der Zähne der 0,8 mm Rillenschleifer oder der 1,0 mm Rillenschleifer verwenden, während lingual der 0,6 mm Rillenschleifer ausreicht. Die linguale Konkavität ist zu beachten.

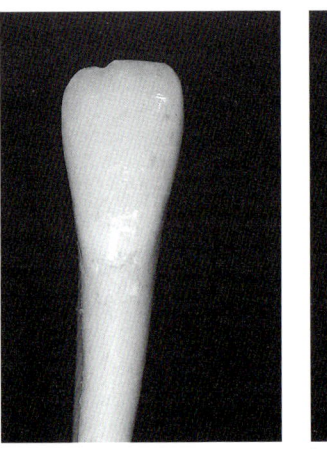
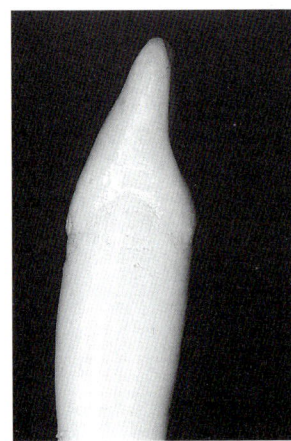
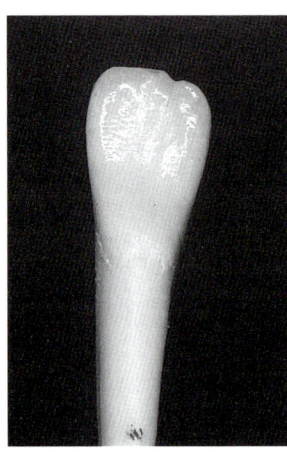

Abb. 36 Unterer mittlerer Schneidezahn: inzisale Breite 5,6 mm, zervikale Breite 4,0 mm, faziale Länge 9,5 mm; a) Ansicht von labial, b) Ansicht von approximal mesial, c) Ansicht von lingual

a   b   c

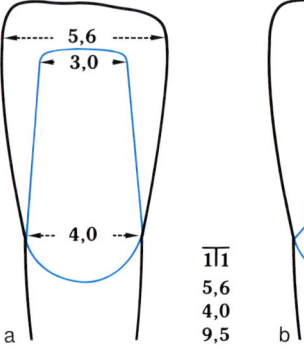
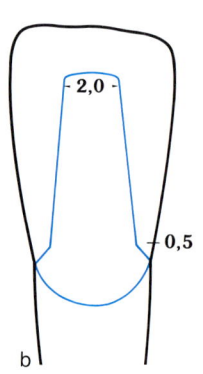

Abb. 37 Unterer mittlerer Schneidezahn, approximal unterschiedlich stark beschliffen; a) ohne Stufe, b) mit 0,5 mm Stufe

Zu beachtende Besonderheiten der einzelnen Zähne 35

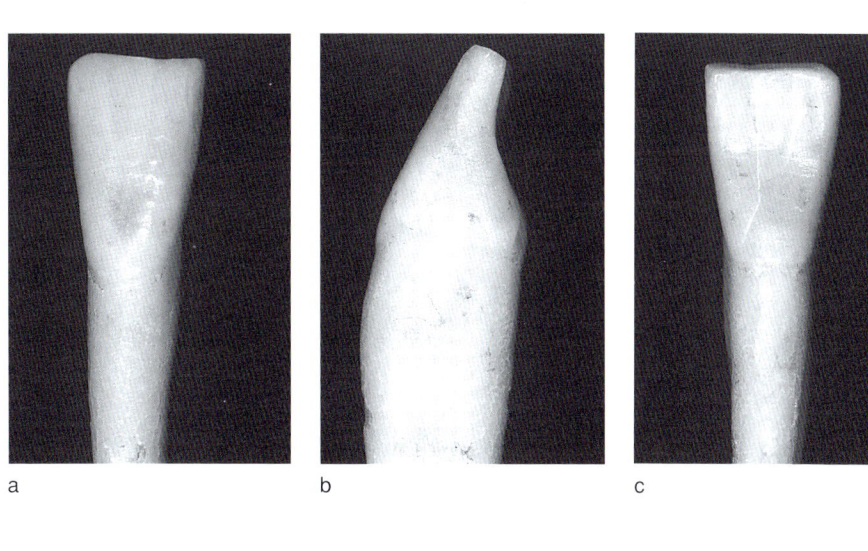

Abb. 38 Unterer seitlicher Schneidezahn: inzisale Breite 6,0 mm, zervikale Breite 4,2 mm, faziale Länge 11,0 mm;
a) Ansicht von labial, b) Ansicht von approximal mesial, c) Ansicht von lingual

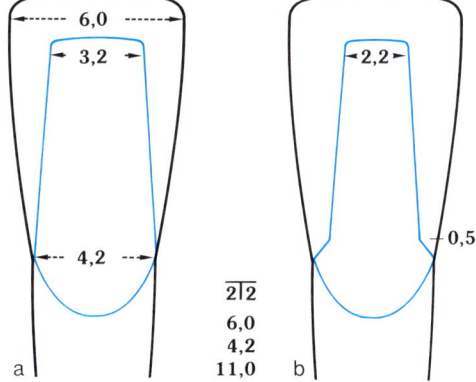

Abb. 39 Unterer seitlicher Schneidezahn, approximal unterschiedlich stark beschliffen; a) ohne Stufe, b) mit 0,5 mm Stufe

8.7 Untere Eckzähne

Labial und lingual weisen untere Eckzähne praktisch keine Unterschnitte auf. Da der Hartsubstanzmantel stark genug ist, kann man labial unbedenklich eine Schicht von 1,5 mm abschleifen. Approximal sind schmale Stufen indiziert, distal mehr als mesial. Lingual reicht für Brückenpfeiler der Abtrag von 0,8 mm Hartsubstanz (Abb. 40 und 41). Soll der Zahn als Pfeiler für eine Teleskopkonstruktion dienen, kann auch der 1,3 mm Rillenschleifer verwendet werden, insbesondere dann, wenn vorgesehen ist, daß die Sekundärkrone auch die Funktion des Bügels übernehmen soll.

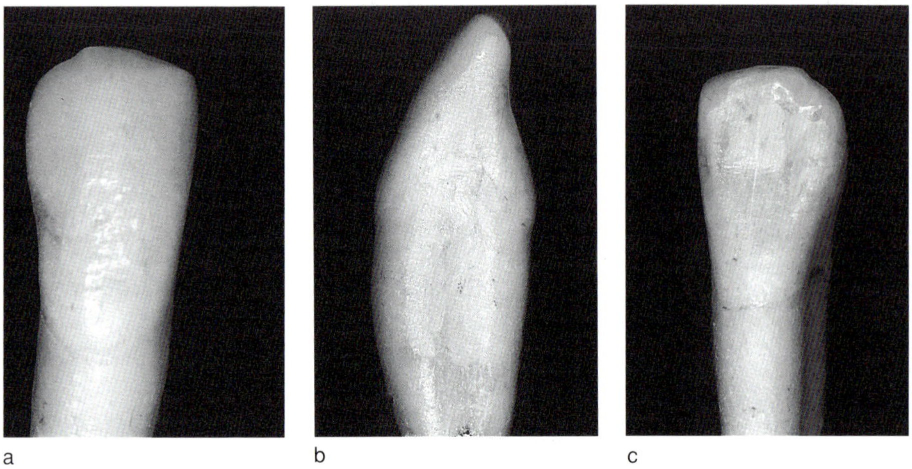

36 Kronenersatz

Abb. 40 Unterer Eckzahn: inzisale Breite 6,9 mm, zervikale Breite 5,0 mm, faziale Länge 12,5 mm; a) Ansicht von labial, b) Ansicht von approximal mesial, c) Ansicht von lingual

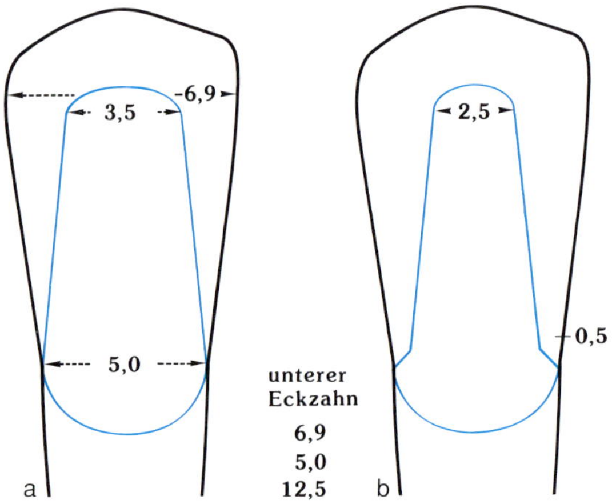

Abb. 41 Unterer Eckzahn, approximal unterschiedlich stark beschliffen; a) ohne Stufe, b) mit 0,5 mm Stufe

unterer Eckzahn
6,9
5,0
12,5

8.8 Untere erste Prämolaren

Untere Prämolaren weisen eine Kronenflucht auf. Da die Bukkalfläche außer einem Schmelzwulst am Übergang zum Zement keine Infrawölbung hat, ist deren Präparation relativ unproblematisch. An der Schmelz/Zement-Grenze darf die Stufe 1 mm breit sein, zur Kaufläche hin darf die Rillentiefe 1,3 mm betragen. Die stärksten Unterschnitte liegen, bezogen auf die Zahnachse, approximal, und zwar gleichermaßen mesial wie distal. Beseitigt man die etwa 1 mm starken Unterschnitte, hat man okklusal den sagittalen Durchmesser von ca. 7 mm auf 5 mm reduziert. Legt man zusätzlich beidseitig auch nur eine 0,5 mm breite Stufe an bei einem Präparationswinkel von 5°, reduziert man den sagittalen Durchmesser noch einmal um 2 mm. Dieses bedeutet ein unnötiges Risiko. Supragingivale negative Stufen (Slice-Übergänge) stellen eine Alternative dar. Direkt lingual läßt sich unproblematisch eine schmale positive Stufe anlegen (Abb. 42 und 43).

Zu beachtende Besonderheiten der einzelnen Zähne 37

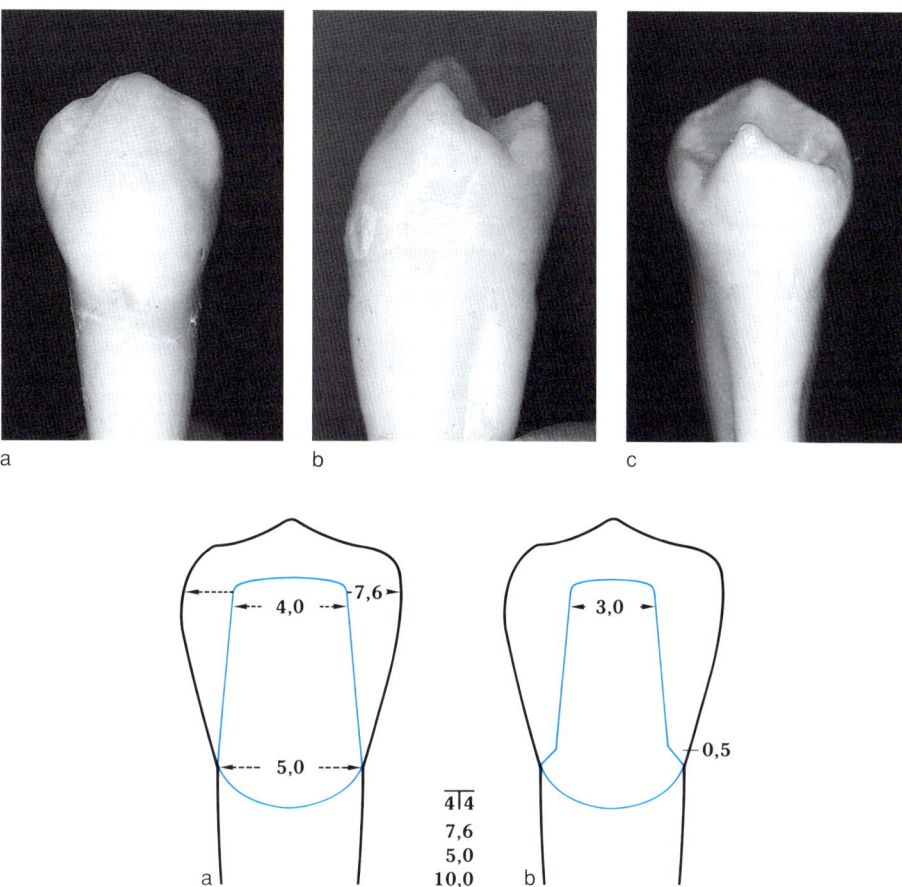

Abb. 42 Unterer erster Prämolar: maximale sagittale Breite 7,6 mm, sagittale zervikale Breite 5,0 mm, Kronenlänge bukkal 10,0 mm; a) Ansicht von bukkal, b) Ansicht von approximal mesial, c) Ansicht von lingual

Abb. 43 Unterer erster Prämolar, approximal unterschiedlich stark beschliffen; a) ohne Stufe, b) 0,5 mm Stufe

8.9 Untere zweite Prämolaren

Bei diesem Zahn ist die Kelch- oder Tulpenform noch ausgeprägter als beim ersten unteren Prämolaren. Über einem relativ kleinen Wurzelquerschnitt steht eine mesial, distal und lingual stark ausladende klinische Krone. An den Approximalseiten und lingual sollte man es daher mit Slice-Übergängen bewenden lassen, während man bukkal präparieren kann wie beim ersten unteren Prämolaren. An das Ausmulden der distalen Fossa sei besonders erinnert (Abb. 44 und 45).

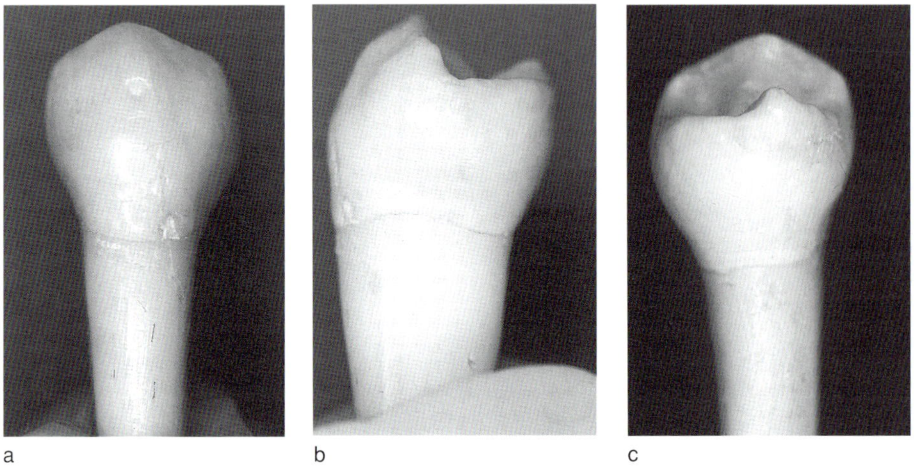

38 Kronenersatz

Abb. 44 Unterer zweiter Prämolar: maximale sagittale Breite 8,0 mm, sagittale zervikale Breite 5,0 mm, Kronenlänge bukkal 9,0 mm; a) Ansicht von bukkal, b) Ansicht von approximal mesial, c) Ansicht von lingual

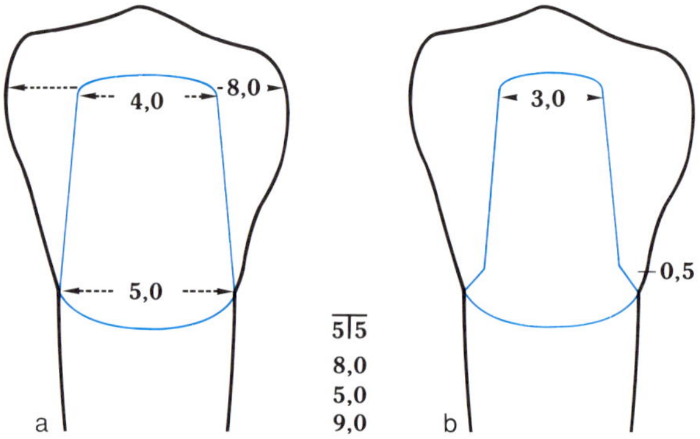

Abb. 45 Unterer zweiter Prämolar, approximal unterschiedlich stark beschliffen; a) ohne Stufe, b) mit 0,5 mm Stufe

8.10 Untere Molaren

Bezogen auf die vertikale Zahnachse, beträgt bei Molaren das Maß der Infrawölbung vom Äquator bis zur Schmelz/Dentin-Grenze auf den Bukkal- und Lingualseiten durchschnittlich 0,7 mm (Abb. 46 und 47). Beseitigt man diese Unterschnitte und legt darüber hinaus eine erkennbare Präparationsgrenze von 0,6 mm Breite an, so sind im Bereich des Äquators 1,3 mm harte Zahnsubstanz entfernt. Durch das Glätten erhöht sich dieser Wert auf etwa 1,5 mm. Da oberhalb des Äquators einer Präparationstiefe von 1,3 mm ohnehin nichts im Wege steht, sind die Voraussetzungen selbst für Verblendungen günstig. Man muß allerdings in Kauf nehmen, daß unterhalb des Äquators weniger als 1,3 mm Platz zur Verfügung steht.

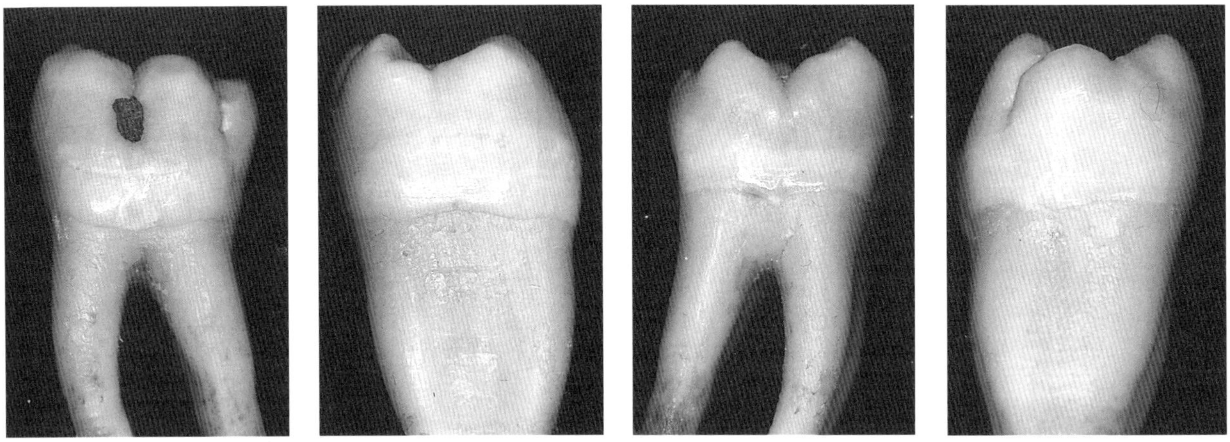

Zu beachtende Besonderheiten der einzelnen Zähne   39

Abb. 46 Erster unterer Molar: a) Ansicht von bukkal, b) Ansicht von approximal mesial, c) Ansicht von lingual, d) Ansicht von approximal distal

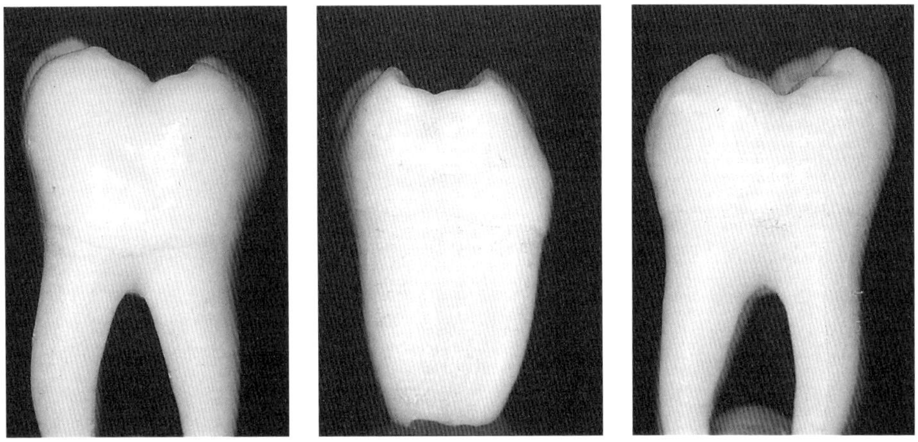

Abb. 47 Zweiter unterer Molar: a) Ansicht von bukkal, b) Ansicht von approximal mesial, c) Ansicht von lingual

8.11 Präparation zur vertikalen Zahnachse

Alle Präparationen sollten zur vertikalen Achse des jeweiligen Zahnes angelegt werden. Bei unteren Prämolaren, die durch eine Kronenflucht charakterisiert sind, bei denen die Achse der Krone um eine gewisse Gradzahl von der Achse der Wurzel nach lingual angewinkelt ist, gibt die Kronenachse die Orientierung für Präparationen an (Abb. 48).

Die sogenannte lotrechte Präparation führt zu unphysiologischen Kronen und zu Problemen des mechanischen Haltes. An einem Beispiel sei dies erläutert: Untere Molaren sind nach lingual gekippt. Also ergibt sich, lotrecht gesehen, lingual ein starker Unterschnitt, während bukkal ein solcher gänzlich fehlt. Zur vertikalen Zahnachse hingegen findet man bukkal wie lingual fast gleich große, geringe Unterschnitte (Abb. 49a).

Präpariert man lotrecht, opfert man lingual sehr viel Substanz. Bukkal wird die an sich schon ad palatum geneigte Fläche weiter angeschrägt. Der Konvergenzwinkel beträgt 30° (Abb. 49b). Der mechanische Halt der Krone auf dem Stumpf ist nicht mehr gewährleistet. Präpariert man hingegen auf die vertikale Zahnachse bezogen, so kann man im Bereich der zervikalen parallelen Zone ohne Schwierig-

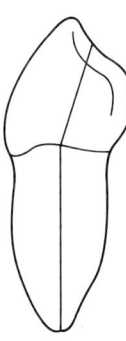

Abb. 48 Bei Zähnen mit Kronenflucht ist die Präparation auf die vertikale Achse der Krone auszurichten, nicht auf die Achse der Wurzel

40 Kronenersatz

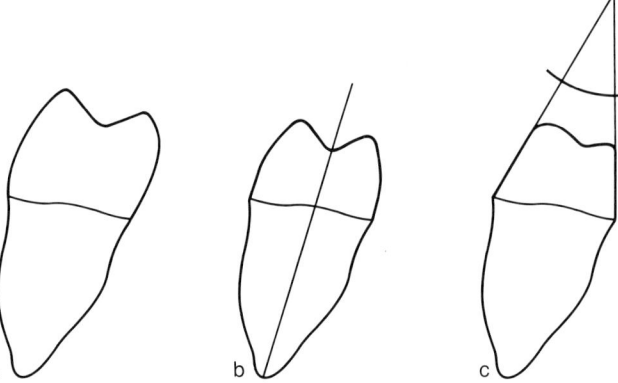

Abb. 49 a) Nach lingual geneigter unterer Molar; b) Präparation bezogen auf die vertikale Zahnachse: Konvergenzwinkel unter 10°; c) Präparation lotrecht angelegt: Konvergenzwinkel 30°

keiten einen Präparationswinkel (= halber Konvergenzwinkel) von 3 bis 4° anlegen (Abb. 49c).

Nachteilig bei lotrechter Präparation ist vor allem, daß die Krone nicht wieder in ihrer originären Form modelliert wird. Sie wird im allgemeinen nach bukkal versetzt. Dadurch wird der Zahn falsch belastet.

Bei oberen Molaren wird bei lotrechter Präparation bukkal zu viel und lingual zu wenig abgeschliffen. So kommt es, daß bei antagonistischen Kronen im Seitenzahnbereich häufig ein Kopfbiß, gelegentlich sogar ein Kreuzbiß zustandekommt.

9 Abformung

Die Materialien und Methoden für die Abformung von präparierten Zähnen sind so außerordentlich mannigfach, daß eine umfassende Darstellung in diesem Rahmen nicht möglich ist. Die Prinzipien der Abformung sollen aber detailliert beschrieben werden, damit man in die Lage versetzt wird, neue Materialien und Verfahren richtig einzuordnen. Es soll begonnen werden mit der Beschreibung des hierzulande gebräuchlichsten Abformverfahrens, des Korrekturabdruckes. Als Abformmaterial soll das noch immer am häufigsten verwendete K-Silikon verwendet werden.

9.1 Korrekturabdruck mit K-Silikonen

9.1.1 Auswahl des Abdrucklöffels

Für Korrekturabdrücke sind die konventionellen Serienlöffel am günstigsten, weil ihre Steifheit und Festigkeit besser ist als die der individuellen Kunststofflöffel. Die Löffelgröße ist mit Bedacht auszuwählen. Im Bereich der Unterschnitte nicht beschliffener Zähne, im Oberkiefer vestibulär, im Unterkiefer lingual, muß der Abstand zwischen Zahn und Löffelwand ausreichend groß sein.

Ausreichend groß bedeutet, daß der Abstand zwischen dem Äquator der Zähne vestibulär bzw. lingual und der Löffelwand wenigstens doppelt so groß ist wie das

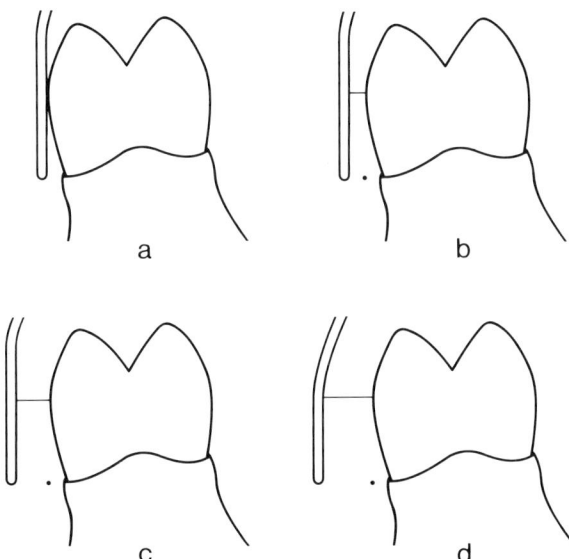

Abb. 50 Verformung des Abdruckmaterials bei Abformung von Unterschnitten in Abhängigkeit von der Schichtdicke; a) totale Deformation; b) Stauchung auf 50%, bleibender Verformungsrest zu erwarten; c) Stauchung um 33%, zu erwartender Verformungsrest nur gering; d) Stauchung um 25%, keine bleibende Deformation

Maß des Unterschnittes an den Zähnen. Beim Abziehen des abgebundenen Abdruckes wird die Schicht des Abformmaterials dann um 33% gestaucht. Diese Stauchungsrate läßt eine fast vollständige Rückstellung erwarten (Abb. 50).

9.1.2 Haftung des Abformmaterials am Löffel

Die Haftung des Abformmaterials am Löffel ist von besonderer Wichtigkeit. Daher sind perforierte Löffel zu bevorzugen. Außerdem sollte der zum jeweiligen Material hinzugehörige Adhäsivlack verwendet werden. Zu den Lacken ist zu bemerken, daß ihre Wirkung um so größer ist, je dünner sie aufgetragen werden.

9.1.3 Vorbereitung des abzuformenden Bereiches

Die wichtigste Voraussetzung für eine exakte Abformung ist, daß die abzuformende Substanz frei zutage liegt und frei zugänglich ist. Bei supragingival gelegener Präparationsgrenze treten in dieser Hinsicht kaum Probleme auf (Abb. 51). Behindert aber bei infragingival gelegener Präparationsgrenze die Gingiva den Zutritt des Abformmaterials zur beschliffenen Zahnsubstanz oder füllen Speichel, Sekret oder Blut den Sulkus, so ist keine ausreichend genaue Abformung mehr zu erzielen. Resultiert die Blutung aus einer marginalen Parodontopathie, so ist diese zunächst zu behandeln. Resultiert die Blutung aus Verletzungen beim Präparieren, muß man die Abheilung abwarten.

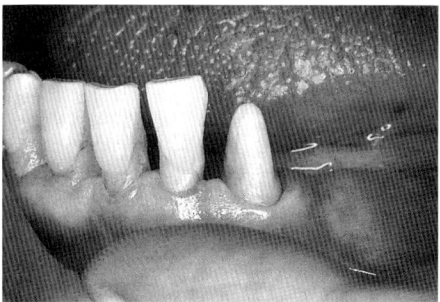

Abb. 51 Parodontium für Abformung gut vorbereitet

9.1.4 Fadenlegen

Zur Abdrängung der Gingiva vom Zahn wird bei para- und infragingivaler Präparationsgrenze zumeist ein Faden gelegt (Abb. 52). Diese Maßnahme ersetzt aber keineswegs eine notwendige Parodontalbehandlung oder ein notwendiges Ausheilen eines verletzten Gingivalsaumes. Oft genug nämlich wird durch das Fadenlegen eine neue Blutung erzeugt.

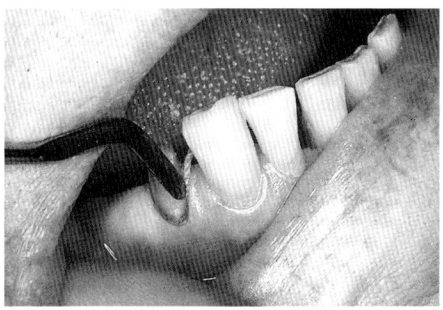

Abb. 52 Legen eines Retraktionsfadens

42 Kronenersatz

9.1.5 Erstabdruck

Das knetbare Material wird auf einer vorgekühlten Kachel angeknetet. Die vom Hersteller angegebene Dosierung des Härters ist exakt einzuhalten. Die Masse wird zu einem dünnen Fladen ausgedrückt und mit einem Waffelmuster versehen (Abb. 53). Sodann verteilt man den Härter gleichmäßig über die gesamte Oberfläche (Abb. 54). Zum Untermischen des Härters verwendet man keinen Spatel, man klappt vielmehr den Fladen zusammen, etwa zweimal (Abb. 55), nimmt ihn von der Unterlage und zieht ihn auseinander. Dadurch wird die Oberfläche brüchig und rissig, so daß der Härter eindringen kann. Wieder und wieder wird der Fladen zusammengeklappt und in die Länge gezogen (Abb. 56). Dabei geht kein Tropfen der Härterflüssigkeit verloren. Schließlich knetet man die Masse abschließend für einige Sekunden durch und legt sie in den Löffel. Zügig, aber ohne Hast wird nun der Löffel in den Mund gebracht und richtig plaziert.

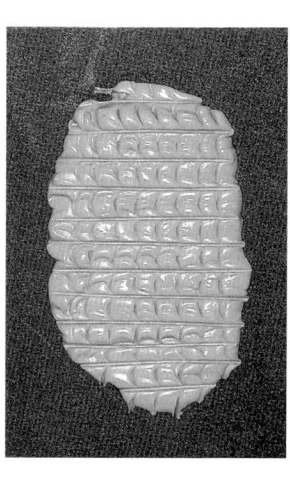
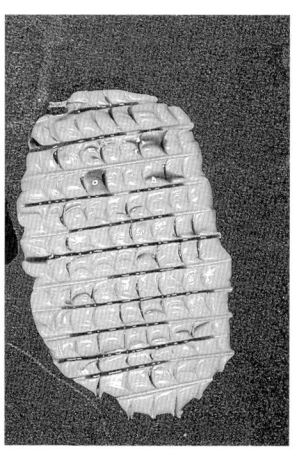
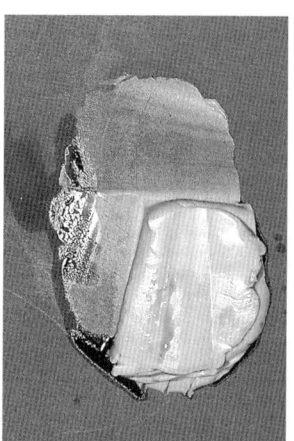

Abb. 53 Knetbares Material zu einem Fladen ausgedrückt und auf der Oberfläche mit einem Waffelmuster versehen

Abb. 54 Härter gleichmäßig über die Oberfläche verteilt

Abb. 55 Zu Beginn des Anmischens wird der Fladen mehrfach gefaltet

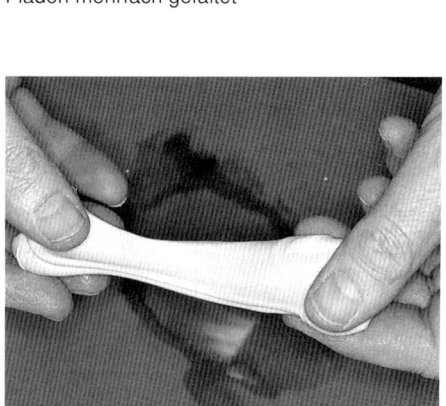

Abb. 56 Einmischen des Härters durch In-die-Länge-Ziehen und Zusammenklappen

9.1.6 Ausschneiden des Erstabdruckes

Nach Aushärten der Masse wird der Abdruck durch eine rotierende Bewegung des Zeigefingers vom Vestibulum aus gelöst und aus dem Munde entfernt. Nach Abspülen unter fließendem kalten Wasser wird er für die Korrektur mit dünnfließendem Material vorbereitet.

Sofern alle noch vorhandenen Zähne eines Kiefers beschliffen werden, sind nur wenige Maßnahmen vonnöten. Allenfalls muß man vestibulären und/oder lingualen Überschuß zurückschneiden und Blut und Speichelreste säuberlich entfernen. Wurden die Zähne mit supragingivaler Präparationsgrenze beschliffen, sind die unter dieser Grenze liegenden Unterschnitte zu beseitigen. Befinden sich beschliffene und nicht beschliffene Zähne in einem Kiefer nebeneinander, so ist das Ausschneiden von höchster Wichtigkeit. Überspitzt formuliert, könnte man sogar sagen: das Ausschneiden entscheidet über Erfolg und Mißerfolg des Korrekturabdruckes. Die Zusammenhänge seien kurz skizziert:

Das Korrekturmaterial ist zwar sehr dünnflüssig, dennoch hat es Masse und beansprucht Raum. Das Negativ eines präparierten Zahnes ist leicht konisch. Deshalb ist nach dem Zweitabdruck die Schicht des dünnfließenden Materials auf dem Boden des Negativs dicker als an den Seitenflächen. Der Erstabdruck wird also in der Vertikalen gegen die Zähne versetzt (Abb. 57). Daraus erwächst aber kein

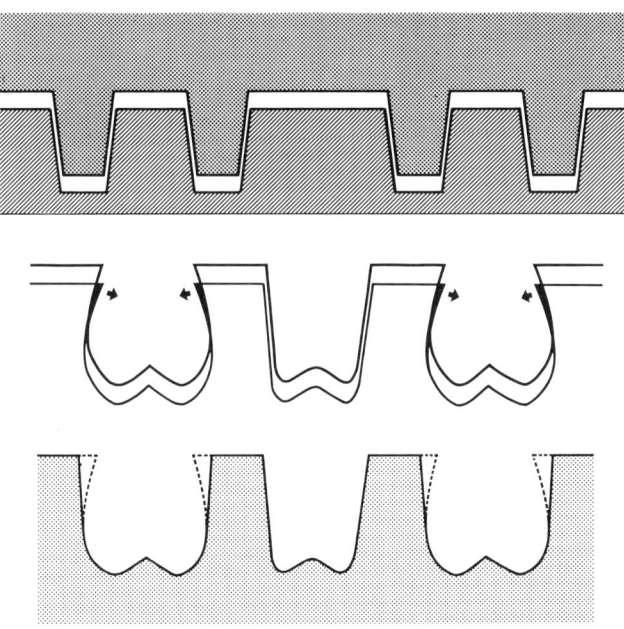

Abb. 57 Durch das Zweitmaterial wird der Erstabdruck gegen die Zähne versetzt

Abb. 58 Elastische Deformation unterschnittener Bereiche durch Versetzung des Erstabdruckes gegenüber den Zähnen durch das Zweitmaterial

Abb. 59 Ausschneiden aller Unterschnitte

Nachteil, sofern der gesamte Abdruck um den gleichen Betrag unbehindert in der Vertikalen versetzt wird. In den Negativen unbeschliffener Zähne führt dieses Versetzen des Erstabdruckes zu elastischen Deformationen im Bereich der Unterschnitte (Abb. 58). Das Zweitmaterial bindet ab, während das gummielastische Erstmaterial deformiert ist. Nach dem Herausnehmen des Abdruckes erfolgt die Zurückstellung, der Abdruck ist ungenau. Daher müssen vor der Korrekturabformung *alle* Negative in Koni umgeformt werden (Abb. 59). Daß die Interdentalsepten beseitigt werden, versteht sich von selbst. Besonders sorgfältig müssen die Negative von Zähnen, die zur Aufnahme von Teilkronen beschliffen sind, ausgeschnitten werden, weil sich dort konische und unterschnittene Stellen in unmittelbarer Nachbarschaft in einem Fach befinden.

9.1.7 Reponieren zur Überprüfung des Ausschneidens

Das Zurücksetzen des ausgeschnittenen Abdruckes sollte man einmal probieren, einerseits damit man sicher ist, daß dies komplikationslos zu bewerkstelligen ist, und andererseits, damit man überprüfen kann, ob richtig ausgeschnitten wurde. Häufig kann man beobachten, daß beim Zurücksetzen Partikel von der Wandung abgeschabt wurden und unten im Negativ liegen. Dadurch würde ein gebrauchsfähiger Abdruck natürlich verhindert. Ein gezieltes Nachschneiden ist vonnöten.

9.1.8 Der eigentliche Korrekturabdruck

Beim Anmischen dünnflüssigen Materials ist besonders auf Temperatur und Dosierung zu achten, damit im Augenblick der Abformung der Vernetzungsgrad gering ist. Der Erstabdruck muß von Blut und Speichel gereinigt und getrocknet sein. Beim Einfüllen muß man vermeiden, daß Luftblasen eingeschlossen werden. Unmittelbar vor dem Zurücksetzen werden die Fäden entfernt und Zähne und Zahnfleischtaschen so gut wie möglich getrocknet. Ist der Abdruck in die

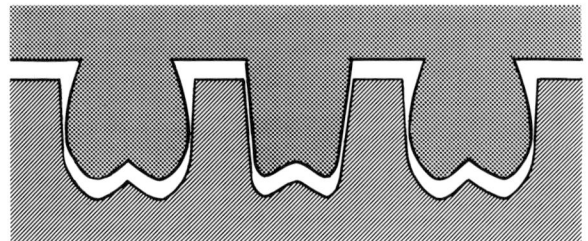

Abb. 60 Fertiger Korrekturabdruck (schematisch)

Sollposition zurückgesetzt, wird über etwa 5 Sekunden ein kräftiger Druck ausgeübt. Diese Zeit reicht aus, das Korrekturmaterial zum Fließen zu bringen. Ein längerer andauernder Druck ist unbedingt zu unterlassen. Durch die Krafteinwirkung wird nämlich das Erstmaterial elastisch deformiert. Es muß sich zurückstellen, solange das Zweitmaterial noch fließfähig ist (Abb. 60).

9.1.9 Herausnehmen des Abdruckes

Im allgemeinen werden Abdrücke zu früh herausgenommen. Die Nagelprobe im Vestibulum ist kein guter Test, den richtigen Zeitpunkt zu bestimmen, weil die durchblutete Schleimhaut wegen der Übertragung von Wärme die Abbindung beschleunigt, während die Zähne gegenüber der Schleimhaut einen „Kühleffekt" haben. Die Abbindung am Zahn dauert daher immer länger als an der Schleimhaut. Die Aushärtungszeit kontrolliert man am besten mit der Uhr. Nimmt man den Abdruck zu früh heraus, entstehen Ungenauigkeiten durch plastische Verformung im Bereich der Negative.
Auch die Art und Richtung des Herausnehmens will bedacht sein. Befinden sich die beschliffenen Zähne im Oberkiefer rechts, sollte der Abdruck von links gelöst werden, weil dadurch die Deformation im relevanten Bereich geringer wird.

9.2 Grundsätzliche Fehlerquellen bei Abformungen

Bezüglich der Genauigkeit des Korrekturabdruckes und Fehlerquellen bei Abformungen überhaupt sind drei Komplexe zu diskutieren:

- Verdrängungseffekte,
- endogene Spannungen,
- Schrumpfung.

9.2.1 Verdrängungseffekte

Die größte Gefahr für Ungenauigkeiten besteht in Verdrängungseffekten. Der Erstabdruck wirkt wie ein Stempel. In jedem Falle wird bei der Korrektur, wenn auch nur kurzfristig, das schon abgebundene Erstmaterial durch den ausgeübten Druck elastisch deformiert. Die Rückstellung muß erfolgen, solange das Zweitmaterial durch Fließen noch darauf reagieren kann. Das Fließen in den engen Spalten gelingt wegen der zu diesem Zeitpunkt schon so weit fortgeschrittenen Vernetzung aber oft nur unvollkommen. So kommt es, daß die Negative zumeist geringfügig zu klein sind.

Vermeidung durch Doppelmischtechnik

Von physikalischer Seite wurde der Korrekturabdruck schon immer mit Mißtrauen betrachtet, weil eine gummielastische Masse als Widerlager für eine Korrekturmasse für ungeeignet angesehen wurde. Ehe der Korrekturabdruck entwickelt wurde, verarbeitete man die gleichen Materialien, nämlich Silikone in zähplastischer und dünnflüssiger Konsistenz, in anderer Weise, nämlich in der Doppelmischtechnik.

Dieses Verfahren besteht darin, daß man das dünnfließende Material aus der Spritze am Zahn appliziert und das zähplastische unmittelbar nachschiebt. Da die beiden Komponenten zur gleichen Zeit angemischt werden, müssen zwei Helferinnen und der Zahnarzt ein gut aufeinander abgestimmtes Team bilden. Die Helferin, die das dünnflüssige Material anmischt, benötigt für das Hinzufügen des Härters höchstens 10 Sekunden, für ein gründliches Durchspateln etwa 20 Sekunden. Für das Einfüllen in die Spritze rechnet man 15 Sekunden.

Nach 45 Sekunden kann sie also die fertige Spritze dem Zahnarzt überreichen. Dieser appliziert das Material je nach der Zahl der abzuformenden Zähne in 5–20 Sekunden. Sobald er die Spritze aus der Hand legt, muß ihm die zweite Helferin den mit dem zähplastischen Material beschickten Löffel in die Hand geben. Sie hatte demnach bei gleichzeitigem Start ca. 1 Minute Zeit. Rechnet man für die Härterzugabe zu einer solchen Menge von Grundsubstanz, mit der ein Serienlöffel gefüllt werden kann, etwa 15 Sekunden, so verbleiben für das Durchmischen 30 und für das Durchkneten 10 Sekunden. In 5 Sekunden ist das Material in den Löffel gelegt.

Da beim Doppelmischabdruck kein Verdrängungseffekt auftreten kann, ist seine Genauigkeit geringfügig besser als die des Korrekturabdruckes. Indessen ergeben sich andere Nachteile: Der Stauchungsdruck fehlt. Die zähplastische Masse ersetzt diesbezüglich nicht den abgebundenen Erstabdruck. Fließfalten und Blasen reduzieren öfter die Präzision. Außerdem ergeben sich Einschränkungen in der Anwendung auf Grund der Topographie der abzuformenden Stümpfe, auf die noch einzugehen ist.

Vermeidung durch Ergänzungsabdruck

Eine weitere Möglichkeit, den Verdrängungseffekt auszuschalten, besteht darin, daß man den Erstabdruck vor, den Zweitabdruck nach der Präparation nimmt. Die Schicht des dünnfließenden Korrekturmaterials wird dadurch allerdings relativ dick, damit sind zwei Nachteile verbunden. Da die Silikone bekanntlich umso stärker schrumpfen, je weniger sie gefüllt sind, und das Korrekturmaterial auf das Erstmaterial aufschrumpft, wird nun das Lumen zu groß. Außerdem ist die Stempelwirkung geringer.

Vermeidung durch Einphasenabdruck

Für den Einphasenabdruck verwendet man ein Abformmaterial in einer Konsistenz. Diese muß so beschaffen sein, daß man das Material auch mit Hilfe der Spritze verarbeiten kann. Es handelt sich also um eine eher dünnflüssige Konsistenz. Das macht im allgemeinen einen individuellen Löffel erforderlich. Am Zahn selbst wird das Material mit der Spritze appliziert, anschließend wird der mit dem gleichen Material beschickte Löffel übergestülpt.

9.2.2 Endogene Spannungen

Das Entstehen endogener Spannungen kann man wie folgt erklären: Die Grundsubstanz elastomerer Abformmaterialien besteht aus langen Fadenmolekülen. Diese werden durch Härter untereinander verknüpft, so daß ein gummielastisches Geflecht entsteht (Abb. 61 oben). (In dieses Geflecht sind bestimmte Füllstoffe eingelagert).
Am Ende der Aushärtung ist die plastische Masse in den gummielastischen Zustand überführt worden (Abb. 61 unten).
Bei den Silikonen beginnt die Vernetzung in dem Augenblick, in dem der Härter mit der Grundsubstanz in Berührung kommt. Noch während des Anmischens bzw. Durchknetens entstehen an zahlreichen Stellen schon die ersten Geflechte, die zwar anfänglich noch keine Verbindung miteinander haben, die sich aber alsbald verknüpfen, so daß in der Masse grobmaschige Netze mit elastischen Eigenschaften liegen (Abb. 61 Mitte). Die damit verbundene Steigerung der Viskosität ist noch so gering, daß man sie äußerlich nicht erkennen kann. Werden nun bei der Abformung die Stümpfe in die Masse eingedrückt, so werden die darin enthaltenen elastischen Anteile elastisch deformiert, sie werden gespannt wie Gummibänder. Dies wäre ohne nachteilige Folgen, könnten sie sich zurückstellen, ehe die weitere Aushärtung erfolgt. Wegen der schnell zunehmenden Viskosität als Folge der in diesem Stadium des Reaktionsablaufes sehr rasch weiterschreitenden Vernetzung gelingt diese Rückstellung aber nur teilweise. Somit sind Spannungen aufgebaut.
Diese können sich erst lösen, wenn der Abdruck vom Zahn abgenommen ist. Die Folge ist eine Verzerrung der Lumina. Angesichts des dargestellten Entstehungsmechanismusses endogener Spannungen muß angestrebt werden, daß im Augenblick der Abformung der Vernetzungsgrad der Abformmasse so gering wie möglich ist. Der Vernetzungsgrad ist eine Funktion der Zeit und der chemischen Reaktionsgeschwindigkeit. Da man die Zeit wegen der notwendigen Verrichtungen (Anmischen, evtl. Spritze füllen, Löffel beschichten, Löffel in situm bringen) nicht beliebig reduzieren kann, bleibt nur die Möglichkeit, den Anteil der bereits bei der Abformung sich elastisch verhaltender Molekülgeflechte durch Beeinflussung der Reaktionsgeschwindigkeit herabzusetzen.

Reduzierung durch Beachtung thermischer Effekte

Die Abformmaterialien dürfen vor der Applikation keineswegs höhere Temperaturen als 22 °C aufweisen. Der Lagerungstemperatur muß daher besondere Beachtung geschenkt werden. Vor vermehrter Wärmeeinwirkung durch Sonneneinstrahlung und Heizkörper müssen sie geschützt sein. Die Aufbewahrung im Kühlschrank ist anzuraten. Die für das Anmischen benötigten Geräte wie Unterlage (Glasplatte, Pergament) Spatel, Meßbecher u. ä. sollten auch gekühlt sein. Zähplastische Massen sollten nur in der Endphase der Anmischung mit der Hand durchgeknetet werden, da sonst zu viel Wärme auf die im allgemeinen kleinen Portionen übertragen wird.

Reduzierung durch richtige Härterdosierung

Es leuchtet unmittelbar ein, daß mit der Überdosierung eine Beschleunigung der Vernetzung einhergeht. Umgekehrt verlangsamt die Unterdosierung den Aushärtungsprozeß. Allerdings geht mit der Unterdosierung die Gefahr einher, daß keine genügende Aushärtung erfolgt.

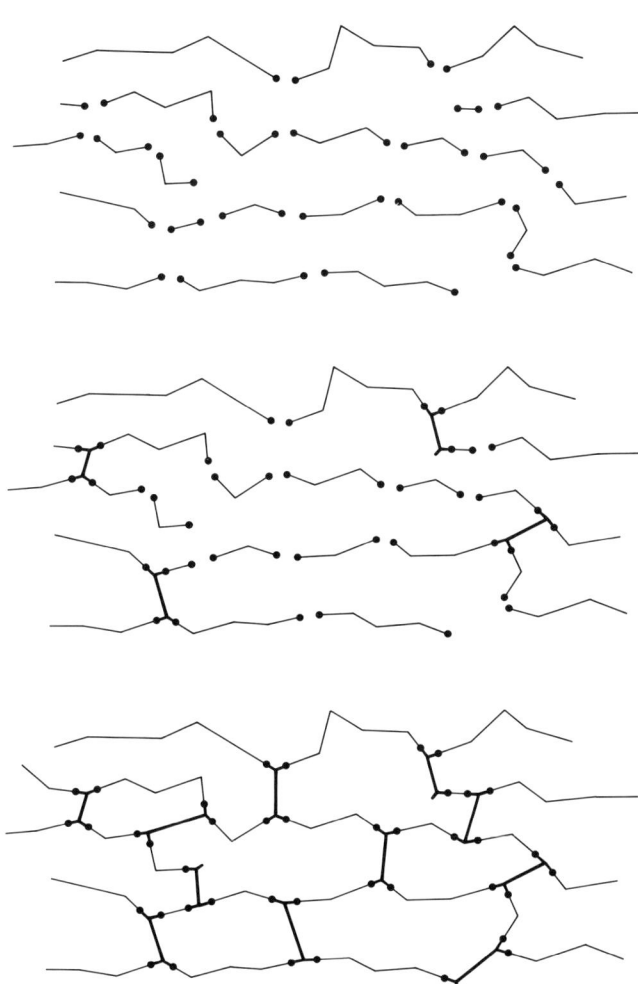

Abb. 61 Schematische Darstellung des Aushärtungsvorganges von Silikonen

Reduzierung durch richtige Anmischung

Eine gleichmäßige Durchmischung ist für die Homogenität des Abdruckes von Wichtigkeit. Da das Zufügen von Tropfen zu einer zähplastischen Masse relativ schwierig ist, geht man immer mehr dazu über, Paste/Paste-Mischungen anzufertigen. Der Vorteil solcher Verfahren besteht unter anderem auch darin, daß die beiden Pasten unterschiedlich eingefärbt sind und man die optimale Durchmischung daran erkennen kann, daß die beiden ursprünglichen Farben verschwunden sind und eine dritte entstanden ist.

Zur richtigen Dosierung und Durchmischung gibt es für die dünnflüssigen Abformmaterialien inzwischen Mischbatterien, mit deren Hilfe die beiden Massen (Base und Catalyst) durch eine Düse herausgedrückt und dabei durchmischt werden (Statikmischer). Die Zeit für Dosieren und Anmischen ist dadurch auf wenige Sekunden reduziert.

Reduzierung durch chemische Mechanismen

Der Härtertyp und der chemische Mechanismus nehmen auch Einfluß auf die Abbindegeschwindigkeit. Die Vorschriften des Herstellers sollten exakt beachtet werden. Die Verarbeitungszeit der A-Silikone (additionsvernetzende Silikone) ist gegenüber den K-Silikonen (kondensationsvernetzende Silikone) erheblich verlängert.

9.2.3 Schrumpfung der Abformmaterialien

Mit dem Stichwort „Schrumpfung" ist eine weitere Fehlerquelle genannt. Alle elastomeren Abdruckmaterialien schrumpfen. Bei einer unbehinderten Schrumpfung würde eine maßstäblich verkleinerte Form entstehen. Da zur Abformung aber ein Löffel vonnöten ist, muß man dafür sorgen, daß eine feste Haftung des Abformmaterials mit der Löffelwandung zustandekommt. Dadurch wird das Material gezwungen, auf den Löffel aufzuschrumpfen. Die Richtung wird also vorgegeben. Es entsteht die behinderte Schrumpfung. Da das absolute Maß von der Dicke der schrumpfenden Schicht abhängig und das Lumen von unterschiedlich dicken Schichten umgeben ist, kommt es zu Verzerrungen der Negativformen.

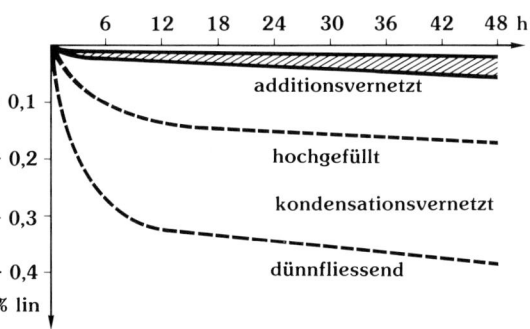

Abb. 62 Dimensionsverhalten von K- und A-Silikonen

Es wurde schon erwähnt, daß die Schrumpfung eine Materialeigenschaft ist. K-Silikone schrumpfen stärker als A-Silikone. Die Schrumpfung der K-Silikone beruht hauptsächlich darauf, daß der bei der Kondensation freiwerdende Stoff (häufig Alkohol) entweicht. So kommt es, daß die Schrumpfung über einen großen Zeitraum anhält. Nach 48 Stunden ist sie noch nicht abgeschlossen. Bei den K-Silikonen schrumpfen die dünnfließenden erheblich stärker als die zähplastischen (Abb. 62).

Die Schrumpfung der A-Silikone beruht vorwiegend auf thermischen Effekten. Dies geschieht sehr bald nach Herausnehmen des Abdruckes bei der Abkühlung von der Mundtemperatur (32°C) auf Zimmertemperatur (20°C). Eine Zunahme der Schrumpfung über die Zeit erfolgt dann kaum noch. Da die Schrumpfung zeitabhängig ist, sollte man die Wahl des Abformmaterials u. a. von dem Zeitpunkt abhängig machen, wann der Abdruck ausgegossen werden kann. Besteht keine Aussicht, daß der Abdruck in wenigen Stunden nach dem Herausnehmen aus dem Munde ausgegossen werden kann, sollte man A-Silikone verwenden.

9.3 Konsequenzen für die Praxis

Versucht man allgemein und summarisch die Ursachen für Abformfehler zu analysieren, so stellt man fest, daß es materialbedingte und verfahrensbedingte Fehlerquellen gibt (Abb. 63). Die Schrumpfung ist eine Materialeigenschaft. Endogene Spannungen können einerseits materialbedingt und andererseits verfahrensbedingt entstehen. *Verdrängungseffekte* sind immer verfahrenstechnisch verursacht. Als Konsequenz aus dieser Fehleranalyse müßte man

- mit einem additionsvernetzenden Silikon (zur Vermeidung von Schrumpfung),
- mit langer Verarbeitungszeit (zur Vermeidung endogener Spannungen)
- einen Einphasenabdruck (zur Vermeidung von Verdrängungseffekten) nehmen.

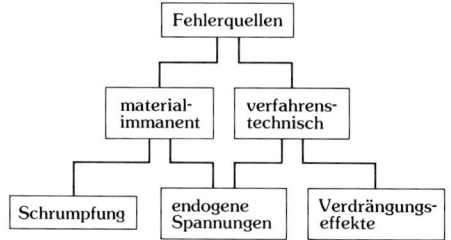

Abb. 63 Fehlerquellen bei Abformungen mit Silikonen

Leider reicht ein so einfaches Rezept klinisch nicht aus. Die Abformaufgabe und die Rahmenbedingungen muß man in die Betrachtungen einbeziehen. Einige Beispiele mögen dies erläutern.

9.3.1 Aufgabe 1

Ein einzelner für die Aufnahme eines Inlays, einer Teilkrone oder einer Vollkrone präparierter Zahn

Je komplizierter die darzustellende Form, um so besser eignet sich der Einphasenabdruck. Bei einer ansonsten kompletten Zahnreihe kann ein Serienlöffel verwendet werden, da außer dem zu versorgenden Stumpf im wesentlichen nur die Kauflächen dargestellt sein müssen und die Wiedergabe zahnloser Abschnitte entfällt. Besondere Vorsicht ist geboten, wenn A-Silikone verwendet werden und von vestibulär nach lingual durchgehend Hohlräume vorhanden sind. A-Silikone sind sehr reißfest. Konfluiert das Material unter Schwebebrücken oder in papillenlosen Interdentalräumen, läßt sich der Abdruck nicht aus dem Mund entfernen. Solche Unterschnitte müssen zuvor mit Zellstoff ausgefüllt werden. Je nach dem Gesamtbefund muß für den Einphasenabdruck ein individueller Löffel angefertigt werden.

Der Korrekturabdruck ist für die beschriebene Aufgabe weitaus komplizierter, fehleranfälliger und zeitaufwendiger. Bei dem Doppelmischabdruck ist der Erfolg wegen der Unberechenbarkeit bezüglich Fließfalten und Saugausstülpungen zufälliger.

9.3.2 Aufgabe 2

Abformung für die kleine Brücke

Für diese Aufgabe wird allgemein der *Korrekturabdruck* bevorzugt. Dies deshalb, weil man in der Sitzung, in der präpariert wird, in jedem Falle – sofern nicht parodontale Probleme entgegenstehen – mit einem Serienlöffel auch die Abformung vornehmen kann. Für den Patienten ergibt sich dadurch der Vorteil, daß das oft doch sehr schmerzhafte Fadenlegen unter Anästhesie erfolgt.

Der Einphasenabdruck führt unter den ansonsten gleichen Bedingungen zu sehr guten Ergebnissen, wenn der Befund einen Serienlöffel zuläßt.

9.3.3 Aufgabe 3

Zwei Eckzähne im ansonsten zahnlosen Kiefer für Teleskopkronen präpariert

Für den *Einphasenabdruck* benötigt man einen individuellen Löffel, was einen gewissen technischen und zeitlichen Aufwand bedeutet. Will man dieses in Kauf nehmen, lassen sich natürlich sehr exakte Abformungen durchführen.

Der individuelle Löffel muß in den zahnlosen Bereichen exakt anliegen. Die Stümpfe sind mit einem Platzhalter zu versehen, dessen Stärke in der Mantelfläche 1 mm, okklusal aber 2 mm betragen sollte. Letzteres ist deshalb angezeigt, damit bei Komprimierung der Schleimhaut der Stumpf keinen direkten Kontakt mit dem Löffel bekommt.

Korrekturabdrücke können mit Serienlöffeln genommen werden. Da keine unpräparierten Zähne vorhanden sind, ist die Gefahr von Verdrängungseffekten gering. Im allgemeinen lassen sich exakte Abdrücke erzielen (Abb. 64).

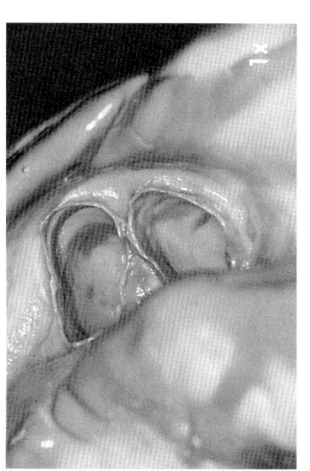

Abb. 64 Exakte Wiedergabe der Präparationsgrenze durch Korrekturabdruck

9.3.4 Aufgabe 4

Alle Zähne eines Kiefers präpariert, Zähne in beiden Quadranten

Doppelmischabdruck: Umspritzt man die Zähne auf der zweiten Seite, dürfen die schon umspritzten auf der Gegenseite nicht mit Wange und Speichel in Berührung kommen. Dies ist um so schwieriger, je weiter distal Zähne stehen. Im Oberkiefer resultieren die Schwierigkeiten aus der räumlichen Nähe der Ausführungsgänge der Parotis, im Unterkiefer aus der Speichelansammlung im Mundboden. Plaziert man lingual Zellstoffrollen, werden diese nicht selten im ungeeigneten Augenblick durch Schluckreflexe angehoben; Speichelsauger behindern den Überabdruck. Naturgemäß sind die widrigen Umstände bei den verschiedenen Patienten unterschiedlich groß. Es gibt geräumige Mundböden und enge, es gibt ruhige, konzentrierte Patienten mit wenig Reizspeichel und es gibt nervöse, unruhige, wenig konzentrationsfähige Patienten mit starkem Reizspeichel. Je weiter das aus der Spritze applizierte und das zähplastische Material in ihren Konsistenzen voneinander abweichen, um so größer ist die Gefahr, daß es zu Fließfalten und Ausziehungen durch Saugeffekte kommt und das Gesamtergebnis stark von Zufälligkeiten abhängt. Als Vorteil darf man werten, daß man mit Serienlöffeln arbeiten kann.

Einphasenabdruck: Dazu benötigt man einen individuellen Löffel. Dieser muß sehr sorgfältig vorbereitet sein. In allen zahnlosen Bereichen muß er möglichst exakt anliegen, da dünnfließende Materialien nur dann eine blasenfreie Oberfläche ergeben, wenn sie in engen Spalten fließen müssen. Die Zähne müssen mit Platzhaltern versehen sein, die an den senkrechten Wänden etwa 1 mm, auf den Okklusalflächen aber zum Ausgleich der Schleimhautresilienz etwa 2 mm stark sein sollten. Die Schwierigkeiten beim Umspritzen sind die gleichen wie bei der Doppelmischtechnik. Luftblasen und Fließfalten sind nicht mit Sicherheit auszuschließen.

Korrekturabdruck: Die Individualisierung des Serienlöffels durch den Vorabdruck mit zähplastischem Material ist leicht und schnell zu bewerkstelligen. Bei der Korrektur mit dem dünnflüssigen Material treten kaum Probleme auf, weil alle Zähne präpariert sind und somit Unterschnitte fehlen. Übt man nur kurzfristig Druck aus, lassen sich Verdrängungseffekte vermeiden. Bei Verwendung von A-

Silikonen mit relativ langer Verarbeitungszeit sind auch endogene Spannungen fast auszuschließen. Die Stempelwirkung hat zur Erzielung einer blasenfreien glatten Oberfläche gegenüber dem Doppelmischabdruck Vorteile.

9.3.5 Aufgabe 5

Anteriores Restgebiß mit präparierten endständigen Zähnen

Anteriore Restgebisse sind im allgemeinen recht gut zugänglich und übersichtlich trocken zu halten. Das Umspritzen der endständigen Zähne für eine gleichzeitige Abformung bereitet kaum Probleme. Andere Faktoren bestimmen die Wahl der Abformverfahren stärker: Das Verhalten des Patienten und die anzufertigende Konstruktion.
Patienten mit starkem Würgereiz müssen bei der Abformung möglichst aufrecht sitzen und den Kopf auf die Brust neigen. In dieser Position ist das Umspritzen von Zähnen äußerst schwierig, während ein Erstabdruck für einen Korrekturabdruck keine Mühe macht. Auch die Korrektur ist ohne Probleme. Muß im Unterkiefer ein Sublingualbügel angebracht werden, ist darauf zu achten, daß der Mundboden nicht zu stark verdrängt wird. Beim *Einphasenabdruck* läßt sich dies durch Trimmen des individuellen Löffels erreichen. Beim *Korrekturabdruck* kann man den Erstabdruck entsprechend zurückschneiden; das dünnfließende Korrekturmaterial kann den Mundboden nicht verdrängen, im Gegenteil, es wird vom Mundboden verdrängt, so daß auf diese Weise der nutzbare Teil der lingualen Alveolarwand „funktionell" dargestellt wird. Beim Doppelmischabdruck ist das Gelingen in Frage gestellt, weil das zähplastische Material der meisten Präparate von solch fester Konsistenz ist, daß es selbst vom funktionell bewegten Mundboden nicht ausreichend ausgeformt wird.

9.3.6 Aufgabe 6

Vorhandene Primärteleskope; die Sekundärteleskope müssen neu angefertigt werden

In diesem Falle ist der *Einphasenabdruck* die Methode der Wahl. Mit sorgfältig hergestellten individuellen Löffeln und schrumpfungsarmen Abformmaterialien wird höchste Präzision erreicht.
Ein Korrekturabdruck ist nicht ratsam, auch die Doppelmischtechnik nicht.
Die Forderung nach 100%iger Genauigkeit bei Primärteleskopen darf nicht zu der falschen Folgerung Anlaß geben, bei anderen Arbeiten seien Ungenauigkeiten bis zu einem bestimmten Grade gestattet. Dem ist keineswegs so. Wegen der notwendigen Spielpassung für den Befestigungszement ist aber bei der Anfertigung von Kronen eine minimale Ungenauigkeit weniger folgenschwer.
Diese wenigen Beispiele mögen ausreichen, um aufzuzeigen, daß man in der Lage sein muß, befund- und aufgabenbezogen die situationsbedingte beste Abformtechnik auszuwählen und anzuwenden.

9.4 Abformung mit Hydrokolloiden

Es mag überraschen, daß von den Hydrokolloiden noch nicht die Rede war. Die Hydrokolloide gestatten unstrittig eine sehr exakte Wiedergabe von Formen. Die Rahmenbedingungen sind allerdings sehr hinderlich: Man benötigt eine Apparatur mit temperaturkontrollierten Wasserbädern; man benötigt spezielle kühlbare Löffel und es muß gewährleistet sein, daß der Abdruck $1/4$ Stunde nach dem Entfernen aus dem Munde ausgegossen wird.

Der Hydrokolloidabdruck wird entsprechend der Doppelmischtechnik genommen. Dünnflüssiges Material wird mit der Spritze am Zahn appliziert, Material von festerer Konsistenz wird im Löffel nachgeschoben. Da es sich bei den Hydrokolloiden um reversible thermoplastische Abformmaterialien handelt, besteht die Vorbereitung zur Abformung im Verflüssigen der Massen. Das dünnflüssige Material wird in Form von Sticks geliefert, die in den Hohlzylinder der Spritze passen, die festere Komponente wird in der Tube geliefert. Die Sticks in der Spritze und die Tuben werden in kochendes Wasser gelegt. Nach 10 Minuten ist das Hydrokolloid verflüssigt. Anschließend wird das Material in einem zweiten Bad bei 62–65°C vorrätig gehalten. Das Löffelmaterial wird relativ kurz vor der Benutzung auf 45°C abgekühlt. Die Zeit vom Aufheizen der Apparatur bis zum Vorliegen gebrauchsfertiger Materialien dauert wenigstens eine Stunde. Für Hydrokolloide müssen besondere, kühlbare Löffel benutzt werden. Es handelt sich um doppelwandige metallische Löffel mit innerem Hohlraum, durch den Wasser gespült wird. Die Wasserkühlung wird dadurch bewerkstelligt, daß man den Löffel mit Gummischläuchen an die Spülung der Einheit anschließt. Da auch das Zweitmaterial noch relativ leicht fließt, wird der Löffel an den Enden mit Wachsstops versehen, damit ein gewisser Stauchungsdruck erzielt wird. Im Bereich von Lücken bringt man aus gleichen Gründen Stops an. Die Wachsstops dienen gleichzeitig der Positionierung des Löffels, damit ein Durchdrücken vermieden wird. Ist der Abdruck in situm gebracht, muß er ohne Druck am Ort gehalten werden, bis mit Hilfe des durch den Löffel fließenden kalten Wassers die Masse zu einem elastischen Gel erstarrt ist (5 Minuten). Der Abdruck wird mit einem relativ kurzen kräftigen Ruck aus dem Munde entfernt.

9.5 Vermeidung von Fehlern durch Strukturierung des Behandlungsablaufes

Gerade im Bereich festsitzender Restaurationen, bei denen es bezüglich des Erfolges um hundertstel Millimeter geht, spielt die Verarbeitung der benutzten Abformmaterialien eine bedeutende Rolle. Viele Abformungen sind deshalb ungenau, weil sie zu früh aus dem Munde entfernt wurden. Man übersieht dabei, daß die Zähne selbst gegenüber der Mundschleimhaut einen Kühleffekt aufweisen. Während das Abformmaterial durch den Kontakt mit der durchbluteten Schleimhaut in den Außenschichten schon erhärtet ist, ist im Innern der Prozeß der Abbindung noch nicht weit genug fortgeschritten. Das zu frühe Herausnehmen ist darauf zurückzuführen, daß man schlicht keine Geduld hat oder daß man glaubt, man könne so viel Zeit nicht investieren. Daß solcherart Verhalten wenig effektiv ist, muß nicht betont werden. Muß eine wegen ungenauer Arbeitsunterlagen nicht passende Arbeit wiederholt werden, wird ungleich mehr Zeit vergeudet.

In der Tat sind Zeiten von 3–4 Minuten, in denen man nach Positionierung des Abdruckes und Halten des Löffels während der ersten Phase auf das Durchhärten warten sollte, recht lang, wenn man sie anderweitig nicht nutzen kann. Gelegentlich sollte man solche Zeiten nach vorausgegangenen Phasen angestrengter Konzentriertheit zum Relaxieren nutzen. Das Verlassen des Patienten, um an einem anderen Stuhl zu arbeiten, ist psychologisch höchst unklug.

Es lohnt sich also, darüber nachzudenken, wie man es erreicht, daß man einen Zeitgewinn herausholt, ohne die Verweildauer der Abformungen im Mund auf ein unvertretbares Maß zu verkürzen. Dies kann in der Weise geschehen, daß man die zahlreichen im Zusammenhang mit der Präparation, Abformung und Versorgung stehenden Maßnahmen in eine solche Reihenfolge bringt, daß man während bestimmter Wartezeiten, in denen es ausreicht, daß die Helferin den Patienten beaufsichtigt (allenfalls den Löffel hält und absaugt), sich – bezogen auf den Fortschritt der Behandlung – sinnvoll beschäftigen kann.

Denkbar ist folgende Vorgehensweise:

Besteht an der Vitalität des zu präparierenden Zahnes kein Zweifel, beginnt man mit der Injektion.

Während man auf deren Wirkung wartet, nimmt man den Alginatabdruck für das Provisorium.

Nach der Präparation wird der Faden gelegt. Es folgt der Erstabdruck.

Während dieser erhärtet, wird der Alginatabdruck für die provisorische Krone bearbeitet. Septen und Unterschnitte werden entfernt.

Nunmehr wird der Alginatabdruck mit dem Kunststoff für die provisorische Krone reponiert.

Während der Kunststoff erhärtet, wird der Erstabdruck ausgeschnitten.

Während der Zweitabdruck im Munde verweilt, arbeitet man die provisorische Krone aus und säubert sie. Schließlich setzt man die provisorische Krone ein.

Naturgemäß ergeben sich in Abhängigkeit von der individuell notwendigen Maßnahme am Patienten und von der gewählten Abformtechnik Varianten. In jedem Falle aber sollte man für sich im Sinne einer werkstoffgerechten Arbeitsweise seinen eigenen ergonomischen Rhythmus suchen.

10 Modellherstellung

Der eigentliche Werkstoff für das Meistermodell ist Gips. Gipse expandieren bekanntlich beim Erhärten. Die Expansion ist die eigentliche Ursache für die Probleme der Modellherstellung. Folglich sind solche Gipse, welche die geringste Expansion aufweisen, am besten für die Modellherstellung geeignet. Neben der Expansion ist die Härte des Gipses für die Qualität von größter Wichtigkeit. Die Gipse mit der geringsten Expansion und der größten Härte nennt man Spezialhartgipse, Superhartgipse oder Stones. Sie sind als Typ IV der DIN-Norm 13911 zusammengefaßt. Ihre Expansion darf maximal bis zu 0,15% lin. betragen. Von den zahlreichen Variationen der Modellherstellung sei die älteste, gewissermaßen die Primärmethode ausführlich beschrieben: die Herstellung des Sägemodells. Der technische Hergang an sich ist nicht mit besonderen Schwierigkeiten verbunden. Allerdings sind bezüglich der Exaktheit in allen Phasen keine Kompromisse gestattet. Daher soll das Procedere step by step beschrieben werden.

10.1 Reinigung

Sofort nach dem Herausnehmen aus dem Munde ist der Abdruck unter fließendem kalten Wasser gründlich zu reinigen. Die sofortige Reinigung ist deshalb wichtig, weil Blut und Speichel nach der Inkrustierung infolge Trocknung nur noch sehr schwer zu beseitigen sind. Verbleibende Reste aber machen den Abdruck ungenau und erhöhen für alle Beteiligten das Infektionsrisiko.

10.2 Kontrolle

Die erste Inspektion gilt der Abformung selbst; man kontrolliert, ob jene präparierte Zahnhartsubstanz, deretwegen die Abformung überhaupt vorgenommen wurde, nämlich der für eine Krone beschliffene Zahn, sowie die Präparationsgrenze auch fehlerfrei abgeformt sind. Finden sich Ungenauigkeiten, die das Endergebnis in Frage stellen, sollte man lieber gleich den Abdruck wiederholen. Kein Patient nimmt es übel, wenn er merkt, daß man bemüht ist, das Beste für ihn herauszuholen. Die Kommentierung ist dabei allerdings nicht unwichtig. Man soll vermeiden zu sagen, „dieser Abdruck ist mir mißlungen", vielmehr sollte man sagen, „wahrscheinlich kann man das Ergebnis noch verbessern".

10.3 Lagerung

Der Lagerung des Abdruckes ist Beachtung zu schenken. Nie sollte der Abdruck auf den nach distal aus dem Löffel herausgequollenen und nicht mehr unterstützten Überschuß gelegt werden, weil dadurch allzu leicht Loslösungen vom Löffel resultieren. Sofern der Überschuß für die Wiedergabe wichtiger Bereiche nicht relevant ist, sollte man ihn mit dem Skalpell entfernen. Anderenfalls ist es notwendig, den Abdruck so hinzulegen, daß die Negative nach unten gerichtet sind. Überschüssige Fahnen des dünnflüssigen Materials sind mit der Schere zu entfernen. Silikone werden an der Luft gelagert. Da sie hydrophob, also wasserabweisend sind, nehmen sie durch Kontaktierung mit Wasser keinen Schaden. Abdrücke mit Materialien auf Polyätherbasis dürfen nicht mit Wasser in Berührung kommen.

10.4 Zeitpunkt des Ausgießens

Beim Herausnehmen aus dem Munde werden die Abdrücke zumeist elastisch deformiert. Man muß ihnen für die Rückstellung eine gewisse Zeit geben. Da aber beim Lagern durch Kontraktion (K-Silikone) Volumenveränderungen einsetzen, darf man andererseits mit dem Ausgießen auch nicht zu lange warten. Für K-Silikone liegt der günstigste Zeitpunkt zum Ausgießen zwischen 30 Minuten und 1 Stunde nach dem Herausnehmen aus dem Munde. A-Silikone können beliebig lange gelagert werden.

10.5 Die eigentliche Modellherstellung

In der ersten Phase wird der Zahnkranz ausgegossen. Zuvor werden die dowel-pins positioniert; sei es mit den an ihnen befindlichen Fixierungsdrähtchen oder sei es mittels Parallelhalter. Der Gips wird nach dem Wägen unter Vakuum mechanisch angemischt und auf dem Rüttler eingefüllt. In den noch nicht erhärteten Gips werden, falls es für sinnvoll erachtet wird, Retentionsringe eingesetzt (Abb. 65). Nach dem Erhärten werden um die dowel-pins mit einem großen Rosenbohrer einige flache Mulden oder an den Rändern mit der Gipsfräse Kerben angebracht, die zusätzlich eine sichere Führung des Stumpfes im Sockel bewirken sollen, schließlich setzt man kleine Wachskügelchen auf die Enden der dowel-pins, damit man diese beim Trimmen des späteren Sockels orten kann, ohne sie anzuschleifen.

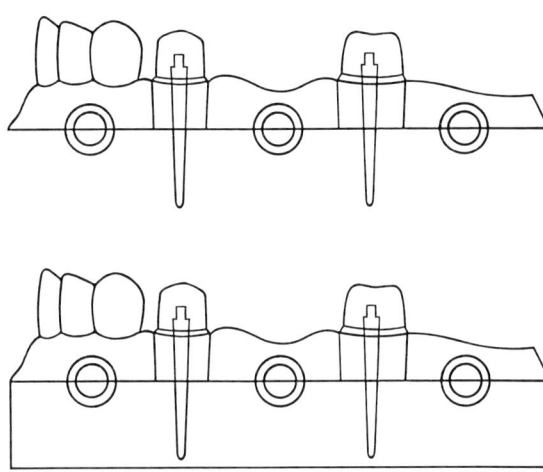

Abb. 65 Erste Phase der Sägemodellherstellung. Zahnkranz ausgegossen. Dowel-pins und Retentionsringe eingesetzt

Abb. 66 Zweite Phase der Sägemodellherstellung. Sockel ergänzt. Stumpfmodelle herausgesägt

In der zweiten Phase wird nach entsprechender Isolation der Sockel hergestellt. Nach Erhärten des Sockelgipses wird das Modell zunächst zirkulär, dann auf der Unterseite so weit getrimmt, bis die Wachskügelchen sichtbar werden. Anschließend werden die Sägeschnitte angelegt. Mesial und distal von den Stümpfen wird der Zahnkranz bis auf die Nahtstelle zum Sockel durchgesägt. Von unten kann man nun den Stumpf durch leichten Druck auf das Ende der dowel-pins nach oben herausstoßen (Abb. 66). Der Stumpf darf nicht zurückgesetzt werden, solange er und das Modell nicht von den Sägespänen, die bei dem noch relativ feuchten Gips leicht verklumpen, exakt gesäubert sind.

10.6 Genauigkeit des Sägemodells

Die Genauigkeit des so hergestellten Modells muß man unter verschiedenen Aspekten sehen. Die grundsätzliche Problematik ist folgende: durch den expandierenden Sockelgips werden die dowel-pins auseinandergedrückt. Dadurch geht die Winkeltreue verloren, die Stümpfe kippen aufeinander zu. Das Maß der Kippung hängt ab

- vom Typ des Sockelgipses,
- von der Dilatationskurve des Gipses,
- von den Schichtdicken Kranz/Sockel.

Sockelgips: Aus Gründen der Ersparnis wurde und wird für den Sockel häufig Gips vom Typ III verwendet. Da dieser eine größere Expansion aufweist, ist zwangsläufig die Ungenauigkeit des Arbeitsmodells größer.

Die beschriebene Kippung der Stümpfe ist dann eindeutig größer, als wenn der Sockel aus einem Gips vom Typ IV gefertigt wurde (Abb. 67).

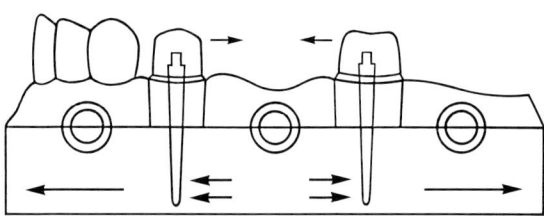

Abb. 67 Durch die Expansion des Sockelgipses werden die dowel-pins auseinandergedrückt

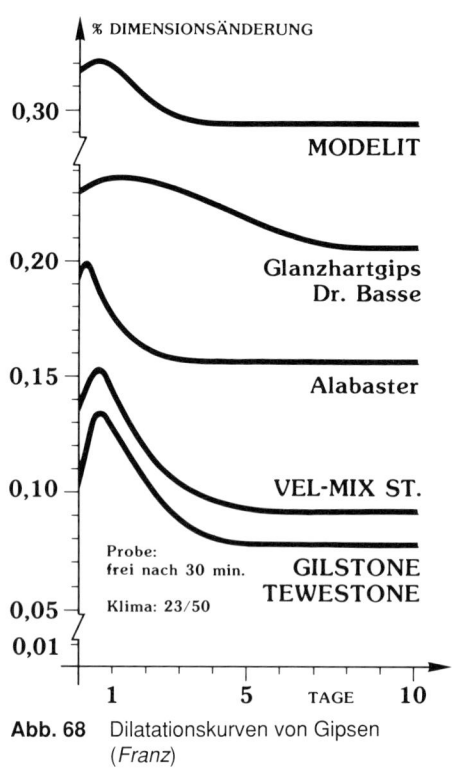

Abb. 68 Dilatationskurven von Gipsen (*Franz*)

Dilatationskurve: Nach *Franz* gibt es bei den meisten Stones für die Expansion ein Maximum, das etwa nach einem Tag erreicht ist, anschließend kontrahieren sie wieder um einen bestimmten Betrag (Abb. 68).

Angesichts solchen Kurvenverlaufs wäre es folgerichtig, wenn man Kranz und Sockel möglichst unmittelbar nacheinander anfertigt. Beide Teile würden dann gewissermaßen die gleiche Kurve durchlaufen. Nach zwei bis drei Tagen könnte dann modelliert werden. Klinisch werden bei solchem Vorgehen in der Tat gute Ergebnisse erzielt. In experimentellen Laboruntersuchungen wurden allerdings Ergebnisse gefunden, die dem Vorstehenden zwar nicht konträr sind, die aber auch keine völlige Bestätigung der bisherigen Anschauungen brachten. Fertigt man nämlich den Sockel 24 Stunden später an als den Zahnkranz, so sind die Ungenauigkeiten geringer, als wenn man den Sockel sofort gießt. Offensichtlich läßt sich der Zahnkranz durch eine während der 24 Stunden gewonnene Härte weniger durch den erhärteten Sockelgips deformieren.

Schichtdicke Zahnkranz/Sockel: Wenn der Kranz, der einen Tag alt ist, durch den Sockel weniger deformiert wird als jener Kranz, der nur eine Stunde alt ist, dann kann dies nur auf die Härte zurückgeführt werden. Aus diesem Faktum darf man folgern, daß auch die Schichtdicken von Kranz und Sockel das Ergebnis beeinflussen: daß ein dicker Kranz dem Sockel mehr Widerstand entgegensetzt als ein dünner, und daß ein dünner Sockel den Kranz weniger deformieren kann als ein dicker. Innerhalb des insgesamt zur Verfügung stehenden Platzangebotes sollte man daher den Kranz nicht zu dünn und den Sockel nicht zu dick gestalten. Die Reduzierung der Sockelstärke darf natürlich nicht so weit gehen, daß die dowel-pins im Sockel nicht mehr genügend geführt werden.

10.7 Einartikulieren

Nach dem Sägen unmittelbar nach dem Fertigstellen des Modells und dem notwendigen Versäubern sollte auch sofort das Eingipsen in den Artikulator vorgenommen werden, sofern dies möglich ist. Diese Empfehlung beruht auf der Erkenntnis, daß der Gips durch wiederholtes Wässern einerseits an Härte verliert, zumindest vorübergehend, und andererseits auch irreversibel das Volumen ändert. Muß auf dem Meistermodell erst eine Bißschablone angefertigt werden, so daß ein späteres Eingipsen zwangsläufig notwendig wird, so sollte man das Modell sorgfältig isolieren und im Split-cast-Verfahren einartikulieren.

10.8 Reifen

Mit dem Begriff Reifen soll zum Ausdruck gebracht werden, daß man auf dem soeben fertiggestellten Modell nicht arbeiten sollte, sondern daß man das Modell solange ruhen läßt, bis alle Effekte, die durch Dimensionsänderungen innerhalb des ersten Tages das Modell ständig verändern, abgeschlossen sind. Dafür eine exakte Zeit anzugeben, fällt derzeit noch schwer, weil bezüglich der Dilatation der verwendeten Gipse zumeist noch Informationen fehlen. Da die verschiedenen Gipse sich unterschiedlich verhalten, wird man in Zukunft wohl, wenn jeweils genaue Angaben vorliegen, entsprechend dem verwendeten Fabrikat produktbezogen einen zeitlichen Ablauf für die Modellherstellung und das Eingipsen festlegen müssen. Zur Zeit muß man jedenfalls empfehlen, nach dem Sockeln wenigstens ein bis zwei Tage zu warten, ehe modelliert wird. Solche Forderungen werden von vielen Technikern und Zahnärzten als unerfüllbar bezeichnet. Warum eigentlich? Wem ist damit gedient, wenn man eine Arbeit wiederholen muß, wenn man eine Brücke durchtrennen und löten muß oder wenn ein Patient mit einer unpräzisen Restauration versorgt wird. Gut Ding will Weile haben!

10.9 Konsequenzen

Auf Grund des derzeitigen Erkenntnisstandes erscheint folgendes Vorgehen zweckmäßig:

- Zahnkranz relativ stark ausgießen mit Stone vom Typ IV;
- nach 24 Stunden Sockel herstellen, ebenfalls aus Stone vom Typ IV;
- unmittelbar nach Erhärten des Sockels Stumpfmodelle heraussägen, versäubern und Modell einartikulieren;
- danach das Modell 1 Tag ruhen lassen.

11 Technische Herstellung

Mit der Abformung und Bißnahme glaubt mancher Zahnarzt, seine Aufgabe sei zunächst im wesentlichen erledigt, weil er einen Zahntechniker offiziell mit der Herstellung der Krone beauftragt. Diese Einstellung ist nur zur Hälfte gerechtfertigt. Gewiß, der Zahntechniker ist ein Spezialist und in technischen Bereichen im allgemeinen versierter als der Zahnarzt, und außerdem wird er entsprechend entlohnt, so daß man qualitativ hochwertige Arbeit erwarten darf. Dennoch, funktionell ist der Zahnarzt für das verantwortlich, was er einsetzt. Er muß daher in der Lage sein, das Ergebnis der Arbeit des Technikers zu beurteilen. Die notwendigen Kontrollen beziehen sich auf die Ausführung der Krone in den drei

Problemzonen: auf den Randschluß, auf die Gestaltung des Approximalraumes und auf die Okklusion. Natürlich wird hierbei nicht nur die Arbeit des Technikers überprüft, sondern auch die eigene. Wenn die Präparationsgrenze nicht angelegt oder bei der Abformung nicht dargestellt wurde, kann man keinen exakten Randschluß erwarten. Wenn okklusal die Fissuren nicht nachgezogen und die Fossae nicht ausgemuldet wurden, kann man keine entsprechende Interkuspidationstiefe erwarten. Weiterhin ist bei Verblendkronen die Farbe und bei allen Restaurationen die Metallverarbeitung zu überprüfen.

11.1 Kronenrand und Kronenrandschluß

Für die Formung und Ausarbeitung eines Kronenrandes werden geradezu die Fähigkeiten eines Goldschmiedes benötigt. Der Rand muß scharf, darf aber nicht schartig sein; er muß stumpf sein, aber nicht plump. Einen solchen Rand zu gestalten, braucht man naturgemäß etwas Masse im Überschuß. Es ist daher nicht ratsam, schon durch die Wachsmodellation die endgültige Form anzustreben. Auch die beste Modellation macht die Nacharbeit im Metall im allgemeinen nicht überflüssig. Durch das Feinschleifen und Polieren geht aber immer etwas Masse verloren. Die Folge ist, daß die beschliffene Zahnsubstanz nicht mehr vollständig abgedeckt wird, sondern eine positive Stufe resultiert. Dies zu vermeiden, sollte nach Beendigung der Modellation vor dem Abnehmen der Wachskrone vom Stumpf der Rand im Bereich der unteren 1–2 mm tropfenförmig verdickt werden. Nach dem Gießen steht dann für das Ausarbeiten genügend Material zur Verfügung (Abb. 69 und 70).

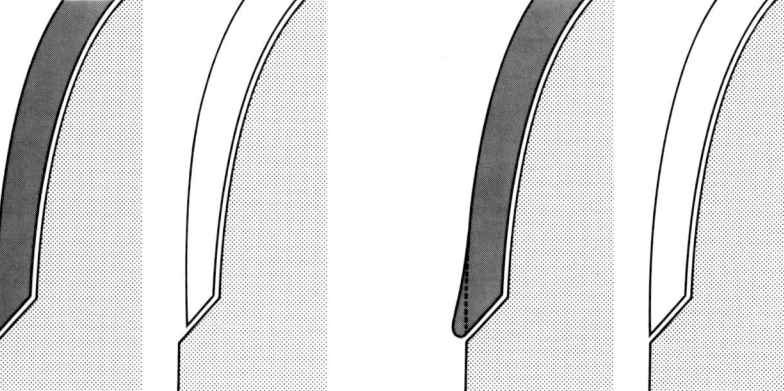

Abb. 69 Wird versucht, dem Kronenrand in Wachs die definitive Form zu geben, entsteht oft nach dem Ausarbeiten eine positive Stufe

Abb. 70 Im Bereich des Kronenrandes wird die Wachsform tropfenförmig verdickt, damit Substanz für das Ausarbeiten vorhanden ist

Es reicht aber nicht aus, den Kronenrand nur von außen zu betrachten. Auch auf der Innenseite muß er überprüft werden. Dabei stellt man allzu oft fest, daß die Kontaktfläche mit dem Stumpf durch zahlreiche Fließfalten und Stufenbildungen unterbrochen ist (Abb. 71). Diese weit verbreiteten Unzulänglichkeiten zu vermeiden, bedient man sich am besten folgender Vorgehensweise. Nach der Fertigstellung der Modellation schneidet man zervikal das Wachs in einer Breite von 2 bis 3 mm zirkulär zurück. Durch diesen Vorgang wird dem Techniker die Bedeutung des exakten Randschlusses bewußt. Nach erneuter Isolation wird nun faltenfrei relativ weiches Wachs aufgetragen, das anschließend durch härteres von außen stabilisiert wird (Abb. 72).

Technische Herstellung 59

In Abhängigkeit von der zervikalen Figuration des Zahnes kann die erkennbare Präparationsgrenze von unterschiedlichster Art sein: schmale schräge Stufe, breite schräge Stufe, schmale Hohlkehle, breite Hohlkehle, unterschnittene Kante. Auf jede dieser klinischen Vorgaben muß eine technische Antwort erfolgen. Bei der schmalen schrägen Stufe und bei der schmalen Hohlkehle endet die Krone meißelförmig, mit außenliegender Schneide. Bei der unterschnittenen Kante endet die Krone ebenfalls meißelförmig, diesmal aber liegt die Schneide innen (Abb. 73). Die breiten Stufen werden bei den Verblendkronen abgehandelt.

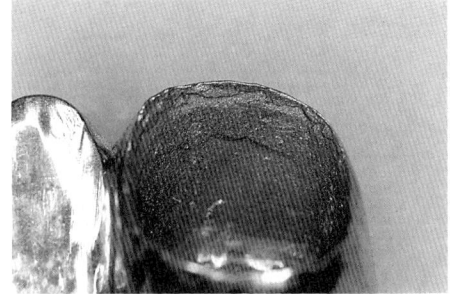

Abb. 71 Fließfalten auf der Innenseite des Kronenrandes

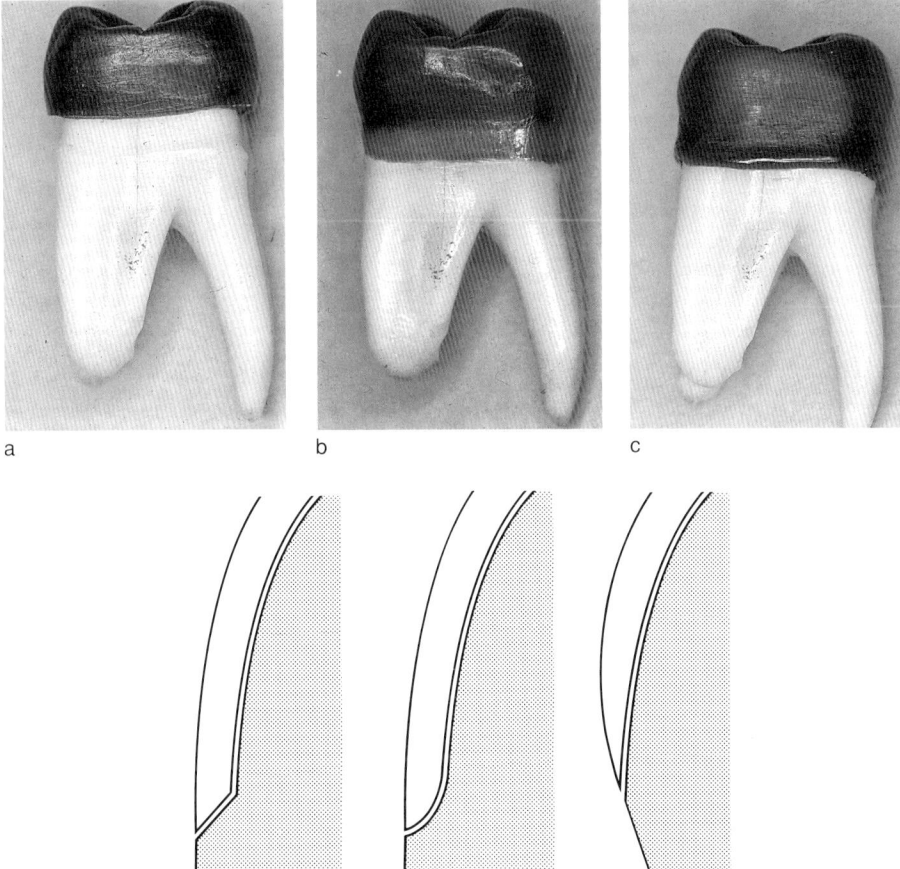

Abb. 72 Modellation des Kronenrandes; a) Zurückschneiden der noch ungenauen Wachsmodellation um 2 bis 3 mm, b) faltenfreies Auftragen weichen Wachses, c) Verstärkung durch hartes Wachs

Abb. 73 Kronenrandformen bei verschiedenen Präparationsformen; a) meißelförmiger Rand (Schneide außen) bei normaler schräger Stufe, b) Kronenrand in Form eines Steinmeißels bei schmaler Hohlkehlpräparation, c) meißelförmiger Rand (Schneide innen) bei unterschnittener Kante

11.2 Spacer für Zementschicht

Eine exakt passende Krone, deren innere Wandung mit der beschliffenen Stumpfoberfläche kongruent wäre, ließe sich beim Zementieren nicht in die Sollposition bringen. Der Zement trennt in jedem Falle die beiden Wände voneinander. Dadurch würde die Krone vertikal gegenüber dem Stumpf versetzt, okklusal würde sie stören, zervikal würde beschliffene Substanz nicht abgedeckt werden. Das Ausmaß der vertikalen Versetzung hängt neben der Korngröße des Zementes vom Konvergenzwinkel ab. Je kleiner der Konvergenzwinkel, um so größer die vertikale Versetzung. Soll eine Krone die optimale Position auf dem Stumpf einnehmen, muß sie von vornherein um die Zementschicht zu groß sein (Abb. 74a–c).

60 Kronenersatz

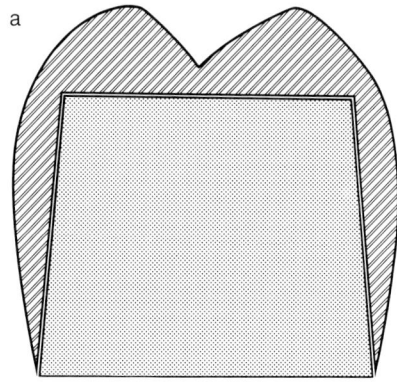

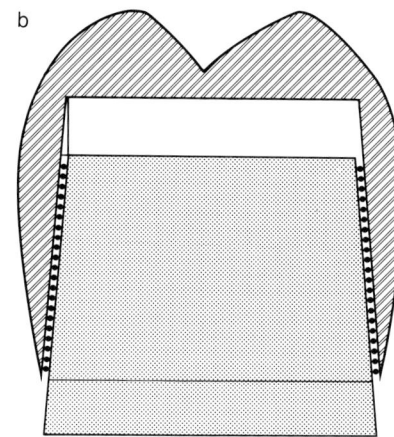

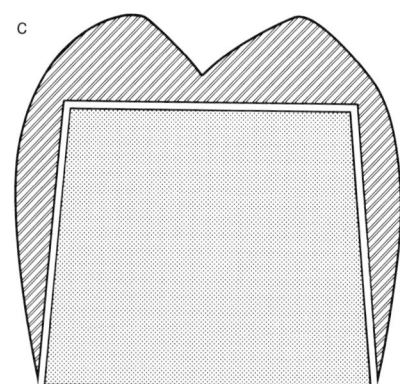

Abb. 74 Zementieren einer Krone; a) eine exakt passende Krone, b) vertikale Versetzung der Krone durch Zementschicht, c) eine Krone muß um die Zementschicht zu groß sein

Im einzelnen sollen die Zusammenhänge noch einmal graphisch und rechnerisch dargestellt werden. Nennen wir die Stärke der Zementschicht a, den Präparationswinkel φ und das Ausmaß der vertikalen Versetzung x, dann gilt die Gleichung $\sin \varphi = \frac{a}{x}$. Da der Wert x das größte klinische Interesse beansprucht, wird die Gleichung nach x aufgelöst: $x = \frac{a}{\sin \varphi}$.

sin φ	x
90°	a · 1,00
45°	a · 1,41
20°	a · 2,92
10°	a · 5,76
7°	a · 8,20
5°	a · 11,47
3°	a · 19,12
2°	a · 28,65
1°	a · 57,30
0°	a · ∞

Geht man von der durchaus realistischen Größe von 20 μm für die Dicke der Zementschicht aus, so würde bei einem Präparationswinkel von 5° die Krone okklusal um 230 μm zu hoch sein. Bei einem Präparationswinkel von 1° würde die okklusale Störung schon ≈ 1150 μm betragen, zervikal würde eine entsprechend breite Zone präparierter Zahnsubstanz unbedeckt bleiben.

Aus diesen Fakten darf man nicht den falschen Schluß ziehen, daß eine möglichst konische Präparation von Vorteil wäre. Im Gegenteil, auf konischen Stümpfen lockern sich die Kronen; die annähernd parallele zervikale Zone ist zum mechanischen Halt unverzichtbar. Die Konsequenz aus den Berechnungen muß vielmehr lauten: die Krone muß um die zirkuläre Zementspaltbreite zu groß gearbeitet werden. Dies zu erreichen, bedient man sich der Hilfe von Lacken. Entgegen oft gefundenen Vorschlägen, nach denen zervikal etwa eine Zone von 2–3 mm von Lacken frei bleiben soll, muß zumindest *eine* Schicht über den gesamten Stumpf, also auch über die Präparationsgrenze gezogen werden, sonst bleibt der gewünschte Effekt aus. Im oberen Anteil kann man allenfalls zur stärkeren Thermoisolation den „Spacer" (= Trennschicht; Platzhalter) etwas dicker gestalten.

Der Spacer dient auch noch einer anderen Funktion, nämlich zur Kompensation der Lösung innerer Spannungen bei keramisch verblendeten Metallarbeiten. Oft erlebt man sonst folgendes Phänomen: Das Metallgerüst einer keramisch zu verblendenden Arbeit paßt bei der Anprobe hervorragend. Nach dem Aufbrennen ist der Randschluß merklich schlechter. Außerdem stört die Krone in der Okklusion; die Krone „geht nicht runter", das Metallgerüst nimmt nach dem Brennen nicht mehr jene Position ein, die es vor dem Brennen innehatte. Die werkstoffbedingten Zusammenhänge sind folgende: beim Erkalten des Gusses bauen sich, da die Abkühlungskurven der Einbettmasse und des Metalls different sind, innere Spannungen auf. Während der Abkühlung des schon erstarrten Metalls unterhalb des Soliduspunktes ist die Kontraktion des Metalles stets stärker als die der Einbettmasse. Da das Metall eine kleinere Form einnehmen möchte als der Kern der Einbettmasse, die das Lumen der Krone ausfüllt, gerät das Metall unter Dehnspannungen; es werden innere Spannungen eingefroren. Bei niedrigen Temperaturen können sich diese nicht abbauen. Das Metallgerüst wird ausgearbeitet und anprobiert: es paßt exakt und wird freigegeben zum Verblenden. Bei diesem Vorgang wird es wiederholt bis relativ nahe an den Soliduspunkt erhitzt.

Dieses „Tempern" führt zum Abbau der Spannungen. Das Metallgerüst nimmt nunmehr die verkleinerte Form ein, die es schon beim ersten Erkalten einnehmen wollte. Für diese (auch unregelmäßig) zum Lumen hin sich auswirkenden Verwerfungen muß ein Freiraum, ein Spalt, vorhanden sein, der durch die vorstehend beschriebene Stumpflackierung geschaffen werden kann.

11.3 Approximalraum

Bezüglich der Problemzone II, der Beziehungen zum seitlichen Nachbarn, ist häufig die Vokabel „Kontaktpunkt" das einzige „Schlüsselwort". Es geht aber nicht um einen Kontaktpunkt, sondern um die Formung des gesamten Approximalraumes. Die Vokabel Kontaktpunkt sollte ganz gestrichen und durch „Approximalkontakt" ersetzt werden.
Der Approximalraum kann gewissermaßen in drei Logen unterteilt werden:

- Approximalkontakt,
- Raum oberhalb des Approximalkontaktes,
- Raum unterhalb des Approximalkontaktes.

Approximalkontakt: Nur bei Kindern gibt es Kontaktpunkte. Durch die Reibung bei der Intrusion der Zähne entstehen alsbald Kontaktflächen (Abb. 75). Diese liegen dicht unterhalb der transversalen Schmelzwülste. Von okklusal betrachtet, erkennt man, daß zumeist konvexe Flächen mit konkaven korrespondieren, wobei die konvexe Wölbung distal, die konkave mesial liegt. Auf diese Weise wird eine Zahnreihe am besten gegen sagittale Schübe stabilisiert.
In der okklusalen Draufsicht liegen im Seitenzahnbereich die vestibulären und lingualen Papillen im Schutz des flächenhaften Kontaktes. Bei Kontaktpunkten ist dies nicht der Fall.

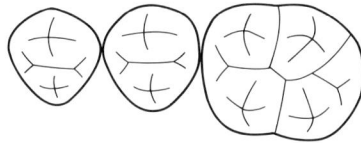
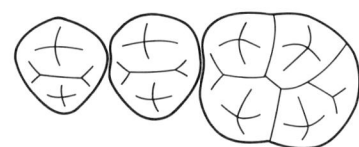

Abb. 75 Approximalkontakt: Aus Kontaktpunkten bei Kindern (oben) werden Kontaktflächen bei Benutzung (unten)

Raum oberhalb des Approximalkontaktes: Dieser Raum hängt weitgehend von der Lage und Form des Approximalkontaktes ab. Dessen richtige Gestaltung vorausgesetzt, verbleibt – von transversal betrachtet – nur eine kleinere Rinne, einer Fissur gleich, die durch unter einem stumpfen Winkel sich berührende konvexe Flächen zustandekommt.
Tiefliegende „Kontaktpunkte" sind besonders nachteilig, weil der spitzwinklige, trichterförmige Raum oberhalb das Einkeilen faseriger Nahrung begünstigt (Abb. 76).

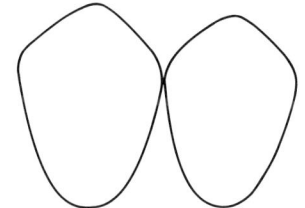

Abb. 76 Ein trichterförmiger Raum oberhalb eines ‚Kontaktpunktes' begünstigt das Festsetzen faseriger Nahrungsbestandteile

Raum unterhalb des Approximalkontaktes: Wird bei jugendlichen Patienten der Raum unterhalb des Approximalkontaktes von der oder den Papillen ausgefüllt, muß alle Sorgfalt darauf verwendet werden, daß diese nicht verdrängt werden. Methodisch sind die Möglichkeiten dafür erarbeitet worden. Liegt die Präparationsgrenze oberhalb der Gingiva, sind keine besonderen Maßnahmen erforderlich. In anderen Fällen bei para- oder infragingivaler Lage der Präparationsgrenze geht die Information über das Parodontium durch die Stumpfvorbereitung verloren. Entweder kompensiert man dieses Manko dadurch, daß man ein ungesägtes und unverändertes Zweitmodell anfertigt oder daß man für das eigentliche Arbeitsmodell ein abnehmbares Parodontium herstellt. Dies geschieht auf folgende Art. Der Abdruck, von dem das Modell genommen wurde, wird aufbewahrt, aus dem Löffel genommen und so parzelliert, daß mit Hilfe nicht beschliffener Zähne das Teilstück sicher auf dem Modell positioniert werden kann. Mit einem

62 Kronenersatz

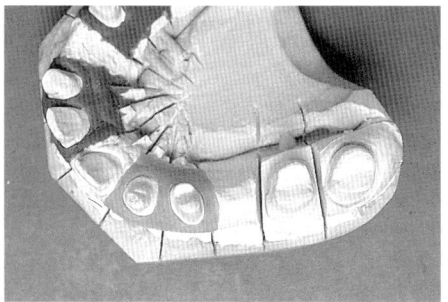

Abb. 77 Künstliches Parodontium

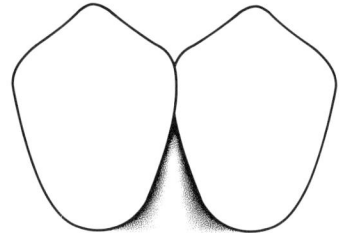

Abb. 78 Interdentalpapillen dürfen nicht verdrängt werden, müssen aber im Schutz des Approximalkontaktes liegen

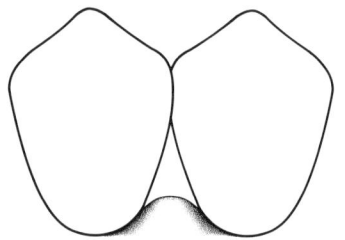

Abb. 79 Fehlt die Papille, muß der Interdentalraum für die Pflege durchgängig sein

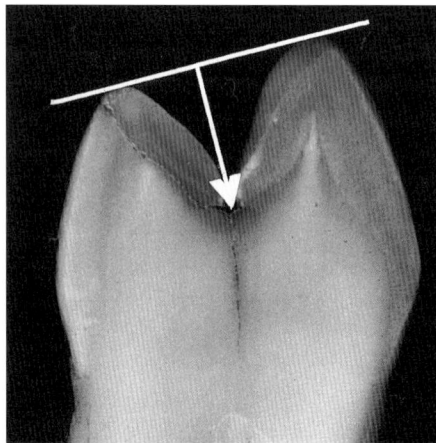

Abb. 80 Messung der Höcker-Fossa-Tiefe

Abb. 81 a) Höcker-Fossa-Tiefe oberer Seitenzähne, b) Höcker-Fossa-Tiefe unterer Seitenzähne

chemisch (bezüglich des Abdrucks) differenten Material werden die Stümpfe umspritzt und deren Lumina im Teilabdruck gefüllt. Sodann wird dieser Teilabdruck auf das Modell replaziert. Auf diese Weise wird wieder ersetzt, was durch Sägen und Stumpfvorbereitung an Modellmaterial verlorengegangen ist (Abb. 77). Die ursprüngliche Form des Parodontiums ist wieder dargestellt und kann berücksichtigt werden, was bedeutet, daß der Papilla Raum gegeben, sie also nicht verdrängt wird, daß aber für Superfloss Durchgängigkeit besteht. Ein halbherziges Öffnen des Raumes sollte man vermeiden. Die Pflegefähigkeit für Superfloss bedeutet auch, daß die Approximalfläche der Krone zumindest keine Konkavitäten aufweist. Hier muß gegebenenfalls die originäre Struktur des Zahnes, die bei manchen Zähnen durch Einziehungen unterhalb des Approximalkontaktes charakterisiert ist, geringfügig geändert werden. Dies hat sehr wohl mit Bedacht zu geschehen, weil Konkavitäten an der Zahnwandung durch konvexe Papillen ausgefüllt werden und es leicht zu Verdrängungen kommen kann (Abb. 78).

Ist keine Papille mehr vorhanden, sollte der Interdentalraum großzügig offen gehalten werden, damit er mit Hilfe von Interdentalbürstchen saubergehalten werden kann (Abb. 79).

Im sichtbaren Frontzahnbereich wird der weit offene Interdentalraum von manchen Patienten ästhetisch nicht akzeptiert. Andererseits wirken zu lange und zu breite Kronen auch nicht eben schön. Man muß dann mit dem Patienten einen Kompromiß suchen. Der offene Interdentalraum wirkt weniger auffällig, wenn zervikal die Kronen auch approximal verblendet werden. Für eine ausreichende Hygiene bedarf es keines übermäßig weiten Interdentalraumes. Konkave Approximalflächen sollten so weit wie möglich vermieden werden.

11.4 Interkuspidation

Über die Interkuspidationstiefe an natürlichen Zähnen hat man zumeist keine richtigen Vorstellungen. Die geschätzten Werte für die Höcker-Fossa-Abstände fallen im allgemeinen zu gering aus. Bei den Messungen an nicht abradierten natürlichen Zähnen (Abb. 80) wurden die in der Abbildung 81 dargestellten Wer-

a) **HÖCKER - FOSSA - TIEFE**

Zähne		natürlich unbehandelt
14,24		mes. 2,6 mm / dist. 3,0 mm
15,25		mes. 2,5 mm / dist. 2,6 mm
16,26		mes. 2,6 mm / dist. 2,2 mm
17,27		mes. 2,5 mm / dist. 1,9 mm

b) **HÖCKER - FOSSA - TIEFE**

Zähne		natürlich unbehandelt
34,44		mes. 3,4 mm / dist. 3,6 mm
35,45		mes. 1,8 mm / dist. 2,0 mm
36,46		zentr. 2,4 mm
37,47		zentr. 2,45 mm

te gefunden. Die Höcker-Fossa-Abstände sind nicht gleichzusetzen mit der Interkuspidationstiefe. Unter Interkuspidation müßte man verstehen, wie weit ein Höcker in die antagonistische Fossa hineinreicht (Abb. 82). Im nicht abradierten Gebiß ruht die Höckerspitze nicht auf dem Boden der Fossa auf, die Abstützung kommt vielmehr in einiger Entfernung von der Spitze auf den konvexen Flächen zustande. Auch wenn man diesen Sachverhalt begrifflich noch einmal differenziert und etwa von Stoptiefe und Interkuspidationstiefe spricht, realisierbar muß er sein. Deshalb ist der Höcker-Fossa-Abstand der entscheidende Begriff (Fossatiefe). Damit die Fossa entsprechend tief gestaltet werden kann, muß einerseits beim Präparieren der notwendige Platz geschaffen werden. Andererseits sollte großzügig vorhandener Platz, der etwa durch Beseitigen alter Füllungen entstanden ist, nicht durch sogenannte Aufbaufüllungen oder durch Unterfüllungen verbraucht werden. Sofern keine Karies-profunda-Behandlung erforderlich wird, sollte man nicht unterschnittene Kavitäten vor der Abformung belassen. Sind allerdings an langen Stümpfen an einer ansonsten glatten Mantelfläche Unterschnitte durch Ausbohren kariöser Defekte vorhanden, so müssen diese vor der Abformung abgefüllt werden, weil ansonsten Ungenauigkeiten im Abdruck zu erwarten sind (Abb. 83). Nach dem Einartikulieren kann der Techniker die Stümpfe situationsgerecht vorbereiten. Nach Maßgabe des antagonistischen Höckers kann er die Kavität so weit auffüllen, wie es zur Einsparung von Metall, zur Erzielung einer verstärkten Thermoisolation und unter Berücksichtigung der vorgegebenen Artikulationsform sinnvoll ist.

Dies alles ist im Artikulator weit besser zu erkennen als im Munde.

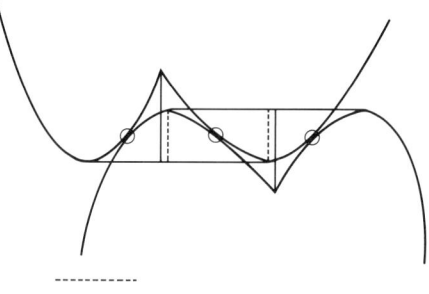

Abb. 82 Fossatiefe und Interkuspidationstiefe

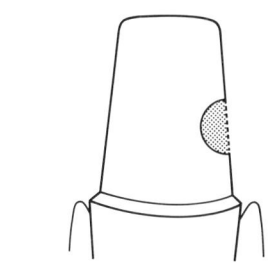

Abb. 83 Kavitäten, die zur Abzugsrichtung unterschnitten sind, sollten vor der Abformung ausgefüllt werden

11.5 Spezielle Belange für Vollgußkronen

Vollgußkronen haben oft nicht nur zahnerhaltenden Charakter, sie müssen oft auch Halte- und Stützfunktionen übernehmen für die Verankerung partieller Prothesen. Diesbezüglich ist es zweckmäßig, ihnen Formen zu geben, die von denen natürlicher Zähne abweichen. Es handelt sich um reine Funktionsformen. Natürliche Zähne haben im Hinblick auf die Verankerung durch Gußklammern nicht eben günstige Konturen. Die Neigung des Unterschnittes liegt im Mittel bei 10°. Der Oberarm liegt am oder über dem Äquator. Wirkt auf die Klammer eine Zugkraft, verliert der Oberarm sofort den Kontakt mit dem Zahn. Der mit der Aufbiegung des Federarms entlang der schiefen Ebene entstehende Horizontalschub kann somit nicht von der Klammer kompensiert werden. Der Zahn selbst muß den nötigen Widerstand erzeugen.

Wegen der relativ geringen Neigung der unterschnittenen Fläche ist einerseits die Retention gering ($R = K \cdot tg\, \alpha$), und andererseits muß die Klammer einen relativ langen Weg zurücklegen, bis eine nennenswerte Retention zustandekommt. Bei natürlichen Zähnen muß man diese Nachteile in Kauf nehmen. Werden aber Kronen angefertigt, kann man diesen eine wirksame Funktionsform geben. Auf der Seite des Retentionsarmes gibt man der unterschnittenen Fläche eine Neigung von 30°, auf der Seite des Oberarmes fräst man die Wandung in der Einschubrichtung in einer Breite von etwa 3 mm parallel. Durch diese Formgebung erreicht man, daß bei abziehenden Kräften eine mehr als dreimal so starke Retention entsteht wie beim natürlichen Zahn mit 10° Neigung, und überdies setzt diese Retention fast unmittelbar ein. Weiterhin wird durch das auf der paral-

64 Kronenersatz

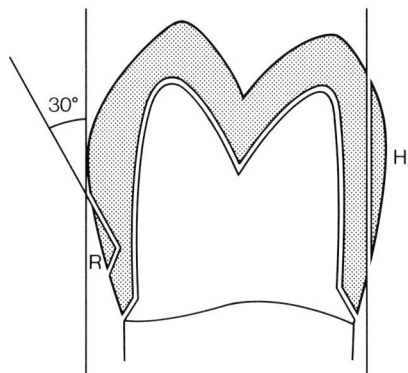

Abb. 84 Vollkrone für die Aufnahme einer Gußklammer geformt. Die Neigung des Unterschnittes beträgt 25–30°, das Bracing wird durch Parallelfräsung lingual erreicht

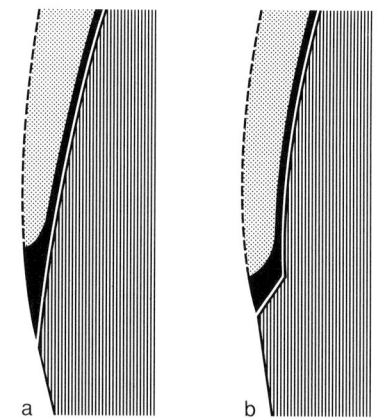

Abb. 85 Metallrand bei Keramikverblendung; a) bei unterschnittener Kante, b) bei schmaler Stufe

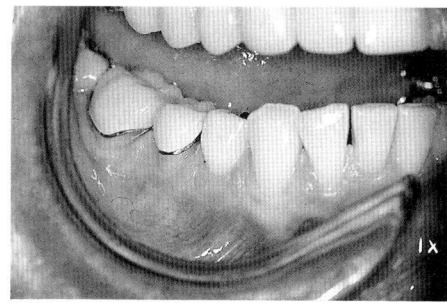

Abb. 86 Sichtbarer Metallrand bei schmaler Stufe im unteren Molarenbereich

lelen Zone gleitende Widerlager der mit der Aufbiegung des Retentionsarmes auftretende Horizontalschub kompensiert (Abb. 84).

Daß solcherart Modellieren auf Modellen vom ganzen Kiefer unter dem Parallelometer nach Festlegung der Einschubrichtung entsprechend der Konstellation und Konfiguration aller Klammerzähne zu geschehen hat, versteht sich von selbst.

11.6 Verblendkronen

Verblendkronen sind Vollgußkronen, die an bestimmten Stellen mit zahnfarbenen Materialien verblendet sind. Als Verblendmaterial sind Keramik und Kunststoff zu diskutieren.

11.6.1 Keramikverblendungen

Wegen der Nachteile, die den Kunststoffverblendungen aus früheren Zeiten anhafteten, hat sich die Keramikverblendung in den letzten Jahrzehnten vollends durchgesetzt. Technisch sind die Systeme gut ausgereift. Eine Beschränkung der keramischen Verblendung auf bestimmte Flächen, z. B. auf die Vestibulärflächen, ist nicht notwendig. Auch Kauflächen von Seitenzähnen können keramisch verblendet werden. Allerdings sollte man vermeiden, daß die Nahtstelle Metall/Keramik im direkten Arbeitsfeld des zentralen Höckers liegt, da dann die Gefahr besteht, daß das Metall z. B. durch Bruxieren kalt verformt wird und durch die Nietwirkung die Keramik weggesprengt wird.

Zu diskutieren ist die Form des zervikalen Randes. In jedem Falle muß vermieden werden, daß der Metallrand lamellenförmig ausläuft. Einerseits werden dadurch Absprengungen der Keramik gefördert, und andererseits ergibt sich der ästhetisch schmutzig wirkende graue Rand. Eine zirkuläre, die Aufbiegung verhindernde Stabilisierung des Randes ist vonnöten. Die Form der Stabilisierung hängt von der Präparationsform ab. Bei tangential auslaufender Präparationsgrenze ergibt sich ein dreieckiger Querschnitt, bei schmaler schräger Stufe ein eher trapezförmiger. In beiden Fällen resultiert ein sichtbarer schmaler metallischer Streifen. Dieser ist im Unterkiefer und im Molarenbereich des Oberkiefers ästhetisch keineswegs störend. Selbst wenn er sichtbar sein sollte, stört ein sauber polierter Metallstreifen weniger als ein grau auslaufendes Kronenende (Abb. 85 und 86).

Im direkt sichtbaren Bereich des Oberkiefers sollte eine 1 mm breite Stufe präpariert werden. Von dieser Stufe werden 0,3 mm für das Metall verbraucht. Auf den Rest der Stufe wird direkt die keramische Schultermasse aufgebrannt. Die notwendige Stabilisierung wird zentral, geringfügig oberhalb des Metallrandes durch Verstärkung der Wandung erzielt (Abb. 87).

Die Farbauswahl hat mit großer Sorgfalt zu erfolgen. Vor allem bei einzelnen oberen Frontzahnkronen müssen dem Techniker die Charakteristika der Nachbarn exakt mitgeteilt werden. Es müssen Angaben zur Einfärbung des Zahnhalses und zur Transparenz der Schneide gemacht werden sowie darüber, ob Kalkflecken, Haarrisse oder Füllungen imitiert werden sollen.

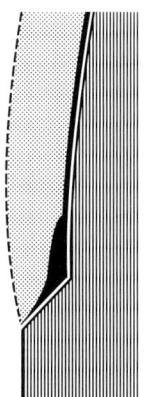 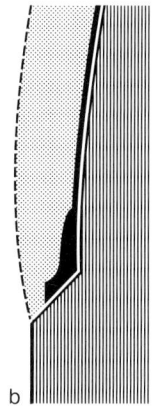 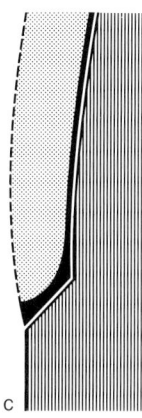

Abb. 87 Varianten zervikaler Metallrandverstärkung bei breiter Stufe für Keramikverblendung

11.6.2 Kunststoffverblendungen

Diese sind für festsitzende Kronen- und Brückenarbeiten eher selten geworden. Werden sie angefertigt, so ist für eine ausreichende mechanische Haftung zu sorgen (Abb. 88). Weiterhin ist zu beachten, daß Kunststoff ein reines Verblendmaterial ist. Im Bereich der Okklusion und Artikulation ist er unbrauchbar, weil er einer raschen Abrasion unterliegt. Das bedeutet, daß vor allem im Unterkiefer die tragenden bukkalen Höcker der Seitenzähne und die Inzisalkante der Frontzähne mit einem stabilen Kaukantenschutz versehen werden müssen. Will man die damit verbundenen ästhetischen Einbußen nicht in Kauf nehmen, ist der Anwendungsbereich erheblich eingeschränkt.

Die geringe Abrasionsfestigkeit ist aber nicht der einzige Nachteil des Kunststoffes. Die oft rasche Alterung ist ein weiterer Mangel. Auch wenn der Kunststoff korrekt eingesetzt und verarbeitet wurde und primär auch einen hervorragenden ästhetischen Effekt zeigt, bleibt dieses Ergebnis zumeist nicht lange bestehen; wegen der unterschiedlichen thermischen Ausdehnungskoeffizienten ist er im Verbund mit Metall starken elastisch-plastischen Deformationen ausgesetzt. Dadurch sowie durch andere physikalische (Feuchttrocken-Wechsel im Frontzahnbereich), mechanische (Zähne-Putzen) und chemische (Säure, Alkohol, Belüftung) Einwirkungen kommt es zur beschleunigten Alterung, die sich in einer schmutzig-grauen Verfärbung manifestiert. Der Zeitraum, in dem dies geschieht, ist unterschiedlich, weshalb exakte Angaben sehr schwierig sind.

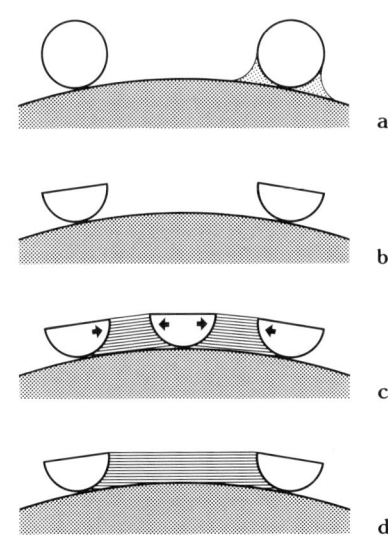

Abb. 88 Retentionen für Kunststoffverblendung: a) Relativ große Kugeln dürfen nur kleinflächig aufsitzen, damit Unterschnitte erhalten bleiben. Links: richtig; rechts: falsch; b) aus Platzgründen werden die oberen Hälften der Kugeln abgeschliffen; c) der Abstand der Kugeln darf nicht zu klein sein, sonst entsteht Kerbwirkung; d) größerer Kugelabstand stabilisiert die Kunststoffretention

Der für Verblendungen schon totgesagte Kunststoff hat durch neuere Entwicklungen allerdings in jüngerer Zeit eine gewisse Wiederbelebung erfahren. Die entscheidenden Schritte sind das Silicoater-Verfahren und die Entwicklung abrasionsfester Kunststoffe. Beim Silicoater-Verfahren wird die glatte Oberfläche des Metalls silanisiert, es wird eine Schicht aufgebrannt, die als Mittler zwischen Metall und Kunststoff wirkt. Somit kommt eine innige, teils mechanische, teils chemische Verbindung zwischen Metall und Kunststoff zustande. Klinische Langzeitergebnisse stehen noch aus. Man sollte daher solche Verfahren zunächst an herausnehmbaren Arbeiten erproben, z. B. an verblendeten Außenteleskopen. Ähnliches gilt für mikrogefüllte Kunststoffe, Neuentwicklungen aus dem Bereich der Komposit-Füllungsmaterialien, die neuerdings als Verblendmaterialien für Kronen- und Brückenarbeiten zur Verfügung stehen. Insbesondere lohnt es sich auch, die Polyurethane (Isosit) bezüglich ihrer Eignung als Verblendmaterial auf Okklusalflächen zu beobachten.

66 Kronenersatz

11.7 Legierungsauswahl

Es gab Zeiten, da war die Frage nach der im Einzelfall zu verwendenden Legierung für den Zahnarzt kein Thema. Es wurden ohnehin nur hochgoldhaltige Legierungen verwendet, für die Aufbrennkeramik wie für die nicht keramisch verblendeten Arbeiten. Die Details überließ man getrost dem Zahntechniker, weil Metallfragen zu der von vielen ungeliebten Werkstoffkunde gehörten. Erst mit den Kostendämpfungsgesetzen im Gesundheitwesen kam Bewegung in die Frage der Legierungen. Die goldreduzierten Legierungen wurden verordnet. Kaum waren die Anfangsschwierigkeiten mit diesen neuen Legierungen überwunden, wurden noch preisgünstigere Legierungen gefordert. Die Palladium-Basis-Legierung kamen auf den Markt. Natürlich ist es nicht verwunderlich, daß in dem allgemeinen Durcheinander und infolge fehlender Regelungen durch das Bundesgesundheitsamt auch keineswegs mundbeständige, sogenannte goldarme Legierungen auf den Markt geworfen wurden. Natürlich wurden parallel die Nichtedelmetall-Legierungen angeboten.

Diese kurze Darstellung der Ereignisse auf dem Legierungssektor der letzten Jahre wurde deshalb gebracht, um dem Zahnarzt nachdrücklich und eindringlich klarzumachen, daß er sich mit dieser Materie auseinandersetzen muß, weil er allein dafür verantwortlich ist, was in die Mundhöhle des Patienten eingebracht wird. Daher muß man in der Lage sein, Zusammensetzungen zu werten, indem man Gewichtsprozente in Atomprozente umrechnet. Dabei ist zu berücksichti-

Tab. 1   Dentalgußlegierungen (Zusammenstellung von *Meiners*)

	Legierungstyp	Einfache Legierungen*	Aufbrennfähige Legierungen*
Edelmetall-Legierungen	Hochgoldhaltig	Au (> 70) + Pt: ≥ 75, Ag (< 15), R_1 (DIN 13906)	Au (> 75) + Pt(~10) + Pd (< 10): ≥ 95, Ag < 3, R_1
	Goldreduziert – silberfrei	Au (≥ 50) + (Pt)/Pd: 60–75, Ag (> 20), R_1 (≤ 20) ./.	Au (~ 50) + (Pt) Pd (20–30): 75–95, Ag (10–20), R_1 Au (~ 50) + (Pt)Pd (~40): 75–95, R_1
	Goldarm	Au (30–40) + (Pt) Pd: < 60, AG (< 40), R_1	./.
	Palladium-Leg. – silberfrei	./. ./.	Pd (50–60), Ag (30–40), R_1 Pd (70–80), Au (0–3), Cu (5–13), R_1
	Silber-Palladium-Leg.	Ag (50–70), Pd (25), Au (0–10), R_1	./.

Weitere mögliche Legierungsbestandteile (= R_1): Cu, Fe, Ga, In, Ir, (Ni), Si, Sn, Ti, Zn

NEM-Leg.	Kobalt-Basis-L.	Co (~ 65), Cr (25–30), Mo (~ 5), (Ni), R_2 (DIN 13912)	Co (~ 60), Cr (~ 30), Mo (~ 5), R_2
	Nickel-Basis-L.	./.	Ni (70–80), Cr (12–20), (Mo), (Be < 2),

Weitere mögliche Legierungsbestandteile (= R_2): Al, Co, Cu, Fe, Ga, Mn, Mo, P, Ru, Si, Sn, Ta, Ti, W

* Alle Angaben in Gewicht-Prozent (w/o)

gen, daß Silber nicht zu den Edelmetallen zählt. Die Atomprozentzahl von Gold und Metallen der Platingruppe zusammen sollte möglichst bei 50 liegen.
Meiners hat die Dentalgußlegierungen entsprechend den Gruppen und den summarischen Zusammensetzungen in der vorstehenden Tabelle übersichtlich dargestellt.

12 Anprobe

Bei der Anprobe einer Krone kontrolliert man im allgemeinen zunächst den zervikalen Randschluß. Entspricht dieser den Anforderungen, überprüft man die Form im Approximalraum, die Lage des Approximalkontaktes, den Kontakt selbst, die Durchgängigkeit unterhalb des Approximalkontaktes.
Sodann widmet man sich der Okklusion. Die Krone darf im Schlußbiß nicht stören. Je mehr natürliche Antagonistenpaare vorhanden sind, um so besser ist die Position des Unterkiefers definiert. Natürlich wird an dieser Stelle der Behandlung davon ausgegangen, daß Harmonie zwischen der gelenkbezüglichen Position des Unterkiefers und der Interkuspidation besteht. Vor der Überprüfung der Okklusion sollte die Krone noch einmal abgenommen werden, damit Patient und Zahnarzt sich die vorgegebene Position des Unterkiefers merken können, der Patient durch Abtasten der Zahnreihen im Schlußbiß, der Zahnarzt anhand der Kontakte bestimmter Zahnpaare. Nach Einsetzen der Krone dürfen Patient und Zahnarzt keine Veränderung feststellen. Sind solche vorhanden, muß mit Hilfe von Okklusionsfolie oder Okklusionsseide die Okklusion korrigiert werden.
Sodann schließt sich die Überprüfung der Artikulation an. Wiederum analysiert man zunächst die Situation ohne die eingesetzte Krone. Man läßt unter Zahnkontakt Vorschub und beidseitig Arbeitsbewegungen durchführen und merkt sich die jeweiligen Bewegungsbahnen. Drei unterschiedliche Gebißtypen sind zu unterscheiden: der Front-Eckzahn-geführte, der einseitig äquilibrierte und der beidseitig äquilibrierte.

Front-Eckzahn-Führung: Beim Vorschub darf die Seitenzahnkrone nicht stören. Ebensowenig dürfen Kontakte bei der Arbeits- und Balancebewegung zustandekommen. Die Überprüfung im Detail ist relativ einfach. Man beobachtet bei der Lateralbewegung unter Zahnkontakt die Eckzahnführung. Ist der Ablauf der gleiche wie ohne Krone, liegt keine Störung vor. Wird die Führung seitengleich ganz oder vorübergehend aufgehoben, liegt ein Vorkontakt auf einer Arbeitsfacette; wird die Führung auf der Gegenseite ganz oder vorübergehend aufgehoben, liegt eine Hyperbalance vor.
Auch die Retralbewegung sollte überprüft werden. Dabei darf die Krone gegenüber den natürlichen Zähnen keinen Vorkontakt aufweisen.
Handelt es sich um eine Schneidezahnkrone, darf weder beim Vorschub noch bei den Lateralbewegungen ein Vorkontakt auftreten.
Eckzahnkronen müssen besonders sorgfältig überprüft werden. Die Lingualflächen weisen eine Protrusions- und eine Laterotrusionsfacette auf. Die Protrusionsfacette muß beim Vorschub in Einklang stehen mit den Schneidezähnen. Die Laterotrusionsfacette muß allein führen.

Einseitige Äquilibrierung: Seitenzahnkronen verlieren beim Vorschub durch die Frontzahnführung unmittelbar den Kontakt. Bei der Arbeitsbewegung können außer dem Eckzahn auch Schneide- und Seitenzähne in unterschiedlicher Zahl Kontakt haben. Vorkontakte dürfen nicht auftreten. Balancekontakte kommen nicht zustande. Bei der Retralbewegung darf kein Einzelkontakt auftreten.

Sind Schneidezahnkronen zu überprüfen, ist darauf zu achten, daß im Laufe des Vorschubs der überkronte Zahn nicht als einzelner belastet wird.

Eckzahnkronen sind relativ leicht zu überprüfen, weil die Nachbarn die Form vorschreiben. Bei Vorschub- und Arbeitsbewegungen müssen sie sich in Harmonie mit den Nachbarn befinden.

Beidseitige Äquilibrierung: Seitenzahnkronen werden im allgemeinen beim Vorschub durch die Frontzahnführung diskludiert. Sollte eine sagittale Äquilibrierung vorliegen, darf bei der Krone kein Vorkontakt auftreten.

Bei der Lateralbewegung hat die Krone sich in die Gleitbahnen der Nachbarn einzufügen. Arbeitsbewegungen auf der Gegenseite dürfen zu Balancekontakten, nicht aber zu Hyperbalancen führen. Hyperbalancen erkennt man daran, daß bei Arbeitsbewegungen der Gegenseite, die Eckzahnführung oder die Gruppenführung aufgehoben wird.

Frontzahnkronen dürfen beim Vorschub nicht einzeln belastet werden.

Eckzahnkronen sind bei Arbeitsbewegungen in die Gruppenführung einzubeziehen.

13 Probatorisches Tragen

Sind alle Tests und notwendigen Kontrollen durchgeführt, setzt man die Krone mit provisorischem Zement zum Probetragen ein. Die Kauflächen von Vollgußkronen können im Bedarfsfall zuvor noch mattgestrahlt werden; zu starke Kontakte stellen sich dann in der matten Oberfläche als glänzende Punkte, Linien oder Felder dar.

Der Patient wird angewiesen, sich so zu verhalten, als sei die Krone fest eingesetzt und das Gebiß in der üblichen Weise zu pflegen. Nach etwa einer Woche erfolgt die Kontrolle; zunächst wird der Patient nach seinem Eindruck befragt. Auch wenn er die Krone vollends adaptiert hat, wird sorgfältig überprüft, wie sich die Krone in das biologische Milieu eingefügt hat. Man beginnt mit der Anfärbung der Plaque. Ist der Plaquebefall in der Region der Krone größer als an den anderen Zähnen, muß man die Ursache zu ermitteln suchen.

Wird der Gingivalraum verdrängt?

Bestehen Interferenzen mit den Papillen?

Liegen bislang unerkannte Rauhigkeiten vor?

Findet man diesbezüglich keine Unkorrektheiten, gibt man dem Patienten eine spezielle Pflegeanleitung und wählt die für ihn geeigneten Pflege-Hilfsmittel aus.

Bezüglich der Farbe und Form verblendeter Kronen im sichtbaren Bereich, insbesondere oberer Frontzahnkronen, wird eigens die Zusicherung eingeholt, daß sie vom Patienten akzeptiert werden. Sollten Beanstandungen vorgetragen werden, so sind Korrekturen möglich.

14 Zementieren

Beim Zementieren bereitet das Trocknen und Trockenhalten des oder der Stümpfe oft erhebliche Schwierigkeiten, insbesondere im Unterkiefer, wo sich der Speichel sammelt und wo sich beim Schluckvorgang der Mundboden hebt. Vor jedem Einsetzen läßt man den Patienten mit einem stark speichellösenden Mittel kräftig durchspülen. Sind Kronen im linken Unterkiefer einzusetzen, läßt man den Kopf nach rechts neigen, damit sich dort der Speichel sammelt und abgesaugt werden kann. Das Absaugen selbst verursacht an den beschliffenen Zähnen oft erhebliche Schmerzen durch den Luftstrom, der durch den Saugeffekt erzeugt wird. Durch die Schmerzen wird einerseits ein erhöhter Reizspeichel hervorgerufen und andererseits eine verstärkte motorische Unruhe. Aus diesem Grund ist es sinnvoll, bei empfindlichen Patienten und bei starken Schmerzen an den Stümpfen, die insbesondere auch durch die Verdunstungskälte (hervorgerufen durch die zum Abwaschen der Zähne verwendeten Lösungsmittel), erzeugt wird, eine Anästhesie zu setzen. Durch die Schmerzausschaltung wird der Reizspeichel erheblich reduziert. Sollte im Einzelfall trotz Anästhesie ein zu starker Reizspeichel gebildet werden, was man aus den vorausgegangenen Sitzungen weiß, so sollte man $^1/_2$ Stunde vor dem Einsetzen 0,5 mg Atropin verabreichen, in ganz hartnäckigen Fällen kann man auch 1 mg Atropin verordnen.

Das Lumen der Krone und der Stumpf werden von Blut und Speichel gereinigt: H_2O_2 verwendet man (zuerst) zum Entfernen von Blutresten, Xylol-Lösungen zum Beseitigen von Speichel- und Feuchtigkeitsresten.

Der zum Einsetzen verwendete Zement muß die optimale Menge Pulver enthalten (im allgemeinen wird zu dünnflüssiger Zement verwandt). Das Pulver wird in kleinen vorher abgeteilten Mengen in die Flüssigkeit eingerührt. Nach jedem Hinzufügen einer neuen Pulvermenge wird jeweils so lange gemischt, bis eine einheitliche Konsistenz erreicht ist. Auf diese Weise läßt sich die maximale Menge Pulver untermengen, ohne daß der Zement beschleunigt abbindet. Beim Einfüllen des Zements dürfen keine Luftblasen eingeschlossen werden, und außerdem muß die gesamte Wandung bis an die Spitze des Kronenrandes hinauf mit Zement benetzt sein, damit die Bedingungen für den Abfluß des Überschusses überall gleich sind. Unterschnittene Bereiche an den Stümpfen werden vor dem Aufschieben der Krone separat mit Zement gefüllt.

Nach dem Aufsetzen der mit Zement gefüllten Krone wird auf die Krone ein kontinuierlich zunehmender Druck ausgeübt, damit der Zement zum Fließen gebracht wird. Der Patient selbst überprüft dadurch, daß er den Unterkiefer in die Schlußbißposition bringt, ob er die vorherige Situation wieder vorfindet.

Nach dem Aushärten des Zementes wird der Überschuß sorgfältig entfernt. Die Bukkal- und Lingualflächen sind direkt zugänglich, die Interdentalräume säubert man mit der Sonde und abschließend mit dem Seidenfaden oder mit Superfloss.

15 Recall

Im allgemeinen hat man den Patienten bei der Behandlung ausreichend kennengelernt, hat herausgefunden, ob er bezüglich Mundhygiene ein zuverlässiger Partner ist oder nicht. Kann man seiner wirksamen Putzarbeit sicher sein, reicht eine Kontrolle in ½jährlichem Turnus. Muß man von einer unzureichenden Mundhygiene ausgehen, wie man sie häufig bei alternden Menschen vorfindet, die zwar guten Willens sind, auf Grund geriatrischer Probleme die wünschenswerte Prophylaxe aber nicht betreiben können, ist das Kontrollintervall kleiner zu halten, nötigenfalls ist es auf 6 Wochen zu reduzieren. Das individuelle Minus an Mundhygiene muß dann professionell vom Zahnarzt und seinen Mitarbeitern ausgeglichen werden.

16 Stiftaufbauten

Pulpatote Zähne bedürfen vor der Überkronung einer Stabilisierung, weil nach Ausschachten des Pulpenkavums und Beschleifen der Mantelfläche bei vielen Zähnen im Bereich der klinischen Krone nur wenig Hartsubstanz zurückbleibt, die überdies alsbald versprödet. Diese Stabilisierung erreicht man durch einen in der Wurzel verankerten, metallischen Stiftaufbau. Der Aufbau ergänzt oder ersetzt den Stumpf, der definiert ist als die zur Aufnahme einer künstlichen Krone präparierte natürliche Krone.

Früher wurden die künstliche Krone und der in der Wurzel verankerte Stift als Einheit gearbeitet. Man sprach dann von Stiftkronen. Diese Verfahren hat man aber im wesentlichen aufgegeben. Entspricht z. B. eine verblendete Stiftkrone vorzeitig nicht mehr den ästhetischen Ansprüchen, so ist eine Erneuerung kaum möglich, weil ein gut verankerter Stift nicht oder nur mit großer Mühe und größtem Risiko wieder aus dem Wurzelkanal zu entfernen ist. Soll eine Stiftkrone als Brückenpfeiler dienen, führen Disparallelitäten zwischen Wurzelkanal und weiteren Pfeilern zu unnötigen Schwierigkeiten.

Allen Komplikationen geht man aus dem Wege, wenn man den pulpatoten Zahn zunächst separat mit einem Stiftaufbau versorgt. Dadurch wird der defekte Zahn so restauriert, daß er sich von einem präparierten vitalen Zahn bezüglich der Form durch nichts unterscheidet (Abb. 89). Die technischen Hilfsmittel für eine Stabilisierung pulpatoter Zähne, die Vorgehensweisen und deren Varianten sind so zahlreich, daß sie an dieser Stelle nicht erschöpfend dargestellt werden können. Nur das Grundsätzliche sei beschrieben.

Zu unterscheiden sind individuelle und konfektionierte Stiftaufbauten. In allen Fällen muß eine erfolgreiche Wurzelkanalbehandlung – röntgenologisch nachgewiesen – vorausgegangen sein.

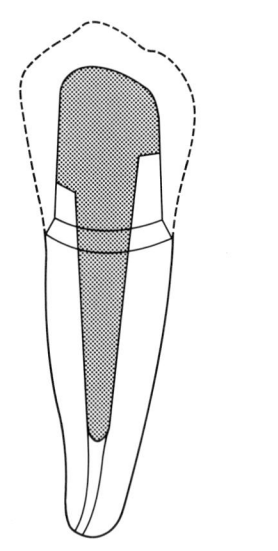

Abb. 89 Pulpatoter Zahn durch Stiftinlay verstärkt

16.1 Individuelle Stiftaufbauten

Bei individuellen Stiftaufbauten werden die Pulparäume und die Wurzeln entsprechend den anatomischen Formen ausgeschachtet und aufbereitet. Die Pulparäume sind direkt zugänglich. Alle Unterschnitte sind zu beseitigen. Die Wurzelkanaleingänge werden übersichtlich freigelegt. Die Aufbereitung der Kanäle erfolgt am besten maschinell mit gewendelten rotierenden Kanalinstrumenten. Diese sollten der Größe nach so ausgewählt werden, daß sie zunächst etwas größer sind als das durch die Wurzelfüllung aufbereitete Kanallumen. Dies ist deshalb ratsam, damit der Guttapercha-Point verspant und nicht herausgezogen wird. Man bohrt unter direkter Sicht tupfend und unter ständigem sanften Luftstrom, so daß man sich stets versichern kann, daß man mit der Spitze des Instruments in der Wurzelfüllung bleibt. Natürlich werden im Bedarfsfall schrittweise kleinere Bohrer verwendet. Rosenbohrer sollten zur Aufbereitung der Wurzelkanäle nicht benutzt werden, weil bei ihrer Anwendung die Gefahr besteht, daß eine Via falsa gesetzt wird. Handinstrumente sind insofern nachteilig, als mit ihnen relativ leicht der Guttapercha-Point wieder herausgezogen wird.

Indirekte Herstellung: Individuelle Stiftaufbauten werden im allgemeinen indirekt hergestellt. Dazu bedarf es der Abformung des Kanallumens, des Zahnes selbst sowie der gesamten Zahnreihe. Mit Hilfe der Doppelmischtechnik oder der Einphasentechnik läßt sich dies unschwer bewerkstelligen. Der Kanal wird mit dem Lentulo oder mit der Spritze gefüllt. Ein mit Querhieben versehener Metallstift, der mit einem Silikonadhäsiv bestrichen wurde, wird nachgeschoben. Anschließend wird der Löffel übergestülpt (Abb. 90). Nach Abformung des Gegenkiefers und einer allenfalls notwendigen Bißnahme kann im Labor unter Berücksichtigung aller okklusalen, artikulären, retentiven und ästhetischen Belange modelliert werden. Sind bei Molaren oder auch bei mehreren nebeneinander stehenden Zähnen die Wurzelkanäle disparallel, sollten keine metallischen Stifte nachgeschoben werden. In diesen Fällen wird die Verwendung eines monophasischen A-Silikons angeraten, da diese Stifte sehr reißfest sind und ein gutes Rückstellvermögen haben.

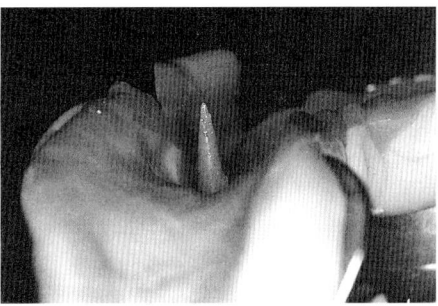

Abb. 90 Abformung des Kanallumens mittels der Doppelmischtechnik

Im Labor läßt sich das Problem divergierender Wurzelkanäle von Molaren nur durch geteilte Aufbauten lösen. Man modelliert zunächst den Stift für den stärksten Kanal, und zwar mit Hilfe eines metallischen Stiftes und ausbrennbaren Kunststoffes. Außerhalb des Kanals muß sich der Stift leicht konisch nach okklusal verbreitern. Anschließend modelliert man den zweiten Wurzelstift mitsamt dem zentralen Aufbau. Nach Herausziehen des isolierten ersten Stiftes gießt man beide Teile (Abb. 91).

Direkte Herstellung: In einigen Fällen kann man den Stiftaufbau auch direkt im Munde modellieren, nämlich dann, wenn der Wurzelkanal gut zugänglich ist, keine Disparallelitäten vorliegen und nur Teile der klinischen Krone ergänzt werden. Man isoliert den Wurzelkanal, formt aus plastischem Gußwachs einen Stift, der im Durchmesser geringfügig kleiner ist als das Kanallumen, bringt ihn in den Kanal und schiebt einen erwärmten, mit Querrillen versehenen metallischen Stift nach. Dieser sollte so lang sein, daß er als Gußstift dienen kann.

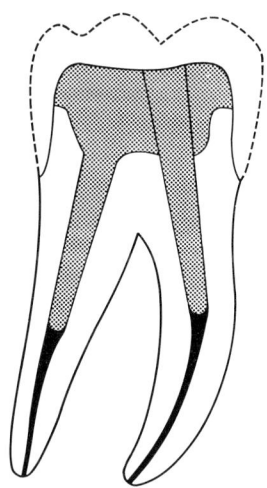

Abb. 91 Geteilter Stiftaufbau wegen divergierender Wurzeln

Das überschüssige Wachs wird, solange es noch duktil ist, mit den Fingern an den Reststumpf adaptiert. Vor dem endgültigen Modellieren wird zunächst probiert, ob sich die Wachsmodellation aus dem Kanal entfernen läßt. Beim abschließen-

72 Kronenersatz

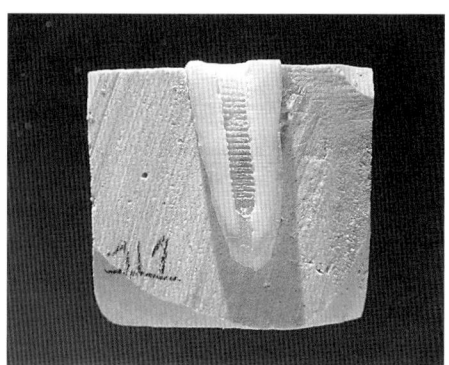

Abb. 92 Günstige Verhältnisse für genormten Wurzelstift

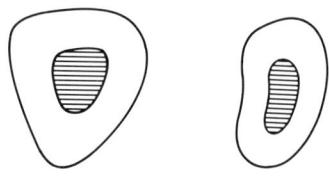

Abb. 93 a) Querschnitt eines oberen mittleren Schneidezahns im Zahnhalsbereich, b) Querschnitt eines unteren mittleren Schneidezahnes im Bereich des Zahnhalses

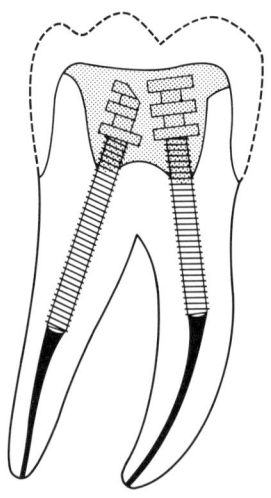

Abb. 94 Wurzelstifte separat in divergierende Wurzelkanäle gebracht und im Pulpenkavum mit plastischem Material versteift

den Modellieren wird ergänzt, was an einem Stumpf fehlt. Der so gefertigte gegossene Stiftaufbau kann auch als Wurzelinlay bezeichnet werden. Bei der Anprobe wird sorgfältig darauf geachtet, daß zum Antagonisten hin genügend Platz vorhanden ist, daß die beiden Approximalflächen weitgehend parallel sind und daß bei Frontzähnen der Aufbau in sagittaler Richtung eher untermäßig ist, damit die Voraussetzungen für eine gute Verblendung gegeben sind.

16.2 Einsetzen von individuellen Stiftaufbauten

Individuelle Stiftaufbauten werden mit Zementen im Kanal fixiert. Dabei muß man mit größter Sorgfalt verhüten, daß Luftblasen in der Tiefe des Kanals eingeschlossen werden. Man merkt dies daran, daß der Stift beim Plazieren zurückfedert. Beim Einfüllen des Zements mit dem Lentulo muß mit kleinen Portionen begonnen werden, die man unter direkter Sicht entlang der kaudalen Wandung bis zum Boden der Ausschachtung bringt, von wo sich das Lumen auffüllen muß.

16.3 Konfektionierte Stiftaufbauten

Für konfektionierte Stiftaufbauten muß man im allgemeinen mit genormten Bohrern das Stiftbett schaffen. Manche Stifte sind mit einem Gewinde versehen. Für diese wird nach maschineller Erweiterung des Kanales mit genormten Bohrern das Gewinde von Hand mit einem Gewindebohrer eingeschnitten. Bei den konfektionierten Stiftaufbauten geht es vorwiegend um die Frage, ob die normierte Ausschachtung in Einklang mit den anatomischen Vorgaben zu bringen ist und inwieweit die Wurzel durch die normierte Aufbereitung im apikalen Bereich geschwächt wird (Abb. 92). Die weitgehende Übereinstimmung von Stift und Stiftbett ist einerseits für den Halt erforderlich und hilft andererseits, Reinfektionen zu vermeiden. An zwei Beispielen sei das Gesagte erläutert.

Obere Schneidezähne haben im Querschnitt weitgehend runde Wurzeln und entsprechend runde Kanallumina. Sie sind relativ günstig mit genormten Stiftaufbauten zu versehen (Abb. 93a). Die unteren Schneidezähne dagegen haben im Querschnitt brillenförmige Wurzeln, die überdies nach apikal spitz zulaufen. Sie sind für die Aufnahme von konfektionierten Stiftaufbauten ziemlich ungeeignet (Abb. 93b). Molaren können überhaupt nicht mit genormten Stiftaufbauten versorgt werden, wohl aber mit genormten Stiften. Der Raum zwischen den konvergierenden Stiften wird mit einem harten, plastisch verarbeiteten Werkstoff (Amalgam, Glasionomer) ausgefüllt (Abb. 94).

BRÜCKEN

1 Pfeilerqualität
2 Brückenanker
3 Statik
4 Brückenkörper
5 Geteilte Brücken
6 Klebebrücken
7 Planungsgrundsätze, Planungskriterien

Die Erfolgswahrscheinlichkeit von Brücken ist, richtige Planung, korrekte Ausführung und effektive Mundhygiene vorausgesetzt, sehr hoch einzuschätzen.

1 Pfeilerqualität

Daß zu überkronende Zähne möglichst vital sein sollten und pulpatote Zähne lückenlos wurzelkanalgefüllt sowie apikal ohne röntgenologisch erkennbare Veränderungen sein müssen, wurde schon im Kapitel Kronen ausgeführt. Bei den Pfeilerzähnen von Brücken, welche die Funktion verlorengegangener Zähne zusätzlich übernehmen müssen, ist das Augenmerk besonders auch auf das Parodontium zu legen, weil alle einwirkenden Kräfte vom Halteapparat aufgenommen werden. Die Bewertung des parodontalen Zustandes darf aber keineswegs nur anhand des Lockerungsgrades erfolgen. Die eigentlichen Kriterien der Beurteilung sind die Taschentiefe und der Entzündungsgrad des Parodontiums. Auf den verhältnismäßig geringen Aussagewert des Lockerungsgrades für die Eignung eines Zahnes als Brückenpfeiler soll näher eingegangen werden.

Die bei horizontaler Krafteinwirkung meßbare Auslenkung eines Zahnes hängt ab von der Breite des Desmodontalspaltes und vom Verhältnis des extraalveolären Teils des Zahnes zum intraalveolären. Die elastische Deformation des alveolären Knochens und des Zahnes selbst kann in diesem Zusammenhang vernachlässigt werden. Schlägt der Zahn am Alveolareingang und apikal auf der entgegengesetzten Seite an der Knochenwand an, dann ist damit das Maß der Verstellung des Zahnes in der Alveole festgelegt. Natürlich verhindert das Gewebe im Desmodontalspalt den direkten Kontakt zwischen Wurzel und Knochen. Bei vorgegebenem Verhältnis vom extraalveolären zum intraalveolären Teil des Zahnes ergibt sich ein bestimmter Ausschlag. Dieser Ausschlag ist bei nicht reduziertem Knochenfach und entzündungsfreiem Parodontium, also beim parodontal gesunden Zahn, minimal (Abb. 1). Wird das Fach durch mechanische Fehlbelastung oder durch bakteriell bedingte Entzündungen aufgeweitet, ist die Auslenkung bei gleich großem Horizontalschub entsprechend vergrößert (Abb. 2). Eine vergrößerte Beweglichkeit ergibt sich auch, wenn die knöcherne Alveole auf die Hälfte der ursprünglichen Länge reduziert, das verbliebene Parodontium aber gesund ist. Der Lockerungsgrad des Zahnes kann dann der gleiche sein wie bei einem Zahn mit doppelt langem Knochenfach, aber verbreitertem Desmodontalspalt (Abb. 3).

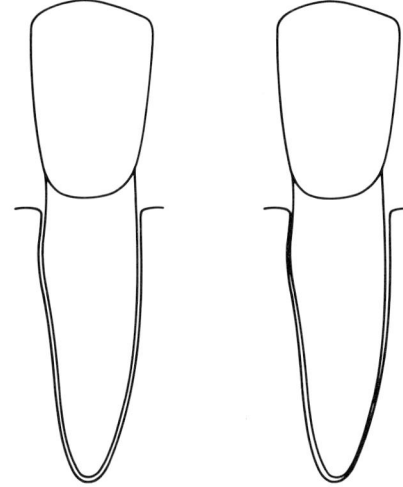

Abb. 1 Zahn mit ungekürztem gesundem Parodontium. Bei Einwirkung horizontaler Kräfte ist die Auslenkung sehr gering

Fragt man sich nun, welcher Zahn als Pfeiler für eine Brücke der bessere ist, der Zahn mit ungekürztem Knochenfach, aber entzündlich verbreitertem Desmodontalspalt, oder der Zahn mit dem auf die Hälfte reduzierten Knochenfach, aber gesundem Parodontium, so lautet die Antwort: der letztere. Allerdings muß hier ein Nachsatz folgen: der letztere, so lange das Parodontium des ersteren nicht durch eine entsprechende Behandlung in ein gesundes überführt wird. Unterbleibt die Parodontalbehandlung, wird die Entzündung den Zahnhalteapparat vorzeitig zerstören. Wird bei dem auf die Hälfte reduzierten, aber gesunden Parodontium durch eine gute Mundhygiene der Status quo erhalten, besteht keine Gefahr für einen beschleunigten weiteren Abbau. Man erkennt hier die Wichtigkeit der parodontalen Vorbehandlung und der Vorbereitung der Mundhöhle, ehe Zahnersatz angefertigt wird.

Diese Betrachtungsweise geht vor allem auf skandinavische Forscher zurück.

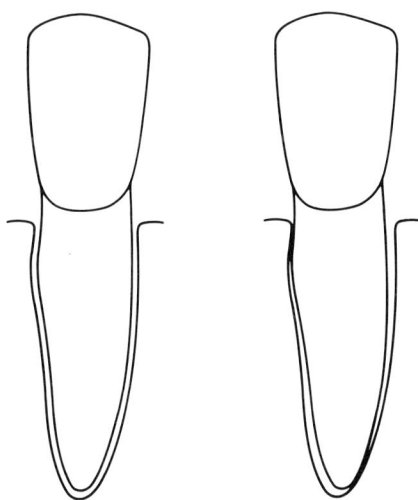

Abb. 2 Zahn mit ungekürztem, aber entzündlich aufgeweitetem Desmodontalspalt. Bei Einwirkung horizontaler Kräfte ist die Auslenkung relativ groß

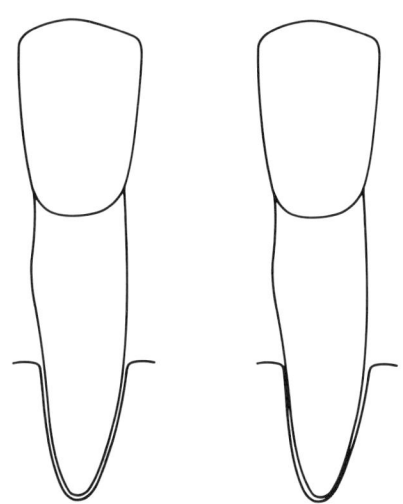

Abb. 3 Zahn mit reduziertem, aber gesundem Parodontium. Bei Einwirkung horizontaler Kräfte ist die Auslenkung relativ groß

Hedegard hat den Sachverhalt sinngemäß wie folgt formuliert: „Ein Zahn nimmt nicht dadurch Schaden, daß er prothetisch genutzt wird, sofern man eine Fehlbelastung ausschließt; nimmt er Schaden, dann über die Plaque." Phänomenologisch lockere, aber parodontal gesunde Zähne als Brückenpfeiler zu verwenden, geht vorwiegend auf *Nyman* zurück. Ein Zahn mit einem Lockerungsgrad II kann also getrost als Brückenpfeiler verwendet werden, sofern die Lockerung durch ein reduziertes, aber gesundes Parodontium verursacht wird. Die Brücke wird dann auch einen gewissen Lockerungsgrad aufweisen, dieser kann aber über 1 Jahrzehnt und länger unverändert bleiben. Ein Zahn mit ungekürzter knöcherner Alveole und einem Lockerungsgrad II, der auf bakterielle Entzündung zurückzuführen ist, darf nicht als Pfeiler herangezogen werden.

Neben der Messung der Lockerung ist vor allem auch die Sondierung der Taschen von Wichtigkeit, und zwar zirkulär. Dabei findet man häufig lokal tiefe vertikale Einbrüche, die weder auf dem Röntgenbild erkennbar sind, noch bei der Routine-Taschenmessung auffallen.

2 Brückenanker

Als Brückenanker kommen in erster Linie Vollguß- und Verblendkronen in Frage. Diese Kronenarten umfassen den Zahn zirkulär und decken die gesamte Okklusalfläche ab. Dadurch schützen sie ihn einerseits, und andererseits gibt es bezüglich der Kraftübertragung keine Probleme.

Aus Gründen der Erhaltung gesunder Zahnhartsubstanz möchte man aber oft gern auf das Präparieren von Zähnen zur Aufnahme von Vollkronen verzichten. Deshalb muß an dieser Stelle der Wert der Teilkronen und Inlays als Brückenanker diskutiert werden. Wohlgemerkt, es geht nicht um das Inlay oder die Teilkrone als rein konservierende Restauration, es geht um deren Eignung als Anker. Durch Inlays werden die Höcker des Zahnes im allgemeinen nicht gefaßt. Je kleiner das Inlay, um so stabiler sind die verbleibenden Höcker. Ein Schutz ist dann nicht erforderlich. Je ausgedehnter aber das Inlay, um so kleiner und bruchanfälliger sind die verbleibenden Höcker bzw. Wände. Aus diesem Grunde werden sie im Bedarfsfall metallisch überkuppelt. Diese Schutzmaßnahmen werden getroffen für den Einzelzahn, um Frakturen zu vermeiden.

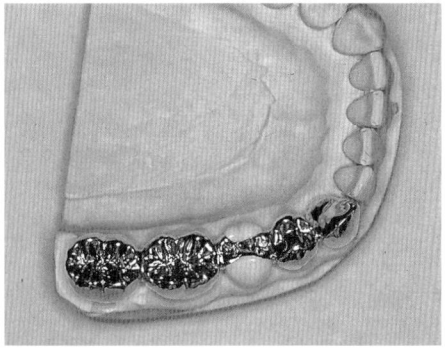
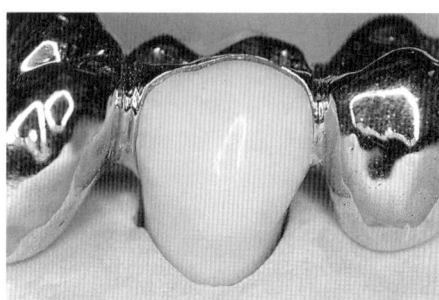

Abb. 4 Brücke von 37–33 mit den Pfeilern 37, 35, 33. Die Endpfeiler sind mit Vollkronen versehen, der Mittelpfeiler mit einem Inlay. Da der tragende Höcker des Mittelpfeilers nicht metallisch abgedeckt ist (oben), kann er bei Krafteinwirkung aus dem Brückengerüst herausgedrückt und in die Alveole intrudiert werden, es kommt zur Lockerung des Ankers (unten)

Beim Inlay als Brückenanker tritt jedoch ein anderes Problem hinzu. Werden die tragenden Höcker nicht metallisch abgedeckt, so kann ihre separate Belastung beschleunigt die Lockerung des Ankers herbeiführen. Diese These versteht man am besten, wenn für die Betrachtung eine zweispannige Endpfeilerbrücke zugrundeliegt. Auf den mittleren Pfeiler wurde als Anker ein Inlay gefertigt. Der tragende Höcker wurde nicht metallisch gefaßt. Wird nun dieser Höcker separat belastet, so kann der Zahn, wenn keine Zementierung erfolgt ist, aus dem auf beiden Seiten aufliegenden metallischen Gerüst herausgedrückt und in die Alveole intrudiert werden (Abb. 4). Nach dem Zementieren müßte der Zement die Trennung von Zahn und Metallgerüst verhindern. Diese Aufgabe erfüllt der Zement jedoch nicht. Unter der ständigen Beanspruchung zerbröselt er, was zur Lockerung des Ankers führt. Was für die beschriebene zweispannige Endpfeilerbrücke dargestellt, gilt abgeschwächt auch für die einspannige Endpfeilerbrücke. Es ist daher ratsam, die tragenden Höcker metallisch zu überkuppeln, wenn Inlays als Brückenanker dienen sollen. Für obere Zähne ist dies eher unproblematisch, für untere kann die metallische Fassung der bukkalen Höcker ästhetisch störend wirken.

Unabhängig von der Abdeckung der tragenden Höcker, ist bei den Inlays durch möglichst parallele Flächen für maximalen mechanischen Halt zu sorgen.

Die Teilkronen unterscheiden sich von den Inlays dadurch, daß der Halt zumindest teilweise durch Umfassung des Stumpfes erzielt wird. Häufig wirkt die äußere Umfassung erst effektvoll im Verein mit einem inneren Kasten. Die Lage und die Ausdehnung kariöser Defekte bestimmt oft die Form des Stumpfes. Die tragenden Höcker sollten möglichst immer abgedeckt werden. Bei kariesfreien oder nur von Fissurenkaries befallenen oberen Seitenzähnen sind Schwalbenschwanzretentionen durch approximal senkrecht verlaufende Rillen zu empfehlen; deren okklusale Verbindung kann durch einen durch die sagittale Fissur verlaufenden Kasten erreicht werden.

3 Statik

Bezüglich der Zahl der Pfeiler gab und gibt es Richtwerte, die in der überkommenen Form nicht aufrecht zu halten sind. Zum Beispiel war man der Meinung, die Zahl der Pfeiler müsse der Zahl der zu ersetzenden Zähne entsprechen. Wie anschließend dargestellt, helfen solche Regeln nicht recht weiter. Die statisch günstigste Brücke ist die Endpfeilerbrücke. Die Länge der Spanne, mit anderen Worten, die Zahl der durch das Brückenzwischenglied ersetzten Zähne, ist weniger bedeutend, sofern der Brückenkörper die beiden Anker relativ gradlinig verbindet. Die Brücken im Seitenzahnbereich sind daher allesamt statisch unproblematisch. Statische Probleme ergeben sich vor allem, wenn der Brückenkörper als Hebel wirken kann, wenn er die Pfeiler nicht gradlinig verbindet oder freischwebend aufgehängt ist, wie das bei Freiendbrücken der Fall ist. Beim Ersatz von Frontzähnen und insbesondere beim Fehlen der Eckzähne ist daher die statische Situation besonders zu analysieren.

Fehlen z.B. im Oberkiefer die vier Schneidezähne, stellt der Brückenkörper, entsprechend der Krümmung des Zahnbogens einen mehr oder weniger langen Hebel dar (Abb. 5). Daher wird es im allgemeinen nicht für ausreichend gehalten, wenn nur die beiden Eckzähne als Pfeiler herangezogen werden, zumal auch deshalb nicht, weil durch die Scherenwirkung beim normalen Überbiß die entstehenden Kräfte so gerichtet sind, daß die Brücke vom Restgebiß wegbewegt wird (Abb. 6). Dies zu verhindern und dem Drehmoment entgegenzuwirken, wird beidseitig ein zweiter Pfeiler für notwendig erachtet. In einer ansonsten nicht unterbrochenen Zahnreihe sind es die ersten Prämolaren (Abb. 7).

Die Wirkung der stabilisierenden Pfeiler indessen ist um so größer, je länger der Hebel ist, an dem sie sich befinden. So ergibt sich das zunächst unverständlich erscheinende Faktum, daß die beschriebene Frontzahnbrücke mit 4 Pfeilern statisch stabiler ist, wenn noch weitere Zähne ersetzt werden. Fehlen nämlich neben den Schneidezähnen auch die ersten Prämolaren, so daß die zweiten Prämolaren als zusätzliche Pfeiler verwendet werden, so ist die Brücke statisch als besser einzustufen (Abb. 8). Noch günstiger wird die Situation, wenn alle Prämolaren fehlen. Die dann resultierende 12gliedrige Brücke ist statisch noch sicherer einzuschätzen (Abb. 9). Selbst gegen die 14gliedrige Brücke mit den Pfeilern 17, 13, 23 und 27 ist statisch kein Einwand zu erheben (Abb. 10).

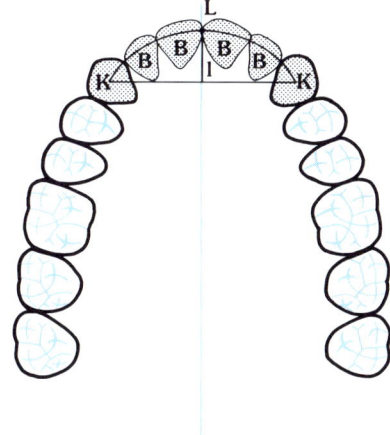

Abb. 5 Der Brückenkörper, der die oberen 4 Schneidezähne ersetzt, ist relativ lang und stellt wegen des Zahnbogens einen Hebel dar

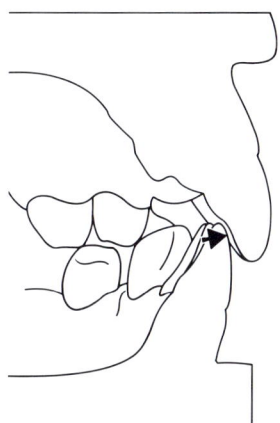

Abb. 6 Infolge der Scherenwirkung in der Funktion werden die oberen Schneidezähne vom Zahnbogen weg belastet

78 Brücken

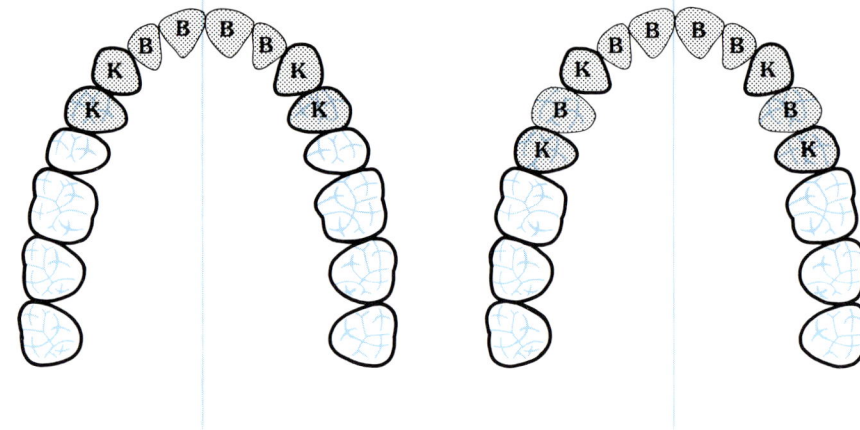

Abb. 7 Bei einer Brücke, durch welche die 4 oberen Schneidezähne ersetzt werden sollen, werden im allgemeinen zur Stabilisierung außer den Eckzähnen auch die ersten Prämolaren herangezogen

Abb. 8 Die Wirkung der stabilisierenden Pfeiler ist günstiger, wenn sie sich am längeren Hebel befinden

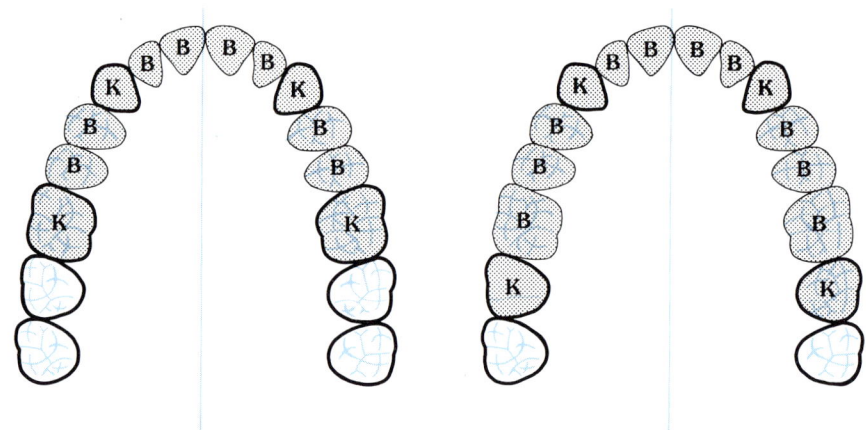

Abb. 9 Die Brücke mit den Pfeilern 16, 13, 13, 16 ist statisch stabiler als die Brücken der Abbildungen 7 und 8

Abb. 10 Im Oberkiefer ist auch die 14gliedrige Brücke mit 4 Pfeilern vertretbar

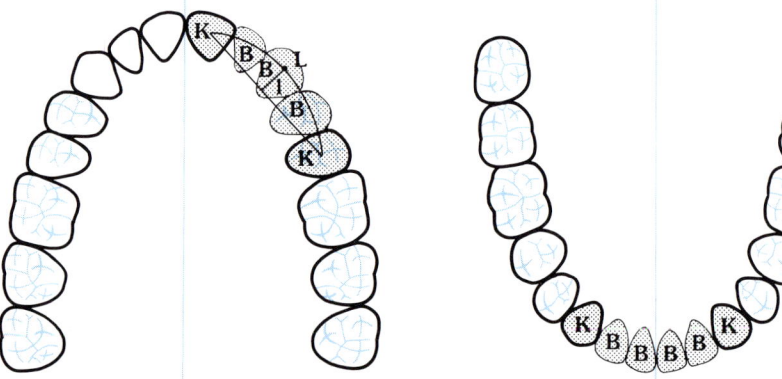

Abb. 11 Statische Analyse für den Fall, daß neben dem Eckzahn zwei seiner Nachbarn fehlen

Abb. 12 Brücke zum Ersatz der 4 unteren Schneidezähne

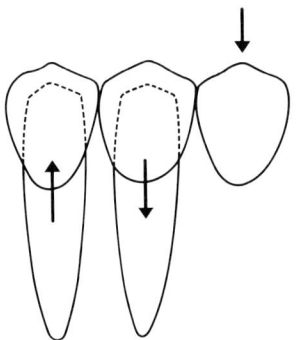 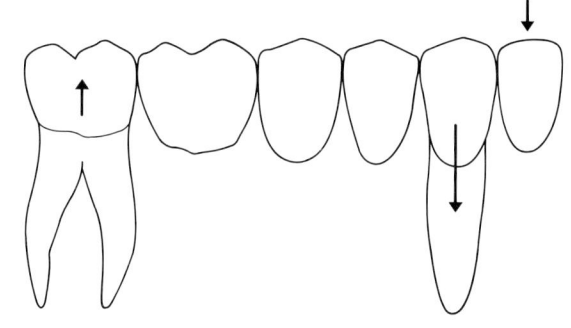

Abb. 13 Freiendbrücke: lastferner Pfeiler ist direkter Nachbar des lastnahen Pfeilers

Abb. 14 Freiendbrücke: lastferner Pfeiler vom lastnahen Pfeiler weit entfernt

Da der obere Eckzahn sehr stark im Knochen verankert ist, mit zahlreichen Propriorezeptoren ausgestattet ist und an der Stelle der stärksten Krümmung des Zahnbogens steht, kommt ihm eine besondere Bedeutung zu. Entsprechend nachteilig ist sein Verlust zu werten.

Fehlt nur der Eckzahn, läßt sich die Lücke auf einfache Art durch eine Endpfeilerbrücke schließen. Fehlen aber zusätzlich zwei seiner Nachbarn, gleichviel, um welche es sich handelt, so muß die statische Situation sorgfältig analysiert werden (Abb. 11). Es gilt, was für die Frontzahnbrücke gesagt wurde: stabilisierende Pfeiler sind oft vonnöten. Diese wiederum sind um so effektiver, je länger der Hebel ist, an dem sie sitzen.

Im Unterkiefer reichen zum Ersatz der 4 Schneidezähne die beiden Eckzähne als Pfeiler aus, weil die Spanne kürzer ist, weil der Brückenkörper die beiden Pfeiler fast gradlinig verbindet, also eine Hebelwirkung entfällt, und weil die Brücke in der Funktion zum Restgebiß hin belastet wird (Abb. 12). Für einen satten Approximalkontakt ist daher Sorge zu tragen. Anhängerbrücken, heute auch Extensionsbrücken genannt, verdienen eine besondere statische Analyse. Wird das Freiendglied belastet, wird der lastnahe Pfeiler in die Alveole intrudiert, während am lastfernen Pfeiler Zugkräfte entstehen, die oft die Lockerung des Ankers verursachen, insbesondere, wenn es sich um kurze und/oder konische Stümpfe handelt (Abb. 13). Einspannige Freiendbrücken mit zwei nebeneinander stehenden Pfeilern sind also nur indiziert, wenn der lastferne Pfeiler lang ist und annähernd parallelwandig präpariert werden kann, so daß der Anker auf dem Stumpf einen mechanisch festen Sitz findet.

Mehrspannige Freiendbrücken sind statisch um so sicherer, je weiter der zweite oder dritte Pfeiler vom endständigen entfernt ist (Abb. 14).

4 Brückenkörper

4.1 Hygienefähigkeit und Beziehung zur Schleimhaut

Allgemein sollte der Brückenkörper in allen Bereichen konvex geformt sein. Diese Forderung klingt zunächst unerfüllbar. Wenn man jedoch bedenkt, daß die natürlichen Zähne, die im Bereich der Brückenkörper gestanden haben, auch im wesentlichen konvex geformt waren, dann erkennt man, daß konvexe Brückenkörper zumeist realisierbar sind. Die konvexen Flächen sind wegen der Hygienefähigkeit geradezu obligat. Alle konvexen Flächen lassen sich plaquefrei

80 Brücken

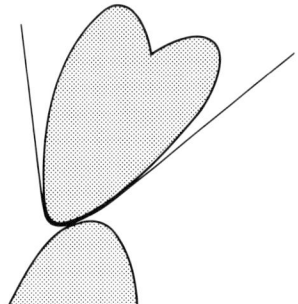
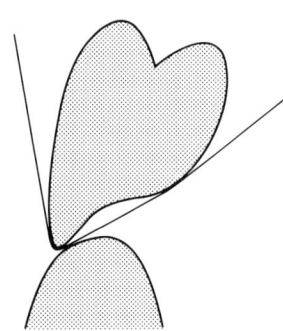

Abb. 15 Konvexe Brückenkörper lassen sich sauberhalten

Abb. 16 Konkave Bereiche des Brückenkörpers sind der Pflege kaum zugänglich

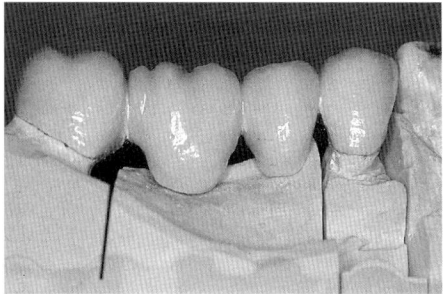

Abb. 17 Basal durchgängige Interdentalräume auch beim Brückenkörper

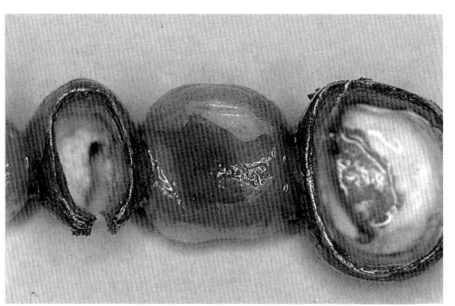

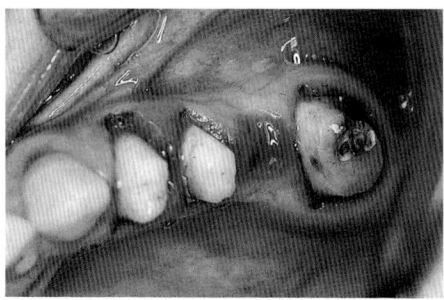

Abb. 18 Breitbasig aufliegende Brückenkörper können zu erheblichen Beschwerden führen

halten, weil sie auf Hochglanz poliert und der Pflege zugänglich sind (Abb. 15). Alle konkaven Flächen weisen dagegen zumeist ein Politurdefizit auf, und sind in nicht direkt zugänglichen Bereichen nicht sauberzuhalten (Abb. 16). In Abhängigkeit vom Platzangebot sind gelegentlich Kompromisse nicht auszuschließen. Ist der Abstand zum Antagonisten gering und der Alveolarfortsatz breit, führt ein linienförmiger Kontakt zu einem spitzen Winkel zwischen Brückenkörper und Alveolarfortsatz und somit zu engen Spalten, die sich nur schwer sauberhalten lassen. In solchen Fällen ist es günstiger, die vestibuläre Facette leicht nach lingual zu neigen, den Brückenkörper lingual unterhalb der Kaufläche zu verschmälern und zervikal zu verbreitern, so daß ein körperhafter Zahn entsteht, auch wenn dadurch ein – auf ein kleines Areal beschränkter – flächenhafter Kontakt entsteht. Die konvexe Kontaktfläche kann immer relativ klein gehalten werden: bei kurzen Spannen, durch welche nur ein Zahn ersetzt wird, weil die Interdentalräume durchgängig gestaltet werden, bei längerer Spanne, weil durch das körperhafte Modellieren der einzelnen Glieder durchspülbare Interdentalräume entstehen (Abb. 17). Natürlich muß mit großer Sorgfalt darauf geachtet werden, daß der Kontakt *drucklos* ist. Dekubitalgeschwüre unter Brückenzwischengliedern können neuralgiforme Schmerzen verursachen (Abb. 18). Zwischen Alveolarschleimhaut und Brückenkörper sollte Superfloss relativ leicht hindurchzuführen sein.

4.2 Vollgußbrücken

Vollgußbrücken wurden jahrzehntelang in Form der sogenannten Schwebebrücken gearbeitet. Inzwischen aber hat man erkannt, daß das unterspülbare Zwischenglied nicht die optimale Form des Brückengliedes ist. So fährt z.B. bei der Reinigung die Zahnbürste in den Hohlraum unter der Brücke, ohne daß die Borsten an die zum Brückenkörper hin gelegenen Approximalräume gelangen. Dort bleibt dann die Plaque haften. Als Nachteil der Schwebebrücke muß weiterhin erwähnt werden, daß bei geringem Abstand zwischen Brückenkörper und Alveolarfortsatz die Schleimhaut hineinwächst (Vakatwucherung). Diese Vakatwucherung beginnt stets bei den Papillen, also wiederum an den zum Brückenkörper gerichteten Approximalflächen, die schon als hygieneschwach charakterisiert wurden.

Aus diesen Gründen und weil manche Patienten den Hohlraum unter der Brücke als störend empfinden (oraler Diskomfort), modelliert man den Brückenkörper – auch bei Vollgußbrücken – so, daß er linienförmig den Alveolarfortsatz berührt; die Approximalräume zu den Ankern hin werden sorgfältig durchgängig gestaltet.

Insgesamt muß der Brückenkörper wieder in allen Bereichen konvex geformt sein. Dadurch erreicht man, daß die Borsten, wenn die Zahnbürste unter einem Winkel von 45° angesetzt wird, in die Interdentalräume hinein gelenkt werden. Die Skandinavier sprechen daher von einer „Guide"-Funktion des konvexen Brückenkörpers (Abb. 19 und 20).

Mit der Vollgußbrücke läßt sich die Funktion in optimaler Weise wiederherstellen. Sie ist Zahnhartsubstanz-schonend, robust und wirtschaftlich. Sie kann durch keine andere Brückenart übertroffen werden.

4.3 Verblendbrücken

Keramisch verblendete Brückenkörper verdienen, besonders detailliert abgehandelt zu werden, weil Defekte ein stets ärgerliches und konfliktreiches Ereignis darstellen. Die auffälligsten Mißerfolge bestehen in Sprüngen und Absprengungen der Keramik oder in Brüchen des Metallgerüstes. Defekte in der Keramik sind noch immer irreparabel. Sprünge in der Keramik werden im allgemeinen durch eine zu starke elastische Deformation des metallischen Unterbaues hervorgerufen. Daher muß der Zahnarzt der Dimensionierung der Brückenkörper besonders Aufmerksamkeit schenken.

Die elastische Beanspruchung des metallischen Brückenkörpers läßt sich in erster Näherung beschreiben mit dem Verhalten eines auf Biegung beanspruchten Stabes der Länge 1, der Breite b und der Höhe h. Wirkt auf diesen Stab in der Mitte zwischen den beiden Widerlagern die Kraft F ein, so erfährt er dort die maximale Durchbiegung y (Abb. 21). Diese Durchbiegung läßt sich nach folgender Formel berechnen:

$$Y = \frac{F \cdot 1^3}{4 \cdot E \cdot b \cdot h^3} \quad E = \text{Elastizitätsmodul}$$

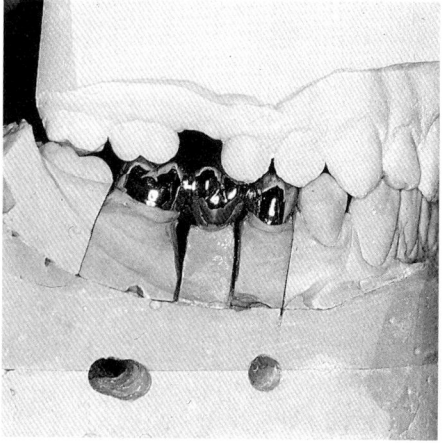

Abb. 19 Brückenkörper in allen Bereichen konvex gestaltet. Interdentalräume durchgängig

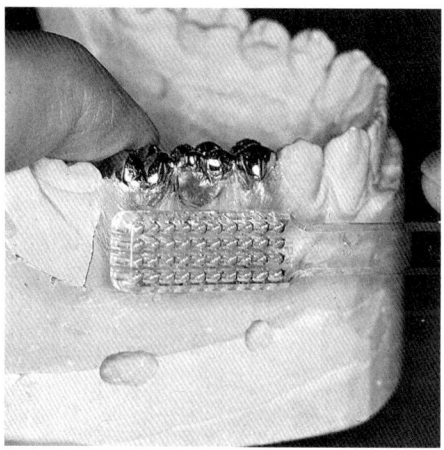

Abb. 20 Durch das konvexe Brückenglied werden die Borsten der Zahnbürste in die Interdentalräume geführt

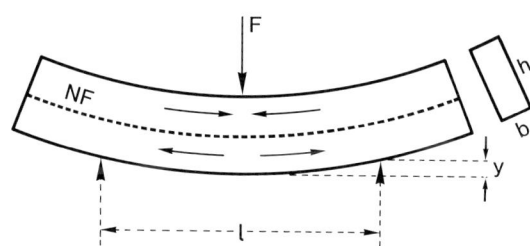

Abb. 21 Schema des Biegeversuches an einem Probekörper mit dem Querschnitt b · h

Durch die Krafteinwirkung entstehen an der Oberkante des Stabes Druckspannungen, an der Unterseite Zugspannungen. In der Probenmitte befindet sich eine als neutrale Faser bezeichnete spannungsfreie Schicht. Da die Druckfestigkeit der Keramik wesentlich größer ist als die Zugfestigkeit, reicht es aus, wenn man sich auf die Betrachtung der Probenunterseite konzentriert. Überschreitet dort die Zugspannung die Zugfestigkeit der Keramik, kommt es zu deren Bruch.

Die Bedeutung der einzelnen Größen für das elastische Verhalten eines Brückenkörpers sei anhand einiger Beispiele erläutert. Geht man davon aus, daß im Oberkiefer eine Brücke vom Eckzahn zum zweiten Molaren anzufertigen ist, so hat der Brückenkörper etwa eine Länge von 24 mm, da der sagittale Durchmesser der Prämolaren etwa 7 mm und der sagittale Durchmesser der ersten obe-

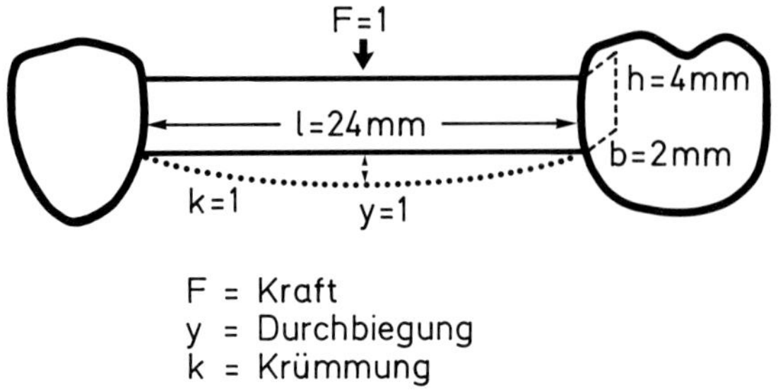

82 Brücken

Abb. 22 Durchbiegung eines Brückenkörpers (Länge = 24 mm) durch eine okklusal einwirkende Kraft (schem.)

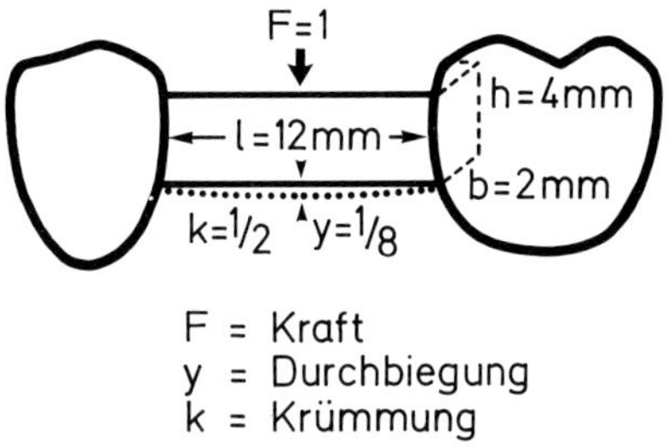

Abb. 23 Durchbiegung eines Brückenkörpers (Länge = 12 mm) durch eine gleich große okklusal einwirkende Kraft (schem.)

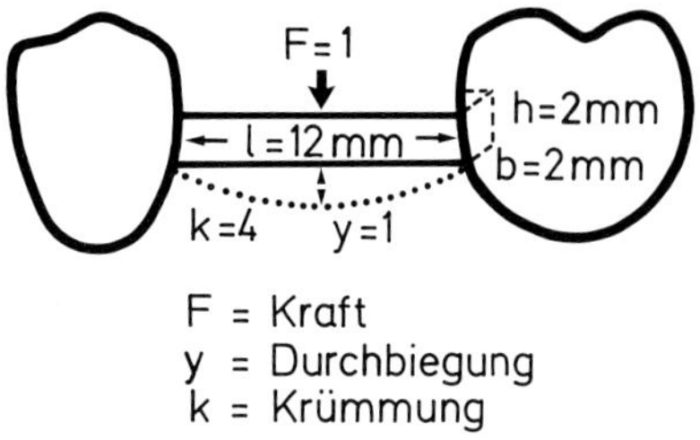

Abb. 24 Durchbiegung eines Brückenkörpers (Länge = 12 mm; Höhe = 2 mm) durch eine okklusal einwirkende Kraft (schem.)

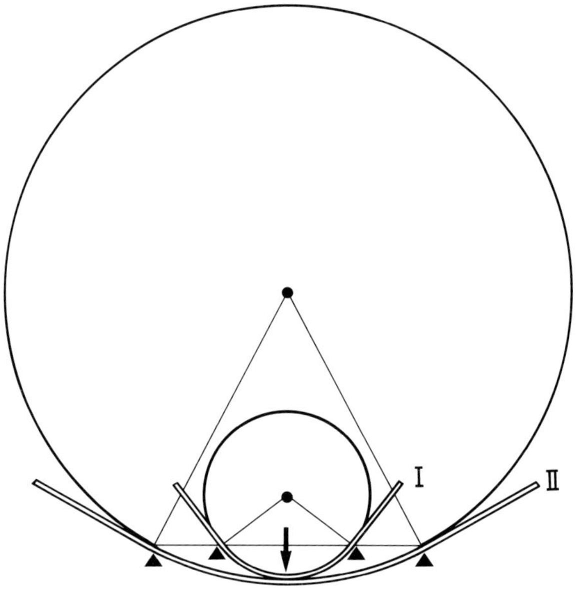

Abb. 25 Bei gleich starker Durchbiegung, aber halber Länge des Brückenkörpers, ist die Krümmung vervierfacht

ren Molaren etwa 10 mm beträgt. Der Querschnitt des metallischen Zwischengliedes soll die Höhe h = 4 mm und die Breite b = 2 mm haben, die Keramikschicht an der Unterseite soll eine Dicke von 2 mm aufweisen. Diese Dimensionierung soll bei gegebenem Elastizitätsmodul E der Legierung ausreichen, daß beim Einwirken der Kaukraft F die Zugspannung an der Unterseite der Keramik gerade unter dem kritischen, einen Sprung in der Keramik verursachenden Wert bleibt (Abb. 22).

Wird im anderen Falle nur die halbe Länge des Brückenkörpers erforderlich, so ergibt sich nach der oben angeführten Gleichung – wenn alle anderen Größen unverändert bleiben – nur $1/8$ der ursprünglichen Durchbiegung (Abb. 23). Auf Grund dieses Sachverhaltes scheint es zunächst gerechtfertigt, daß man – ohne Gefahr für die Keramik – auch den Biegewiderstand des Gerüstes auf $1/8$ reduzieren kann, etwa durch Halbieren der Höhe auf 2 mm (Abb. 24). Es ergibt sich dann zwar für die Durchbiegung y der gleiche Wert wie in dem Ausgangsbeispiel, in entsprechenden Versuchen tritt jedoch schon weit vorher der Bruch der Keramik auf. Die maximale Zugspannung ist nämlich nicht abhängig vom absoluten Wert der Durchbiegung, sondern von der Krümmung k, die sich wie folgt berechnet:

$$k = \frac{3 \cdot F \cdot 1}{E \cdot b \cdot h^3}$$

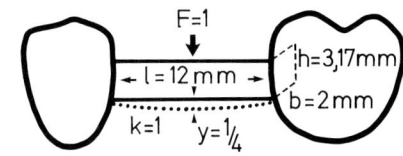

F = Kraft
y = Durchbiegung
k = Krümmung

Abb. 26 Durchbiegung des Brückenkörpers (Länge = 12 mm; Höhe = 3,17 mm) durch okklusal einwirkende Kraft (schem.)

Die Krümmung aber ist bei gleicher Durchbiegung bei halber Länge vervierfacht (Abb. 25). Der Bruch ist unabwendbar. Will man die ursprüngliche, gerade noch tolerierte Krümmung durch die Kraft F zulassen, so darf der Biegewiderstand ebenfalls nur auf die Hälfte reduziert werden, und zwar entweder durch Verringerung der Höhe von 4 mm auf 3,17 mm oder durch Halbierung der Breite (Abb. 26). Wird aus kosmetischen Gründen die Schichtdicke der Keramik verstärkt, so vergrößert sich der Abstand ihrer Unterseite zur neutralen Faser des Systems (Abb. 27). Entsprechend wird bei gleicher Krümmung die Zugspannung erhöht. Um den Bruch zu vermeiden, muß die Krümmung erniedrigt werden. Bei gegebener Länge und Belastung F gelingt das nur durch eine Erhöhung des Biegewiderstandes. Eine Verdoppelung des Widerstandes erfordert eine um den Faktor $\sqrt[3]{2} = 1.26$ vergrößerte Höhe. Bei der längeren Brücke (1 = 24 mm) müßte h von 4 auf ~ 5 mm, bei der kürzeren (1 = 12 mm) von 3,17 auf 4 mm verstärkt werden.

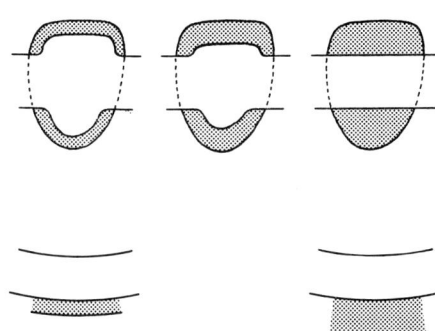

Abb. 27 Bei verstärkter Keramikschicht wird der Abstand der Keramikunterseite von der neutralen Faser und damit die Zugspannung vergrößert

Als Schlußfolgerungen aus all den Berechnungen und Untersuchungen lassen sich folgende grundsätzliche Thesen ablesen:
Der Querschnitt des Gerüstes muß insbesondere bezüglich der Abmessung in Beanspruchungsrichtung ausreichend stark sein. Im Seitenzahnbereich geht es also um eine ausreichende Höhe des Gerüstes. Diese geht nämlich, wie dargestellt, mit der dritten Potenz, die Breite dagegen nur einfach in die Formel für den Biegewiderstand ein. Dieser Sachverhalt sei an Hand eines Rechenbeispiels veranschaulicht: Reduziert man die Höhe eines 2 mm breiten Brückenkörpers von 4 mm auf 3 mm, so sinkt der Biegewiderstand auf weniger als auf die Hälfte. Will man die Reduktion der Höhe durch Verbreiterung kompensieren, so müßte für die Breite b der Wert 4,74 eingesetzt werden. Man erkennt, daß man Höhe kaum durch Breite ersetzen kann. Besonders deutlich wird dies, wenn man die Höhe im zugrundegelegten Beispiel auf 2 mm reduziert. Die Breite müßte dann 16 mm betragen (Abb. 28).

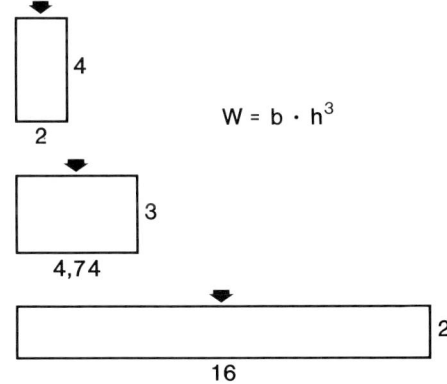

Abb. 28 Bei allen drei Proben ist der Biegewiderstand gleich groß. Man erkennt, daß man klinisch die Höhe des Querschnittes kaum durch Breite kompensieren kann

$$\begin{aligned} b \cdot h^3 &= w \\ 2 \cdot 4^3 &= 128 \\ 4{,}74 \cdot 3^3 &= 128 \\ 16 \cdot 2^3 &= 128 \end{aligned}$$

Für die Praxis ergeben sich daraus zwingende Konsequenzen:

- Nur wenn zwischen Alveolarfortsatz und Antagonisten aureichend Platz vorhanden ist, kann das Metallgerüst auf drei Seiten verblendet werden (Abb. 29a).
- Ist weniger Platz vorhanden, kann man zunächst versuchen, die verringerte Höhe durch Breite auszugleichen. Da dies aber im allgemeinen nicht möglich ist, ohne die Bedingungen für die Selbstreinigung und die Mundhygiene erheblich zu verschlechtern, und eine Reduzierung der Höhe des Metallgerüstes nicht zu verantworten ist, weil dadurch seine Stabilität zu gering würde,

muß eine zweite Fläche unverblendet bleiben. Bei Unterkieferbrücken wird es im allgemeinen die basale sein. Bei Oberkieferbrücken muß man zwischen der basalen und der okklusalen wählen (Abb. 29b).
- Eine noch weitere räumliche Beengung hat zur Folge, daß eine dritte Außenfläche unverblendet bleibt. Im Unterkiefer kann es die vestibuläre oder die okklusale sein, im Oberkiefer wird es stets die okklusale sein (Abb. 29c).
- Läßt sich insgesamt nur der metallische Mindestquerschnitt unterbringen, kann man eben keine Verblendung vornehmen.
- Keineswegs sollte man sich dazu verleiten lassen, das Metallgerüst zu labil zu arbeiten, nur um eine fragwürdige Verblendung vornehmen zu können. Mißerfolge sind dann unvermeidbar.
- Man muß sich davor hüten, bei kürzeren Spannen den Brückenkörper zu schwach zu dimensionieren.
- Die Schicht der Keramik sollte möglichst überall gleichmäßig dünn sein.
- Sind ungleich dicke Schichten nicht zu vermeiden, so sollten die dickeren Schichten stets in der Druckzone liegen.

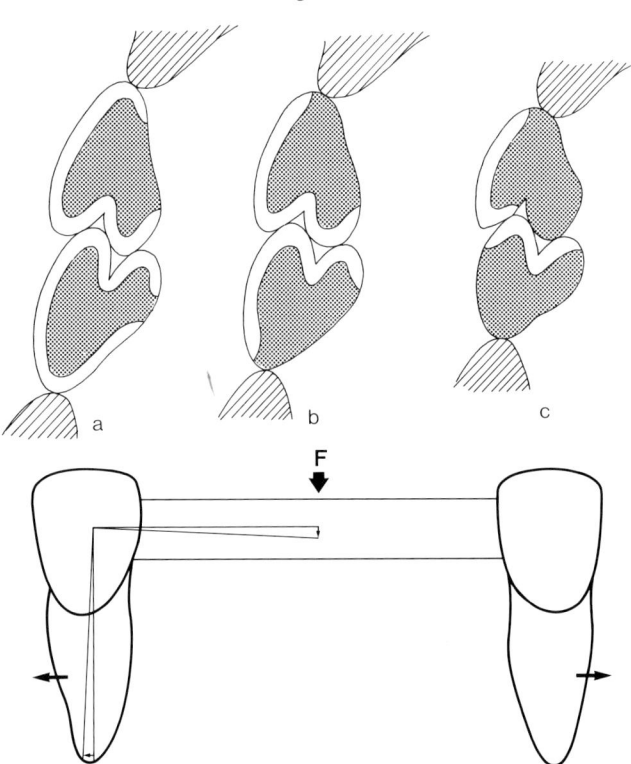

Abb. 29 Die Möglichkeiten der Verblendung hängen ab vom Platzangebot. Die notwendige Querschnittsgröße des metallischen Gerüstes darf nicht unterschritten werden

Abb. 30 Die Biegefähigkeit eines starr mit den Pfeilerzähnen verbundenen Brückenkörpers wird nicht nennenswert erhöht, solange die durch die Durchbiegung erzwungene Auslenkung der Wurzel kleiner ist als die Breite des Parodontalspaltes

Es wird oft der Einwand gemacht, daß die Biegebeanspruchung eines metallischen Prüfkörpers auf zwei Schneiden nicht der Belastungssituation einer Brücke im Munde entspreche, mit dem Argument, daß durch die Lagerung der Pfeilerzähne in ihren Alveolen eine Stabilisierung des Systems entstünde. Eine kurze Rechnung zeigt, daß bei den geforderten Biegewiderständen die Durchbiegung den Wert von 0,05 mm kaum übersteigt. Die dadurch bewirkte Auslenkung der Wurzelspitze ist von vergleichbarer Größe und bleibt damit unter der Breite des Parodontalspaltes. Eine nennenswerte Stabilisierung des Brückenkörpers durch die Pfeilerzähne kommt also nicht zustande (Abb. 30).

Brüche des Metallgerüstes, und zwar des Gußkörpers, nicht der Lötstellen, dürfen einfach nicht sein, nichtsdestoweniger sind sie gelegentlich zu beobachten

(Abb. 31). Man muß sie auf eine grobe Fahrlässigkeit des Technikers zurückführen. Zumeist liegen sie im Interdentalbereich, wo der Querschnitt des Gerüstes auf ein minimales Areal reduziert wird. Natürlich geschieht dies in der Absicht, von vestibulär her ein plastisches Bild zu vermitteln, einen durchgehenden Interdentalraum anzudeuten. Diese im Hinblick auf die Ästhetik löbliche Absicht darf jedoch nicht zu einer unverantwortbaren Schwächung des Metallgerüstes führen. Wenn vestibulär eine Einkerbung vorgenommen wird, muß lingual eine entsprechende Verstärkung angetragen werden, damit der Brückenkörper im Querschnitt konstant bleibt.

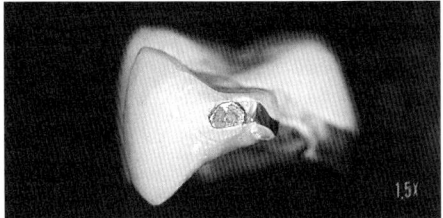

Abb. 31 Brückenkörper im Munde gebrochen, weil der Querschnitt im Interdentalraum zu gering ist

Lötstellen sind eine weitere Ursache für Brüche. Gelegentlich werden sogar kleine Brückenglieder, die nur einen Zahn ersetzen, zwischen den Ankern herausgebissen (Abb. 32). Solche Mißerfolge machen notwendig, die werkstoffkundlichen Fakten besser zu beachten. Keramische Arbeiten können vor und nach dem Aufbrennen verlötet werden. Zieht man den Grund der Lötung in die Betrachtung ein, so werden Brüche verständlich. Lötungen von aufbrennfähigen Legierungen nach dem Aufbrennen werden meist dadurch notwendig, daß eine fertige Arbeit nicht paßt. Die Durchtrennung erfolgt dann immer dort, wo das Gerüst den geringsten Querschnitt hat. Je nach dem Grad der Ungenauigkeit werden die Schnittflächen dann gegeneinander versetzt und/oder voneinander getrennt. Nach dem Löten ist dann die metallische Verbindung im Querschnitt stets noch geringer als vorher (Abb. 33).

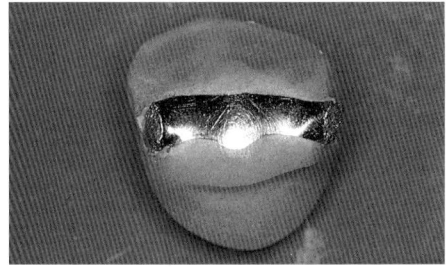

Abb. 32 Gelötetes Brückenzwischenglied im Munde zwischen zwei Ankern herausgebissen

Nachteilig ist überdies, daß die Löttemperatur mindestens 300 °C unter dem Soliduspunkt der Legierungen liegt. Das Lot diffundiert nur geringfügig in die Lötflächen hinein, oft kommt es nur zum Verbacken mit geringen Festigkeitswerten (Abb. 34). Es hat also Vorteile, wenn etwaige Lötungen vor dem Aufbrennen vorgenommen werden. Daher wird empfohlen, die Metallgerüste grundsätzlich vor dem Aufbrennen anzuprobieren. Wenn dann ein Trennen erforderlich wird, so läßt sich die Durchtrennung ohne Komplikationen an einer günstigen Stelle mit großem Querschnitt vornehmen, etwa in der Mitte eines Brückenzwischengliedes. Etwaige Versetzungen der Schnittflächen führen dann nur zu relativ geringen Reduzierungen des Querschnitts; keineswegs wird das geforderte Mindestmaß unterschritten. Insbesondere aber ist von Vorteil, daß die Lötung bei einer Temperatur erfolgt, die weniger als 100 °C unterhalb des Soliduspunktes der Aufbrennlegierung liegt. Das Lot diffundiert ausreichend tief in die beiden Lötflächen; die entsprechende Verbindung ist stabil und fest.

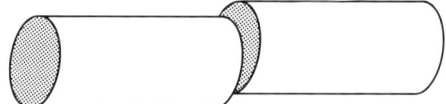

Abb. 33 Nach Durchtrennen einer Brücke und Versetzen der Querschnitte gegeneinander wird die gemeinsame Kontaktfläche der beiden Enden stets verkleinert

5 Geteilte Brücken

Für geteilte Brücken gibt es im wesentlichen drei verschiedene Indikationen: disparallele Pfeiler, Verschlüsselung kleiner festsitzender Einheiten, große Brücken im Unterkiefer.

Disparallele Pfeiler sind vorwiegend in zwei Bereichen zu finden, im Seitenzahnbereich des Unterkiefers und im Frontzahnbereich des Oberkiefers. Die Technik, geteilte Brücken anzufertigen, ist auf Grund der zur Verfügung stehenden Hilfsmittel heutzutage ausgereift und unproblematisch. Man sollte sich daher, ehe man durch riskantes Beschleifen die Vitalität der Pfeiler gefährdet, öfter zu dieser Brückenart entschließen. Die Präparation der Pfeiler sollte stets zur vertikalen

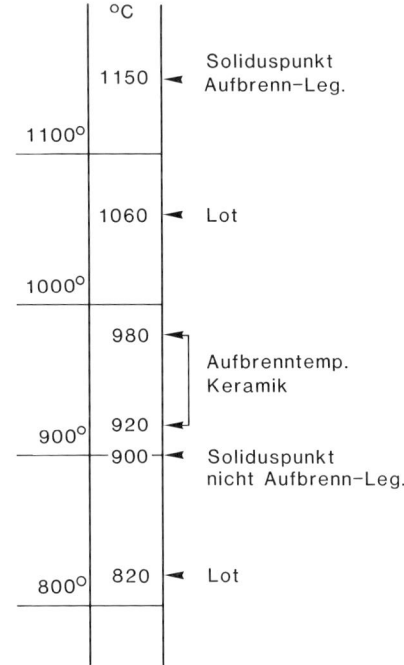

Abb. 34 Temperaturdaten der Komponenten eines Verbundsystems Metall/Keramik

Zahnachse angelegt werden. Ist nach solcherart Beschleifen keine Parallelität vorhanden, kann man überlegen, ob man sie durch kleine Korrekturen herstellen kann. Ist das nicht der Fall, ist eine Geschiebebrücke angezeigt.
Im Einzelfall ist zu überlegen, wo das Geschiebe angebracht werden soll. Stets ist dafür zu sorgen, daß die geteilte Brücke geschiebenah antagonistisch belastet wird. Diese Empfehlung beruht auf klinischen Beobachtungen. Wird eine Brücke nur geschiebefern belastet, wird der dort befindliche Pfeiler in die Alveole intrudiert, es entsteht ein Drehmoment. Die Patrize wird aus der Matrize herausgezogen.

Verschlüsselung kleiner Einheiten: Es gibt zahlreiche Konstellationen im Lückengebiß, in denen mehrere kleine zahnbegrenzte Lücken in einem Kiefer vorhanden sind, die aber so gelegen sind, daß keine große Brücke angefertigt werden muß, sondern daß der Lückenschluß durch mehrere kleine Einheiten möglich ist. In solchen Fällen ist im allgemeinen der kleineren Einheit der Vorzug zu geben. Dafür sprechen folgende Gründe. Je kleiner die therapeutische Einheit, desto überschaubarer ist sie, und um so geringer sind die Fehlerquellen. Man darf es schon getrost als einen Erfolg ansehen, wenn eine Einzelkrone einen einwandfreien Sitz aufweist. Müssen zwei Kronen gleichzeitig passen, so ist die therapeutische Aufgabe erheblich erschwert. Mit jeder weiteren Einheit verstärkt sich der Schwierigkeitsgrad und steigt die Wahrscheinlichkeit, daß Ungenauigkeiten auftreten.
Weiterhin mehren sich die Zweifel an der Zweckmäßigkeit der totalen Inaktivierung von Zähnen. In Abhängigkeit vom Parodontalbefund sind daher jeweils die kleinsten Einheiten anzustreben. Nichtsdestoweniger ist es oft – wiederum abhängig vom Gesamtbefund – vorteilhaft, die kleinen Einheiten zu verschlüsseln und zwar relativ locker, damit einerseits die Eigenbeweglichkeit erhalten bleibt, andererseits aber ein Auseinanderwandern verhindert wird. Für solcherart Verschlüsselungen sind Geschiebe mit zwei Freiheitsgraden indiziert.

Elastische Deformation der Unterkieferknochenspange: Wegen der Torsion des waagerechten Astes der Mandibula in der Funktion sollten im Unterkiefer keine großen Brücken in einem Stück angefertigt werden. Der elastische Knochen arbeitet sonst ständig gegen die starre Brücke an. Die Folge davon ist oft, daß sich der Anker auf dem distalen Pfeiler lockert. Daher ist es zweckmäßig, im Eckzahnbereich lockere Geschiebe einzubauen, die eine Anpassung an die Verbiegung des Knochens ermöglicht.

6 Klebebrücken

Die Erkenntnis, daß gesunde Zahnhartsubstanz durch nichts zu ersetzen ist, und daß man sie deshalb möglichst unangetastet läßt, hat sich weitgehend durchgesetzt. Dennoch ergeben sich häufig Befunde, in denen absolut kariesfreie Zähne kleine Zahnlücken begrenzen. Solche Situationen findet man relativ oft bei älteren Kindern und jungen Erwachsenen, die durch Trauma einen Frontzahn verloren haben oder bei denen sich Lücken durch Nichtanlage der Zähne ergeben haben (Abb. 35). Zur Schließung solcher Lücken sind Klebebrücken indiziert, weil der Abtrag von Hartsubstanz an den Pfeilerzähnen minimal ist.

Die Brückenform und das Vorgehen soll hier nur summarisch skizziert werden. Die Verankerung des Brückengliedes erfolgt mit zwei Flügeln auf den Lingualflächen der Pfeiler (Abb. 36). Die Lingualflächen werden zu diesem Zwecke nur minimal beschliffen. Keineswegs darf Dentin freigelegt werden. Allenfalls müssen die Antagonisten ein wenig gekürzt werden. Will man auf solcherart Substanzabtrag verzichten, kann man bei Kindern, die zumeist ohnehin kieferorthopädisch behandelt werden, den Platz durch geringe Protrusion der Pfeilerzähne erreichen. Ist primär Platz vorhanden, kann man auch ganz auf ein Beschleifen verzichten. Allerdings sind Führungen, die ein sicheres und unverrückbares Plazieren des Gerüstes ermöglichen, sehr anzuraten. Im Bereich der Tuberkula werden kleine Stufen und/oder kleine halbkugelige Vertiefungen eingeschliffen.

Die Flügel enden zervikal 1–1,5 mm vor der Schmelzzementgrenze. Inzisal sollten sie in Abhängigkeit von der Transparenz in diesem Bereich so weit von der Schneidekante ferngehalten werden, daß das Metall die Farbe des Zahnes nicht verändert. Auch von Schliffacetten werden die Flügel ferngehalten.

Die Abformung und die Modellherstellung erfolgen in der üblichen Weise. Für die Herstellung des Gerüstes sind zwei Wege gangbar:

- Die Modellation in Wachs auf dem Meistermodell; Abheben der Wachsmodellation und Einbettung; Gießen.
- Doublierung des Meistermodells, Wachsmodellation; Modellguß.

In beiden Fällen ist eine Modellation möglich, die oberhalb des Äquators an nicht sichtbaren Stellen den Pfeiler ein wenig mehr als 180° in der Zirkumferenz erfaßt. Dadurch wird der mechanische Halt stark verbessert.

Als Metalle sind NEM-Legierungen durchaus geeignet. Nach der Anprobe des Gerüstes wird das Zwischenglied verblendet.

Zum Kleben werden die Oberflächen entsprechend konditioniert. Die dem Zahn zugewandten Flächen des Metallgerüstes werden gesandstrahlt. Dies sollte nur wenige Minuten vor dem Kleben geschehen. Ein Sandstrahlgerät muß also in der Praxis vorhanden sein. Die sandgestrahlte Fläche darf nicht mehr angefaßt werden.

Die Oberfläche des Zahnes wird geätzt. Die Befestigung erfolgt mit geeigneten Klebern (Abb. 37).

Auch im Seitenzahnbereich sind Klebebrücken möglich. Hier wird besonderer Wert auf einen mechanisch festen Sitz des Metallgerüstes gelegt, indem man den Zahn für okklusale Aufruhen präpariert und indem man approximal senkrechte Rillen anlegt, damit eine Art Schwalbenschwanzretention entsteht.

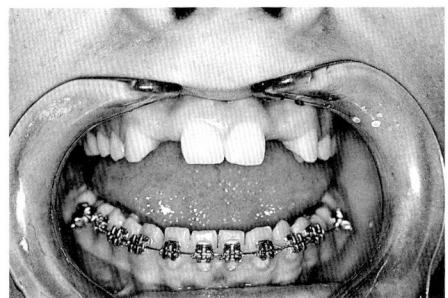

Abb. 35 Nichtanlage der oberen seitlichen Schneidezähne

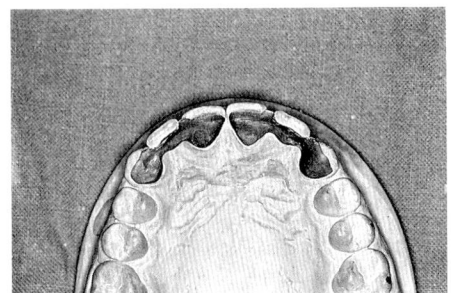

Abb. 36 Wie Abb. 35: Klebebrücken auf dem Modell

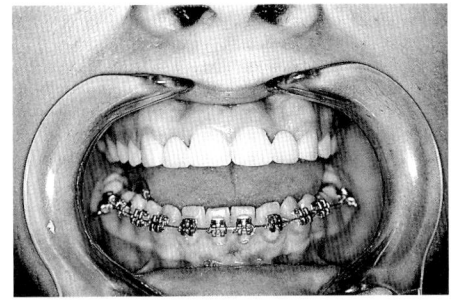

Abb. 37 Wie Abb. 35: Klebebrücken eingeklebt

7 Planungsgrundsätze, Planungskriterien

Bezüglich der Wahl und Zahl der Pfeiler gibt es einige überkommene Regeln, die aber heute kaum als brauchbar angesehen werden können. Zum Beispiel lautet eine dieser Regeln: Man benötigt für eine Brücke so viele Pfeiler, wie Zähne zu ersetzen sind. Die Fragwürdigkeit solcher pauschaler Thesen kann schnell aufgezeigt werden:

Nach dieser Regel würde man nur einen Pfeiler benötigen, wenn nur ein Zahn fehlt. Das bedeutet aber eine Krone mit Anhänger; Konstruktionen dieser Art haben sich nicht bewährt. Vielmehr ist der Statik wegen eine Endpfeilerbrücke indiziert oder das Heranziehen eines zweiten stabilisierenden Pfeilers. Somit sind auch beim Fehlen nur eines Zahnes im allgemeinen zwei Pfeiler notwendig. Damit ist die besagte Regel durchbrochen.

Stehen im Oberkiefer nur noch die Eckzähne und die ersten Molaren, ergibt sich eine statisch äußerst stabile Brücke, auch wenn mit Hilfe von nur vier Pfeilern acht fehlende Zähne ersetzt werden. Wiederum entspricht die Brücke nicht der Regel.

Weiterhin ist zu bedenken, daß man die unterschiedlichen Zähne des Gebisses bezüglich der Belastbarkeit nicht gleichsetzen kann. Ein dreiwurzeliger Molar kann stärkere Kräfte aufnehmen als ein einwurzeliger Prämolar oder ein Schneidezahn. Ein Eckzahn hat wegen seiner Stellung im Gebiß und seiner starken Verankerung im Knochen eine andere prothetische Wertigkeit als andere einwurzelige Zähne. Aus diesen Gründen wurde die besagte Regel in der Weise abgewandelt, daß man forderte: die Pfeiler müssen so viele Wurzeln aufweisen wie die fehlenden Zähne hatten. Aber auch mit dieser abgeänderten Formel wird man der Sache nicht gerecht. Die Kriterien bezüglich der Pfeilerwahl müssen weitaus differenzierter betrachtet werden.

Da es nicht möglich ist, allgemein gültige Regeln anzubieten, soll nachstehend wenigstens versucht werden, jene Aspekte aufzuzeigen, die für die Brückenplanung relevant erscheinen. Die Ausführungen sollen sich zunächst auf den Oberkiefer beziehen.

7.1 Seitenzahnbrücken im Oberkiefer

Befund   3 4 5 x 7 8
Therapie   K B K
                   5 x 7

Es fehlt der erste Molar. Der Endpfeilerbrücke kommt der absolute Primat zu. Eine Alternative entfällt praktisch. Dies gilt auch für den Fall, daß die prospektiven Pfeiler, der zweite Prämolar und der zweite Molar kariesfrei sind. In diesem Falle wäre allenfalls zu überlegen, ob man ganz auf eine Brücke verzichten könnte, was zu diskutieren wäre, wenn auf Grund ausreichender antagonistischer Kontakte keine Elongationen zu befürchten sind und wenn keine Kippungen z.B. durch noch im Kiefer befindliche durchbruchsbehinderte 3. Molaren zu erwarten sind. Das Alter des Patienten sowie das gesamte Umfeld der Lücke sind also in die Betrachtungen einzubeziehen. Im Einzelfall kann die Therapie durchaus darin bestehen, daß man bei jugendlichen Patienten dritte Molaren, die als Noxe in Frage kommen, entfernt, und sich ansonsten abwartend und beobachtend verhält.

```
Befund      3  4  x  6  7  8
Therapie    K  B  K
               B  K  K
               B  K
```

Es fehlt der zweite Prämolar. In diesem Fall stellt natürlich wiederum die Endpfeilerbrücke die statisch beste Lösung dar. Sind die die Lücke begrenzenden Zähne kariös befallen, so daß eine Krone auch einen zahnerhaltenden Charakter hat, bedarf es keiner weiteren Überlegungen.
Ist aber der erste Prämolar kariesfrei, während der zweite Molar schon eine mehrflächige Füllung und Sekundärkaries aufweist, ist durchaus eine Freiendbrücke in Erwägung zu ziehen.
Als seltene Ausnahme, wenn der erste Prämolar und der zweite Molar kariesfrei sind, die Lücke verengt, bzw. schmal ist und eine günstige antagonistische Situation vorliegt, kann man auch an eine Krone mit Anhänger denken.

```
Befund      3  x  5  6  7  8
Therapie    K  B  K
               B  K  K
```

Es fehlt der erste Prämolar. Wiederum ist selbstverständlich die Endpfeilerbrücke die statisch günstigste. Das bedeutet aber, daß man den Eckzahn als Pfeiler verwenden muß. Ist dieser Zahn so weit zerstört, daß eine Überkronung auch zur Erhaltung seiner selbst dient, bestehen keine Bedenken. Ist er aber kariesfrei oder weitgehend kariesfrei, neigt man dazu, ihn nicht anzutasten, weil gerade dem Eckzahn wegen seiner Schutzfunktion für die Seitenzähne eine besondere Bedeutung zukommt.
Im Falle eines gesunden Eckzahnes würde man distal den Sechsjahrmolaren als zweiten, stabilisierenden Pfeiler heranziehen, zumal dieser Zahn am häufigsten kariös befallen ist.
Eine Freiendbrücke mit dem zweiten Prämolaren als einzigem Pfeiler kommt praktisch nicht in Frage.

```
Befund      3  4  5  6  x  8
Therapie          K  B  K
                  6  x  8
```

Es fehlt der zweite Molar. Zugegeben, dieser Befund ist eher selten. Sofern der dritte Molar als Pfeiler in Betracht kommt, steht einer Endpfeilerbrücke nichts im Wege. Dritte Molaren sind aber allgemein wegen ihrer Stellung so weit distal, und wegen einer oft nach vestibulär-distal geneigten Stellung schwierig zu überkronen. Die Qualität der Arbeit läßt wegen der widrigen Umstände oft zu wünschen übrig. Deshalb ist stets auch zu überlegen, ob überhaupt die Schließung der Lücke sinnvoll ist. Sofern keine Elongationen zu erwarten sind, kann man sie auch belassen, zumal der dritte Molar infolge der günstigen Kompensationskurve durch Ventralkippung die Lücke verkleinern wird.

Häufig kommen dritte obere Molaren wegen ihrer rudimentären Formen überhaupt nicht als Pfeiler in Frage. Eine exakte röntgenologische Abklärung ist in jedem Falle erforderlich.

Befund	3 4 x x 7 8
Therapie	K B B K

Es fehlen zwei Seitenzähne nebeneinander. Im ersten Fall sollen der zweite Prämolar und der erste Molar fehlen. Die Brücke vom ersten Prämolaren zum zweiten Molaren ist dann geradezu der Prototyp einer indizierten Endpfeilerbrücke. Eine Alternative gibt es nicht.

Befund	3 4 5 x x 8
Therapie	K B B K

Fehlen der erste und der zweite Molar, ist eine Endpfeilerbrücke vom zweiten Prämolaren zum dritten Molaren angezeigt. Der dritte Molar ist allerdings bezüglich seiner Konstitution und seines parodontalen Zustandes sorgfältig zu überprüfen.

Befund	3 x x 6 7 8
Therapie	K B B K

Sind die beiden Prämolaren zu ersetzen, gibt es wiederum nur eine Lösung: Die Endpfeilerbrücke vom Eckzahn zum ersten Molaren. Beide Zähne sind von Hause aus stark belastbar. Man muß allerdings die Ursache des Verlustes der Prämolaren ins Kalkül ziehen. Gingen sie wegen Karies verloren, ist es unwahrscheinlich, daß die Nachbarn kariesfrei sind. Gingen sie wegen Parodontopathie verloren, sind im allgemeinen auch die Nachbarn befallen. In beiden Fällen sind die spezifischen Belange der Karies- und Parodontalbehandlung sorgfältig zu berücksichtigen.

Befund	3 4 x 6 x 8
Therapie	B K B K
	K B K B K
	K B K x 8

Fehlen im Seitenzahnbereich zwei Zähne, so muß es sich keineswegs um zwei Nachbarn handeln, die Zahnreihe kann auch zweifach unterbrochen sein. Fehlen der zweite Prämolar und der zweite Molar, so gibt es zumindest zwei Möglichkeiten: eine Freiendbrücke mit dem ersten Molaren und dem dritten Molaren als Pfeiler und die Endpfeilerbrücke mit dem ersten Prämolaren als zusätzlichem Pfeiler. Die Wahl hängt weitgehend von der Beschaffenheit des ersten Prämolaren ab; ist dieser kariesfrei und bestehen keine parodontalen Schwächungen bei

den distalen Pfeilern, wird man erstere Lösung bevorzugen; ist aber der erste Prämolar soweit kariös befallen, daß eine Krone der Zahnerhaltung dient, oder geht es um die Stabilisierung von Zähnen mit zwar gesundem aber reduziertem Parodontium, so stellt die zweite die sicherere Lösung dar.
Bei ungünstiger Stellung oder unzureichender Konstitution des 3. Molaren ist aber auch eine dritte Lösung in Erwägung zu ziehen: man schließt nur die vordere Lücke mit einer Endpfeilerbrücke und beläßt die distale Lücke.

Befund	3	x	5	x	7	8
Therapie		B	K	B	K	
	K	B	K	B	K	
		B	K	B	K	K
	K	B	K	B	K	K

Fehlen der erste Prämolar und der erste Molar, so gelten für die ersten beiden Lösungen die Ausführungen wie zum vorstehenden Befund. Darüber hinaus ist zu erwähnen, daß in beiden Fällen der dritte Molar zusätzlich in die Brücke einbezogen wird, wenn er z.B. ohne Antagonist ist und seine Elongation verhindert werden soll.

Befund	3	x	5	6	x	8
Therapie		B	K	K	B	K
	K	B	K	K	B	K
	K	B	K/K	B	K	
	K	B	K	K	x	8
		B	K	K	x	8

Es fehlen der erste Prämolar und der zweite Molar: ein Befund für sehr variable Lösungen.

- Freiendbrücke mit den Pfeilern zweiter Prämolar, erster Molar und dritter Molar;
- bei überkronenswertem Eckzahn:
  - Endpfeilerbrücke mit den Pfeilern Eckzahn, zweiter Prämolar, erster Molar und dritter Molar,
  - zwei getrennte dreigliedrige Brücken,
  - Endpfeilerbrücke mit den Pfeilern Eckzahn, zweiter Prämolar, erster Molar; Belassen der distalen Lücke;
- Freiendbrücke zum Schließen der ventralen Lücke mit den Pfeilern zweiter Prämolar und erster Molar; Belassen der distalen Lücke.

Befund	3	4	x	x	x	8
Therapie		K	B	B	B	K
	K	K	B	B	B	K

Fehlen von drei Seitenzähnen
Im ersten Fall sollen drei Zähne nebeneinander fehlen, nämlich der zweite Prämolar, der erste Molar und der zweite Molar. Zur Schließung dieser Lücke dient

eine Endpfeilerbrücke vom ersten Prämolaren zum dritten Molaren. Allerdings sind die Pfeiler sorgfältig auf ihre Belastbarkeit zu prüfen. Die Kriterien sind, gesundes Parodontium, kein Risiko bezüglich Karies, kein endodontisches Risiko, ausreichende Verankerung im Knochen. Bei fraglicher Qualität des ersten Prämolaren kann erwogen werden, den Eckzahn als stabilisierenden Pfeiler mit heranzuziehen. Die antagonistische Situation ist ebenfalls als Planungsfaktor zu berücksichtigen. Ist im antagonistischen Kiefer z.B. eine totale Prothese vorhanden, wird die Brücke weit geringeren Belastungen ausgesetzt als bei einer Gegenbezahnung mit natürlichen Zähnen. Außerdem muß der Gesamtbefund des Kiefers das Risiko rechtfertigen. Der Beruf (Sänger, Schauspieler) kann andererseits die Indikation stärken. Eine gute Mitarbeit des Patienten ist vorauszusetzen.

Befund	3	x	x	x	7	8
Therapie	K	B	B	B	K	
	K	B	B	B	K	K

Sind die beiden Prämolaren und der erste Molar zu ersetzen, stellt die Brücke vom Eckzahn zum zweiten Molaren eine solide Lösung dar. Natürlich müssen auch in diesem Falle die Pfeiler die Eignungskriterien erfüllen.
In besonderen Fällen kann der dritte Molar an die Brücke angekoppelt werden, wenn er zum Beispiel ohne Antagonist ist, aber dennoch erhalten werden soll. Der Aspekt der Pflegefähigkeit der Brücke kann es aber auch angeraten erscheinen lassen, daß man den dritten Molaren entfernt. Natürlich ist dies nur indiziert, wenn man sich vorher vergewissert hat, daß der zweite Molar alle Eigenschaften für einen dauerhaften Pfeiler besitzt.

Befund	3	x	5	x	x	8
Therapie	K	B	K	B	B	K

Befund	3	x	x	6	x	8
Therapie	K	B	B	K	B	K
	K	B	B	K	x	8

Die Lücken von drei fehlenden Seitenzähnen können auch so angeordnet sein, daß die Zahnreihe zweifach unterbrochen ist.
Fehlen der erste Prämolar sowie der erste und zweite Molar, ist eine Brücke mit den Pfeilern Eckzahn, zweiter Prämolar und dritter Molar indiziert.
Fehlt neben dem ersten Prämolaren der zweite Prämolar und der zweite Molar, sind zwei Lösungen denkbar, eine Endpfeilerbrücke mit den Pfeilern Eckzahn, erster Molar und dritter Molar und eine Endpfeilerbrücke vom Eckzahn zum ersten Molaren, wenn der Befund für das Belassen der distalen Lücke spricht.

Befund	3	x	x	x	x	8
Therapie	K	B	B	B	B	K

Schließlich ist die Frage zu ventilieren, ob beim Fehlen von vier Seitenzähnen nebeneinander eine Brücke vom Eckzahn zum dritten Molaren vertretbar ist.

Setzt man tragfähige Pfeiler voraus, so gilt die Aufmerksamkeit dem Umfeld, dem Beruf des Patienten, der Mitarbeit des Patienten, dem antagonistischen Kiefer und der Gesamtkonstellation der Zähne im betroffenen Kiefer. Sind diese Kriterien positiv zu beantworten, steht einer Brücke nichts im Wege. Man nennt eine solche Brücke eine überspannte Brücke.

Überspannt bedeutet in diesem Zusammenhang, daß die Spanne größer ist, als herkömmlich für richtig angesehen wurde.

7.2 Frontzahnbrücken im Oberkiefer

Befund   3 2 1 x 2 3
Therapie   K B K

Fehlt ein mittlerer Schneidezahn, ist eine Endpfeilerbrücke mit dem seitlichen Schneidezahn und dem mittleren Inzisivus der Gegenseite die Therapie der Wahl. Sollte der seitliche Schneidezahn der Gegenseite aus Gründen der Zahnerhaltung einer Krone bedürftig sein, wird diese separat angefertigt und nur in Ausnahmefällen mit der Brücke verblockt.

Befund   3 2 1 1 x 3 4 5
Therapie   K B K
                   B K
                   B K K

Das Fehlen eines seitlichen Schneidezahnes kann erhebliche Probleme aufwerfen. Nur in einem Falle macht man ohne Skrupel eine Endpfeilerbrücke, nämlich dann, wenn die Pfeiler, welche die Brücke begrenzen, ohnehin überkronungsbedürftig sind. Bei kariesfreien Grenzzähnen kann man bei entsprechend günstigen Verhältnissen erwägen, ob nicht eine Krone mit Anhänger ausreicht. Ansonsten zieht man als stabilisierenden Pfeiler den ersten Prämolaren heran, was dann um so leichter fällt, wenn dieser Zahn schon von Karies befallen ist.

Befund   3 2 x x 2 3
Therapie   K B B K

Sind die beiden mittleren Schneidezähne zu Verlust gegangen, ist die Brücke bei den beiden seitlichen Schneidezähnen durchaus als stabil anzusehen. Im allgemeinen wird den seitlichen Schneidezähnen nur eine geringe Pfeilerqualität zugebilligt. Anatomisch aber ist das Längenverhältnis Krone/Wurzel eindeutig zugunsten der Wurzel verschoben, das heißt, die Wurzel ist erheblich länger als die Krone. Bei den oberen mittleren Schneidezähnen ist das Längenverhältnis Krone/Wurzel nur etwa 1:1, wobei weiterhin nachteilig zu bemerken ist, daß die Form der Wurzel dieser Zähne weitgehend kegelförmig ist, was bedeutet, daß mit der Reduktion des Knochenfaches der flächenmäßige Knochenkontakt relativ stark abnimmt. Ist die Alveole zur Hälfte abgebaut, hat nur noch $^1/_4$ der ursprünglichen Mantelfläche der Wurzel Kontakt mit dem Knochen.

Befund	3 2 1 x x 3
Therapie	K B B K

Fehlen die beiden Schneidezähne einer Seite, werden als Pfeiler für die notwendige Brücke der Eckzahn der gleichen Seite und der mittlere Schneidezahn der Gegenseite herangezogen.

Befund	3 2 x x x 3
Therapie	K B B B K
	K K B B B K

Fehlen drei Schneidezähne nebeneinander, sind zwei Lösungen gegeneinander abzuwägen. Die Brücke mit nur zwei Pfeilern, (Eckzahn der einen Seite und seitlicher Schneidezahn der anderen) oder die Brücke mit drei Pfeilern, indem der zweite Eckzahn zur Stabilisierung zusätzlich herangezogen wird. Die Entscheidungskriterien sind: Krümmungsgrad des Frontzahnbogens, Breite der Lücke, Gegenbezahnung, Verankerung der Pfeiler im Knochen, kariöser Befall des zweiten Eckzahns, Risikofaktoren beim seitlichen Schneidezahn.

Befund	3 x 1 x x 3
Therapie	K B K B B K

Das Fehlen von drei Schneidezähnen kann auch zur zweifachen Unterbrechung der Zahnreihe führen. In diesem Falle gibt es nur eine Lösung: die Brücke von Eckzahn zu Eckzahn.

Befund	4 3 x x x x 3 4
Therapie	K B B B B K
	K K B B B B K
	K B B B B K K
	K K B B B B K K

Bei der Anfertigung von Frontzahnbrücken, durch welche die vier oberen Schneidezähne ersetzt werden sollen, sind außer der Qualität der Pfeiler 3 Fakten zu berücksichtigen: die Krümmung des Zahnbogens, die Länge der Spanne und der Umstand, daß die Brücke bei Beanspruchung im Scherenbiß vom Restgebiß weg belastet wird. Entsprechend ist zu überlegen, ob die beiden Eckzähne als Pfeiler ausreichen, ob die Hinzuziehung des ersten Prämolaren als stabilisierende Pfeiler auf einer Seite ausreicht oder ob an beiden Seiten die ersten Prämolaren in die Brücke einbezogen werden müssen.

7.3 Kombinierte Frontzahn-Seitenzahnbrücke

Die bisher separat für die Frontzähne und die Seitenzähne aufgezeichneten Konstruktionen können, sofern sie Berührungspunkte aufweisen, beliebig miteinander kombiniert werden. Dafür einige Beispiele.

Befund	3	2	1	x	2	3	x	5	x	7	8
Therapie		K	B	K		B	K	B	K		
		K	B	K/K		B	K	B	K		
		K	B	K	K	B	K	B	K		
		K	B	K⊙K		B	K	B	K		
		K	B	K	K	B	K	B	K	K	

In vielen Fällen ist die Konstellation des Restgebisses von solcher Art, daß sich die Frage stellt, ob man zwei kleinere oder eine größere Brücke anfertigen soll. Eine grundsätzliche Antwort kann man nicht geben, wenngleich der Trend eindeutig zu den kleineren Einheiten geht.

Dafür sprechen mehrere Gründe. Für kleinere Einheiten ist im allgemeinen eine größere Präzision zu erwarten. Die Inaktivierung der Pfeiler, wie sie bei größeren Einheiten zustandekommt, hat sich nicht bewährt. Natürlich muß man im Einzelfall auf Grund des parodontalen Zustandes das Maß der wahrscheinlichen Inaktivierung abschätzen. Bei Zähnen, die infolge relativ stark reduzierter Parodontien eine größere Beweglichkeit aufweisen, ist eine Stabilisierung durch Zusammenfassung mehrerer Pfeiler sehr wohl erwünscht und indiziert. Ergibt sich die Möglichkeit, einen gesunden Eckzahn von der Überkronung auszunehmen, ohne andererseits Risiken einzugehen, so nimmt man diese wahr, weil der Eckzahn eine in empfindlicher Weise von der Form abhängende Schutzfunktion für die Seitenzähne hat und die Kopie der originären Kontur sehr schwierig ist.

Soll der Eckzahn zum Zwecke der Realisierung einer Endpfeilerbrücke und aus zahnhaltenden Gründen überkront werden, können zwei getrennte Brücken angefertigt werden.

Will man deren Separierung auf lange Sicht verhindern und gleichzeitig die Inaktivierung vermeiden, kann man die beiden Brücken durch ein »lockeres« Geschiebe miteinander verbinden.

Weisen alle Pfeiler ein reduziertes Parodontium und, dadurch bedingt, eine erhöhte Lockerung auf, kann eine größere dreispannige Brücke in einem Stück angezeigt sein.

Bei allen Varianten kann es ratsam sein, einen dritten Molaren hinzuzufügen, damit seine Elongation vermieden wird.

Befund	3	2	1	x	x	3	x	5	x	7
Therapie		K	B	B	K		B	K	B	K

Allen im vorangehenden Fall angestrebten Betrachtungen ist man enthoben, wenn die Pfeilerkonstellation getrennte Brücken gar nicht zuläßt.

Befund	4 3 x x x x 3 x 5 6 7 8
Therapie	K B B B B K B K
	K K B B B B K B K

Die Pfeilerwahl für eine Frontzahnbrücke, durch welche alle oberen Schneidezähne ersetzt werden, wurde besprochen. Dabei wurden zunächst ansonsten lückenlose Seitenzahnreihen vorausgesetzt. Fehlt nun aber zusätzlich zu den Schneidezähnen der erste Prämolar, so muß die Brücke auf einer Seite bis zum zweiten Prämolaren erweitert werden. Das bedeutet statisch aber keine Schwächung, sondern eine Stärkung, weil der stabilisierende Pfeiler an einem längeren Hebel sitzt.

Befund	4 3 x x x x 3 x x 6 7
Therapie	K K B B B B K B B K

Befund	4 3 x x x x 3 x x x 7
Therapie	K K B B B B K B B B K

Das gleiche gilt für die Befunde, daß zusätzlich zu den Schneidezähnen beide Prämolaren oder beide Prämolaren und der erste Molar fehlen. Man kann sich die daraus resultierenden größeren Brücken dann zusammengesetzt denken aus einer Seitenzahnbrücke und einer Frontzahnbrücke. Beansprucht wird immer nur ein Teil der Gesamtbrücke. In der Abbißfunktion wirkt der stabilisierende Pfeiler dem Rotationsmoment um so wirksamer entgegen, je weiter distal er steht, m. a. W. je länger der Hebel ist, an dem er sich befindet. Wird umgekehrt die Seitenzahnbrücke beansprucht, wirkt der Kronenblock auf der Gegenseite als Stabilisator.

Betrachtet man die bisher besprochenen Brückenkonstruktionen synoptisch, so fällt auf, daß der Eckzahn unverhältnismäßig oft als Pfeiler dient. Als stark im Knochen verankerter Zahn, der überdies an markanter Stelle steht, nämlich am Übergang von der verhältnismäßig gradlinig verlaufenden Seitenzahnreihe zum Frontzahnbogen, kommt ihm eine besondere Bedeutung zu. Um so nachteiliger ist es, wenn er fehlt. Daher sollen noch einige Befunde mit fehlendem Eckzahn besprochen werden.

Befund	3 2 1 1 2 x 4 5 6 7
Therapie	K B K
	B K K

Ist nur der Eckzahn verlorengegangen, kann er durch eine Endpfeilerbrücke ersetzt werden oder durch eine Freiendbrücke mit den beiden Prämolaren als Pfeiler.

Befund	3 2 1 1 x x 4 5 6 7 8
Therapie	K B B K
	K K B B K
	K B B K K

Befund	3 2 1 1 2 x x 5 6 7 8
Therapie	K B B K
	K K B B K
	K B B K K

Fehlt neben dem Eckzahn einer seiner Nachbarn, kommen nur Endpfeilerbrücken in Frage.
Im allgemeinen reichen als Pfeiler die beiden Zähne, welche die Lücke begrenzen. Im Bedarfsfall kann nach mesial oder distal ein zusätzlicher stabilisierender Pfeiler hinzugenommen werden.

Befund	3 2 1 1 x x x 5 6 7 8
Therapie	K K B B B K

Befund	3 2 1 x x x 4 5 6 7 8
Therapie	K B B B K K

Befund	3 2 1 1 2 x x x 6 7 8
Therapie	K K B B B K

Fehlen neben dem Eckzahn zwei Nachbarn, sind in der Regel 3 Pfeiler vonnöten. Im Einzelfall muß überlegt werden, welcher Zahn sinnvollerweise als dritter Pfeiler in Frage kommt.

7.4 Brücken im Unterkiefer

Für die Planung von Brücken im Unterkiefer gilt bezüglich der Planungskriterien das gleiche, was für die Brücken im Oberkiefer ausgeführt wurde. Abweichend davon sind jedoch zwei Besonderheiten zu bereden.

Befund	7 6 5 4 3 x x x x 3 4 5 6 7
Therapie	K B B B B K

Beim Fehlen der Schneidezähne reicht es aus, die beiden Eckzähne als Pfeiler heranzuziehen. Auf zusätzliche, stabilisierende Pfeiler kann man verzichten. Dies deshalb, weil die Spanne zwischen den beiden Eckzähnen kürzer ist, weil deren Verbindung fast gradlinig verläuft und weil die Belastungsrichtung in der Funktion zum Restgebiß hin gerichtet ist. Auf satte Approximalkontakte zu den Prämolaren ist besonderer Wert zu legen.

Befund	8 7 x x 4 3 x x x x 3 4 5 6 7
Therapie	K B B K/K B B B B K
	K B B K⊙K B B B B K
Befund	8 7 x x x 3 x x x x 3 4 5 6 7
Therapie	K B B B⊙K B B B B K K

Die Unterkieferknochenspange wird in der Funktion erheblich elastisch deformiert. Im Seitenzahnbereich wirkt sich dies so aus, daß die Molaren sich um einen Betrag von 500 μm aufeinander zu bzw. voneinander weg bewegen. Der waagerechte Unterkieferast dreht sich um eine sagittale Achse, und zwar distal stärker als mesial. Je starrer also eine Brücke im Unterkieferseitenzahnbereich ist, um so stärker arbeiten die Pfeilerstümpfe gegen den Befestigungszement, bis dieser schließlich zerbröselt. Bei großen Brücken lockern sich daher oft die distalen Anker. Diese Erfahrung sollte zu zwei Konsequenzen führen.

- Bei unteren Seitenzähnen sollte der Halt der Anker auf den Pfeilern auf mechanischem Wege zustandekommen.
  Zervikal ist eine breitflächige, weitgehend parallele Zone zu präparieren. Der mechanische Halt hat in diesem Falle Priorität vor der supragingivalen Präparationsgrenze.
- Reicht eine Brücke im Seitenzahnbereich über den Eckzahn in den Frontzahnbereich hinein oder gar bis in den Seitenzahnbereich der Gegenseite, so sollte die Brücke geteilt werden.

7.5 Überspannte Brücken

Gerade bei relativ jungen Menschen gehen bei Traumata neben den Schneidezähnen auch Eckzähne oder einseitig auch Eckzahn und erster Prämolar verloren, während das übrige Gebiß lückenlos und kräftig ist. Es handelt sich also um Befunde der Kennedy-Klasse IV (Lücke mesial vom Restgebiß). Die Lücken sind allerdings relativ groß. Die Therapie solcher Befunde ist in jedem Falle schwierig. Trotz und wegen der ungünstigen statischen Verhältnisse ist eine starre Verbindung des Ersatzes am Restgebiß vonnöten.
Ein rein schleimhautgetragener Ersatz kommt nicht in Frage. Bei dental abgestützter Prothese bilden die Auflagen auf den endständigen Zähnen eine Rotationsachse, wenn der Sattel belastet wird. Bei Krafteinwirkung auf die Schneidezähne wirkt dort die Prothese wie schleimhautgelagert. Mit verstärktem Knochenabbau ist zu rechnen. Daher ist die starre Verbindung angezeigt. Natürlich kann man zunächst an eine abnehmbare teleskopverankerte Prothese denken. Der Sattel kann aber nur relativ geringe Kräfte kompensieren, weil er im Schatten der Stützzähne liegt, die sich nur etwa um $^1/_{10}$ jenes Wertes in die Alveole intrudieren lassen, um den man das Schleimhauttegument komprimieren kann. Aus diesem Grunde verzichtet man auf einen Sattel und fertigt überspannte Brücken an. Einige Befunde sind nachstehend skizziert.

Befund	7 6 5 4 3 x x x x x 4 5 6 7
Therapie	K K B B B B B B K K

Befund	7 6 5 4 x x x x x x 4 5 6 7
Therapie	K K B B B B B B K K

Befund	7 6 5 4 3 x x x x x x 5 6 7
Therapie	K K B B B B B B K K

7.6 Zusammenfassung der Planungskriterien

Für die Planung von Brücken ergeben sich somit folgende Kriterien:

Tab. 2 Kriterien für die Planung von Brücken

bezüglich des Zahnes selbst	Kariesbefall	kariesfrei kariös Füllungen
	Statur	einwurzlig zweiwurzlig dreiwurzlig Kümmerformen
	Parodontium	gesund reduziert Knochentaschen
	Endodontische Situation	vital pulpatot wurzelgefüllt wurzelspitzenreseziert
	Kippungen	
	Torsionen	
bezüglich des Umfeldes	Beschaffenheit des Nachbarn	Karies Parodontium antagonistenlos
	Gegenbezahnung	natürliche Zähne festsitzender Ersatz herausnehmbarer Ersatz Totalprothese Elongationen
	Statische Situation	
	Gesamtkonstellation	
	Mitarbeit des Patienten	
	Beruf des Patienten	

100 Brücken

Diese Kriterien sind weitaus differenzierter als die Zahl der fehlenden Zähne und deren Wurzel.
Zum Abschluß sei noch einmal eine Synopse von Befunden und Therapien versucht.

7.7 Synopse

Oberkiefer/Seitenzahnbereich

```
                8 7 6 5 4 3 2 1 | 1 2 3 4 5 6 7 8
Befund                            4 5 x 7 8
Therapie                          K B K
                                  5 x 7

Befund                            4 x 6 7 8
Therapie                          K B K 7 8
                                    B K K
                                    B K   ?

Befund                            x 5 6 7 8
Therapie                        K B K
                                  B K K

Befund                            4 5 6 x 8
Therapie                              K B K
                                      6 x 8

Befund                            4 x x 7 8
Therapie                          K B B K

Befund                            4 5 x x 8
Therapie                          K B B K

Befund                            3 x x 6 7 8
Therapie                          K B B K

Befund                            4 x 6 x 8
Therapie                            B K B K
                                  K B K B K
                                  K B K x 8

Befund                            3 x 5 x 7 8
Therapie                            B K B K
                                  K B K B K
                                    B K B K K
                                  K B K B K K

Befund                            3 x 5 6 x 8
Therapie                            B K K B K
                                  K B K K B K
                                  K B K/K B K
                                  K B K K x 8
                                    B K K x 8

Befund                            3 4 x x x 8
Therapie                            K B B B K
                                  K K B B B K

Befund                            3 x x x 7 8
Therapie                          K B B B K
                                  K B B B K K
```

Planungsgrundsätze, Planungskriterien 101

		8	7	6	5	4	3	2	1	1	2	3	4	5	6	7	8
Befund										3	x	5	x	x			8
Therapie										K	B	K	B	B			K
Therapie										3	x	x	6	x			8
Befund										K	B	B	K	B			K
										K	B	B	K	x			8
Befund										3	x	x	x	x			8
Therapie										K	B	B	B	B			K

Oberkiefer/Frontzahnbereich

	3	2	1	1	2	3	4
Befund	3	2	1	x	2	3	
Therapie			K	B	K		
Befund	3	2	1	1	x	3	4
Therapie				K	B	K	
					B	K	
					B	K	K
Befund	3	2	x	x	2	3	
Therapie		K	B	B	K		
Befund	3	2	1	x	x	3	
Therapie			K	B	B	K	
Befund	3	2	x	x	x	3	
Therapie		K	B	B	B	K	
	K	K	B	B	B	K	
Befund	3	x	1	x	x	3	
Therapie	K	B	K	B	B	K	
Befund	4	3	x	x	x	x	3	4
Therapie		K	B	B	B	B	K	
		K	B	B	B	B	K	K
	K	K	B	B	B	B	K	
	K	K	B	B	B	B	K	K

Oberkiefer/Kombination Seitenzahn- und Frontzahnbereich

Befund	3	2	1	x	2	3	x	5	x	7	8
Therapie			K	B	K		B	K	B	K	
			K	B	K	K	B	K	B	K	
			K	B	K/K	B	K	B	K		
			K	B	K⊙K	B	K	B	K		
			K	B	K	K	B	K	B	K	K
Befund	3	2	1	x	x	3	x	5	x	7	x
Therapie			K	B	B	K	B	K	B	K	
Befund	4	3	x	x	x	x	3	x	5	6	7	8
Therapie		K	B	B	B	B	K	B	K			
	K	K	B	B	B	B	K	B	K			
Befund	4	3	x	x	x	x	3	x	x	6	7	x
Therapie	K	K	B	B	B	B	K	B	B	K		
Befund	4	3	x	x	x	x	3	x	x	x	7	8
Therapie	K	K	B	B	B	B	K	B	B	B	K	

Brücken

Brücken bei fehlendem Eckzahn

	8	7	6	5	4	3	2	1	1	2	3	4	5	6	7	8
Befund						3	2	1	1	2	x	4	5	6	7	8
Therapie										K	B	K				
											B	K	K			
Befund						3	2	1	1	x	x	4	5	6	7	8
Therapie									K	B	B	K				
								K	K	B	B	K				
									K	B	B	K	K			
Befund						3	2	1	1	2	x	x	5	6	7	8
Therapie										K	B	B	K			
									K	K	B	B	K			
										K	B	B	K	K		
Befund						3	2	1	1	x	x	x	5	6	7	8
Therapie									K	B	B	B	K			
								K	K	B	B	B	K			
									K	B	B	B	K	K		
Befund						3	2	1	x	x	x	4	5	6	7	8
Therapie								K	B	B	B	K	K			
							K	K	B	B	B	K				
Befund						3	2	1	1	2	x	x	x	6	7	8
Therapie									K	K	B	B	B	K		
Befund		7	6	5	4	3	x	x	x	x	x	4	5	6	7	
Therapie					K	K	B	B	B	B	B	K	K			
Befund		7	6	5	4	x	x	x	x	x	x	4	5	6	7	
Therapie					K	K	B	B	B	B	B	K	K			
Befund		7	6	5	4	3	x	x	x	x	x	x	5	6	7	
Therapie					K	K	B	B	B	B	B	B	K	K		

Besondere Brücken im Unterkiefer

	8	7	6	5	4	3	2	1	1	2	3	4	5	6	7	8
Befund	8	7	6	5	4	3	x	x	x	x	3	4	5	6	7	8
Therapie					K	B	B		B	B	K					
Befund	8	7	x	x	4	3	x	x	x	x	3	4	5	6	7	8
Therapie			K	B	B	K/K	B	B	B	B	K					
			K	B	B	KoK	B	B	B	B	K					
Befund	8	7	x	x	x	3	x	x	x	x	3	4	5	6	7	8
Therapie			K	B	B	BoK	B	B	B	B	K					

DIE PARTIELLE PROTHESE

1. Bauelemente
2. Kippmeidung
3. Spezielle Statik
4. Die einfache Kunststoffprothese
5. Verbindung Prothese–Restgebiß
6. Kombiniert festsitzend/herausnehmbarer Zahnersatz
7. Wiederherstellungsarbeiten
8. Topographie der Attachments und Retention

Auf Grund der außerordentlich großen Zahl möglicher Konstellationen der in einem teilbezahnten Kiefer noch vorhandenen Zähne ist die Form partieller Prothesen sehr vielgestaltig. Aus eben diesem Grunde ist das Planen von herausnehmbarem Teilersatz mit erheblichen Schwierigkeiten behaftet. Für das Entwerfen von partiellen Prothesen ist es sehr hilfreich und zweckmäßig, wenn man sich vergegenwärtigt, daß man diese Art von Zahnersatz in verschiedene Bauelemente zerlegen kann, deren Aufgabe Gestalt und Qualität man relativ exakt zu definieren imstande ist. Auf diese Art gelingt es, systematisch und mit großer Erfolgssicherheit nach dem Baukastenprinzip bei den unterschiedlichsten Befunden die partielle Prothese zu „komponieren". Dieses Vorgehen bewährt sich natürlich für alle Arten der Teilprothesen: für die einfache Kunststoffprothese, für die partielle Prothese mit Modellgußbasis, für die Teilprothesen des kombiniert festsitzend/herausnehmbaren Ersatzes. Dennoch soll zunächst nur die partielle Prothese mit Modellgußbasis besprochen werden, gewissermaßen als Prototyp des Teilersatzes, weil so aus didaktischen Gründen eine übersichtlichere Disposition eingehalten werden kann.

Die beiden anderen Prothesenarten werden anschließend abgehandelt, und zwar nur noch bezüglich ihrer charakteristischen Merkmale bzw. Details.

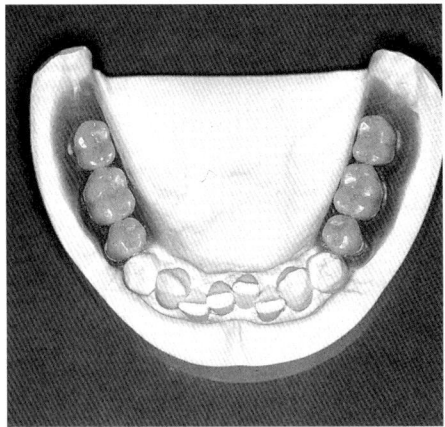

Abb. 1 Die Sättel sind der eigentliche Ersatz

1 Bauelemente

Den eigentlichen Zahnersatz stellen die *Sättel* dar. Als solche bezeichnet man die mit künstlichen Zähnen versehenen Ersatzstücke, die im Bereich einer unterbrochenen oder verkürzten Zahnreihe dem Alveolarfortsatz aufliegen. Sie werden durch *Verbindungselemente* miteinander verbunden. Die Sättel und ihre Verbindungselemente ergeben zusammen die *Prothesenbasis*. Durch Adhäsion allein hat die Basis einer Teilprothese im Munde keinen ausreichenden Halt. Sie muß daher mit *Verankerungselementen* am Restgebiß befestigt werden.

Es sind also drei Bauelemente, die es zu beschreiben gilt:

- die Sättel (Abb. 1),
- deren Verbindungselemente (Abb. 2),
- und die Verankerung (Abb. 3).

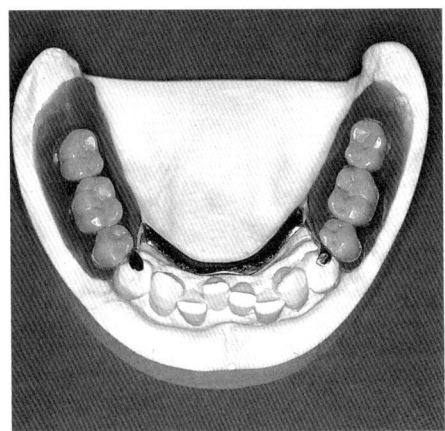

Abb. 2 Sättel werden durch Verbindungselemente miteinander verbunden

Allerdings ist es notwendig, beim eigentlichen Planen der Prothese nach dem Entwurf der Basis die „statische Analyse" zwischenzuschalten, die vorwiegend in Überlegungen darin besteht, was geschieht, wenn die Sättel belastet werden. Diese Analyse ist Vorbedingung für die richtige Konstruktion der Verankerungselemente.

1.1 Sattel und Satteldynamik

Die Problematik der partiellen Prothesen besteht vor allem darin, daß Zähne und Alveolarfortsätze mit beträchtlich unterschiedlichem Nachgeben auf Druck reagieren. Der Zahn läßt sich bei vertikaler Belastung nur in geringem Maße in die Alveole intrudieren, maximal bis zu 40 µm. Bei gleicher Kraft pro Flächeneinheit lagert sich der Sattel auf dem Alveolarfortsatz dagegen wesentlich stärker ein. Das

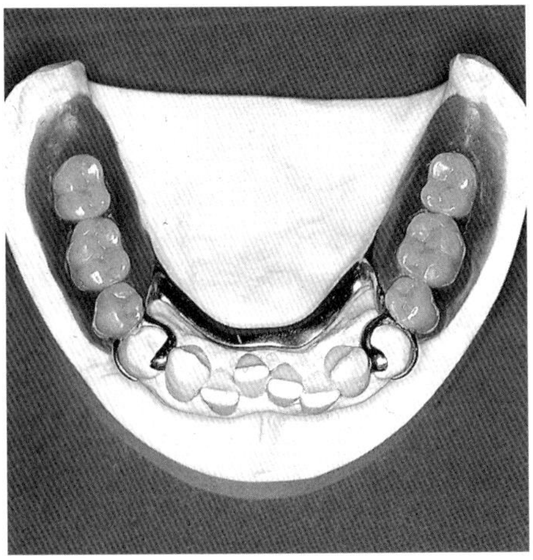

Abb. 3 Die Basis wird am Restgebiß verankert

aktuelle momentane Einsinken im Bereich des zahnlosen Alveolarfortsatzes kommt zustande durch Komprimierung und Verdrängung der auf dem Knochen liegenden Weichgewebe. Dabei wird vor allem die im Gewebe vorhandene Flüssigkeit in die Knocheninterstitien gedrückt. Beim Nachlassen des Druckes saugt sich das Gewebe wieder voll, so daß die Komprimierung rückgängig gemacht wird. Der ursprüngliche Zustand stellt sich wieder ein.

Der Komprimierungseffekt ist aber bei weitem geringer, als man früher auf Grund von Resilienzmessungen angenommen hat. Die Resilienzmessungen wurden nämlich meistens mit kugelförmigen Instrumenten vorgenommen. Beim Eindrücken dieser Kugeln in die Schleimhaut weicht das Gewebe aus und wölbt sich seitlich hoch (Abb. 4). So kommt man zu relativ großen Werten für die Resilienz. Der flächenhafte Sattel läßt sich aber nicht mit einer Kugel vergleichen. Allerdings kann man sich die Fläche aus Kugeln zusammengesetzt denken, wenn man deren Radien klein genug annimmt. So läßt sich schrittweise das unterschiedliche Verhalten ableiten. Belastet man nicht nur eine größere Kugel separat, sondern mehrere nebeneinanderliegende gleichzeitig, so ist für das seitliche Ausweichen und Aufwölben des Gewebes nicht mehr der nötige Platz vorhanden (Abb. 5). Die Einsinktiefe wird geringer.

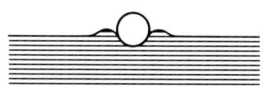

Abb. 4   Resilienz bei Einlagerung einer großen Kugel

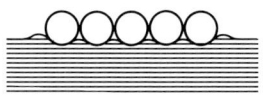

Abb. 5   Resilienz bei Einlagerung mehrerer großer Kugeln

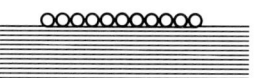

Abb. 6   Resilienz bei flächenhafter Belastung

Verkleinert man nun fortlaufend den Radius der Kugeln und vergrößert entsprechend ihre Anzahl, so besteht für das Gewebe kaum noch eine Möglichkeit auszuweichen (Abb. 6).

Der Druck, definiert als Kraft pro Fläche, verdient in diesem Zusammenhang besondere Beachtung. Es versteht sich von selbst, daß bei gleicher Fläche durch eine größere Kraft eine stärkere Resilienz der Schleimhaut (Flüssigkeitsverdrängung und Gewebekompression) bewirkt wird als durch eine kleinere Kraft, und umgekehrt ist bei gleicher Kraft der Resilienzweg umso kleiner, je größer die belastete Fläche ist.

Die auf die Schleimhaut einwirkende Kraft wird natürlich auch auf den Knochen weitergeleitet. Die Reaktion des Knochens auf diese Kraft hängt von deren Größe ab. Eine gewisse Belastung ist geradezu notwendig zur Erhaltung des Knochens. Das Faktum der Inaktivitätsatrophie beweist diese Behauptung. Übersteigt aber der Druck eine gewisse Schwelle, dann reagiert der Knochen darauf mit Abbau. Trägt man den Abbau in Abhängigkeit vom einwirkenden Druck in ein Diagramm ein, so ergibt sich der in der Abbildung 7 dargestellte Zusammenhang. Der Wert der Schwellenbelastung ist natürlich eine individuell stark differierende Größe. Auch der jenseits des Schwellenwertes einsetzende Abbau ist individuell unterschiedlich groß. Die individuelle Resistenz bzw. Insuffizienz bestimmt den Wert für den Schwellendruck und den Anstieg der Kurve. Diese beiden Größen sind auch in erheblichem Maße davon abhängig, ob eine Parodontopathie vorgelegen hat oder nicht. Im allgemeinen kann man sagen, daß mit einem geringen Schwellenwert auch ein steiler Anstieg der Kurve für den Abbau verbunden ist, während ein größerer Schwellenwert mit einem flachen Anstieg der Kurve gekoppelt ist.

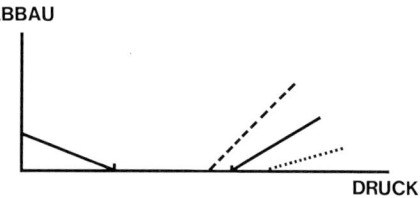

Abb. 7   Diagramm Druck/Knochenabbau

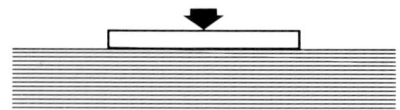

Abb. 8   Mittenbelastung eines Sattels, kein Abbau

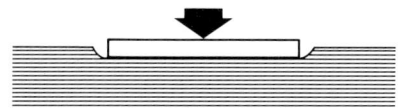

Abb. 9   Verstärkte Krafteinwirkung verursacht trotz Mittenbelastung Knochenabbau

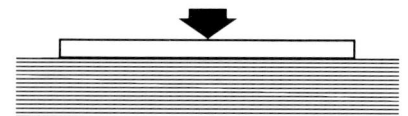

Abb. 10   Vergrößerung der Sattelauflage, damit der Druck auch bei verstärkter Krafteinwirkung unterschwellig bleibt

Im Rahmen dieser Überlegungen muß noch geklärt werden, wie die Größe des Druckes zu definieren ist. Hinsichtlich der Belastung des Weichgewebes besteht ein direkter Zusammenhang zwischen den Größen des Druckes in Newton pro Flächeneinheit und der Größe der Resilienz. Beim Knochen hingegen sind die Zusammenhänge komplizierter. Ein momentaner überschwelliger Druck bewirkt allenfalls eine stärkere elastische Deformation des Knochens, keineswegs aber einen Abbau im Augenblick des Einwirkens. Für den Knochen ist daher nicht der aktuelle Druck maßgeblich, sondern die Summe der Drucke in einer bestimmten Zeiteinheit. Es gilt also zu unterscheiden zwischen dem durch Kompression der Weichgewebe verursachten aktuellen Einsinken, einem reversiblen Vorgang, und dem irreversiblen Einlagern des Sattels, das in größeren Zeitabschnitten durch Knochenabbau bedingt wird. Letzteres kann, muß aber nicht unbedingt auftreten. Ersteres macht sich immer bemerkbar, unabhängig von Knochenabbau.

Wird der Sattel *zentral* belastet, so hängt es von der Größe des Druckes ab, welche Folgen sich daraus ergeben. Nehmen wir zunächst an, der Druck sei unterschwellig, so wird zwar die Schleimhaut in gewissem Maße komprimiert, ein Abbau des Knochens findet aber nicht statt (Abb. 8).

Übersteigt aber der Druck den Schwellenwert, so setzt ein Knochenabbau ein (Abb. 9). Will man trotz der größeren Krafteinwirkung einen Knochenabbau vermeiden, so muß man die Auflagefläche so weit vergrößern, bis der Druck wieder unterschwellig ist (Abb. 10). Da man die einwirkenden Kräfte nicht willkürlich dosieren kann, bleibt nur eine Konsequenz:

Jeder Sattel muß so weit wie möglich ausgedehnt werden.

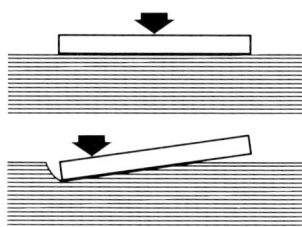

Abb. 11 Eine Kraft, die bei Einwirkung auf die Mitte des Sattels keinen Abbau verursacht, kann bei Einwirkung auf das Sattelende sehr wohl zum Knochenabbau führen

Bislang wurde vorausgesetzt, daß der Sattel zentral belastet wird. Dies ist jedoch die Ausnahme. Meistens erfolgt eine exzentrische Belastung; die einwirkende Kraft wird dann nicht mehr gleichmäßig verteilt. Sie konzentriert sich vielmehr unter dem belasteten Sattelende, wo der Druck dann überschwellig werden kann. Daraus resultiert ein Knochenabbau in diesem Bereich (Abb. 11). Die Prothese folgt dem stattgehabten Abbau und lagert sich ein. Dabei ist es denkbar, daß sich das entgegengesetzte Ende des Sattels anhebt. Wird wechselweise exzentrisch belastet, so sind immer gewisse Knochenpartien überschwellig belastet, obwohl die einwirkende Kraft bei zentraler Belastung für die Gesamtfläche unterschwellig wäre. Die Folge ist ein beschleunigter Schwund des Alveolarknochens (Abb. 12). An klinischen Beispielen lassen sich die dargestellten Vorgänge leider allzu oft demonstrieren (Abb. 13).

Vermeiden kann man die Randeinsenkung nur, wenn man den Sattel an den Enden dental abstützt. Bei Schaltsätteln ist dies im allgemeinen unschwer möglich. Bei Freiendsätteln kann nur das mesiale Ende abgestützt werden (Abb. 14). Abstützungen von hinreichender Festigkeit und Exaktheit lassen sich nur mit modellgegossenen Metallbasen erzielen.

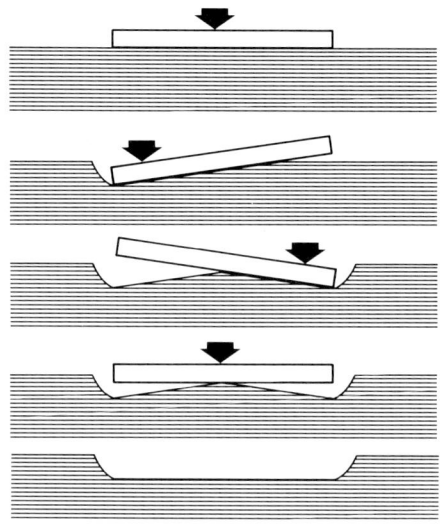

Abb. 12 Wechselweise exzentrische Belastung führt zu beschleunigtem und verstärktem Abbau (schematisch)

Die Einsenkung des distalen Sattelendes kann man nur dadurch vermeiden, daß das distale Drittel nicht belastet wird. Hierfür bieten sich unterschiedliche Möglichkeiten an.

Die einfachste besteht darin, daß man auf das distale Drittel keine künstlichen Zähne aufstellt. Dabei muß jedoch der Gegenkiefer beachtet werden. Sind dort natürliche Zähne vorhanden, denen durch das Freilassen des distalen Endes der Antagonist fehlen würde, so muß ein anderer Weg gefunden werden. Entweder ist der Gegenkiefer seinerseits so zu versorgen, daß die betreffenden Zähne durch dentale Auflagen am Herauswachsen aus den Alveolen gehindert werden, oder aber es muß das distale Ende des Freiendsattels doch mit Zähnen versehen werden. Diese sind dann aber so zu formen, daß beim Kauakt keine wesentliche Belastung des Sattelendes entsteht. Statt Molaren werden z.B. Prämolaren aufgestellt; letztere kann man so umschleifen, daß nur ein Höcker verbleibt, der in die zentrale Fossa des Antagonisten hineinragt.

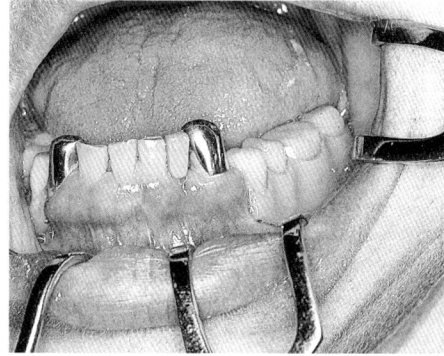

Abb. 13 Wie Abb. 12; klinisches Beispiel

Ist in anderen Fällen die Aufstellung von Zähnen auf dem distalen Drittel aus ästhetischen Gründen notwendig, so sollte man sie außer Okklusion stellen. Voraussetzung ist auch hier, daß keine Antagonisten über die Kauebene hinauswach-

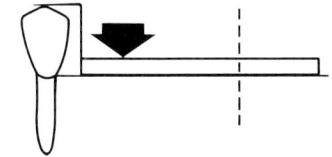

Abb. 14 Der Freiendsattel wird mesial abgestützt; das distale Drittel darf nicht belastet werden

sen können. Somit ergeben sich für die Konstruktion der Sättel bestimmte Leitsätze.

Für Schaltsättel: Sattel an beiden Enden dental abstützen.

Für Freiendsättel:

- Ausdehnen so weit wie möglich.
- Mesiale Randeinsenkung vermeiden durch dentale Abstützung.
- Distale Randeinsenkung vermeiden durch Nichtbelasten des distalen Drittels.

1.2 Verbindung der Sättel

Beim Entwurf der Verbindungselemente (englisch = major connector), mit denen die Sättel verbunden werden und die mit den Sätteln zusammen die Basis ergeben, gilt es insbesondere, der Karies- und Parodontalprophylaxe gerecht zu werden.

1.2.1 Umgehung von Zahngruppen

Zähne und Parodontien können mit einiger Sicherheit von Schäden durch herausnehmbaren Ersatz verschont bleiben, wenn sie von der Prothese nicht berührt werden, wenn zwischen ihnen und der Prothese ein 4–5 mm großer Abstand eingehalten wird. Im Oberkiefer läßt sich diese Forderung im allgemeinen leicht erfüllen; allerdings wird dabei deutlich, daß eine wirkungsvolle Prophylaxe bei den meisten Befunden nur mit Hilfe der modellgegossenen Metallbasis zu erreichen ist. Im Unterkiefer hingegen ergeben sich trotz modellgegossener Metallbasen wegen des Platzbedarfes erhebliche Schwierigkeiten, weil man insgesamt ca. 9 mm Alveolarwand benötigt, 4–5 mm für den Freiraum zwischen Gingivalsaum und Bügeloberkante und 4 mm für den Bügel. Demgegenüber findet man lingual nur eine schmale Zone Gingiva propria, die im Bereich der mittleren Schneidezähne durchschnittlich etwas weniger als 2 mm und im Bereich der Eckzähne und der Prämolaren etwa 3 mm breit ist (Abb. 15). Man ist also gezwungen, den Bügel in seiner Gesamtheit im Bereich der freien Mundschleimhaut unterzubringen. Das Faktum, daß ein Prothesenrand im Bereich der beweglichen Schleimhaut liegt, ist von der totalen Prothese her bekannt. Allerdings sind hier die Ränder nicht scharfkantig, sondern individuell wulstig. Daraus müßte man folgern, daß auch bei der partiellen Prothese ein individueller Rand zu formen sei. Versuche dieser Art führten jedoch nicht zum Erfolg, weil auch durch Funktionsabformung nicht der notwendige Platz dargestellt wird und weil es abdrucktechnisch außerordentlich schwierig ist, gleichzeitig mit der Funktionsabformung des Sublingualraumes auch die Zahnreihe mit einer für den Modellguß erforderlichen Genauigkeit abzuformen.

Am besten löst man das Problem auf folgende Weise. Man nimmt einen *myostatischen* Alginat-Abdruck, bei dem also während der Abformung gänzlich auf Zungenbewegungen verzichtet wird, weil so nachweislich am meisten von der lingualen Wand des Alveolarfortsatzes dargestellt wird (Abb. 15b). Aber selbst dann reicht in zahlreichen Fällen der Platz nicht aus, insbesondere nicht im Bereich des Unterzungenbändchens. Auf Grund zahlreicher Experimente kann man für die Nutzung des durch myostatische Abformung dargestellten Raumes von folgender Überlegung ausgehen: *Verdrängt der Mundboden bei der Abdrucknahme das*

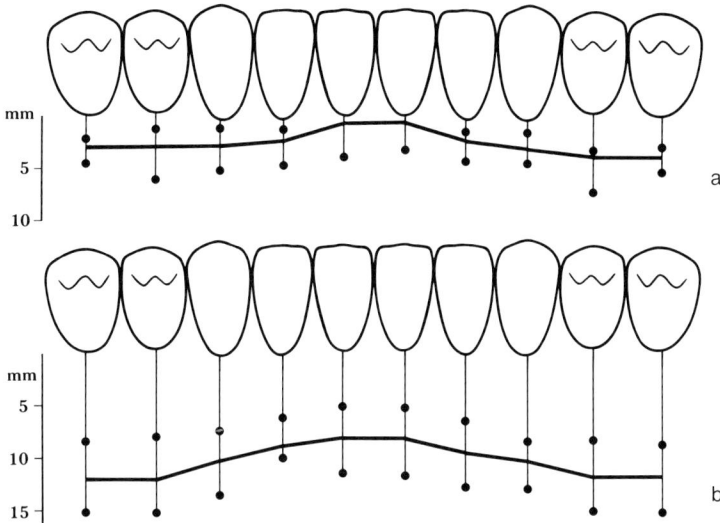

Abb. 15 a) Darstellung der Breite der Gingiva propria lingual von den Frontzähnen und Prämolaren im Unterkiefer. b) Darstellung der lingualen Wand des Alveolarfortsatzes im Unterkiefer nach myostatischer Abformung

plastische Alginat, so ist damit zu rechnen, daß auch in der Funktion der Mundboden relativ stark angehoben wird und daß von ihm starke Kräfte ausgehen.

Wird aber der Mundboden vom Alginat verdrängt, so ist seine Konsistenz eher schwach, so daß auch in der Funktion von ihm keine wesentlichen Kräfte ausgehen.

Da in allen Fällen der Mundboden ständig in Berührung kommt mit der Unterkante des Bügels, muß diese etwa halbrund geformt sein. Die genauen Dimensionen eines von *Hlavacek* angegebenen Bügels sind in der Abbildung dargestellt. Dort, wo nach myostatischer Abformung der Platz ausreicht, wird der Bügel in der üblichen Weise mit dem Längsdurchmesser annähernd parallel zur Alveolarwand gelegt (Abb. 16a). Dort, wo weniger als 9 mm Alveolarwand dargestellt sind, wird der Längsdurchmesser entsprechend geschwenkt (Abb. 16b). Steht noch weniger Platz zur Verfügung, wird der Längsdurchmesser des Bügels gänzlich in die Horizontale gelegt (Abb. 16c). Immer aber wird zwischen Gingivalsaum und der Oberkante des Bügels ein Abstand von 4–5 mm eingehalten. Oft ergibt sich dadurch eine Torsion des Bügels dergestalt, daß der Längsdurchmesser im Seitenzahnbereich eher vertikal, im Bereich des Unterzungenbändchens eher horizontal liegt.

1.2.2 Form des Grenzraumes

So sehr man sich auch bemüht, die Basis vom Restgebiß fernzuhalten, so sind doch einige Kontakte unvermeidbar, nämlich jene, wo Restgebiß und Prothese aneinanderstoßen. Unser Bestreben muß also darauf gerichtet sein, für die Grenzräume die günstigste Form des Ersatzes zu realisieren. Nach allem, was bislang hierüber bekannt ist, sollte sich der Kontakt des Sattels mit dem endständigen Zahn möglichst nicht von dem Kontakt zweier natürlicher Zähne unterscheiden. Also wird der Bügel auch am endständigen Zahn im Abstand von 4–5 mm vorbeigeführt. Der Übergang in den Sattel liegt weiter distal. Disto-lingual oder mesio-lingual folgt der Sattel in der Draufsicht der Kontur des ersten künstlichen Zahnes bis etwa zu dessen Mitte. Von dort aus gewinnt er in stumpfem Bogen Anschluß an den Bügel (Abb. 17). Dabei sollte das Metall so geformt sein, daß der

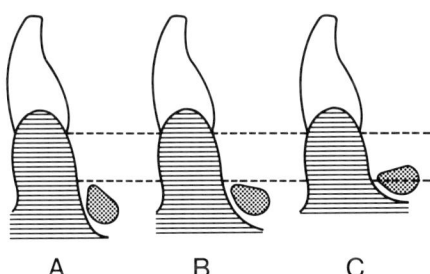

Abb. 16 a) Ist genügend Platz vorhanden, legt man den Bügel mit dem Längsdurchmesser parallel zur Alveolarwand. b) Ist das Platzangebot reduziert, dreht man den Längsdurchmesser des Bügels mundwärts. c) Bei geringstem Platzangebot legt man den Längsdurchmesser des Bügels in die Horizontale

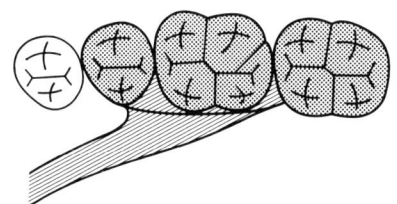

Abb. 17 Gestaltung der Prothese im Grenzraum

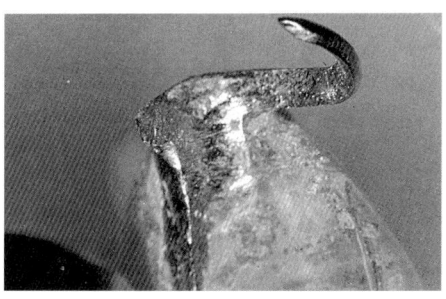

Abb. 18 An dem zum Grenzraum gewandten Teil des Sattels sollten konkave Flächen vermieden werden

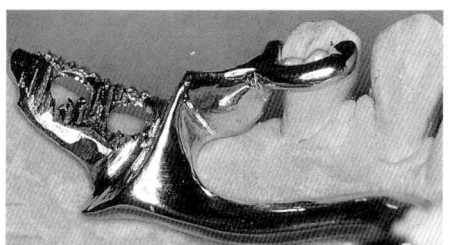

Abb. 19 Die zum Grenzraum gewandte Fläche des Sattels sollte konvex geformt sein, aus nur einem Material bestehen und auf Hochglanz poliert sein

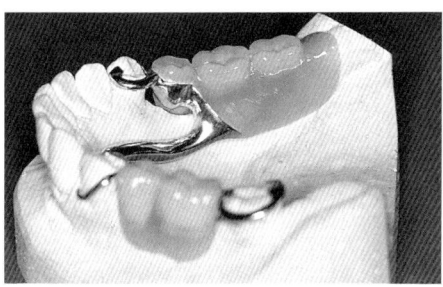

Abb. 20 Der erste Teil des Sattels wird wie ein Brückenglied geformt

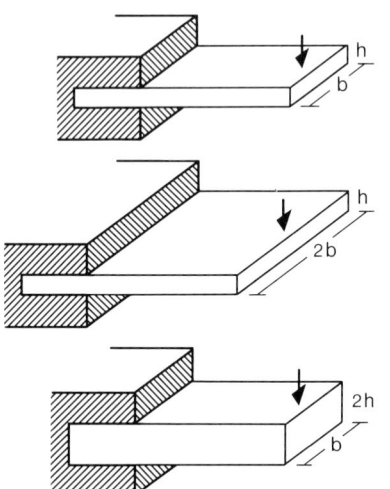

Abb. 21 Die Höhe der Basis zur Belastungsrichtung bestimmt den Verformungswiderstand

Interdentalraum so weit wie möglich offen gehalten werden kann. Es läßt sich nämlich nachweisen, daß die Plaquebildung an der Grenzfläche des natürlichen Zahnes um so geringer ist, je größer die Öffnung des Interdentalraumes. Unter allen Umständen sollte man es vermeiden, daß die eigentliche Approximalfläche von konkaver Gestalt ist (Abb. 18). Im Gegenteil, man muß alles daran setzen, daß diese Fläche konvex geformt wird (Abb. 19). Daß diese Forderung nicht leicht zu erfüllen ist, sei eingeräumt, weil das Attachment, das an den endständigen Zahn herangeführt werden muß, insbesondere, wenn es sich dabei um Klammern handelt, zwangsläufig konkav geformt ist.

Es ist daher schon viel gewonnen, wenn unterhalb der Klammer eine konvexe Fläche zustandekommt.

Dies läßt sich am besten dadurch erreichen, daß man die Modellgußbasis im Bereich des ersten Zahnes wie ein Brückenglied, wie eine Wanne modelliert, in die der erste künstliche Zahn hineinpolymerisiert wird (Abb. 20). Diese Technik der Formgebung ist vor allem deshalb von Vorteil, weil dadurch zum Grenzraum hin eine konvexe, auf Hochglanz polierte Metallfläche entsteht, die einerseits wenig Plaque adhäriert und die andererseits auch sauber gehalten werden kann, ein Umstand, dessen Wert gar nicht hoch genug eingeschätzt werden kann.

Konkave Approximalflächen, teils aus Metall, teils aus Kunststoff, teils aus künstlichem Zahn bestehend, mit unsauberen Übergängen und daher nicht auf Hochglanz poliert, sollten der Vergangenheit angehören.

1.2.3 Steifheit der Basis

Die hohe Elastizität und Bruchsicherheit der gegossenen Basen darf nicht zu falschen Schlüssen führen, vor allem darf sie nicht dazu verleiten, daß die Basis zu grazil gearbeitet wird. Die Folge davon ist, daß sich die Gerüste oft in erschreckendem Maße elastisch deformieren lassen, wodurch es zu ungleichmäßigen und somit schädlichen Belastungen der Gewebe kommt. Vor allem bleibt auch die erwünschte sekundäre Versteifung jener Zähne aus, an denen die Prothese verankert wird. Anzustreben ist also eine möglichst starre Basis. Abhängig ist der Verformungswiderstand der Basis vom Elastizitätsmodul der verwendeten Legierung und von der Stärke der Platte. Da der E-Modul eine Konstante ist, kann man die Steifheit nur über den Querschnitt beeinflussen. Dabei sind insbesondere die Zusammenhänge zwischen Belastungsrichtung und Querschnittsform zu beachten. In Abbildung 21 wird der Sachverhalt erläutert: Verdoppelt man den Querschnitt einer Platte senkrecht zur Biegerichtung, so erhöht sich der Verformungswiderstand nur auf das Doppelte. Verstärkt man hingegen die Platte in Biegerichtung, so bewirkt die Verdoppelung der Dicke einen Anstieg des Verformungswiderstandes auf das Achtfache.

Diese Fakten sind besonders bei oberen Modellgußbasen relevant. Selbst breite Basisplatten erweisen sich als äußerst labil, wenn ihre Stärke unzureichend ist. Dünne Platten müssen durch „Rippen" verstärkt werden. Auch muß die Dicke der Basis auf die Gaumenform abgestimmt werden. Je höher die Gaumenwölbung, desto stärker muß die Metallplatte gewählt werden.

Im Unterkiefer wird der Sublingualbügel vorwiegend auf Torsion beansprucht. Auch hier wirkt sich Grazilität eines Bügels nachteilig aus, daher sollte eine Dimensionierung von 2 mal 4 mm nicht unterschritten werden.

1.3 Statik

Die in den vielen Fällen geradezu zwingend notwendige Abstützung der Sättel, die zu einer parodontal-gingival gelagerten Prothese führt, schafft ihrerseits neue Probleme, nämlich statische. Die Ursache dafür ist die schon beschriebene unterschiedliche Nachgiebigkeit der tragenden Gewebe Zahn und Alveolarfortsatz. Während die Zähne maximal 40 µm in die Alveole zu intrudieren sind, beträgt die Komprimierbarkeit des Gewebes auf dem Alveolarfortsatz das Zehnfache. Dieser Sachverhalt macht deutlich, daß die Bereiche des Alveolarfortsatzes, die sich in der Umgebung der mit Auflagen versehenen Zähne befinden, durch den Sattel fast keine Kräfte aufnehmen können.

Die Forderung nach dentaler Abstützung von Sätteln ist natürlich eine sehr pauschale. Im Einzelfall muß in Abhängigkeit vom Befund sehr differenziert überlegt werden, wie und ob überhaupt abgestützt werden soll. Dies geschieht in der Weise, daß man analysiert, welche Auswirkungen die Belastung eines Sattels auf den Sitz einer Prothese hat. Diesen Teil der Prothesenplanung nennen wir *statische Analyse*.

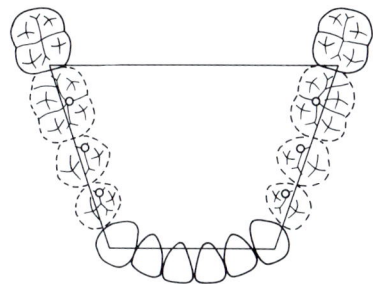

Abb. 22 Befund: Kennedy-Klasse III_1. Statisch relativ günstige Situation, weil keine künstlichen Zähne außerhalb des Unterstützungspolygons liegen

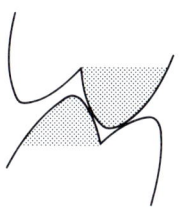

Abb. 23 Arbeitsfacette des oberen bukkalen Höckers außer Kontakt

1.3.1 Ersetzte Zähne innerhalb des Unterstützungspolygons

Die einfachste Situation ergibt sich aus der Befundklasse Kennedy III_1. Es sollen im Seitenzahnbereich zwei zahnbegrenzte Lücken vorliegen.

Die notwendigen Schaltsättel sind jeweils beidseitig abzustützen. Dadurch ergibt sich ein Unterstützungsviereck. Die ersetzten Zähne liegen innerhalb des Unterstützungspolygons (Abb. 22). Die statische Situation ist günstig. Allerdings sind bestimmte Grundfakten zu beachten. Wird, wie im allgemeinen üblich, bei der im Seitenzahnbereich unterbrochenen Zahnreihe die Abstützung approximal auf die Stützzähne gelegt, so sind die künstlichen Zähne so zur tangentialen Verbindungslinie zu stellen, daß im Oberkiefer die zentralen Höcker und im Unterkiefer die zentralen Fossae lingual von dieser Achse stehen. Für den Oberkiefer reicht die Beachtung der beschriebenen Statik aus, weil die tragenden zentralen Höcker immer lingual von der Unterstützungslinie gestellt werden können und weil bei Belastung der zentralen palatinalen Höcker die obere Prothese auch auf der Gegenseite dem Gaumen angedrückt wird.

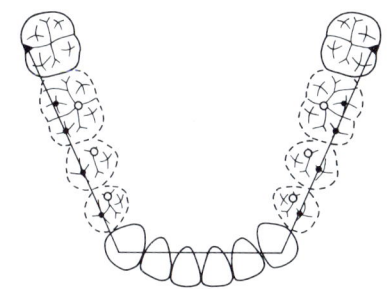

Abb. 24 Erweiterung des Unterstützungspolygons dadurch, daß die Abstützung auf den distalen Pfeilerzähnen nicht oder nicht nur approximal, sondern auch bukkal gelegt wird

Für den Unterkiefer muß man differenzierte Überlegungen anstellen. Selbst wenn die zentralen Fossae im Unterkiefer lingual von der Unterstützungslinie liegen, so liegen die zentralen Höcker doch bukkal von der Linie und somit außerhalb des Unterstützungspolygons. Entstehen dadurch bei der Arbeitsbewegung auf der Gegenseite kippende Zugkräfte, so sollte man die antagonistischen Arbeitsfacetten dieser Höcker außer Artikulation stellen (Abb. 23).

Eine weitere Möglichkeit, die statische Situation zu verbessern, besteht darin, daß man das Unterstützungsviereck nach bukkal verbreitert, indem man die Auflagen auf die distalen Pfeilerzähne nicht approximal legt, sondern bukkal in die Fissur. Dadurch erreicht man oft, daß auch die bukkalen Höcker der unteren Molaren annähernd über der Unterstützungsachse stehen (Abb. 24).

Auch bei nur dreifacher Abstützung können alle ersetzten Zähne innerhalb der Unterstützungspunkte stehen. Ein entsprechendes Beispiel ist in Abbildung 25 dargestellt.

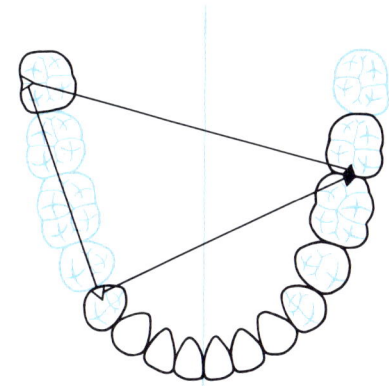

Abb. 25 Dreifache Abstützung, aber kein Hebel

1.3.2 Ersetzte Zähne außerhalb des Unterstützungspolygons

Nur selten ist die statische Situation so günstig wie bei den dargestellten Befunden der Kennedy-Klasse III. Günstig ist sie deshalb, weil keine Zähne außerhalb der Unterstützungspunkte liegen. Künstliche Zähne außerhalb eines Unterstützungspolygons wirken bei Belastung wie Hebel, die zu Kippungen des Ersatzes führen können. Entsprechende Befunde gehören daher – statisch gesehen – zu den schwierigsten überhaupt. Dies soll zunächst erläutert werden an Hand eines Beispieles der Befundklasse Kennedy II_1.

Der Freiendsattel ist zur Vermeidung der mesialen Randeinsenkung dental abzustützen. Der Schaltsattel muß an beiden Enden abgestützt werden. Dadurch ergibt sich zwangsläufig ein Unterstützungsdreieck. Wird der Schaltsattel belastet, so bleibt die Lage der Prothese stabil. Wird aber der Freiendsattel belastet und entsteht durch die Belastung eine wenn auch geringe Einlagerung, so rotiert die Prothese um die Achse, die gebildet wird durch die Verbindung der auf jeder Seite jeweils am weitesten distal gelegenen Auflage. Diagonal jenseits der Rotationsachse treten Zugkräfte auf. Bei unzureichender Verankerung hebt sich an dieser Stelle die Prothese an (Abb. 26).

Es gilt das Hebelgesetz:

L · l = K · k   (Last · Lastarm = Kraft · Kraftarm).

Die Größe der Zugkräfte ist bei gleichbleibender Last u. a. vom Verhältnis Lastarm/Kraftarm abhängig. Je weiter distal die Last angreift, um so größer werden mesial auf der Gegenseite die Zugkräfte. Es gilt also zu erreichen, daß der Freiendsattel auf dem distalen Drittel nicht belastet wird.

Weiterhin ist zu überlegen, ob nicht die Möglichkeit besteht, den Kraftarm zu verlängern. Dies kann dadurch geschehen, daß man auf der unterbrochenen Seite in jedem Fall so weit wie möglich distal abstützt und daß man auf der Seite der Verkürzung auf dem endständigen Zahn auch distal eine Auflage anbringt (Abb. 27). Durch diese differenzierte Beachtung der Statik kann man erreichen, daß das Verhältnis Lastarm/Kraftarm in stärkstem Maße zugunsten des Kraftarms verändert wird.

Besonders deutlich werden die als Hebel wirkenden Sättel im Falle des in der Abbildung 28 dargestellten Befundes. Es sind zwar vier Abstützungspunkte vorhanden, alle ersetzten Zähne stehen aber außerhalb des Unterstützungspolygons. Wird die Front belastet, heben sich die distalen Sättel an; werden die distalen Sättel belastet, hebt sich der Frontzahnsattel. Mit einfachen Mitteln ist eine befriedigende Lösung nicht zu erreichen.

1.3.3 Unterstützungsachsen

Ist der Befund so geartet, daß nur noch zwei dentale Abstützungen möglich sind, ergibt sich eine Unterstützungsachse. Es ist nun von Bedeutung, wie diese Achse zum Zahnbogen verläuft und wie die künstlichen Zähne zu dieser Achse stehen. Bei allen Unterstützungsachsen ist die statische Grundsituation ähnlich wie beim Unterstützungsdreieck. Dies wird am einfachsten deutlich, wenn man einen Befund der Kennedy-Klasse I analysiert.

Sekante bei anteriorem Restgebiß: Wird der Freiendsattel der einen Seite belastet, entstehen Zugkräfte am endständigen Zahn der Gegenseite. Obwohl nur zwei dentale Abstützungen vorhanden sind, ergibt sich eine Rotationsachse wie bei der

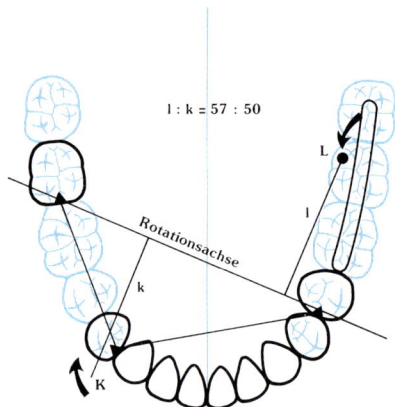

Abb. 26 Befund: Kennedy-Klasse II_1. Statische Analyse. Ungünstige Lage der Auflagen = ungünstige Hebelverhältnisse

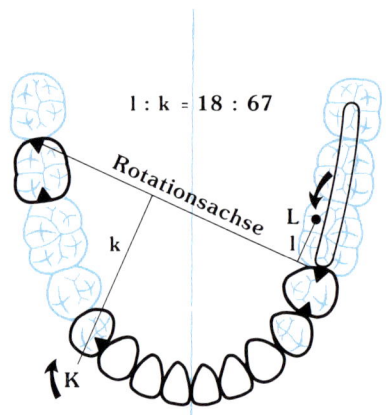

Abb. 27 Wie Abb. 26. Günstigere Hebelverhältnisse durch bessere Planung

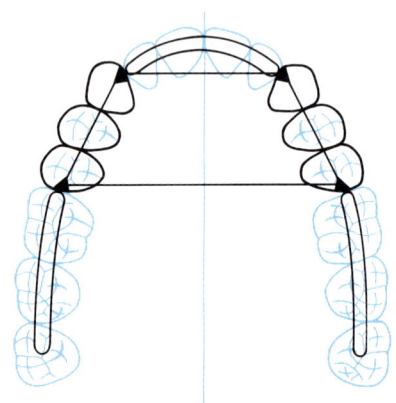

Abb. 28 Trotz vierfacher Abstützung ungünstigste statische Situation, da alle Zähne außerhalb des Unterstützungsvierecks

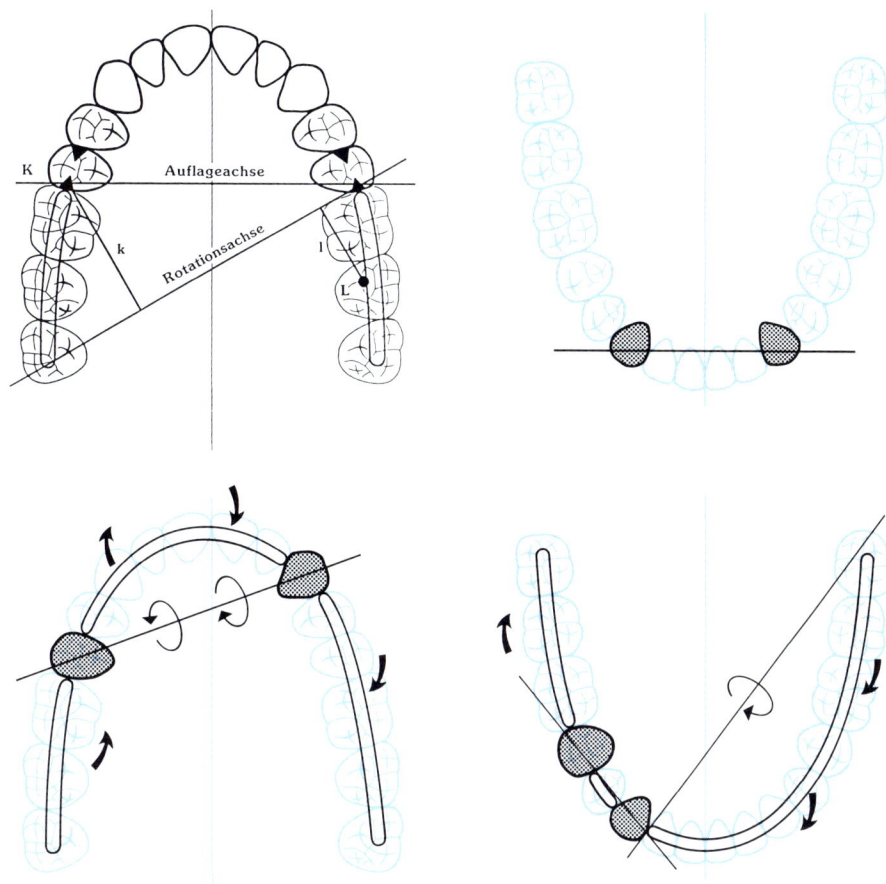

Abb. 29 Statische Analyse im Falle eines Befundes der Kennedy-Klasse I

Abb. 30 Lange Verbindungsachse, tangential verlaufend. Künstliche Zähne nur über und auf einer Seite der Achse

Abb. 31 Verbindungsachse bildet Sekante. Künstliche Zähne auf beiden Seiten der Unterstützungsachse

Abb. 32 Kurze Verbindungsachse, tangential verlaufend. Statische Analyse

triangulären Abstützung. Sie kommt zustande durch die Verbindung der distalen Auflage auf der belasteten Seite mit dem distalen Ende der Prothese auf der Gegenseite. Das Prothesenende übernimmt die Funktion der dritten Auflage. Man erkennt, daß man zwischen *Auflageachse* und *Rotationsachse* unterscheiden muß (Abb. 29).

Für den zweiten Freiendsattel gilt spiegelbildlich das gleiche, was für den ersten dargestellt wurde. Bei vorhandenem anterioren Restgebiß stellt die sich ergebende Auflageachse zum Kiefer eine *Sekante* dar, sie schneidet den Zahnbogen. Dennoch ist die an sich sehr problematische Sekante vertretbar, weil nur auf einer Seite künstliche Zähne stehen.

Lange tangentiale Unterstützungsachsen: Sind nur noch wenige Restzähne vorhanden, so sind die statischen Verhältnisse in starkem Maße abhängig von der Stellung dieser Zähne im Kiefer. Besonders häufig findet man im Unterkiefer nur noch die beiden Eckzähne vor. Stützt man den Zahnersatz auf diesen beiden Zähnen ab, so stellt die Verbindung dieser beiden dentalen Auflagen eine Tangente zum Kiefer dar. Die ersetzten Zähne stehen über dieser Verbindungslinie und distal von ihr (Abb. 30), also nur *auf einer Seite* der Unterstützungsachse. Dadurch ergibt sich eine relativ gleichmäßige Belastung der verbliebenen natürlichen Zähne.

Sekante bei Einzelzähnen: Die Verteilung einzelner Zähne kann auch dergestalt sein, daß ihre Verbindung zum Kiefer eine Sekante ergibt, auf deren beiden Seiten künstliche Zähne stehen (Abb. 31). Bei starrer Verbindung zwischen Prothese

114   Die partielle Prothese

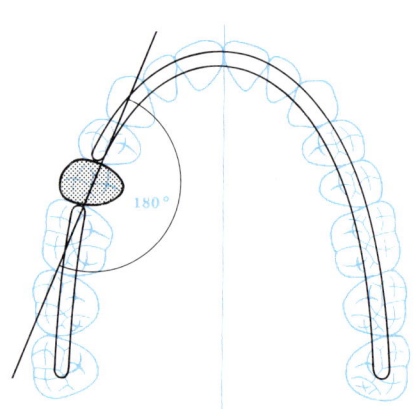

Abb. 33   Auf beiden Seiten des Pfeilerzahnes stehen künstliche Zähne (180°)

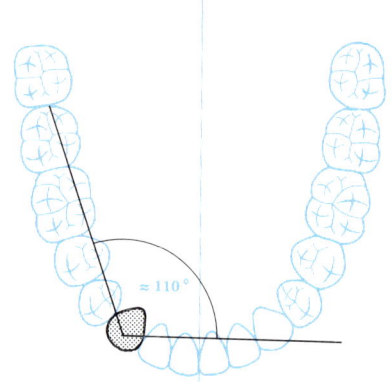

Abb. 34   Die Sättel stehen im Winkel von 110° zum Pfeilerzahn

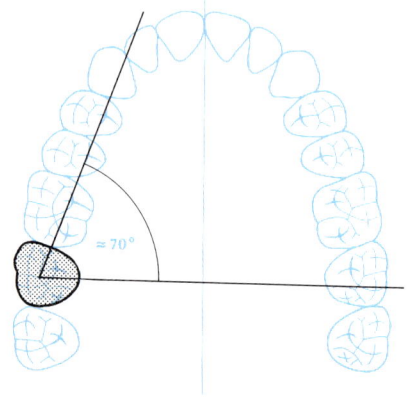

Abb. 35   Die Sättel stehen zum Pfeilerzahn im Winkel von 70°

und Restgebiß werden die natürlichen Zähne dann wechselweise in entgegengesetzte Richtungen beansprucht. Dadurch besteht die Gefahr, daß sie gelockert werden.

Bei bedingt starrer Verbindung zwischen Prothese und Restgebiß wird der Knochen des Alveolarfortsatzes unter den Sattelenden abgebaut, weil sich dort die einwirkende Kraft konzentriert, der Druck also lokal groß wird. Außerdem sind die Schaukelbewegungen für den Patienten unangenehm. Die Lage der Prothese ist relativ unstabil. Eine dentale Abstützung ist nicht indiziert. So entfällt auch die Einstückgußprothese für die Therapie. Bei weniger belastbaren Zähnen ist die einfache Kunststoffprothese als Aufbauprothese angezeigt. Bei belastbaren Zähnen ist eine Prothese mit Resilienzteleskopen als Verankerungselemente das Mittel der Wahl. Das gleiche gilt für die noch folgenden Befunde auf Grund der statischen Analyse.

Kurze tangentiale Achse bei Einzelzähnen: Eine Zwischenstellung zwischen langer Tangente und Sekante liegt vor, wenn durch die Verbindung zweier Restzähne zwar eine Tangente entsteht, die Verbindungsachse aber kurz ist. Auch dann besteht nur eine unsichere Führung der Prothese. Belastet man distal, entstehen ventral Zugkräfte und umgekehrt (Abb. 32). Belastet man auf der Gegenseite, werden die Zähne zusätzlich in eine andere Richtung ausgelenkt.

1.3.4   Einpunktabstützung

Ist nur noch ein einziger Zahn in einem Kiefer vorhanden, so ergeben sich je nach Stellung dieses Zahnes unterschiedliche Situationen. Bei einem zweiten Prämolaren z.B. liegen die beiden an ihn grenzenden Sättel im Winkel von 180° zueinander (Abb. 33).

Handelt es sich um einen Eckzahn im Unterkiefer, so schließen die angrenzenden Sättel einen Winkel von etwa 110° zwischen sich ein (Abb. 34).

Die Belastungsrichtungen sind zwar noch immer recht unterschiedlich, aber eben nicht mehr diametral, die Situation ist günstiger.

Bei einzelnen Molaren verringert sich der Winkel zwischen den unterschiedlichen möglichen Belastungsrichtungen auf ca. 70° (Abb. 35).

1.4   Verankerung durch Gußklammern

Auch bei der Verankerung ist es zweckmäßig, ihre eigentlichen Elemente und Funktionen separat zu betrachten. Die Verankerung allgemein ist charakterisiert durch drei Elemente, nämlich durch:

- dentale Abstützung,
- horizontale Abblockung oder Schubverteilung, auch Bracing,
- Retention (Abb. 36).

Die *dentalen Auflagen* haben die Aufgabe, die vertikal auf den Kiefer gerichteten Kräfte auch auf die Parodontien gesunder Zähne zu übertragen und die räumliche Relation zwischen Zahn und Prothese zu sichern.

Die *Schubverteiler* sollen die Prothese gegen horizontal gerichtete Kräfte abblocken. Weiterhin stellen sie in vielen Fällen das Widerlager für Retentionselemente dar.

Bauelemente 115

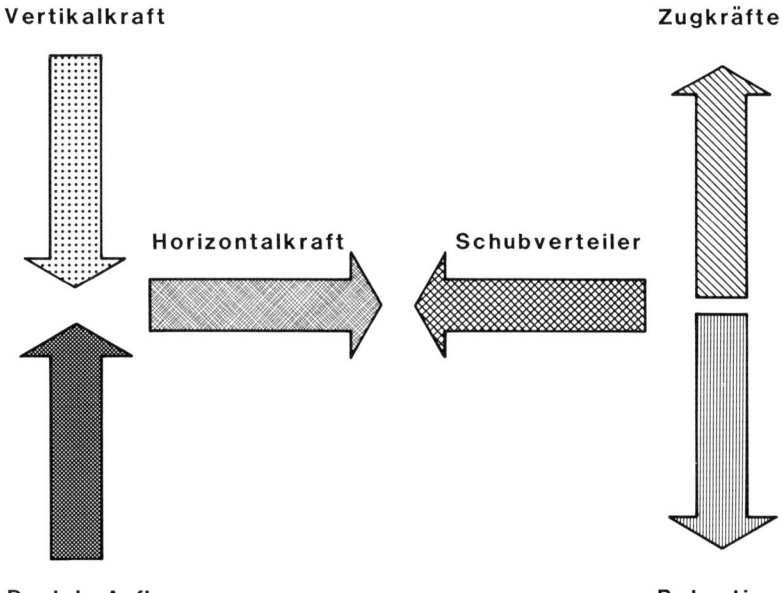

Abb. 36 Funktionen der Verankerung

Die *Retention* schließlich soll Zugkräften entgegenwirken. Dabei sind zu unterscheiden die direkten Abzugskräfte durch klebrige Speisen sowie durch die Schwerkraft der Oberkieferprothesen und die indirekten Zugkräfte, die dadurch entstehen, daß jenseits einer Rotationsachse vertikale Kräfte einwirken. Die indirekten Zugkräfte sind naturgemäß die stärkeren (Abb. 37).

Die verschiedenen Verankerungselemente sind also danach zu beurteilen, inwieweit sie diese geforderten Funktionen erfüllen. Dabei sind jeweils Befund und Basisform zu berücksichtigen.

Die Bestandteile der Gußklammern sind Auflage, Oberarm und Retentionsarm (Abb. 38). Die Auflage dient einerseits der Abstützung der Prothese und andererseits dazu, daß die Klammer unveränderlich ihre Lage am Zahn beibehält. Der über der Führungslinie gelegene Oberarm blockt die Prothese gegen Horizontalschübe ab, und der unter der Führungslinie gelegene Federarm bewirkt die Retention. So gesehen, erfüllt die Gußklammer alle Voraussetzungen einer guten Verankerung. Differenzierter betrachtet, muß man jedoch feststellen, daß die Gußklammer kein universelles Verankerungsmittel ist, sondern einen bestimmten Indikationsbereich hat (siehe auch Seite 119 ff.).

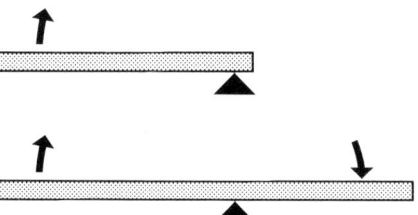

Abb. 37 Zugkräfte, verursacht durch Krafteinwirkung jenseits einer Unterstützungsachse

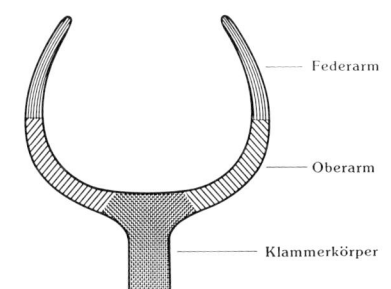

Abb. 38 Die unterschiedlichen Elemente einer Gußklammer

1.4.1 Klammervermessung

Durch das Vermessen der Klammer soll ermittelt werden, wie weit der Klammerarm unter den Äquator reichen *darf*, damit er nach Übergleiten über den prothetischen Äquator spannungsfrei der Zahnoberfläche anliegt, und wie weit er unter die Führungslinie reichen muß, damit die dem Befund entsprechende optimale Retention zustandekommt und somit keine mögliche Retentionskraft verschenkt wird. Das Maß, wie weit eine Klammer unter den (prothetischen) Äquator reichen darf, hängt ab von der Länge des Klammerarmes, von dessen Querschnitt sowie von dem E-Modul der verwendeten Legierung. Summarisch gelten folgende Thesen:

116 Die partielle Prothese

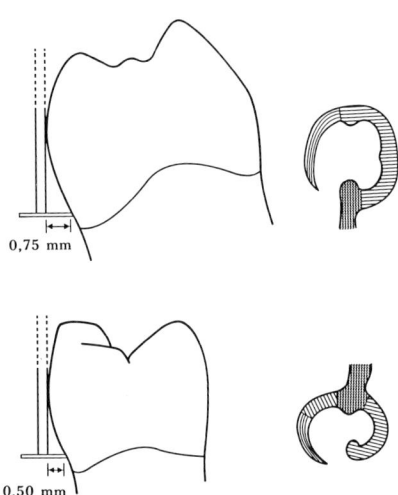

Abb. 39 Prämolarenklammer und Molarenklammer

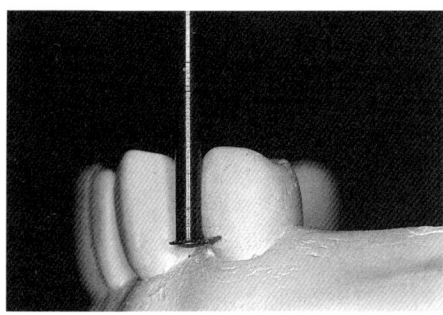

Abb. 40 Modell auf dem Vermessungstisch. Man sucht Unterschnitte und mißt deren Größe

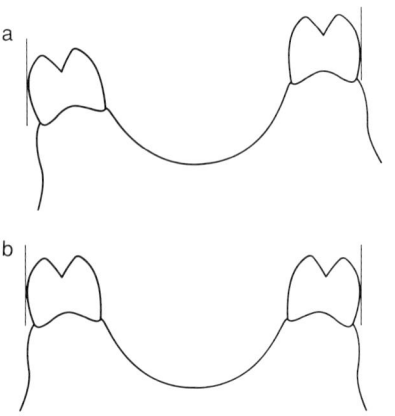

Abb. 41 Ausgleich von Unterschnitten. a) Auf der einen Seite fehlt bukkal der Unterschnitt, auf der anderen ist er zu groß. b) Durch Kippen kann erreicht werden, daß der Unterschnitt auf beiden Seiten gleich groß ist

- Unter sonst konstanten Bedingungen kann ein Klammerarm um so tiefer unter den Äquator geführt werden, je länger der Klammerarm ist.
- Unter sonst konstanten Bedingungen kann ein Klammerarm um so weniger tief unter den Äquator geführt werden, je größer sein Querschnitt ist (Die Querschnittsform ist hier auch von Bedeutung).
- Unter sonst gleichen Bedingungen kann ein Klammerarm um so weniger tief unter den Äquator geführt werden, je größer der E-Modul der verwendeten Legierung ist.

Das Maß y für die elastische Deformation eines Klammerarmes in Abhängigkeit von der Länge, dem Querschnitt und dem E-Modul muß jeweils vom Hersteller angegeben werden. Für die modernen harten Gußlegierungen (Cr-Co-Mo) beträgt y etwa 0,25 bis 0,5 mm für kurze Arme und 0,75 mm für lange Arme. Als kurze Arme kann man solche für Frontzähne und Prämolaren ansehen, als lange Arme sind solche an Molaren anzusehen (Abb. 39).

Praktisch geht man wie folgt vor:
Auf dem Vermessungsgerät bringt man zunächst das Modell in die Nullposition und prüft mit dem Sucher, ob und wo Unterschnitte vorhanden sind. Mit dem entsprechenden Teller prüft man, ob die Unterschnitte für die in Frage kommenden Klammern groß genug sind (Abb. 40).
Ein kleiner Unterschnitt auf der einen Seite kann durch einen größeren auf der anderen Seite durch Kippung des Modells ausgeglichen werden. Man muß sich stets darüber im klaren sein, daß durch Kippung des Modells für alle Zähne die Einschubrichtung geändert wird (Abb. 41).
Hat man sich für eine bestimmte Einschubrichtung entschieden, darf man die Einstellung des Meßtisches nicht mehr ändern. Man markiert die Lage der Klammerspitze, indem man jene Spitze anzeichnet, an welcher der Teller den Zahn berührt, wenn der Schaft am Äquator anliegt. Anschließend umfährt man die Klammerzähne mit der Bleimine, um die Führungslinie darzustellen (Abb. 42).
Die Vermessung sollte stets an den am weitesten ventral stehenden Klammerzähnen begonnen werden, damit dort die für die Ästhetik günstigste Form konstruiert werden kann. Das Modell wird so eingestellt, daß an den direkt sichtbaren Zähnen die Klammerspitze in relativer Nähe des Gingivalsaumes verläuft und nicht mitten über die Labialfäche (Abb. 43).
Zum Anzeichnen des Klammerverlaufs wird das Modell vom Vermessungstisch abgenommen. Von der markierten Klammerspitze führt man den Arm aus dem Unterschnitt heraus. Etwa bei der Hälfte des Klammerarmes sollte die Führungslinie erreicht sein. Die körpernahe Hälfte des Armes muß als Oberarm fungieren (Abb. 44).
Als Klammerarm zählt bei den Molaren die gesamte Umfassung von approximal-mesial über bukkal, distal bis mesio-lingual (Unterkiefer) bzw. von approximal-mesial über palatinal, distal bis mesio-palatinal (Oberkiefer) (Abb. 45).
Bei den Prämolaren zählt als Länge für den zu vermessenden Klammerarm die Strecke von disto-lingual bis mesio-bukkal (Abb. 46).

Bauelemente 117

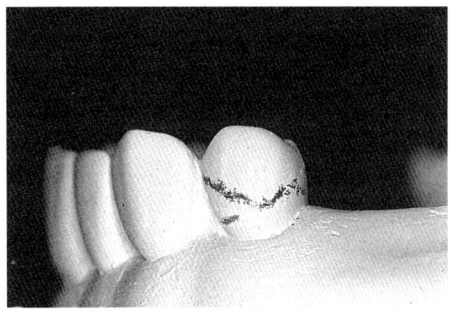
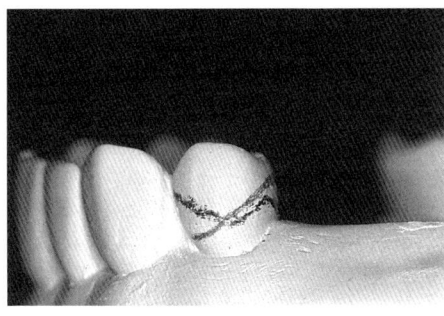

Abb. 42 Führungslinie angezeichnet

Abb. 43 Anzeichnen der Klammer

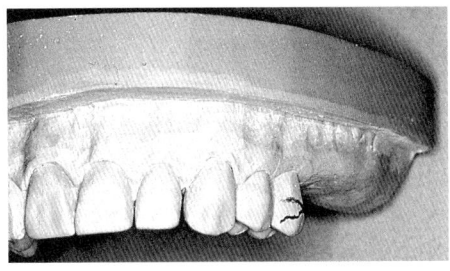
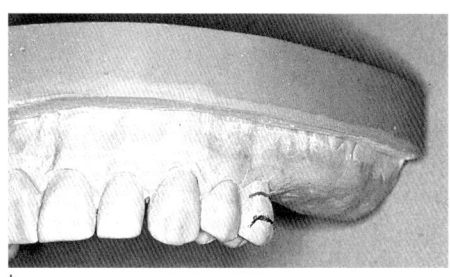

Abb. 44 Im sichtbaren Bereich ist die ästhetisch günstigste Klammer anzubringen; a) störend, weil die Klammer über die Mitte des Zahnes verläuft, b) günstiger, weil die Führungslinie weiter zervikal liegt

a b

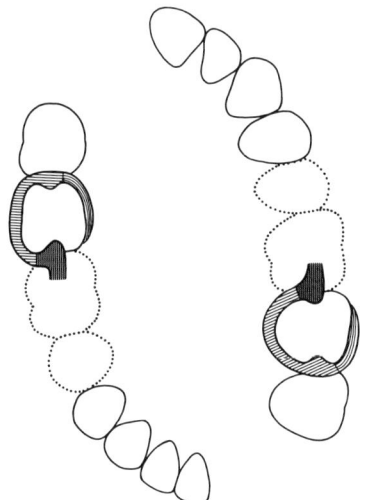
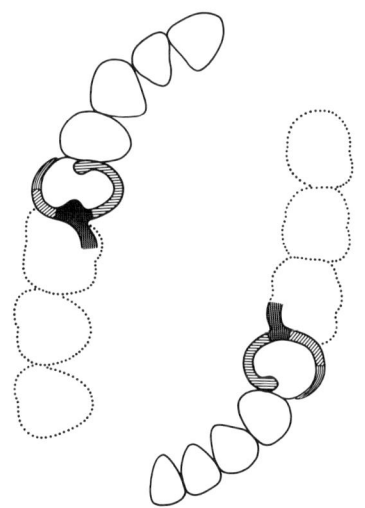

Abb. 45 Oberarme und Retentionsarme bei Ringklammern oberer und unterer Molaren

Abb. 46 Oberarme und Retentionsarme bei Klammern für obere und untere Prämolaren

1.4.2 Vorbereitung des Restgebisses

Die Vorbereitung des Restgebisses wird leider oft vernachlässigt. Dies ist um so bedauerlicher, als in vielen Fällen das Optimum der Modellgußbasis erst durch das richtige Präparieren der Klammerzähne erreicht wird. Bei dieser Präparation geht es darum:

- Führungslinien günstiger zu legen,
- „Überschnitte" zu schaffen,
- Aussparungen für Auflagen zu schaffen.

In allen Fällen sind Situations- oder Planungsmodelle erforderlich. Diese Modelle werden vorvermessen. Das Vorvermessen soll keineswegs bedeuten, daß es sich um ein provisorisches, noch ungenaues Vermessen handelt, im Gegenteil, es muß definitiv vermessen werden, was bedeuten soll, daß die Einschubrichtung so

118 Die partielle Prothese

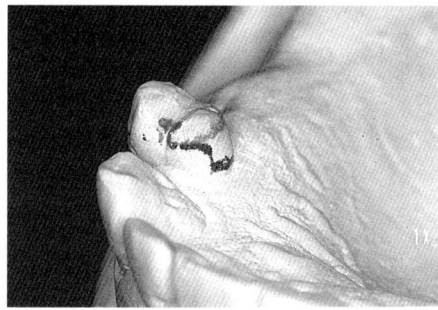

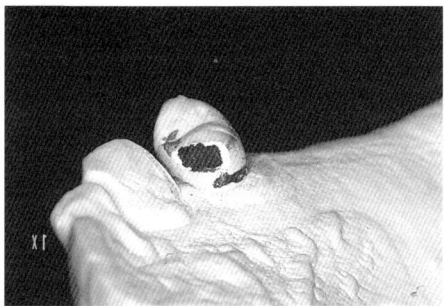

Abb. 47 a) Die Führungslinie liegt mesial zu hoch. Der Oberarm kann oberhalb der Führungslinie nicht mehr untergebracht werden. b) Auf dem Modell wird so viel Substanz entfernt, daß die Führungslinie günstig liegt. Die radierte Stelle wird markiert

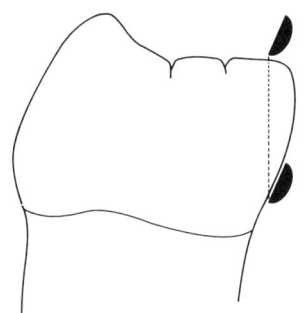

Abb. 48 Fehlender Überschnitt. Es fehlt die schiefe Ebene, an welcher entlang sich die Klammer aufbiegen kann

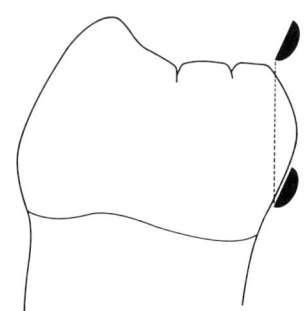

Abb. 49 Schiefe Ebene oberhalb der Führungslinie geschaffen

gewählt wird, wie sie definitiv sein soll. Dies ist stets möglich, weil die Einschubrichtung durch die Unterschnitte bestimmt wird. In der Position der Einschubrichtung werden die Führungslinien eingezeichnet. Erst nach dieser Maßnahme kann man erkennen, ob und welche Korrekturen am Restgebiß vorgenommen werden müssen.

Lage der Führungslinien: Häufig ist die Führungslinie im Bereich des Oberarmes so weit kauflächenwärts gelegen, daß Störungen in der Okklusion zu erwarten sind. Erfahrungsgemäß treten solche ungünstigen Situationen gehäuft an unteren Prämolaren lingual und an den unteren Molaren mesio-bukkal auf. In beiden Fällen ist auch der Weg in die Auflage zu beachten (Abb. 47a). Auf den Situationsmodellen wird nun mit dem Messer so viel Gips entfernt, bis der Äquator die richtige Lage hat. Am besten markiert man die korrigierte Stelle farbig (Abb. 47b). Mit den so vorbereiteten Modellen geht man zurück an den Patienten und versucht, mit dem Diamanten am Schmelz nachzuvollziehen, was mit dem Messer am Gips radiert wurde. Abschließend wird ein neuer definitiver Abdruck genommen.

Fehlender „Überschnitt": Manches Mißverständnis zwischen Zahnarzt und Zahntechniker entsteht dadurch, daß der Zahnarzt eine Metallbasis im Munde nicht richtig plazieren kann, obwohl die Vermessung richtig war. Die Ursache ist folgende:
Damit Klammern sich beim Einsetzen richtig aufbiegen können, muß oberhalb des Äquators eine schiefe Ebene vorhanden sein. Häufig fehlt aber an den Klammerzähnen der notwendige „Überschnitt". Am häufigsten geht der bei natürlichen unveränderten Zähnen durchaus vorhandene Überschnitt durch Kippung und/oder Abrasion verloren. Dadurch liegt die Klammer beim Einsetzen einer planen Fläche auf. Wird nun in Unkenntnis der Situation zu stark gedrückt, verbiegt man die Klammern (Abb. 48). Das Typische der Situation ist, daß der Äquator im Bereich der Retentionsarme sehr weit okklusal gelegen ist und daß die schiefe Ebene zum Aufbiegen fehlt. Auch in diesen Fällen wird durch Radieren am Situationsmodell das notwendige Maß des Präparierens ermittelt (Abb. 49).

Aussparungen für dentale Auflagen: Aussparungen für dentale Auflagen an Seitenzähnen sind im allgemeinen relativ leicht zu schaffen. Besondere Schwierigkeiten können aber entstehen, wenn die Klammern durch eine geschlossene Zahnreihe natürlicher Zähne geführt werden müssen. Häufig beobachtet man folgenden Fehler: es werden zwar approximal zur Aufnahme der Auflagen Kavitäten präpariert (Abb. 50), es wird aber vergessen, daß auch der Weg *in* die Auflagen hinein und *aus* den Auflagen heraus geschaffen werden muß (Abb. 51).
Unterbleibt dies, resultieren entweder okklusale Störungen oder Brüche. Die Bonwill-Klammer will sehr sorgfältig vorbereitet sein (Abb. 52).

Abstützung auf Frontzähnen: Die dentale Abstützung an Frontzähnen ist nicht ohne Probleme. Das Einschleifen von Schultern, rechtwinklig zur Zahnachse gelegen, wird von uns nicht praktiziert, weil die damit verbundene Forderung, im Schmelz zu verbleiben, nur schwierig einzuhalten ist. Entweder ist die Schulter zu schmal oder das Dentin wird doch freigelegt (Abb. 53). Besser erscheint es uns, den Zahn körperlich zu fassen. Dies ist erreicht, wenn der Oberarm den Zahn in etwas mehr als der halben Zirkumferenz umfaßt (Abb. 54).
Da solche Umfassungen oft ästhetisch stören, wenn sie zu weit inzisal gelegt werden müssen, ist wiederum ein sinnvolles Präparieren von Vorteil. Um wieviel und

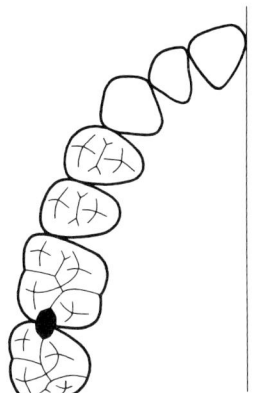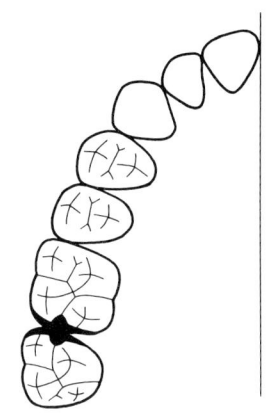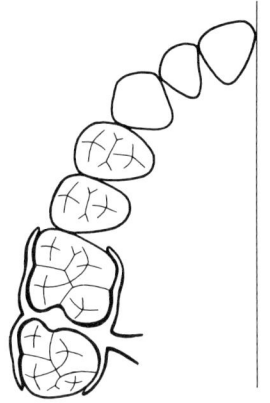

Abb. 50 Aussparung für Auflagen ohne „Zuwegung"

Abb. 51 Richtige Präparation für die Bonwill-Klammer

Abb. 52 Bonwill-Klammer

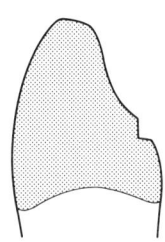

Abb. 53 An natürlichen Frontzähnen sollte man keine Stufen für Auflagen präparieren

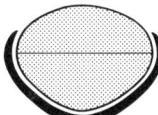

Abb. 54 Ist ein Frontzahn in etwas mehr als der halben Zirkumferenz vom Oberarm umfaßt, kann er nicht ausweichen

an welcher Stelle, erfährt man durch ein definitives Vorvermessen von Situationsmodellen.

Provisorische Bißnahme: In allen Fällen, in denen Klammerzähne Antagonisten haben und der Biß durch die Modelle an Hand vorhandener Zähne nicht eindeutig fixiert werden kann, ist eine Bißnahme *vor* dem Vorvermessen sinnvoll. Dies gilt vor allem, wenn in beiden Kiefern jeweils ein anteriores Restgebiß vorliegt. Für die Anfertigung von Modellgußbasen gibt es kaum einen schwierigeren Befund als ein anteriores Restgebiß im Oberkiefer bei durchgehend natürlichen Antagonisten. Folgendes Vorgehen wird empfohlen:

- Situationsabformung,
- Situationsmodelle,
- Bißschablonen,
- Bißnahme,
- Einartikulieren (split-cast),
- Vorvermessen,
- Modellkorrektur,
- Korrekturschleifen am Patienten,
- Definitiver Abdruck,
- Definitive Arbeitsmodelle,
- Definitives Vermessen,
- Anfertigung der Modellgußbasis.

1.4.3 Spezielle Fragen der Verankerung

Korrespondierende Unterschnitte: Bei der Klammervermessung war bereits von korrespondierenden Unterschnitten die Rede. Diese sind für die Retention durch Klammern von solcher Wichtigkeit, daß gesondert auf sie eingegangen wird. Korrespondierend heißt, daß die unterschnittenen Flächen konvergieren oder divergieren. An unteren Molaren findet man in der Regel lingual konvergierende Unterschnitte, an oberen Molaren bukkal (Abb. 55).

Verlaufen die Unterschnitte parallel, kommt keine Retention zustande. Letzteres sei zunächst an einem Beispiel erläutert: Untere Eckzähne haben zur vertikalen Zahnachse keine Unterschnitte. Fällt die Einschubrichtung mit der anatomischen, vertikalen Zahnachse zusammen, so läßt sich durch Klammern keine Retention erzielen (Abb. 56).

120 Die partielle Prothese

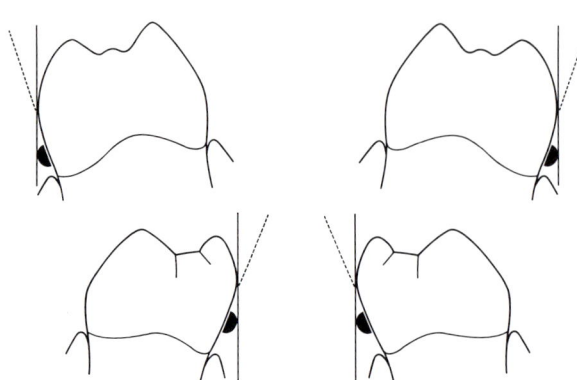

Abb. 55 Konvergierende Unterschnitte an unteren Molaren, divergierende Unterschnitte an oberen Molaren

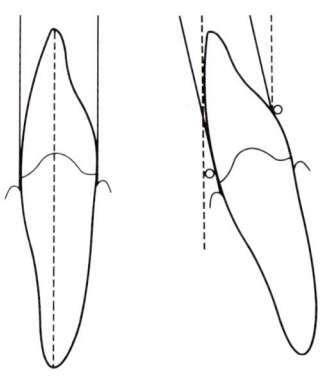

Abb. 56 Untere Eckzähne weisen zur vertikalen Zahnachse keine Unterschnitte auf

Abb. 57 Durch Kippung erreicht man an unteren Eckzähnen wohl einen Unterschnitt, aber keine Retention

Kippt man den Zahn zur Vertikalen nach ventral, so entsteht dort zwar ein Unterschnitt für einen Federarm, es entsteht aber keine Retention. Beim Anheben der Klammer nämlich verliert der Oberarm auf der Lingualseite sofort den Kontakt mit dem Zahn. Der Federarm gleitet entlang der schiefen Ebene; die Klammer kann vom Zahn abgezogen werden, ohne daß sie sich aufbiegen muß (Abb. 57). Sind zwei Zähne vorhanden, bei denen die Unterschnitte die gleiche Richtung haben, so wird dadurch die Situation nicht verbessert.

Konsequenz: An gleichgerichteten Unterschnitten kann keine Retention durch Klammern erzielt werden. Korrespondierende Unterschnitte sind für die Klammerverankerung zwingend notwendig. Korrespondierend heißt in diesem Zusammenhang nicht nur, daß die Unterschnitte konvergieren oder divergieren, es ist auch möglich, daß eine Fläche vertikal verläuft, während die zweite dazu konvergiert oder divergiert.

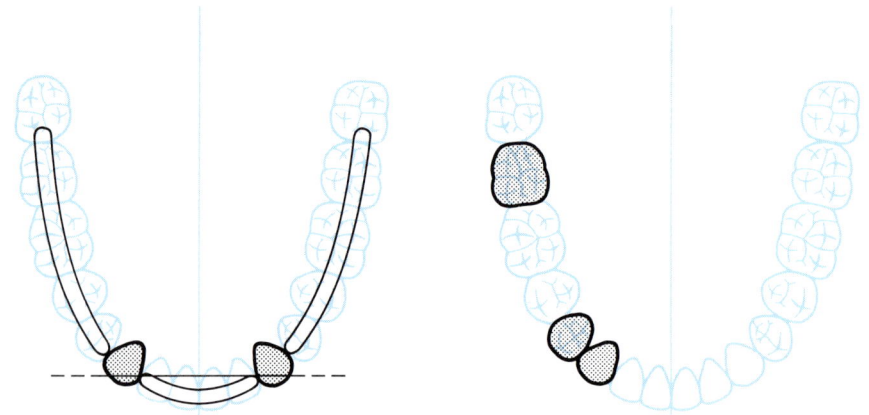

Abb. 58 Befund: es sind nur noch die Zähne 33 und 34 vorhanden; keine Indikation für Einstückgußprothese

Abb. 59 Die Verbindung der Zähne 43, 44, 47 ergibt eine Tangente zum Kiefer; keine Indikation für Einstückgußprothese

Kontraindikation für Einstückgußprothesen: Aufgrund der Neigung der Unterschnitte und der Statik gibt es eine Reihe von Befunden, die durch Einstückgußprothesen nicht gelöst werden können. Um Mißerfolge zu vermeiden, seien einige typische Befunde dieser Art beschrieben und analysiert.

Zweifache Abstützung, Tangente, lange Achse: Sind einzelne, restierende Zähne so angeordnet, daß deren Verbindung zum Kiefer eine Tangente ergibt, so ist eine dentale Abstützung durchaus indiziert. Ein klassischer Befund: Im Unterkiefer sind nur noch die Zähne 33 und 43 vorhanden. Die Verbindung dieser Zähne ergibt zum Kiefer eine Tangente. Die dentale Abstützung ist zweckmäßig, weil nur auf einer Seite der Achse künstliche Zähne stehen. Die Schneidezähne müssen über die Achse gestellt werden. Da die Achse lang ist, wird die Prothese relativ definiert geführt. Sie kann sich nur nach distal einlagern (Abb. 58). Wenngleich die Abstützung angezeigt ist, so ist häufig doch die Retention wegen fehlender korrespondierender Unterschnitte nicht zu erreichen.

Die seitliche tangentiale Achse im Unterkiefer z. B. von 43/44 nach 47 gehört in gewisser Hinsicht auch zu den problematischen Befunden (Abb. 59). Die Zähne im Unterkiefer sind in der Regel nach lingual gekippt. Die Unterschnitte liegen also lingual und sind parallel gerichtet. Zugkräfte auf der Seite der Zähne können die Prothese abziehen, ohne daß sich die Klammern aufbiegen. Bei Zugkräften auf der Gegenseite bilden die bukkalen Oberarme die Rotationsachse, die lingualen Retentionsarme werden dann zum Äquator hin bewegt. Es kommt Retention zustande (Abb. 60).

Ein entsprechender Befund im Oberkiefer ist weit ungünstiger (Abb. 61). Die Zähne sind nach bukkal gekippt. Die Unterschnitte liegen bukkal und sind parallel gerichtet. Zugkräfte auf der Seite der Zähne können die Prothese in Richtung der Unterschnitte abziehen, ohne daß sich die Klammern aufbiegen müssen. Bei Zugkräften auf der Gegenseite bilden die Oberarme bukkal die Rotationsachse, die Retentionsarme werden vom Äquator wegbewegt, es entsteht keine Retention (Abb. 62).

Im Kapitel „Statische Analyse" wurde ausgeführt, daß die Abstützung nicht mehr angezeigt ist,

- wenn die letzten restierenden Zähne im Kiefer so angeordnet sind, daß deren Verbindungsachse zum Zahnbogen zwar tangential verläuft, daß die Verbindungsachse aber kurz ist,
- wenn die letzten verbleibenden Zähne im Kiefer so angeordnet sind, daß deren Verbindung eine Sekante ergibt und beidseitig dieser Sekante künstliche Zähne stehen,
- wenn nur noch ein einzelner Zahn vorhanden ist.

Wenn aber in all diesen Fällen die dentale Abstützung entfällt, entfällt auch die Einstückgußprothese. Lösungsmöglichkeiten werden auf den Seiten 129 f. und 288 ff. vorgestellt.

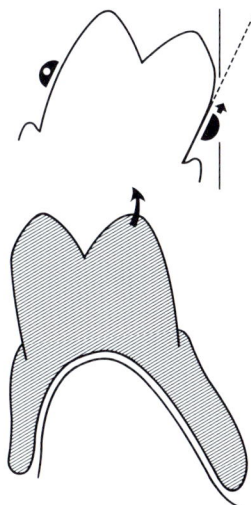

Abb. 60 Befund wie Abb. 59. Zugkräfte auf der Seite der Klammern führen nicht zu Retentionskräften. Zugkräfte auf der Seite der Prothese können allenfalls kippmeidend wirken

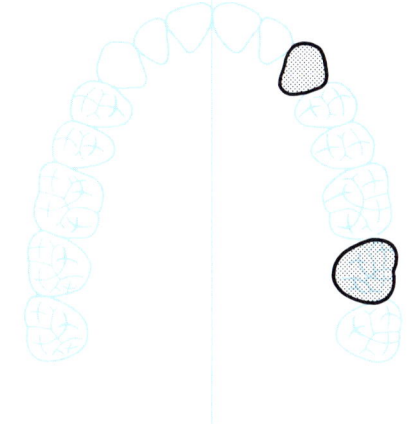

Abb. 61 Die Zähne 37, 33 haben zumeist gleichgerichtete Unterschnitte

Abb. 62 Befund wie Abb. 61. Zugkräfte auf der Seite der Klammern erzeugen keine Retention. Zugkräfte auf der Gegenseite erzeugen ebenfalls keine Retention

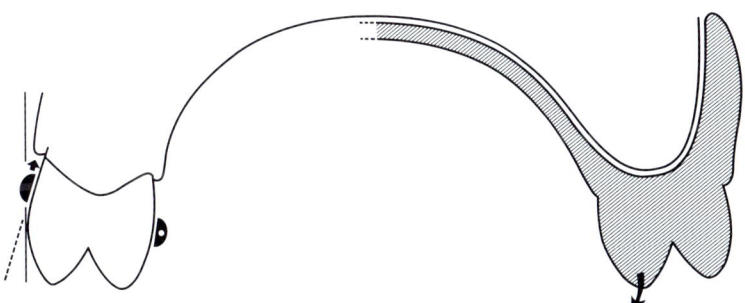

Klammerretention: Zwischen Klammerkraft und Klammerretention muß man sehr wohl unterscheiden. In der Formel

$$y = \frac{1 \cdot K}{q \cdot E}$$

bedeutet K die Kraft, die notwendig ist, um den Klammerarm um den Betrag y aufzubiegen. Dabei geht man davon aus, daß die Kraft an der Klammerspitze angreift und senkrecht zur Abzugsrichtung wirkt (Abb. 63). Klammerarme von

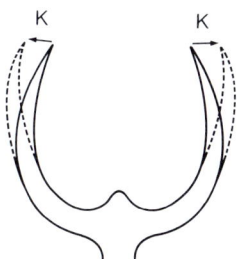

Abb. 63 Klammerkraft durch Zug an der Klammerspitze

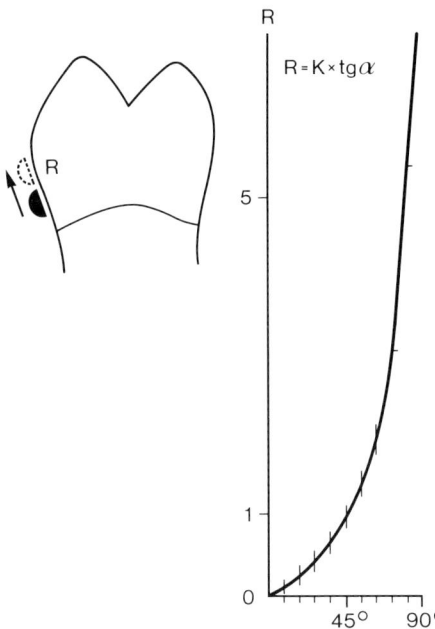

Abb. 64 Retentionskraft durch Aufbiegung entlang einer Schiefen Ebene

Abb. 65 Bei fehlendem Unterschnitt ist die Retentionskraft gleich Null

Abb. 66 Bei einem Unterschnitt von 90° ist die Retentionskraft gleich unendlich

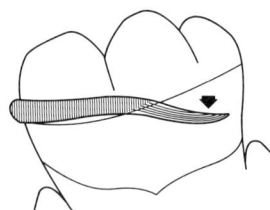

Abb. 67 Durch klammerarmfernen Zug gegen eine schiefe Ebene wird der Klammerarm auch in der Vertikalen verbogen

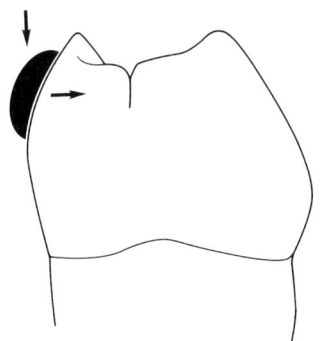

Abb. 68 Retentionskräfte von Klammern üben einen Horizontalschub auf den Zahn aus

Prothesen werden aber nicht auf solche Weise aufgebogen. Sie werden vielmehr durch Gleiten auf einer schiefen Ebene aufgebogen, und die Neigung der schiefen Ebene bestimmt darüber, wieviel von der Klammerkraft als Retention wirkt, und zwar entsprechend der Tangensfunktion: $R = K \cdot tg\,\alpha$ (Abb. 64). Daß diese Formel zumindest annäherungsweise der Realität im Munde entspricht, erkennt man, wenn man die Grenzwerte betrachtet. Der Tangens des Winkels 0° ist gleich Null. Also ist auch die Retention gleich 0. An einer senkrechten Fläche entsteht durch Klammern keine Retention, sofern die Klammer keine Verspannung hat (Abb. 65). Der Tangens des Winkels 90° ist gleich unendlich. Liegt die Klammer unter einer rechtwinkligen Stufe, läßt sie sich durch senkrechten Zug vom Klammerkörper aus nicht entfernen: die Retention ist unendlich (Abb. 66). Dadurch, daß das Aufbiegen der Klammerarme durch Gleiten auf schiefen Ebenen erfolgt, treten zwei Effekte auf, die besondere Beachtung erfordern.

- Die Klammerarme werden nicht nur in der Horizontalen ausgelenkt, sondern auch in der Vertikalen (Abb. 67).
- Durch die Krafteinwirkung auf die schiefe Ebene entsteht immer ein Horizontalschub auf den Klammerzahn (Abb. 68).

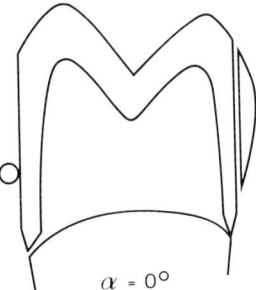 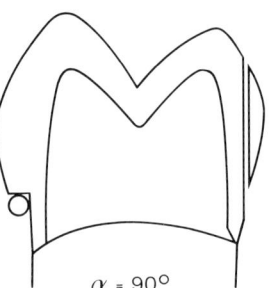

Die Querschnittsform der Klammer kann man nicht beliebig verändern. Eine geringe Dimension in der Horizontalen und eine größere Dimension in der Vertikalen (Abb. 69a) reduziert zwar die Retention, fördert aber das Gleiten und vermindert die Deformation in der Abzugsrichtung. Eine große Dimension in der Horizontalen und eine geringe in der Vertikalen erhöht die Retention, beeinträchtigt aber das Gleiten und erhöht die Deformation in der Abzugsrichtung (Abb. 69b).

Durch das Aufbiegen einer Klammer entlang einer schiefen Ebene während des Einsetzens und während der Abzugsbewegungen erfährt der Zahn einen Horizontalschub. Diese Horizontalkraft muß vom Zahn allein kompensiert werden, wenn, wie es allgemein der Fall ist, der Oberarm der Klammer unmittelbar nach Beginn der Abzugsbewegung seinen Kontakt mit dem Zahn verliert. Die Folge ist eine Verstellung des Zahnes in der Alveole. Bei gelockerten Zähnen besteht dann die Möglichkeit, daß der Zahn soweit horizontal ausgelenkt wird, daß sich die Klammer nicht nennenswert aufbiegt, und dementsprechend kann Retention zustandekommen.

Für die tägliche Praxis ergibt sich aus der mitgeteilten Formel für die Retentionskraft für Klammern zwangsläufig die Frage, wie groß denn die Unterschnittswinkel an natürlichen Zähnen sind. In einer entsprechenden Studie an über 1000 Zähnen ermittelte *Schwensfeier*, gemessen zur Vertikalen (= Senkrechte zur Nullebene), im Mittel einen Wert von 10° bei einer Streubreite von 0° bis 30°. Setzt

man den Mittelwert von 10° in die Formel $R = K \cdot tg\alpha$ ein, so stellt man fest, daß weniger als ¹/₅ der Klammerkraft als Retention wirksam wird. Geht man von einer Klammerkraft von 5N ($\approx$ 0,5 Kp) aus, so beträgt sie ca. 0,9 N.
Wenn man sich vergegenwärtigt, daß der Winkel von nur 10° für die Neigung der schiefen Ebene unter der Führungslinie einen Mittelwert darstellt, dann wird dadurch die klinische Beobachtung erklärlich, daß bestimmte Klammern eine gute Retention aufweisen, während andere kaum Halt geben, obwohl in allen Fällen exakt mit dem gleichen Unterschnitt vermessen wurde.

Klammer und Krone: Aus den Berechnungen und Experimenten zur Ermittlung der Retention geht hervor, daß die optimale Neigung der schiefen Ebene unter dem prothetischen Äquator zwischen 25° und 30° liegt. Weiterhin wäre ein glei-

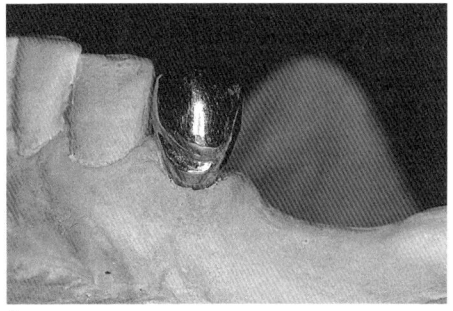
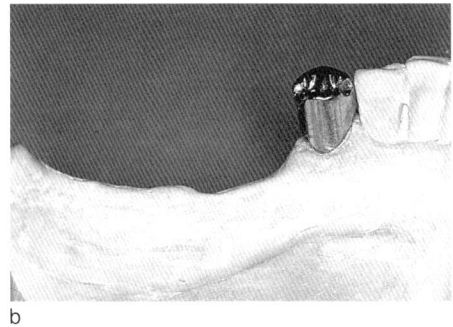

Abb. 69 a) Der Klammerarm mit geringer Höhe entwickelt geringere Retentionskraft, wird aber in der Vertikalen kaum verbogen. b) Der Klammerarm mit größerer Höhe entwickelt größere Retention, wird aber in der Vertikalen stärker verbogen

Abb. 70 Krone mit 30° Unterschnittsneigung und Parallelfräsung lingual

tendes Widerlager in der Einschubrichtung zur Kompensation des Horizontalschubes wünschenswert. Beides ist bei natürlichen Zähnen nicht zu erreichen. Werden aber Klammerzähne überkront, so lassen sich die gewonnenen Erkenntnisse vorteilhaft ausnutzen. Man kann nämlich den Winkel der schiefen Ebene zur Einschubrichtung gezielt mit 30° festlegen. Auf der Seite des Oberarmes läßt sich durch Parallelfräsung ein „gleitendes Widerlager" schaffen, so daß der vom Unterarm verursachte Horizontalschub auf den Zahn während aller Einschub- und Abzugsvorgänge von der Prothese kompensiert wird (Abb. 70). Es versteht sich von selbst, daß schon die Modellation unter dem Parallelometer erfolgt. Dies setzt wiederum voraus, daß immer, auch für die Anfertigung von einer einzelnen Krone, ein Gesamtabdruck vom gesamten Kiefer genommen wird, weil entsprechend dem Gesamtbefund die Einschubrichtung festgelegt werden muß. Der entscheidende Vorteil des um 25°–30° geneigten Unterschnittes sei noch einmal zusammengefaßt:

Bei den an natürlichen Zähnen im Mittel vorhandenen Unterschnitten von 10°
- muß die Klammer bis zur Führungslinie einen relativ weiten Weg zurücklegen,
- die Retention setzt also nur verzögert ein,
- die Retention ist gering (Abb. 71).

Bei einer Neigung des Unterschnittes von 25°–30°
- ist der Weg zum Äquator kurz,
- die Retention setzt unmittelbar ein,
- die Retention ist wesentlich größer (Abb. 72).

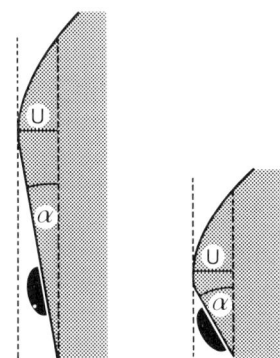

Abb. 71 Effekte bei geringem Unterschnittswinkel

Abb. 72 Effekte bei großem Unterschnittswinkel

2 Kippmeidung

Im Zusammenhang mit einer bedingt starren Verbindung zwischen Prothese und Restgebiß, wenn also der Ersatz auf der Basis einer Einstückgußprothese angefertigt wurde, muß bei manchen Befunden das Problem der Kippmeidung beachtet werden. Die Gefahr der Kippmeidung tritt stets beim Vorhandensein von Freiendsätteln auf. Am besten verdeutlicht man das Problem anhand eines Befundes der Kennedy-Klasse I. Die beiden Sättel werden durch einen Sublingualbügel miteinander verbunden. Die Klammern weisen nur distale Auflagen auf. Wirken nun auf die Sättel, z.B. durch klebrige Speisen, Zugkräfte ein, so rotiert die Prothese um die Achse, die durch die Verbindung der distalen Auflagen gebildet wird. Die Federarme bewegen sich vom Äquator weg, der Sublingualbügel schwenkt nach kaudal. Nirgends entstehen Kräfte, die dem Drehmoment entgegenwirken (Abb. 73).

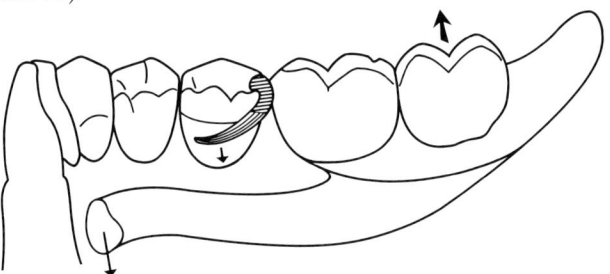

Abb. 73 Fehlende Kippmeidung im Falle der Befundklasse Kennedy I

2.1 Sattelferne Abstützung

Im vorstehenden Beispiel wäre der Kippung entgegengewirkt worden, wenn die Klammern außer der distalen Auflage auch eine mesiale aufgewiesen hätten. Die Rotation der Prothese wäre dann um die mesialen Auflagen erfolgt. Dadurch wären die Federarme zum Äquator hin bewegt worden. Es muß also stets dafür gesorgt werden, daß eine Auflage ein Stückchen weiter sattelfern liegt als die Klammerretention (Abb. 74).
Es leuchtet ein, daß bezüglich der Kippmeidung der Effekt der sattelfernen Auflage um so besser ist, je sattelferner sie liegt (Abb. 75). Was indessen für die Kippmeidung Vorteile bringt, ist bei vertikaler Krafteinwirkung von Nachteil. Bei Einlagerung des Sattels rotiert die Prothese um die distalen Auflagen, die sattelfernen Auflagen heben sich ab (Abb. 76).
Verzichtet man auf die distalen Auflagen und bringt nur sattelferne an, so bleiben auch nur Nachteile. Wird am endständigen Zahn eine Klammer mit Oberarm angebracht, so bewegt sich dieser bei vertikaler Belastung des Sattels zum Äquator hin. Dadurch wird der Zahn horizontal verstellt (Abb. 77). Okklusale Interferenzen sind die Folge. Der Zahn wird gelockert. Wird am endständigen Zahn eine Klammer ohne Oberarm angebracht, sinkt der Sattel ein wie ein schleimhautgelagerter. Die Retentionsarme bewegen sich vom Äquator weg. Der Vorteil der starren Verbindung, nämlich die Aufrechterhaltung der okklusalen Einheit zwischen den natürlichen und künstlichen Okklusionsflächen, geht verloren. Außerdem wird das distale Parodontium des endständigen Zahnes gestaucht, weil die sattelferne Auflage eine entsprechende Rotation vorschreibt (Abb. 78). Man erkennt, daß eine Trennung von Auflage und Klammerarmen *immer* höchst problematisch und folglich nicht statthaft ist.

Kippmeidung 125

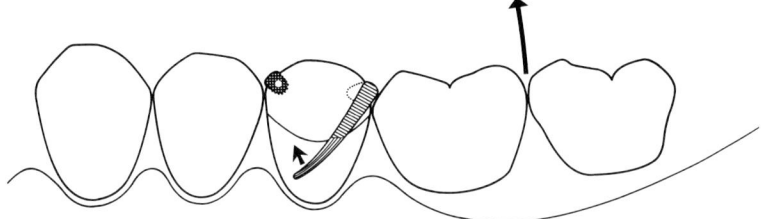

Abb. 74 Die zusätzliche mesiale Auflage bewirkt, daß bei Zugkräften der Federarm zum Äquator hin bewegt wird

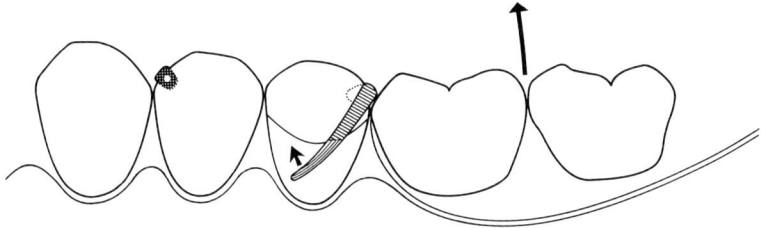

Abb. 75 Je sattelferner die Auflage, um so günstiger für die Kippmeidung bei Zugkräften am Sattel

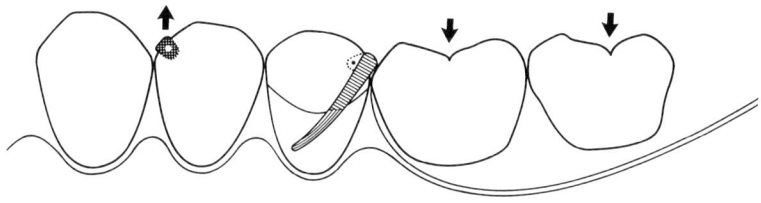

Abb. 76 Je sattelferner die mesiale Auflage, umso ungünstiger ist die statische Situation bei Vertikalkräften auf den Sattel

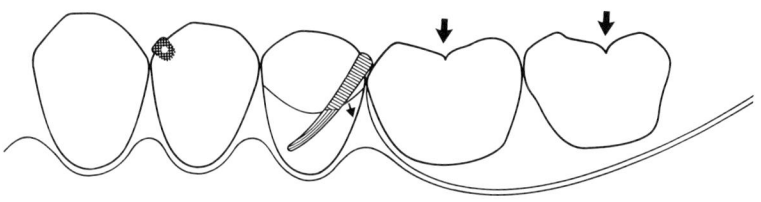

Abb. 77 Fehlt bei sattelferner Auflage die distale, so wird bei Vertikalkräften der Oberarm der Klammer zum Äquator hin bewegt

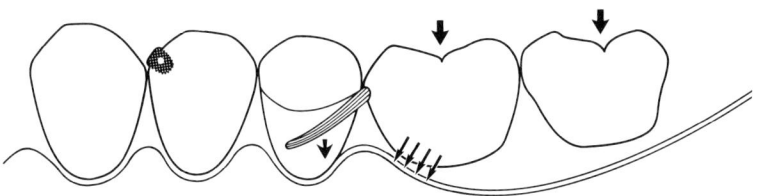

Abb. 78 Fehlt bei sattelferner Auflage die distale, so wird eine Klammer ohne Oberarm vom Äquator wegbewegt

2.2 Basisausdehnung

Anstelle von dentalen Auflagen wird häufig die Prothesenbasis zur Kippmeidung nach ventral ausgedehnt, damit Basiselemente weiter sattelfern liegen als die Retentionsarme. Für die Kippmeidung ist dieses Prinzip zwar durchaus wirksam, bei der vertikalen Sattelbelastung ist der Nachteil aber der gleiche, wie er für die dorsale sattelferne Auflage beschrieben wurde, jenseits der Rotationsachse hebt sich die Basis ab (Abb. 79).

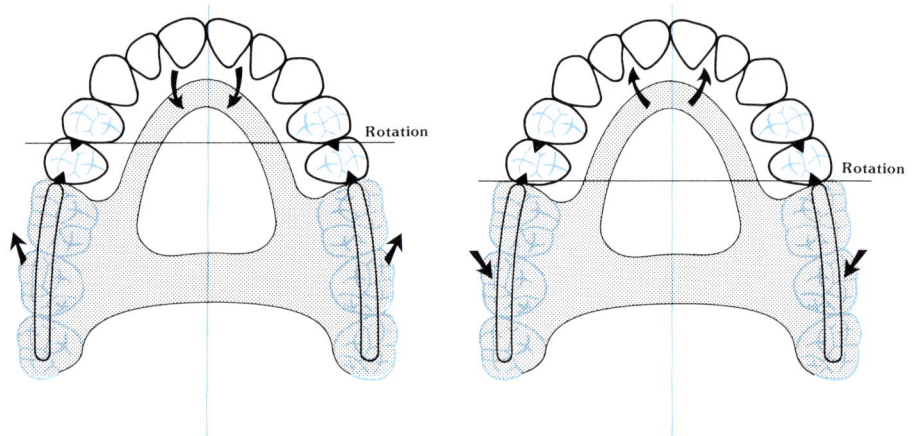

Abb. 79 a) Basisanteile jenseits der Unterstützungsachse wirken bei Zugkräften als Kippmeider. b) Basisanteile jenseits der Rotationsachse werden bei Vertikalkräften abgehoben

2.3 Satteloffene Klammern

Satteloffene Klammern dienen ebenfalls der Kippmeidung. Ihre Wirkungsweise sei geklärt an einzelnen Molaren im Unterkiefer, der ansonsten zahnlos ist. Würde man an diese Molaren E-Klammern legen mit mesialer Auflage und nach distal reichenden Klammerarmen, so würde es sich um eine *sattelgeschlossene* Klammer handeln. Wirken im anterioren Bereich Zugkräfte, rotiert die Prothese um die mesiale Auflage, die Klammerarme werden vom Äquator wegbewegt (Abb. 80).

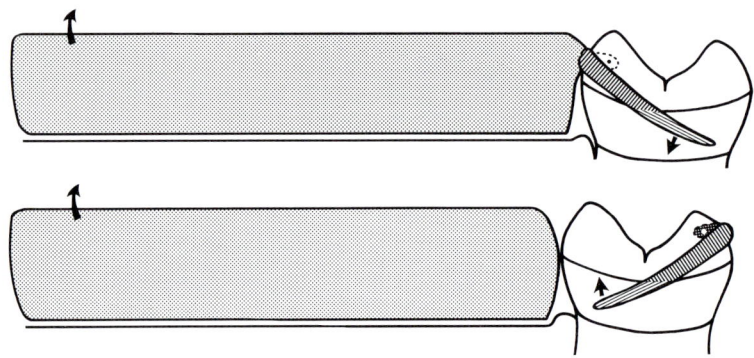

Abb. 80 Sattel mesial von Restzähnen. Verwendet man C-Klammern (= sattelgeschlossen), werden bei Anhebung des Sattels die Federarme vom Äquator wegbewegt

Abb. 81 Sattel mesial von Restzähnen. Verwendet man satteloffene Klammern, werden bei Anhebung des Sattels die Federarme zum Äquator hin bewegt

Werden dagegen an die gleichen Zähne satteloffene Klammern gelegt mit distalen Auflagen, wie sie die Ringklammern darstellen, so rotiert die Prothese bei anterioren Zugkräften um die distalen Auflagen, die Retentionsarme werden nun zum Äquator hin bewegt, es entsteht Widerstand.

Bei der Befundklasse Kennedy II₁ wirkt die Ringklammer am Molaren mit lingual gelegenen Retentionsarmen auch als Kippmeider für den Freiendsattel der Gegenseite (Abb. 81).

2.4 Schaltsattel

Ist außer den Verkürzungen der Zahnreihe bei der Kennedy-Klasse I eine Unterbrechung der Zahnreihe vorhanden, so daß es sich um die Klasse I₁ handelt, so wirkt der Schaltsattel als Kippmeider (Abb. 82).

3 Spezielle Statik

Die Fragen der Statik sind bei Teilprothesen von solch großer Bedeutung, daß diese Thematik noch einmal an Hand einiger spezieller Problemsituationen aufgegriffen werden soll.

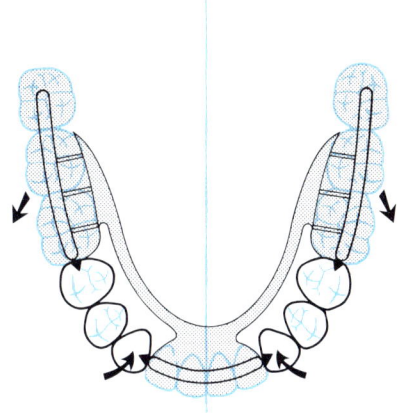

Abb. 82 In der Befundklasse I₁ wirkt der Schaltsattel als Kippmeider

3.1 Basisausdehnung Oberkiefer

Setzt man im Oberkiefer ein anteriores Restgebiß voraus und belastet einen Freiendsattel, so rotiert die Prothese um die Achse, die durch die Verbindung der seitengleichen distalen Auflage mit dem Prothesenende der Gegenseite zustandekommt. Belastet man den anderen Sattel, geschieht spiegelbildlich das gleiche. Man sollte nun darauf bedacht sein, daß die Basis nicht über den Kreuzungspunkt der Rotationsachsen hinaus nach ventral ausgedehnt wird (Abb. 83).

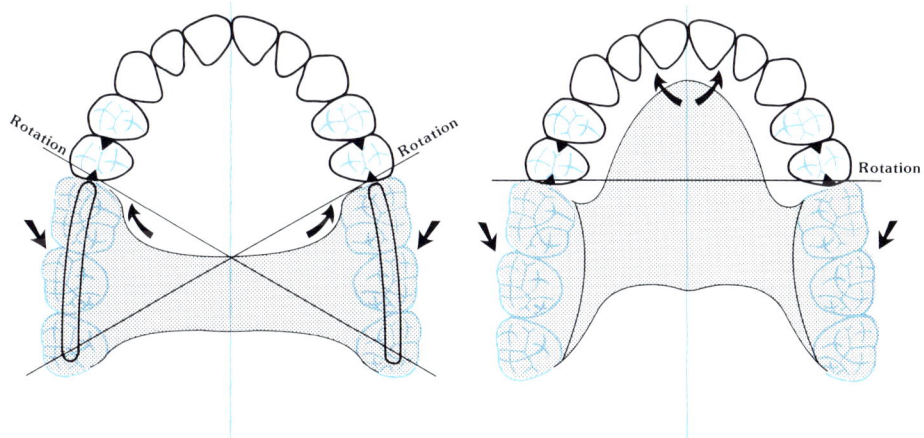

Abb. 83 Im Oberkiefer sollte die Basis nicht über den Kreuzungspunkt der Rotationsachsen nach ventral ausgedehnt werden

Abb. 84 Bei Einlagerung der distalen Sättel hebt sich die Basis jenseits der Unterstützungsachse ab

Würde die Basis über die Rotationsachsen extendiert, so würde sie ventral in dem Maße (abhängig von den Hebelverhältnissen) aktuell angeliftet, wie distal aktuell eine Einlagerung des belasteten Sattels stattfindet. Speisereste unter der Basis sind für den Patienten die unangenehme Folge. Schließlich würde nach Absinken des Sattels infolge Knochenabbaues nach einer gewissen Zeit die Basis ventral dauerhaft von ihrer Unterlage abgehoben (Abb. 84).

128 Die partielle Prothese

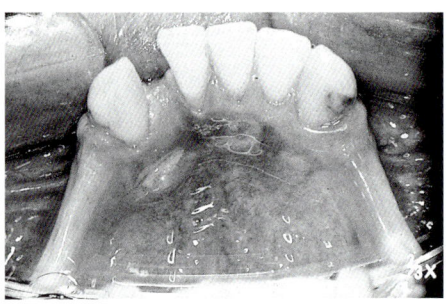

Abb. 85 Druckstelle an der lingualen Alveolarwand des Unterkiefers durch Bügeleinlagerung

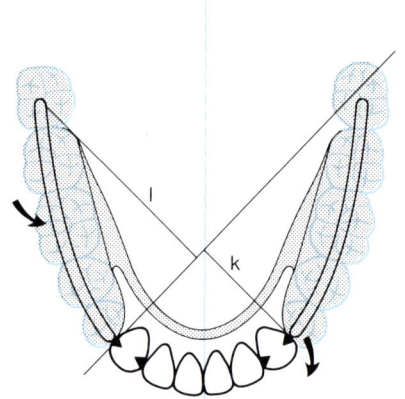

Abb. 86 Bei Belastung eines Sattels wird jeweils diagonal der Bügel angehoben

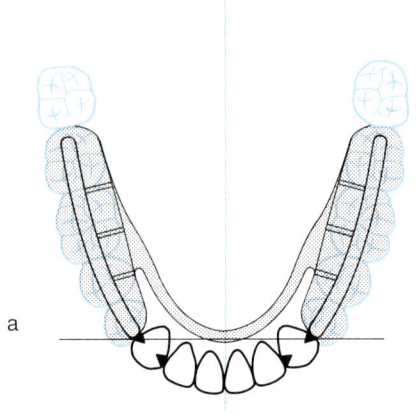

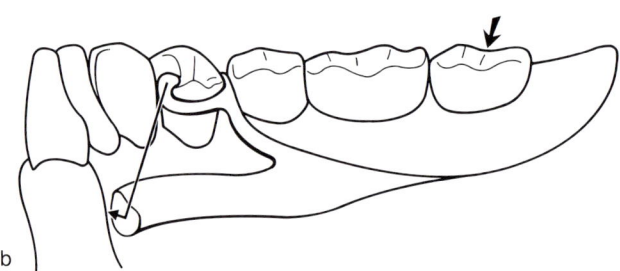

Abb. 87 a) Nach Knochenabbau und beidseitiger Satteleinlagerung rotiert die Prothese um die Unterstützungsachse. b) Der Bügel bewegt sich zum Alveolarfortsatz hin

Dies ist der Grund, weshalb eine Basisausdehnung nach ventral zur Kippmeidung nachteilig ist. Zur Kraftübertragung ist die Extension ohnehin unwirksam, weil auf der Höhe der mit dentalen Auflagen versehenen Zähne wegen ihrer geringen Intrusion eine Kompression der von der Basis bedeckten Gewebe gar nicht zustande kommt.

3.2 Bügeleinlagerung Unterkiefer

An der Alveolarwand des Unterkiefers werden relativ häufig vom Unterzungenbügel Druckstellen hervorgerufen (Abb. 85). Als Ursache vermutet man schlechte technische Arbeit und überlegt, welchen Abstand man zwischen Alveolarwand und Bügel einhalten sollte. Zu diesem Thema einige Ausführungen. Die Druckstellen entstehen nie unmittelbar nach Einfügen des Ersatzes, sondern stets erst nach längerer Zeit, etwa nach einem halben Jahr, nach einem Jahr oder noch später. Sie treten außerdem um so häufiger auf, je kleiner das anteriore Restgebiß ist. Man kann sie wie folgt erklären: Belastet man einen Freiendsattel, so entsteht eine Rotationsachse, die von der seitengleichen Auflage zum Prothesenende der Gegenseite verläuft. Es reicht nun aber nicht aus, daß man diese Rotationsachse nur in der Projektion betrachtet. Man muß sie sich auch räumlich vorstellen. Je niedriger zum Alveolarfortsatz diese Achse verläuft, um so günstiger ist die Situation, weil der Bügel angehoben wird, entsprechend einer Kreisbahn, die durch den Radius Achse/Bügel mit der Achse als Mittelpunkt vorgeschrieben ist (Abb. 86). Im allgemeinen kommt dabei kein Kontakt zwischen Bügel und Alveolarfortsatz zustande, weil die Kreisbahn eher tangential zur Oberfläche des Kiefers verläuft. Lange Zähne und eine senkrechte oder gar unterschnittene Alveolarwand sind negative Faktoren.

Wie gesagt: bei Belastung der einzelnen Sättel ist die Bewegung des Bügels weniger schädlich. Ist aber erst einmal ein Abbau entstanden, und zwar auf beiden Seiten, dann rotiert die Prothese beim Zubiß um die Achse, die gebildet wird durch Verbindung der auf jeder Seite am weitesten distal gelegenen Auflage, und nun bewegt sich der Bügel direkt zur Alveolarwand hin (Abb. 87).

3.3 Anteriores Restgebiß Unterkiefer, zahnloser Oberkiefer

Ein häufig anzutreffender Befund ist folgender: der Oberkiefer ist zahnlos, im Unterkiefer ist ein anteriores Restgebiß z.B. von 34 bis 44 vorhanden. Ist der Unterkiefer insuffizient versorgt, vollzieht sich der gesamte Kauprozeß im anterioren Bereich. Für den Unterkiefer ist dies ohne Nachteil. Im Oberkiefer entsteht dadurch sehr oft ein Schlotterkamm, weil sich die Kaukraft auf eine kleine Fläche konzentriert, weshalb der Knochen abgebaut und durch Bindegewebe ersetzt wird (Abb. 88). Auch bei suffizienter Versorgung des Unterkiefers besteht die Gefahr, daß der Patient im Bereich der eigenen Zähne kaut. Man hat aber die Möglichkeit, den Patienten zu zwingen, weiter distal zu kauen, indem man die Frontzähne konsequent außer Okklusion stellt (Abb. 89).

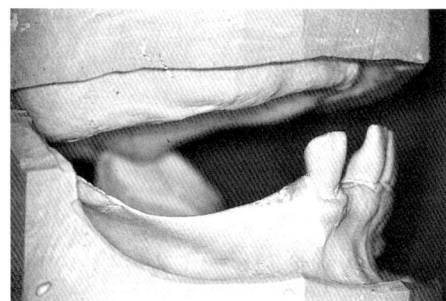

Abb. 88 Starker Knochenabbau im zahnlosen Oberkiefer gegenüber dem anterioren Restgebiß im Unterkiefer

4 Die einfache Kunststoffprothese

Die einfache Kunststoffprothese, jahrzehntelang die fast ausschließliche Art partiellen herausnehmbaren Ersatzes, ist heute auf ganz wenige Indikationen beschränkt. Diese kann man kurz zusammenfassen:

- Sofortprothese (Seite 237 f.),
- Aufbauprothese (Seite 354 f.).

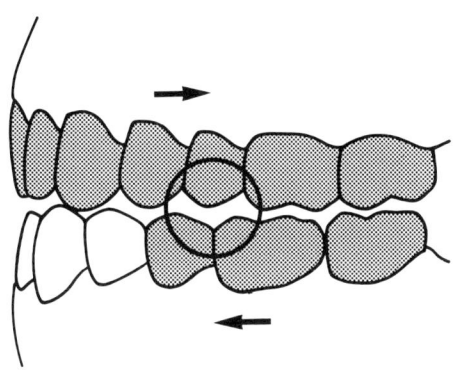

Abb. 89 Gezieltes Verlagern der Belastung des Oberkiefers nach distal

Im Rahmen des Sofortersatzes wird die Kunststoffprothese auch nur dann angefertigt, wenn eine Sofortbrücke entweder nicht indiziert oder aufgrund der Pfeilerzähne nicht vertretbar ist.

Für die Aufbauprothese gibt es unterschiedliche Indikationen. Unter geriatrischen Aspekten ist das Einfügen von Aufbauprothesen indiziert, wenn zu erwarten steht, daß das abrupte Adaptieren einer totalen Prothese nicht gelingt, wenn die Einsicht des Patienten in eine an sich notwendige Totalausräumung fehlt und wenn die Zahl der gleichzeitig zu entfernenden Zähne so groß ist, daß ein schrittweises Vorgehen sinnvoll ist.

Unter statischen Aspekten ist die Kunststoffprothese angezeigt, wenn eine dentale Abstützung kontraindiziert ist und die restierenden Zähne für eine aufwendigere Lösung nicht mehr geeignet sind.

4.1 Verfahrenstechnik

Für die Herstellung empfiehlt sich, daß man die ersten Schritte so durchführt, als wolle man eine gegossene Metallbasis anfertigen. Nach exaktem Vermessen werden die Unterschnitte ausgeblockt. Dies ist aus folgenden Gründen zweckmäßig: Zur Einschubrichtung weisen alle Zähne zumeist erhebliche Unterschnitte auf, insbesondere dann, wenn nach horizontalem Knochenabbau die Wurzeln am Zahnhals schon freiliegen, was bei der genannten Indikation als Aufbauprothese oft der Fall ist. Beim Stopfen werden diese Unterschnitte mit Kunststoff ausgefüllt. Vor dem Einsetzen muß der in den Unterschnitten befindliche Kunststoff wieder entfernt werden. Eben das kann erhebliche Schwierigkeiten bereiten, insbesondere dann, wenn mehrere einzeln stehende Zähne und somit zahlreiche Unterschneidungen vorhanden sind.

Da man im allgemeinen nicht direkt erkennen kann, wo die Interferenzen der Basis mit den Zähnen auftreten, schleift man an den meisten Stellen zuviel Kunststoff weg. Das Ergebnis ist ästhetisch und funktionell unzureichend.

Wenngleich für die Aufbauprothese wie für die Sofortprothese das Vorgehen grundsätzlich das gleiche ist, so unterscheidet es sich bei den beiden Prothesenarten doch im Hinblick auf den Zeitpunkt, wann die Ausblockung vorgenommen wird. Bei der Aufbauprothese hat es Vorteile, wenn man das Modell sofort ausblockt, also noch vor der Bißnahme und der Anprobe. Der Vorteil besteht darin, daß das ausgeblockte Modell keine Unterschnitte mehr aufweist und somit weder bei der Herstellung der Bißschablone noch bei der Herstellung der Wachsanprobe die Gefahr besteht, daß Modellzähne abgebrochen werden.

Bei Sofortprothesen kann die Ausblockung erst nach Bißnahme und Anprobe durchgeführt werden, weil die zu entfernenden Zähne vorher nicht radiert werden dürfen.

4.2 Das Vorgehen im einzelnen

Aufbauprothese: Die Klammervermessung wird in der von der Einstückgußprothese her bekannten klassischen Weise vorgenommen. Da dentale Abstützungen fehlen, dürfen keine Klammerteile über dem Äquator liegen, sonst würde beim Einlagern des Ersatzes der Klammerzahn horizontal verstellt, weil sich der Oberarm auf einer schiefen Ebene zum Äquator hinbewegt. Der körpernahe Teil des Klammerarms darf maximal am Äquator liegen. Einfache l-Klammern oder J-Klammern sind indiziert. Nach dem Vermessen werden alle Unterschnitte ausgeblockt, und zwar mit Gips. Die eingezeichneten Klammerlinien bleiben gerade eben sichtbar (Abb. 90). Auf dem so hergestellten Arbeitsmodell wird die Bißschablone angefertigt. Nach der Bißnahme am Patienten wird das Modell im Split-cast-Verfahren in den Artikulator gebracht. Es folgen die Aufstellung der Zähne in Wachs und die Anprobe.

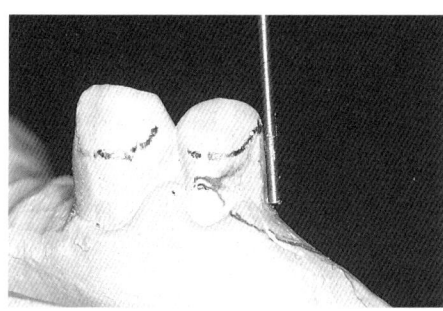

Abb. 90 Vermessen und Ausblocken der Unterschnitte für eine Aufbauprothese

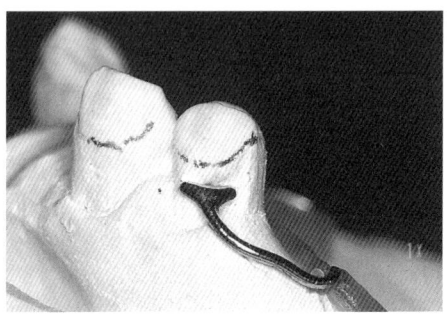

Abb. 91 wie Abb. 90: Klammern gebogen

Die labortechnische Fertigstellung beginnt mit dem Klammerbiegen (Abb. 91). Die weiteren Schritte sind bekannt: Modellation, Einbetten, Stopfen, Polymerisieren. Nach dem Ausbetten wird die Prothese nicht gleich vom Arbeitsmodell abgenommen. Das Modell wird vielmehr gesäubert und mit der Prothese in den Sockel zurückgesetzt. Die polymerisationsbedingten okklusalen Ungenauigkeiten können so korrigiert werden. Erst nach dem Einschleifen der Okklusion wird die Prothese vom Modell abgenommen, ausgearbeitet und poliert.

Sofortprothese: Zur Anfertigung von Sofortprothesen werden auf den Arbeitsmodellen zunächst die Bißschablonen angefertigt. Nach der Bißnahme am Patienten werden sie im Split-cast-Verfahren in den Artikulator eingegipst. Sofern es aufgrund der Topographie der noch vorhandenen Zähne sinnvoll ist, wird eine Anprobe durchgeführt. Nunmehr werden die zu entfernenden Zähne radiert. Es folgen die Vermessung, das Ausblocken, das Klammerbiegen und das Komplettieren der Aufstellung bzw. das Zurücksetzen der Anprobe. Nach dem Ausmodellieren wird verfahren wie bei der Aufbauprothese.

5 Verbindung Prothese–Restgebiß

Bei dem kombiniert festsitzend/herausnehmbaren Ersatz geht es vorwiegend um Fragen der Verbindung des herausnehmbaren Teils mit dem festsitzenden. Daher ist es zweckmäßig, in einem gesonderten Kapitel einige grundsätzliche Fragen zu dieser Thematik zu erörtern. Die in der Funktion auftretenden Kaukräfte werden im teilbezahnten Kiefer entweder von Zähnen oder vom Alveolarknochen aufgenommen. Versucht man, den Alveolarknochen zu schonen, muß man die Zähne stärker belasten; versucht man, die Zähne zu schonen, wird zwangsläufig der Alveolarknochen stärker beansprucht.

Es ist nun die hohe Kunst der zahnärztlichen Prothetik, die Kräfte so zu lenken und zu verteilen, daß keines der Gewebe über seine Leistungsfähigkeit hinaus beansprucht wird.

Betrachtet man Alveolarfortsatz und Zahn unter dem Aspekt der Kraftaufnahmefähigkeit, so hat es zunächst den Anschein, als beständen prinzipielle Unterschiede. Zumindest legt die klinische Beobachtung diese Vermutung nahe, weil unter rein schleimhautgetragenen Prothesen häufig starker Knochenabbau entsteht, was bei dental abgestützten Prothesen nicht der Fall ist. Zur Erklärung dieser Erscheinung wird im allgemeinen wie folgt argumentiert: Bei vertikaler Belastung des Zahnes wird der Knochen nicht auf Druck, sondern mittels der Sharpey-Fasern auf Zug beansprucht. Die Zugbeanspruchung ist die natürliche, und deshalb ist der Knochen in der Lage, eine hohe Widerstandskraft gegen sie zu entfalten. Die Druckbeanspruchung von der Oberfläche her ist unnatürlich, und deshalb kann der Knochen ihr nur wenig Widerstand entgegensetzen.

Bei näherem Hinsehen ist diese Erklärung nicht sehr wahrscheinlich. Gegen Zugkräfte muß der Knochen gleichgroße Reaktionskräfte entwickeln, die der Zugrichtung entgegengesetzt sind. Sie sind also zur Oberfläche hin gerichtet. Auch den auf die Oberfläche wirkenden Druckkräften muß der Knochen gleichgroße Reaktionskräfte entgegensetzen, die wiederum zur Oberfläche hin gerichtet sind. In beiden Fällen sind also Reaktionskräfte des Knochens gleichgerichtet (Abb. 92). Warum sollen sie gegen Zug wirksamer sein als gegen Druck? Die dargestellte Erklärung ist u. E. auch gar nicht notwendig. Eine einfachere ist plausibler.

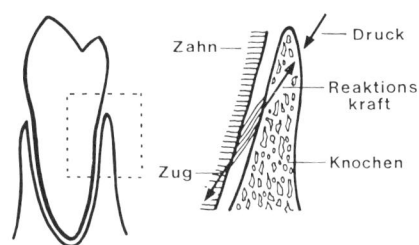

Abb. 92 Kräfte und Gegenkräfte bei Belastung des Alveolarknochens

Bei senkrechter Krafteinwirkung auf den Zahn wird über die Mantelfläche der Wurzel eine weitaus größere Knochenfläche belastet als jenes Areal vom Alveolarfortsatz, das später durch einen Prothesensattel im Bereich des Zahnes belastet werden kann. Das Größenverhältnis von Wurzelquerschnitt zur Mantelfläche der Wurzel beträgt ca. 1:5 (Abb. 93). So kommt es, daß durch eine Prämolarenwurzel eine ebenso große oder sogar größere Knochenfläche belastet wird, als sie auf dem zahnlosen Alveolarfortsatz im Bereich der drei Molaren vorhanden ist. Auf diese Weise erklärt sich der Wert der dentalen Lagerung von Teilprothesen.

Da die dentale Auflage einen Teil der Verankerung darstellt, hängt es ganz wesentlich von den Attachments ab, wie sehr es gelingt, eine befundbezogen sinnvolle Kraftverteilung auf die natürlichen Zähne zu erreichen.

In diesem Zusammenhang und im Hinblick auf die Gesamtkonstruktion kommt der Art der Verbindung zwischen Prothese und Restgebiß eine besondere Bedeutung zu.

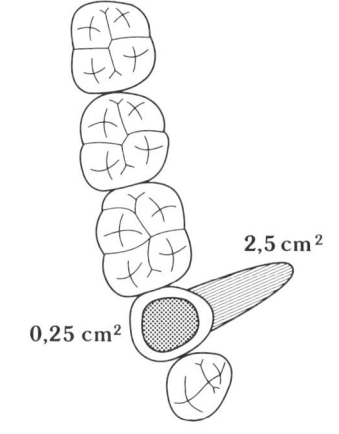

Abb. 93 Mantelfläche einer Prämolarenwurzel in die Horizontale projiziert

Man unterscheidet eine

- lockere,
- bedingt starre,
- gelenkige,
- federnde und
- starre

Verbindung zwischen Prothese und Restgebiß.

5.1 Lockere Verbindung

Bei der beschriebenen Kunststoffprothese mit einfachen gebogenen Klammern ohne dentale Auflagen kommt nur eine lockere Verbindung zwischen Prothese und Restgebiß zustande. Das Einsinken und das Vorbeigleiten der Prothese an den Zähnen ist unvermeidbar. Es wird auch von vornherein einkalkuliert: daher die strengen Indikationen.
Mit gebogenen Klammern läßt sich auch kaum eine andere Verbindung erzielen. Gebogene Auflageklammern sind nur an den Zähnen mit Kauflächen möglich. An solchen Zähnen aber sind die gegossenen Auflageklammern den gebogenen überlegen.

5.2 Bedingt starre Verbindung

Bedingt starre Verbindungen kommen zustande, wenn in teilbezahnten Kiefern die entsprechenden Prothesen mit Auflageklammern verankert werden. Ausgenommen ist ein spezieller Befund, nämlich Kennedy-Klasse III, wenn alle ersetzten Zähne innerhalb der Unterstützungsachse stehen. In diesem Fall entsteht eine starre Verbindung zwischen dem Restgebiß und der Prothese. In allen anderen Fällen entsteht nur eine bedingt starre Verbindung, weil künstliche Zähne außerhalb der Unterstützungspunkte stehen. Werden diese Zähne belastet, geht von ihnen eine Hebelwirkung aus. Die Prothese dreht sich jeweils um eine bestimmte Achse. Diese Rotation ist deshalb möglich, weil sich die Auflagen in ihren löffelförmigen Lagern drehen können und weil die Klammern erst nach Zurücklegen eines bestimmten Stückchens Weg beginnen, Retentionskräfte zu entwickeln.
Man erkennt, daß man sich mit den für die Kraftverteilung so notwendigen und sinnvollen dentalen Aufruhen neue Probleme einhandelt, nämlich statische.

5.3 Gelenkige Verbindung

Die Schwierigkeiten, eine dental abgestützte Prothese mit künstlichen Zähnen außerhalb der Unterstützungspunkte stabil zu lagern, haben zu den Bemühungen geführt, die Freiendsättel gelenkig mit dem Restgebiß zu verbinden, um so die Statik der restlichen Prothese zu verbessern. Durch die gelenkige Verbindung nämlich entfällt die Hebelwirkung, weil der Sattel für sich allein nachgeben kann. Ein gelenkig mit der Verankerung verbundener Sattel wirkt in der Nähe des endständigen Zahnes voll abgestützt, während das distale Ende den Charakter einer rein schleimhautgelagerten Prothese hat (Abb. 94). Das besondere dieser Verbindungsart liegt darin, daß – gleichviel, wo der Sattel belastet wird – der Alveolarfortsatz unter dem distalen Sattelende *immer* belastet wird, während der Bereich unmittelbar distal vom endständigen Zahn, im Druckschatten liegend, gar nicht oder nur minimal belastet wird. Greift die Kraft direkt am Sattelende an, so wird sie voll auf den Alveolarfortsatz weitergeleitet, da das Gelenk keine Bremswirkung hat. Ist das Gelenk mit einem Anschlag versehen, wird mit dem Anschlag die gelenkige Wirkung ohnehin blockiert. Je weiter der Angriffspunkt der Kraft vom Ende der Prothese weg und je näher er an das Gelenk herangerückt wird, um so geringer ist die Belastung des Alveolarfortsatzes. Die distale Hälfte sollte daher überhaupt nicht belastet werden.

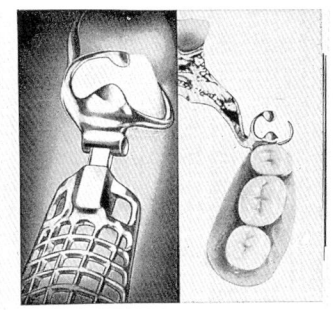

Abb. 94 Belastungssituation bei gelenkig verbundenem Freiendsattel

Den Vorteilen des Gelenkes der Statik stehen zum Teil erhebliche Nachteile gegenüber. Der erste wurde schon genannt: der ständige, auf einen kleinen Bereich des Knochens unter dem distalen Sattelende sich konzentrierende Druck bei Belastung des Sattels.

Der zweite Nachteil besteht darin, daß die im allgemeinen nur wenige Millimeter breiten Gelenke alsbald durch Materialverschleiß ausgeweitet werden, so daß sich der Sattel nicht nur in der Vertikalen bewegen läßt, sondern auch in der Transversalen, wodurch der Abbau des Alveolarfortsatzes erheblich beschleunigt werden kann, weil der Knochen unter dem Sattel noch weniger gleichmäßig belastet wird. Der Materialverschleiß des Gelenkes ist besonders dann groß, wenn der Sattel nicht zur Gegenseite durch einen Sublingualbügel (Unterkiefer) oder durch eine Gaumenplatte (Oberkiefer) stabilisiert wird.

5.4 Federnde Verbindung

Die federnde Verbindung zwischen Prothese und Restgebiß wurde mit dem gleichen Ziel entwickelt wie die gelenkige, nämlich um die natürlichen Zähne zu entlasten und die Statik zu verbessern. Die Verbindung zwischen der Verankerung und der eigentlichen Prothese wird ausschließlich mit einem Federdraht hergestellt (Abb. 95). Leider aber blieb auch dieser Methode der Erfolg versagt, weil es nicht möglich ist, die Federwirkung mit der individuellen Beanspruchung in Einklang zu bringen. Wird der Draht zu schwach dimensioniert, ist der Sattel rein schleimhautgelagert, so daß man von vornherein eine schleimhautgelagerte Prothese hätte anfertigen können. Ist der Draht zu stark dimensioniert, entsteht eine starre Verbindung, die man auf andere Art besser erzielen kann.

Der Nachteil aller bisher erörterten Verbindungsarten, der lockeren, bedingt starren, gelenkigen und federnden besteht darin, daß alsbald die okklusale Einheit zwischen natürlichen und künstlichen Zähnen verlorengeht. Disklusionen aber fördern den Bruxismus und somit die Verursachung von Myoarthropathien. Man stellt sich unwillkürlich die Frage, warum man sich primär um eine störungsfreie Okklusion bemüht, wenn diese doch nach relativ kurzer Zeit verlorengeht.

Die gelenkige und federnde Verbindung kann man sehr wohl mit einer Modellgußbasis kombinieren.

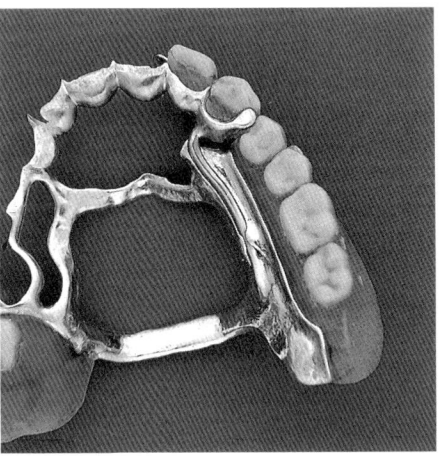

Abb. 95 Federnde Verbindung zwischen Prothese und Restgebiß

5.5 Starre Verbindung

All diese Erfahrungen und Überlegungen haben folgerichtig zur starren Verbindung zwischen Prothese und Restgebiß geführt. Sie kann erreicht werden durch Geschiebe, Teleskope und durch Auflageklammern bei den Befunden der Kennedy-Klasse III.

Es unterliegt keinem Zweifel, daß durch die starre Verbindung zwischen Prothese und Restgebiß tatsächlich eine Entlastung des Alveolarknochens im zahnlosen Bereich erzielt wird. Die Beanspruchung der zur Verankerung herangezogenen Zähne muß man allerdings differenziert betrachten. Dies geschieht im Kapitel 6 (Kombiniert festsitzend/herausnehmbarer Ersatz, S. 135 ff.).

5.6 Freiheitsgrade

Zuvor sollen die grundsätzlichen Bewegungsmöglichkeiten von Attachments noch einmal übersichtlich dargestellt werden.

Ein T-Geschiebe z.B. läßt nur Bewegungen in einer Richtung zu, nämlich in der Vertikalen. Es hat also nur *einen Freiheitsgrad* (Abb. 96). Hat die Patrize Zylinderform, kann ein *zweiter Freiheitsgrad* dadurch entstehen, daß man die Matrize im Bereich der Retention ein wenig öffnet. Um die vertikale Achse des Zylinders ist dann eine horizontale Bewegung möglich (Abb. 97).

Wird die Patrize des gleichen Geschiebes mit der Prothese nicht direkt starr verbunden, sondern über einen Federkasten, so ist zusätzlich eine sagittale Translation möglich. Diese sagittale Translation stellt den *dritten Freiheitsgrad* dar (Abb. 98).

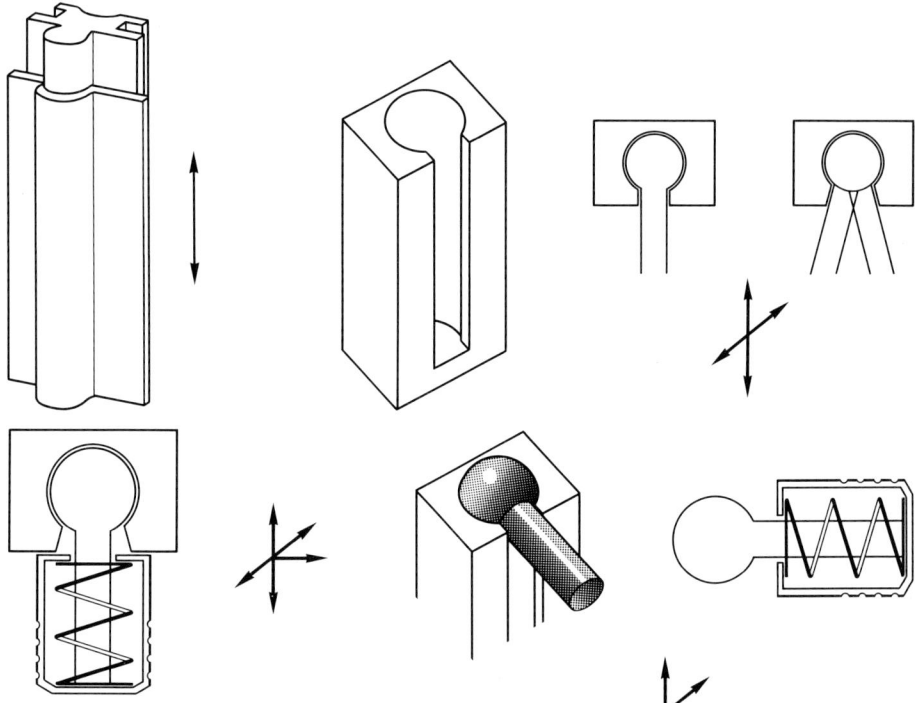

Abb. 96 Geschiebe mit nur einem Freiheitsgrad (vertikal)

Abb. 97 Geschiebe mit zwei Freiheitsgraden (vertikal und horizontal)

Abb. 98 Geschiebe mit drei Freiheitsgraden (vertikal, horizontal und sagittal)

Abb. 99 Attachment mit 4 Freiheitsgraden (vertikal, horizontal, sagittal und abknickend)

Ein Attachment kann man auch noch mit einem *vierten Freiheitsgrad* versehen, wenn man z.B. bei dem in der Abbildung 99 dargestellten Attachment die zylinderförmige Patrize durch eine kugelförmige ersetzt.

Schließlich sei noch das Kugelgelenk erwähnt, das zumindest drei Freiheitsgrade aufweist, wobei die horizontale Bewegung um 360° möglich ist und aus jeder horizontalen Position eine Scharnierbewegung ausgeführt werden kann. Eine sagittale Translation erlaubt das Kugelgelenk allerdings nicht.

Die Beschreibung der Attachments mit unterschiedlichen Freiheitsgraden bedeutet keineswegs eine Überbewertung technischer Details; man muß sie kennen, damit man sie befundbezogen richtig einsetzt.

6 Kombiniert festsitzend/herausnehmbarer Zahnersatz

Auch beim kombinierten Ersatz spielt die statische Situation, also die Topographie der Pfeilerzähne, eine erfolgsrelevante Rolle.

6.1 Kombiniert festsitzend/herausnehmbarer Ersatz mit Schaltsätteln

Bei den einfachen Befunden der Kennedy-Klasse III ergeben sich kaum Schwierigkeiten. Ist beidseitig im Seitenzahnbereich die Zahnreihe unterbrochen, stehen in der Regel alle ersetzten Zähne innerhalb des Unterstützungspolygons. Das ausgewählte Attachment ist bei tragfähigen Pfeilern weniger von Bedeutung. Geschiebe könnten durchaus in Frage kommen, weil keine Hebel vorhanden sind und somit eine stärkere Beanspruchung nicht auftritt. Allerdings werden Befunde dieser Art nur selten mit kombiniert festsitzend/herausnehmbarem Ersatz behandelt, sondern mit Brücken. Und das ist richtig so. Die Brücke kann man als einen ideal abgestützten Schaltsattel ansehen. Man verzichtet eigentlich nur dann auf Brückenersatz, wenn irgendwelche Pfeiler mit einem Risiko behaftet sind, weil dann nach Verlust eines Pfeilers eine Erweiterung des vorhandenen Ersatzes möglich ist. Unter solchen Aspekten muß man sich aber die Frage stellen, ob denn Geschiebe, die bei Schaltsätteln ausreichen, auch für Prothesen mit Freiendsätteln geeignet sind. Bei vielen Geschieben ist das nicht der Fall. Folglich soll zunächst der kombiniert festsitzend/herausnehmbare Ersatz mit Freiendsätteln besprochen werden.

6.2 Kombiniert festsitzend/herausnehmbarer Ersatz mit Freiendsätteln

Beim Freiendsattel wird das Attachment weit stärker beansprucht, als wenn es dazu dient, einen Schaltsattel zu fixieren. Handelt es sich um ein Geschiebe, das die drei Funktionen der Verankerung übernehmen muß, nämlich Abstützung, Bracing und Retention, so kommt es häufig alsbald zur Materialermüdung und

136 Die partielle Prothese

zum Materialverschleiß und somit zur Funktionsminderung. Diesem Faktum wird dadurch Rechnung getragen, daß die meisten Geschiebe aktivierbar gemacht werden, um den Verschleiß zu kompensieren. Aber selbst dadurch werden sie nicht durchschlagend verbessert. Zwei Fakten erklären dies: die Geschiebe haben zumeist sehr kleine Dimensionen. Die Breite der Patrizen schwankt zwischen 2 und 3 Millimetern und in der Länge müssen die im Original zumeist längeren Geschiebe nicht selten auf 5 mm gekürzt werden, weil nicht mehr Platz zur Verfügung steht. Zur Entlastung der Geschiebe wird deshalb oft eine von der Modellgußbasis herkommende zusätzliche Aufruhe und horizontale Abblockung angebracht. Die Krone wird zu diesem Zwecke lingual parallel gefräst und sattelfern mit einer Aussparung für die dentale Auflage versehen. Von dem Geschiebe soll auf diese Weise nur die Retention verlangt werden (Abb. 100). Der an sich wünschenswerte und beabsichtigte Effekt kann sich aber gar nicht einstellen, weil die Präzision der konfektionierten Geschiebe weitaus größer ist als die der zusätzlich hergestellten Verankerungselemente. So kommt es, daß bei Belastung des Freiendsattels die gesamte Kraft doch wieder auf das Geschiebe übertragen wird. Eine Entlastung durch die Prothesenteile kann gar nicht erfolgen. Letztere kann erst zustandekommen, wenn das Geschiebe durch Materialverschleiß so weit „ausgeleiert" ist, daß es ungenauer ist als die individuellen Elemente. Dann aber kann das Geschiebe auch keine wirkungsvolle Retention mehr entfalten.

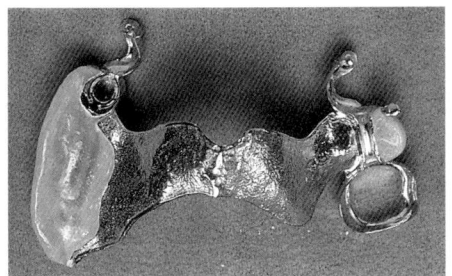

Abb. 100 Geschiebe mit zusätzlicher Aufruhe und Schubverteiler zur „Entlastung des Geschiebes"

Man erkennt, daß man für eine beabsichtigte starre Verbindung sehr robuste Attachments benötigt. Als solche sind Teleskope und Stabgeschiebe anzusehen. Teleskope allerdings können bezüglich der Ästhetik im direkt sichtbaren Bereich Probleme bereiten. Wird die Sekundärkrone nicht verblendet, stört der Metallglanz, wird sie verblendet, fällt sie oft plump aus.

Stabgeschiebe haben gegenüber anderen Geschieben den Vorteil, daß sie keinen Boden haben und deshalb auch nicht intrakoronal in die Metallkrone eingearbeitet werden müssen. Die Matrize befindet sich an der herausnehmbaren Prothese, die Patrize an der Krone. Letztere kann individuell auf den Alveolarfortsatz, wie ein Brückenglied, angepaßt werden. Dadurch gewinnt man Länge und somit Friktion. Den Verbindungsteil von der eigentlichen Patrize zur Krone kann man im Bedarfsfall relativ lang lassen. Dies empfiehlt sich z.B., wenn sattelnah eine ausgeprägte Papille vorhanden ist. Daß das Attachment extrakoronal angebracht ist, bleibt statisch ohne Nachteil. Bei starrer Verbindung zwischen Restgebiß und Prothese spielt es keine Rolle, wo die Verschlüsselung gelegen ist (Abb. 101).

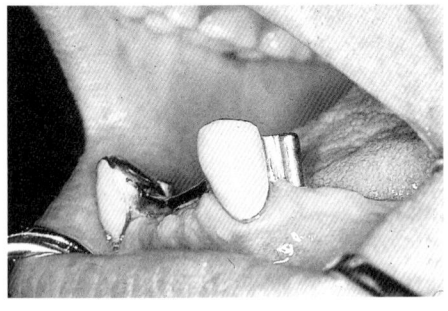

Abb. 101 Stabgeschiebe

Gegen die starre Verbindung von Freiendsätteln mit dem Restgebiß werden immer wieder kritische Stimmen laut. Die Ankerzähne würden, so wird argumentiert, gekippt und dadurch gelockert. Während die starre Verbindung für lange Freiendsättel allenfalls akzeptiert werden könne, sei sie für kurze Freiendsättel nicht indiziert. Ehe auf die erfolgsrelevanten Fakten für kombiniert festsitzend/herausnehmbaren Ersatz näher eingegangen wird, soll versucht werden, das Ausmaß der dem Ankerzahn aufgezwungenen Kippung zu berechnen. Zunächst soll angenommen werden, daß ein Freiendsattel an einem Eckzahn starr verankert wird. Der Freiendsattel ist dann im Mittel 50 mm lang. Bei Belastung des Freiendsattels soll die Einlagerung des Sattels an dessen distalem Ende als Folge der Komprimierung der Schleimhaut 0,5 mm betragen. Die durch die Einlagerung des Sattels verursachte Kippung soll als Auslenkung der Wurzelspitze in die entgegengesetzte Richtung angegeben werden. Der Rotationspunkt liegt dann geringfügig unterhalb (zervikal) der Mitte jenes Teils der Wurzel, die vom Knochen eingescheidet ist. Bezeichnet man das gesuchte Ausmaß der Auslenkung der Wurzelspitze als y, die Einlagerung (Resilienz) des Sattelendes als x, die Strecke vom Rotationspunkt in der Wurzel bis zur Wurzelspitze als h und die Strecke vom Rotationspunkt bis zum Sattelende als l', dann gilt folgende Gleichung:

$$\frac{y}{h} = \frac{x}{l'} \quad \text{oder} \quad y = \frac{x \cdot h}{l'} \quad \text{(Abb. 102)}$$

Als l wurde die Strecke von der vertikalen Zahnachse bis zum Sattelende bezeichnet, also gewissermaßen die Länge des Freiendsattels. Aus l und der Alveolarlänge kann man l' berechnen. $l' = \sqrt{l^2+(W-h)^2}$. Da l' bei der vorgegebenen topographischen Situation nur ganz geringfügig größer ist als l, reicht es aus, in der Formel für l' den Wert von l einzusetzen.

$$y = \frac{x \cdot h}{l'} = \frac{0,5 \cdot 7}{50} = 0,07 \text{ mm} = 70 \text{ μm}$$

Die Wurzelspitze eines Zahnes, an dem ein langer Freiendsattel starr verankert ist, wird um 70 μm ausgelenkt, wenn der Sattel sich unter Belastung um 0,5 mm einlagert (Abb. 103).

Bei der vorstehenden Berechnung wurde davon ausgegangen, daß der Ankerzahn mit der gesamten Wurzellänge fest im Knochen steht. Ist aber die knöcherne Alveole um die Hälfte reduziert, verringert sich unter sonst gleichen Bedingungen die Auslenkung der Wurzelspitze auch um die Hälfte auf 35 μm (Abb. 104). Bei einer mittleren Breite des Desmodontalspaltes können sich solche Werte kaum nachteilig auswirken. Entsprechend wird bei langen Freiendsätteln die starre Verbindung ja auch als ungefährlich angesehen.

Wie nun sieht es bei kurzen starr verbundenen Freiendsätteln aus? Im folgenden Beispiel wird die Situation zugrundegelegt, daß der Freiendsattel an einem endständigen zweiten Prämolaren verankert ist. Da die Wurzeln der Prämolaren etwas kürzer sind als die der Eckzähne, beträgt h 6 mm. Der Freiendsattel hat nun eine Länge von 35 mm. Die Einlagerung soll wiederum 0,5 mm betragen. Für den in einer unverkürzten Alveole verankerten Zahn ergibt sich dann eine Auslenkung der Wurzelspitze von 86 μm (Abb. 105). Für einen Zahn, dessen knöcherne Alveole auf die Hälfte reduziert ist, reduziert sich auch die Auslenkung um die Hälfte auf 43 μm (Abb. 106).

Man erkennt, daß sich der sogenannte kurze Freiendsattel gar nicht wesentlich vom langen unterscheidet.

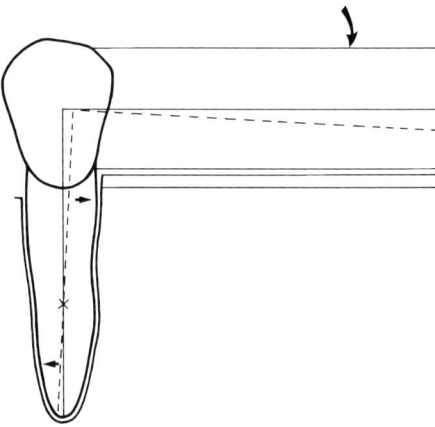

Abb. 102 Berechnung der Auslenkung der Wurzelspitze bei starrer Verbindung

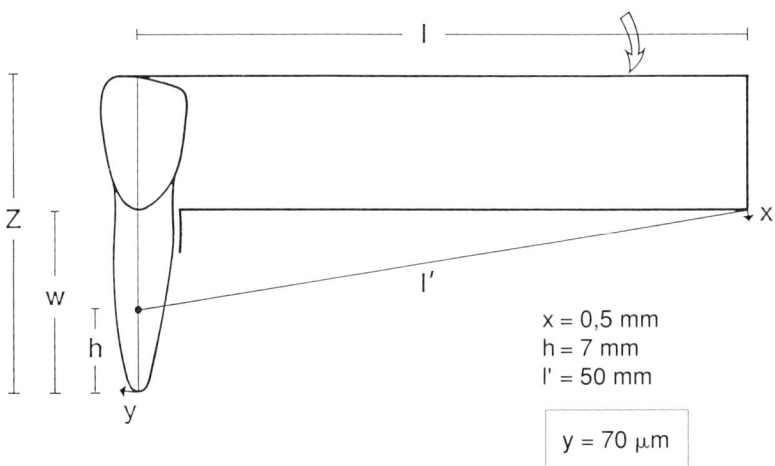

x = 0,5 mm
h = 7 mm
l' = 50 mm

y = 70 μm

Abb. 103 Auslenkung der Wurzelspitze bei ungekürztem Parodontium und langem Sattel

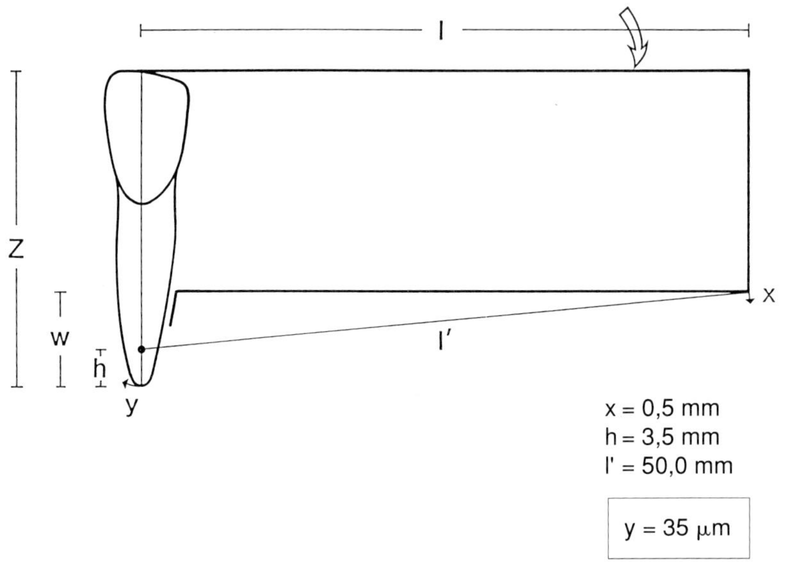

138 Die partielle Prothese

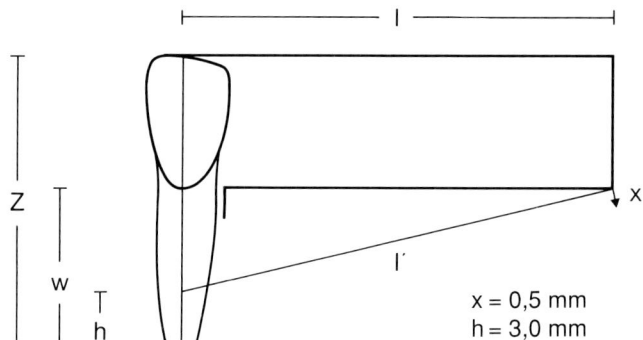

Abb. 104 Auslenkung der Wurzelspitze bei reduziertem Parodontium und langem Sattel

$x = 0,5$ mm
$h = 3,5$ mm
$l' = 50,0$ mm

$y = 35\ \mu m$

Abb. 105 Auslenkung der Wurzelspitze bei ungekürztem Parodontium und kurzem Sattel

$x = 0,5$ mm
$h = 3,0$ mm
$l' = 35,0$ mm

$y = 96\ \mu m$

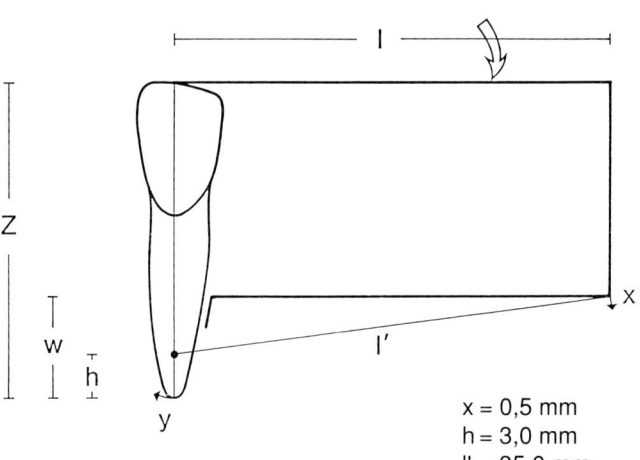

Abb. 106 Auslenkung der Wurzelspitze bei reduziertem Parodontium und kurzem Sattel

$x = 0,5$ mm
$h = 3,0$ mm
$l' = 35,0$ mm

$y = 43\ \mu m$

6.3 Blockbildung

Zur Reduzierung der Kippbeanspruchung des endständigen Ankerzahnes wurde früher oft und wird auch heute noch empfohlen, den mesialen Nachbarn auch mit einer Krone zu versehen und diese mit der Krone auf dem endständigen Zahn zu verlöten, um so einen widerstandsfähigen Block zu schaffen. Eine Blockbildung in dieser Art ist indessen auch nicht problemlos, da bei Belastung des Sattels der sattelferne Zahn des Blockes auf Zug beansprucht wird (Abb. 107). Das führt oft dazu, daß sich die Krone auf dem Stumpf löst. Naturgemäß ist dies um so eher der Fall, je konischer der Zahn präpariert wurde, bzw. je kürzer der Stumpf ist, oder allgemein, je geringer der mechanische Halt der Krone auf dem Stumpf ist. Leider werden solche Lockerungen zumeist erst bemerkt, wenn es zu spät ist. Man muß sich daher die Frage stellen, welchen Stellenwert denn die Blockbildung bezüglich der Dauer des Erfolges hat und ob nicht andere Faktoren den Erfolg entscheidender beeinflussen. Unter diesem Aspekt sollen der Belastungsausgleich, die Okklusion und die Parodontalhygiene als Parameter für die Erfolgswahrscheinlichkeit in Relation mit der Verblockung analysiert werden.

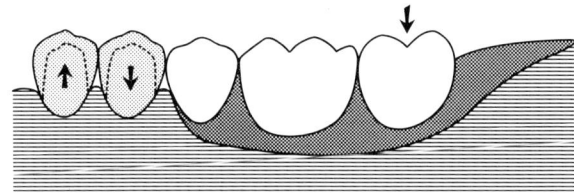

Abb. 107 Zugspannung auf sattelfernen Anker

Unter Belastungsausgleich versteht man das Faktum, daß der Sattel dem Alveolarfortsatz satt aufliegt, wenn sich das Geschiebe in der Sollposition befindet (Abb. 108). Nur in diesem Falle werden Kaukräfte auch auf den Alveolarfortsatz übertragen. Besteht aber in der Sollposition des Attachments ein Spalt zwischen Sattel und Alveolarfortsatz, so wird der Zahn in der Tat stark gekippt. Er wird in der Alveole verstellt, bis er sattelnahe im Zahnhalsbereich und sattelfern im apikalen Bereich an die Alveolarwand anschlägt und dort Knochenabbau verursacht. Durch Blockbildung wird der Knochenabbau nicht verhindert, allenfalls gemindert, dafür aber wird die Zugwirkung auf den sattelfernen Zahn entsprechend vergrößert (Abb. 109).

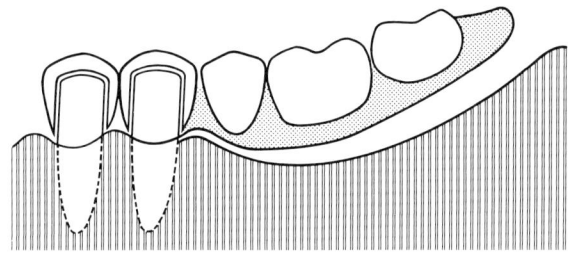

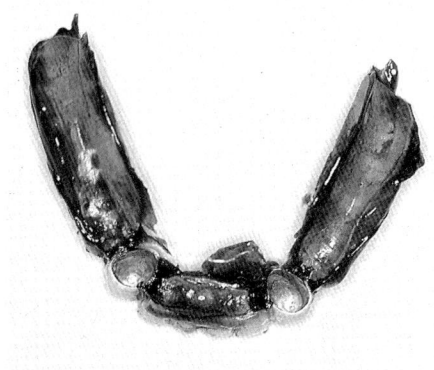

Abb. 108 Prüfung des Belastungsausgleiches einer Teleskopprothese durch Silikonfilm

Abb. 109 Kein Belastungsausgleich zwischen Attachments und Sattel. In Sollposition der Teleskope liegt der Sattel nicht auf

Seit langem ist bekannt, daß die Zähne durch die eigentliche Funktion geringer belastet werden als durch Parafunktionen. Der störungsfreien Okklusion kommt daher eine besondere Bedeutung zu. Kommen auf dem Freiendsattel Suprakontakte zustande, so wird die Einlagerung verstärkt und der Ankerzahn zu einer stärkeren Kippung gezwungen. Auch hier würde die Blockbildung keinen Vorteil

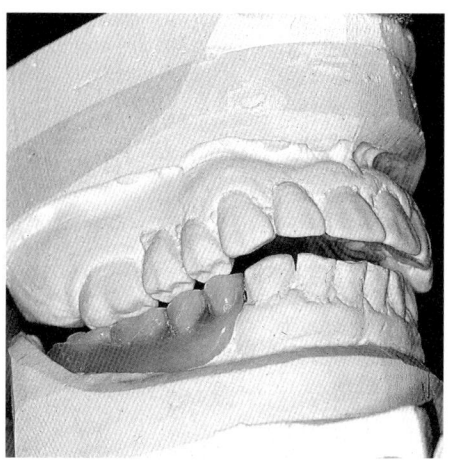

Abb. 110 Suprakontakt auf Freiendsattel

bringen (Abb. 110). Addieren sich die beiden Fehler, indem ein Suprakontakt auf einem Freiendsattel liegt, der in der Sollposition des Geschiebes nicht vom Alveolarfortsatz getragen wird, so bedeutet das den Ruin der Konstruktion, der auch durch Blockbildung nicht verhindert werden kann (Abb. 111).

Parodontalhygiene: Die wichtigsten Erkenntnisse der klinischen prothetischen Wissenschaft in jüngerer Zeit kann man wie folgt zusammenfassen: Ein Zahn nimmt nicht dadurch Schaden, daß er prothetisch genutzt wird, sofern er nicht fehlbelastet wird. Wenn er Schaden nimmt, dann über die Plaques (Abb. 112). Die Detailgestaltung des Ersatzes im Bereich der endständigen Ankerzähne ist also erfolgsrelevant. Die Exaktheit der Krone, die Auswahl und Verarbeitung des Attachments, die Vorbehandlung des Parodontiums, die Instruktion und die Motivation des Patienten, das alles sind Faktoren, die weit mehr den Langzeiterfolg sichern als die Blockbildung.

Zusammenfassend läßt sich sagen, von den Faktoren Belastungsausgleich, Okklusion, Mundhygiene und Blockbildung ist die Blockbildung für die Funktionstüchtigkeit und den Dauererfolg am wenigsten wichtig.

Als Alternative zur starren Verankerung kann man für Freiendsättel natürlich auch die gelenkige Verbindung diskutieren. Allerdings muß man dabei die Gesamtkonstruktion analysieren.

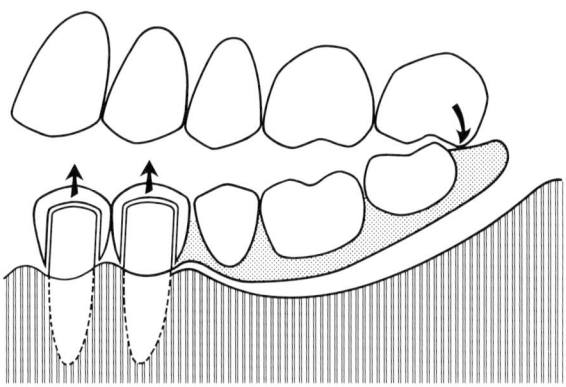

Abb. 111 Suprakontakt auf Freiendsattel ohne Belastungsausgleich

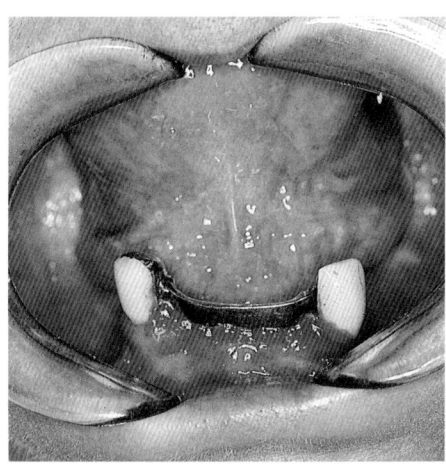

Abb. 112 Plaquebehaftete Konstruktion

Wenn die beiden Sättel durch ein Band oder einen Bügel miteinander verbunden sind, kann eine verwindungsfreie Rotation nur erfolgen, wenn beide Gelenke um dieselbe Achse rotieren (Abb. 113). Dies ist praktisch nur der Fall, wenn seitengleiche Befunde vorliegen. Ist die Verkürzung der Zahnreihe auf beiden Seiten unterschiedlich groß, kann ein Gelenk nur wirken, wenn die Sättel untereinander nicht verbunden sind (Abb. 114). Bei Befunden der Kennedy-Klasse II_1 kann der gelenkig verbundene Freiendsattel nur frei rotieren, wenn er mit der übrigen Basis keine Verbindung hat.

Im anderen Falle entsteht eine elastische Deformation des Major connectors. Besteht dieser Major connector aus einem Sublingualbügel, so mag die Torsion dieses Bügels auf dem langen Wege keine Nachteile haben. Bei anderen Basisformen z.B. im Oberkiefer entstehen durch die Verwindungen sehr wohl Spannungen auf der Gegenseite, die nachteilig sein können. Insgesamt aber erkennt man, daß gelenkige Verbindungen keineswegs problemlos sind. Der größte Nachteil besteht wohl darin, daß die okklusale Einheit verlorengeht, was zu Myoarthropathien führt.

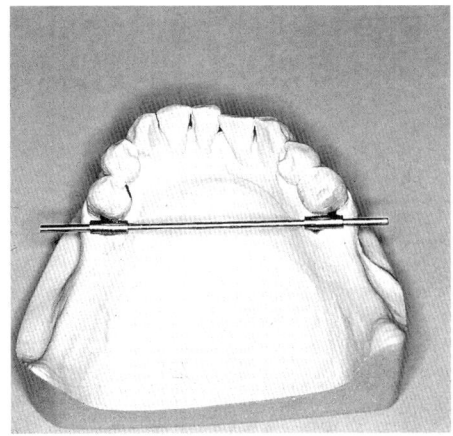
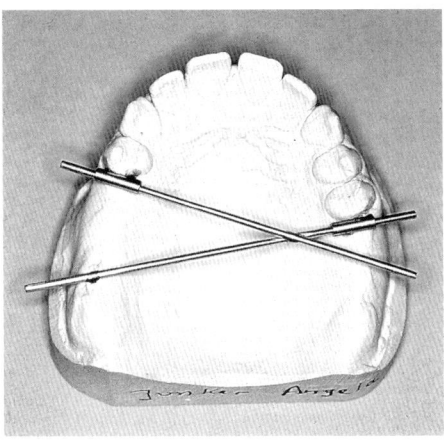

Abb. 113 Beide mit Sublingualbügel verbundenen Sättel können um die gleiche Achse rotieren

Abb. 114 Durch Sublingualbügel verbundene Freiendsättel können infolge unterschiedlicher Länge der Zahnreihe nicht um die gleiche Achse rotieren

Bei der Besprechung von kombiniert festsitzend/herausnehmbarem Zahnersatz muß man unbedingt auch das Problem der *primären Versteifung* diskutieren. Die primäre Versteifung wurde bevorzugt angewendet, wenn bei wenigen restierenden Zähnen eine starre Verbindung zwischen dem Restgebiß indiziert und angestrebt war, wenn z.B. nur noch die beiden Eckzähne im Unterkiefer vorhanden waren, so daß deren Verbindung zum Zahnbogen tangential verläuft und die Verbindungsachse lang ist. Die primäre Versteifung wurde vorwiegend mit Stegen vorgenommen.

Es läßt sich nicht leugnen, daß die primäre Versteifung mit dem Ziel propagiert wurde, die einwirkenden Kräfte zu streuen. Diese Denkweise war sehr mechanistisch.

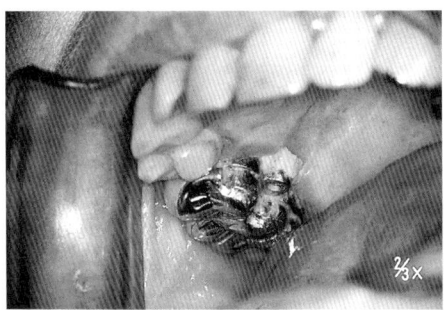

Abb. 115 Vermehrte Plaqueadhärierung wegen Überkonstruktion

Inzwischen hat sich herausgestellt, daß die primäre Versteifung keineswegs den Wert hat, den man von ihr erwartet hat. Im Gegenteil, in vielen Fällen hat sie beschleunigt zur Destruktion des Gebisses beigetragen, weil die Stege eine wirksame Sauberhaltung der gesamten Konstruktion erschweren. Das führt zu beschleunigten Schäden über die Plaques. Individuell gefräste Stege erfüllen zwar zwei Funktionen der Verankerung, nämlich die Aufruhe und die horizontale Abblockung in hervorragender Weise, sie sind aber ohne ausreichende Retention. Deshalb müssen zusätzliche Attachments angebracht werden. Dadurch werden um so mehr Nischen, Ecken, Spalten und Hohlräume gebildet, welche der Hygiene abträglich sind (Abb. 115).

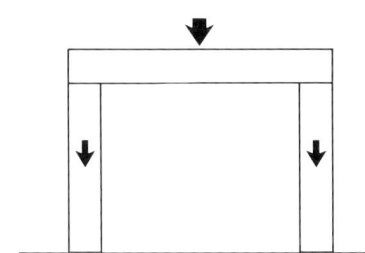

Abb. 116 Werden zwei Pfeiler mit einem starren Barren verbunden, werden bei vertikaler Krafteinwirkung die Pfeiler nur senkrecht belastet

Ein weiterer, bei Stegen weniger beachteter Punkt muß erörtert werden. Aus Platzmangel wird der Steg, besonders im Seitenzahnbereich, oft sehr grazil gehalten. Durch Fingerdruck kann man nicht selten eine elastische Deformation hervorrufen. Hier verkehrt sich der beabsichtigte Zweck ins Gegenteil. Durch die elastische Deformation werden horizontale Zugwirkungen auf die Pfeilerzähne ausgeübt, die eine Lockerung verursachen (Abb. 116 und 117).

Auch bei der primären Versteifung wird deutlich, daß dauerhaft funktionstüchtiger Zahnersatz weniger ein technisches als ein biologisches Problem darstellt.

Die Stichworte Mechanik und Biologie leiten zwangsläufig zu einigen grundsätzlichen perioprothetischen Betrachtungen bezüglich der Attachments über. Balkoneffekte und Hohlraumbildungen am festsitzenden Ersatz und Schächte, Spalten und Nischen am herausnehmbaren Ersatz sind die Nachteile und Gefahrenquellen der Attachments (Abb. 118). Einfache Elemente, die auch vom Patienten saubergehalten werden können und die ihrerseits keine Reize ausüben, sind aus-

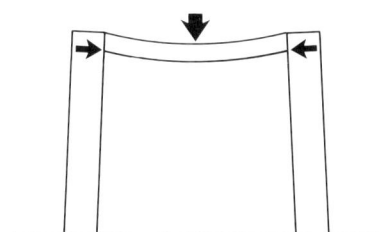

Abb. 117 Werden zwei Pfeiler mit einem flexiblen Draht verbunden, werden bei vertikaler Krafteinwirkung die Pfeiler horizontal belastet

142 Die partielle Prothese

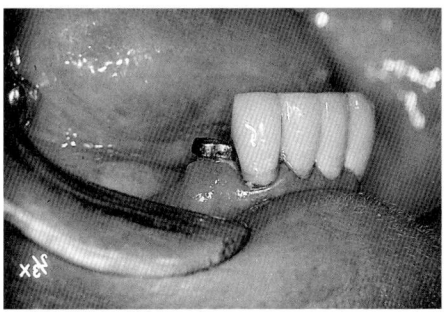

Abb. 118 Vakatwucherungen unter extrakoronalem Attachment

zuwählen. Auch muß man daran denken, daß der Anker, an dem ein Attachment angebracht ist, ausreichend stabil modelliert wird, da sonst durch die Hebelwirkung elastische Deformationen auftreten, die zur Lockerung des Ankers auf dem Pfeiler führen.

6.4 Teleskopprothese

Zu den einfachen, übersichtlichen Attachments gehören die Teleskope. Auch bezüglich der Prophylaxe leisten sie Hervorragendes, wenn sie richtig konstruiert werden.

6.4.1 Teleskopkronen

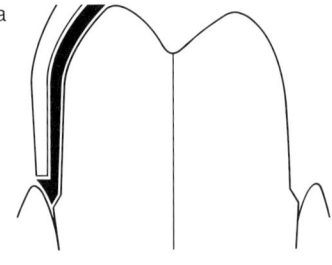

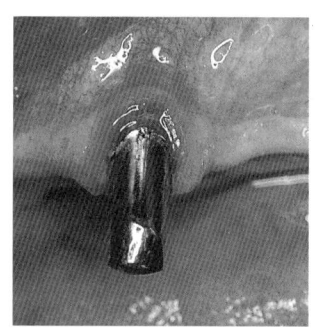

Abb. 119 Die in der Zahnfleischtasche gelegene zervikale Stufe am Primärteleskop behindert die Pflege; a) schematisch, b) klinisch

Teleskopkronen gehören zu den Verankerungsmitteln und in dieser Funktion zum Bereich der Partialprothetik. Sie zeichnen sich dadurch aus, daß man sie in zahlreichen Varianten anwenden kann. Diesen Sachverhalt sollte man für den Patienten in optimaler Weise nutzen. Dem Befund entsprechend muß für den Einzelfall jeweils die beste Lösung ausgesucht werden. Man kann wählen zwischen Vollteleskopen, offenen Teleskopen, verblendeten Teleskopen und Teilteleskopen. Mit allen Teleskopen können Disparallelitäten von Pfeilern ausgeglichen werden. Gleichviel, welche Variante auf Grund des vorgegebenen Befundes in Frage kommt, zervikal geht es bei den Primärkronen wie bei den Prothesen mit den Sekundärkronen um pflegefähige Ausführungen. Zervikale Stufen an den Primärkronen sind tunlichst zu vermeiden. Liegt die Stufe supragingival, führt sie zu Balkoneffekten, liegt sie in der Tasche, macht sie die Pflege völlig unmöglich (Abb. 119).

Eine zervikale Stufe ist hygienisch nur dann vertretbar, wenn sie innerhalb der ursprünglichen Kontur der klinischen Krone liegt, sei es, daß paragingival eine breite Stufe präpariert wurde oder daß bei langen Zähnen in Metall eine Stufe angelegt werden kann, ohne daß eine Überkonturierung entsteht (Abb. 120). Im ersten Fall muß man sich zumindest bei der Anfertigung von Vollteleskopen die Frage stellen, ob es sinnvoll und vertretbar ist, bei mehr oder weniger gesunden Zähnen viel Substanz zu opfern. Ein großer Substanzabtrag ist ebenso unnötig wie nachteilig, weil der Metallverbrauch groß und die Thermoisolation gering ist.

Gegen zervikale Stufen sprechen auch noch andere Gründe:

- Infolge labor- und materialimmanenter Probleme sind exakt bündig schließende Stufen nur schwierig herzustellen.

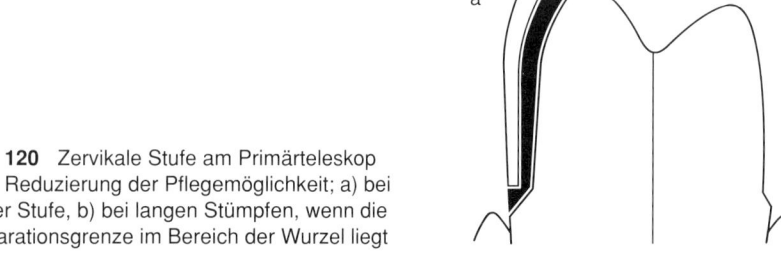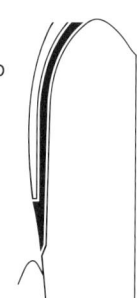

Abb. 120 Zervikale Stufe am Primärteleskop ohne Reduzierung der Pflegemöglichkeit; a) bei breiter Stufe, b) bei langen Stümpfen, wenn die Präparationsgrenze im Bereich der Wurzel liegt

Kombiniert festsitzend/herausnehmbarer Zahnersatz

- Durch das Anlegen der Stufe geht Platz verloren, so daß die Größe der parallelen Flächen und somit die Friktion reduziert werden.
- Zervikale Stufen sind zur Abstützung des Ersatzes nicht notwendig, weil der Deckel der Sekundärkrone diese Funktion in idealer Weise übernimmt.

6.4.2 Unverblendete Teleskope

Die hygienisch sauberste Situation entsteht, wenn nach Anlegen einer schmalen positiven Stufe am Zahn der Rand der Primärkrone meißelförmig endet; die Schneide des Meißels liegt dann außen. Ist die Präparationsgrenze durch einen Slice-Übergang dargestellt, endet der Rand der Primärkrone ebenfalls meißelförmig, diesmal liegt die Schneide des Meißels innen. Auch so ist die Pflegbarkeit gegeben. In beiden Fällen endet auch der Rand der Sekundärkrone meißelförmig (Abb. 121a und b).

Offenes Teleskop: Teleskope beanspruchen wegen der doppelten Wandungen relativ viel Platz. Diesen zu beschaffen, macht oft Schwierigkeiten, auch okklusal. Besteht keine Chance, den doppelten Deckel unterzubringen, so läßt sich das Problem durch okklusal offene Teleskope lösen. Die notwendige Aufruhe wird peripher-zirkulär in die Okklusalfläche gelegt (Abb. 122).

Teleskope bei Disparallelität: Sind an gekippten Zähnen oder disparallelen Pfeilern Unterschnitte auszublocken, so ist sehr darauf zu achten, daß auf der Seite der Infrawölbung zervikal Verhältnisse entstehen, die eine Sauberhaltung ermöglichen, und daß auf der Seite der Suprawölbung okklusalwärts die anatomische Form nicht durch eine zu dicke Wand verlorengeht. Auf der untersichgehenden Seite wird die Parallelität nicht bis zum Gingivalsaum hin geführt (dadurch würde nämlich wiederum ein Balkon mit einer habituell unsauberen Zone entstehen), die Ränder der beiden Kronen werden vielmehr so spitzwinklig wie möglich und in einem eher konkaven Bogen angeschnitten. Dadurch wird vielleicht die Frik-

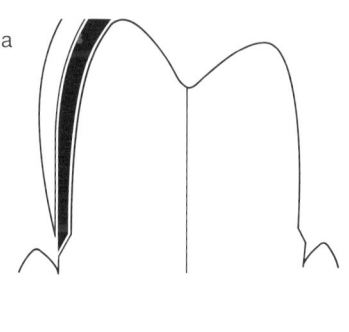
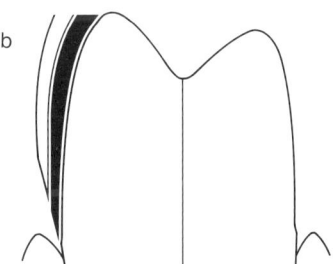

Abb. 121 Hygienisch pflegbare zervikale Situation; a) bei schmaler Stufe, b) bei Sliceübergang

Abb. 122 Offenes Teleskop mit okklusal gelegener Abstützung

Abb. 123 Ausgleich von Unterschnitten durch Teleskope: a) ungünstig, b) richtig

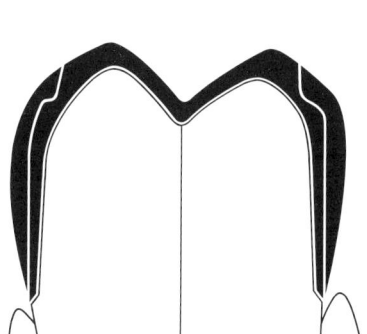
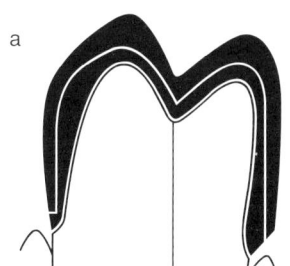
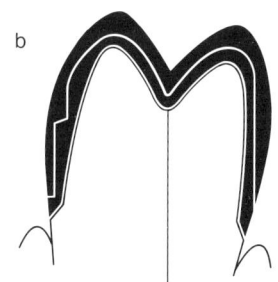

tion geringfügig reduziert, die wichtigere Parodontalhygiene kann aber realisiert werden. Auf der Seite der Suprawölbung modelliert und fräst man je nach Kongruenzwinkel ein oder zwei Stufen, damit eine weitgehend anatomische Formgebung ermöglicht wird (Abb. 123).

6.4.3 Verblendete Teleskope

Für verblendete Teleskope benötigt man naturgemäß mehr Platz. Im ästhetisch relevanten Bereich wird dann am Zahn zervikal eine breite Stufe angelegt. Die Primärkrone deckt diese Stufe ab und schließt bündig an der Präparationsgrenze. Im zervikalen Drittel bzw. in der zervikalen Hälfte wird die Primärkrone parallel gefräst, im Bereich der Stufe endet sie mit einer gefrästen Hohlkehle. Die Bedingungen für die Pflegbarkeit sind dann auch bei paragingivaler und leicht subgingivaler Lage der Präparationsgrenze erfüllt. Die Sekundärkrone endet, wo zentral die Hohlkehle beginnt. Eine schmale Zone der Primärkrone bleibt frei, wird von der Sekundärkrone nicht bedeckt. Beim Verblenden wird der Kunststoff direkt auf die Primärkrone gestopft. Der Verblendkunststoff ist dann im Bereich eines Millimeters ohne metallische Stütze. Dieses Risiko kann man zugunsten der Ästhetik eingehen, weil allenfalls notwendige Korrekturen leicht durchzuführen sind (Abb. 124).

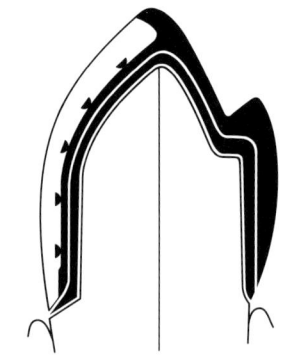

Abb. 124 Verblendteleskop bei ästhetischer Relevanz

In ästhetisch weniger bedeutsamen Bereichen, insbesondere bei restierenden Unterkieferzähnen mit verkürztem Parodontium, wird routinemäßig mit schmaler erkennbarer Präparationsgrenze gearbeitet. Die verblendete Sekundärkrone endet zervikal meißelförmig mit Uhrglasfassung (Abb. 125).

Die Anwendung verblendeter Teleskope ist im Einzelfall sehr wohl abzuwägen. Verständlicherweise fallen sie leicht etwas zu groß aus. Im oberen Frontzahnbereich ist die Indikation besonders eng zu stellen. Den Platzbedarf in jedem Fall durch Beschleifen schaffen zu wollen, ist nicht ganz ungefährlich. Für die Anwendung von Teleskopen scheint mir bezüglich des Präparierens folgendes Konzept sinnvoll: „Nicht weil ein Teleskop vorgesehen ist, wird der Zahn entsprechend stark beschliffen (dies kann zum Schleiftrauma oder auch zur direkten Eröffnung des Pulpenkavums führen), sondern weil ausreichend Platz geschaffen werden konnte, kann ein Teleskop eingesetzt werden." Man sollte sich so flexibel verhalten, daß man die endgültige Entscheidung für ein verblendetes Teleskop im Frontzahnbereich erst dann trifft, wenn man das einartikulierte Arbeitsmodell studiert hat. Die Klärung, ob ein Teleskop eingesetzt werden kann, ist am besten dadurch herbeizuführen, daß vorher eine Wachsanprobe der fehlenden Zähne vorgenommen wird, wobei vor die beschliffenen Zähne Facetten aus ausgeschliffenen Kunststoffzähnen gesetzt werden.

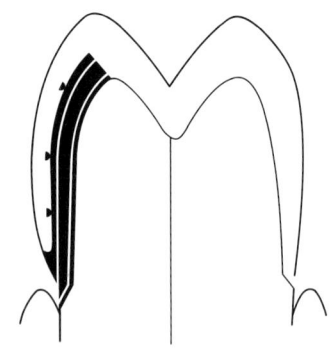

Abb. 125 Zervikale Situation in ästhetisch weniger bedeutsamen Bereichen

6.4.4 Teilteleskope

Stellt sich bei der Wachsanprobe oder bei prominent stehenden Zähnen von vornherein heraus, daß verblendete Teleskope nicht in ästhetisch befriedigender Weise gelingen können, helfen, sofern die Gesamtkonstellation dies zuläßt, Teilteleskope aus der Misere. Das Primärteleskop wird vestibulär verblendet und lingual parallelisiert. Durch approximale vertikale Rillen muß eine körperliche Fassung erzielt werden. Auch beim Teilteleskop sollte man die zervikale Stufe vermeiden. Die Abstützung kann durch die approximalen Rillen oder durch eine Querrille erreicht werden (Abb. 126).

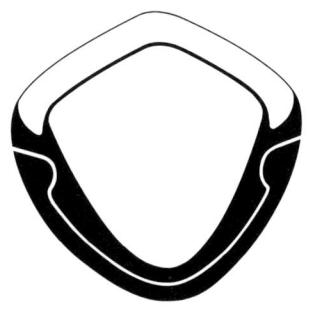

Abb. 126 Teilteleskop, da Primärkrone verblendet

6.4.5 Aspekte zur Parodontalhygiene

Auch bei Teleskopen muß man die Frage diskutieren, ob der Kronenrand supragingival liegen soll. Eine eindeutige Antwort scheint es nicht zu geben, vielmehr müssen auch hier bestimmte Kriterien berücksichtigt werden: die Länge der Zähne, der notwendige mechanische Halt, die Konstruktion, die Mitarbeit des Patienten u. a. m.

Auf die Mitarbeit des Patienten sei noch einmal gesondert eingegangen. Sein Engagement für die Mundhygiene und seine manuellen Fähigkeiten kann der Zahnarzt nur bedingt beeinflussen. Er muß aber die Bedingungen schaffen, daß der Patient, sofern er eine gewissenhafte Mundhygiene betreibt, erfolgreich sein kann. Unter diesem Aspekt wurde empfohlen, auf zervikale Stufen an den Primärkronen zu verzichten und stets für einfache, pflegbare zervikale Regionen Sorge zu tragen, damit der Patient die Pfeilerzähne im Mund ohne Ersatz und die Prothese außerhalb des Mundes sorgfältig sauberhalten kann.

Nun ist aber der Einzelzahn bei reiner Bürstenpflege oft schwieriger sauberzuhalten als der Zahn innerhalb der Zahnreihe. Bei durchgängigen Interdentalräumen kann für die Borsten ein gewisser Anpreßdruck erzeugt werden. Dieser Sachverhalt sollte uns dazu veranlassen, auf Cover-dentures – wann immer es möglich ist – zu verzichten und bei den aufgeschobenen Konstruktionen die Parodontien freizuhalten und die Grenzräume durchgängig zu gestalten.

Eine sehr wirksame Parodontalhygiene erreicht man dadurch, daß man nach Herausnahme der Prothese die Zähne mit den Primärkronen mit einem Superfloss umschlingt, vestibulär überkreuzt und durch wechselweisen Zug den Putzteil durch die Zahnfleischtasche zieht (Abb. 127). Dieser Vorgang gelingt um so besser, je weniger er durch ungünstige Randformen der Primärkronen behindert wird.

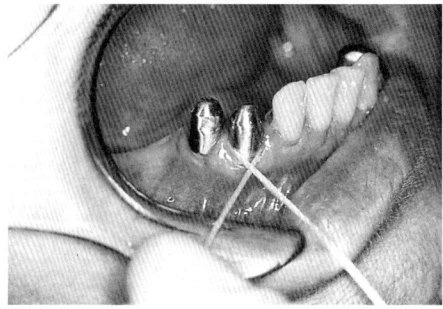

Abb. 127 Parodontalhygiene an Primärkronen durch Umschlingung mit dem Superfloss

6.4.6 Realisation

Nachdem die Prinzipien der Teleskopverankerung erläutert wurden, soll der klinische und labortechnische Werdegang einer Teleskopprothese am Beispiel zweier restierender Eckzähne im Unterkiefer beschrieben werden.

Nach Vorbereitung der Parodontien wird die erkennbare Präparationsgrenze in Form einer schmalen Stufe angelegt. Im zervikalen Drittel und approximal wird streng parallel, ansonsten anatomisch präpariert.

Für die Abformung lohnt sich größte Sorgfalt. Die Arbeit soll nämlich auf dem ersten Meistermodell total fertiggestellt werden. Die Abformung wird zweimal ausgegossen. Auf dem Zweitmodell wird die Bißschablone hergestellt. Nach der Bißnahme werden auf dem Meistermodell die Primärkronen und die Wachsanprobe fertiggestellt. Zur Feststellung der Einschubrichtung der Primärkronen muß das ganze Modell vermessen werden, vor allem auch die Alveolarfortsätze. Natürlich bestimmen die vertikalen Achsen der Zähne die Einschubrichtung, dennoch können kleine Unstimmigkeiten mit den Alveolarfortsätzen ausgeglichen werden. Die Kronen werden zirkulär im zervikalen Drittel und, wenn erforderlich, approximal bis in die Inzisalkante parallel modelliert (Abb. 128).

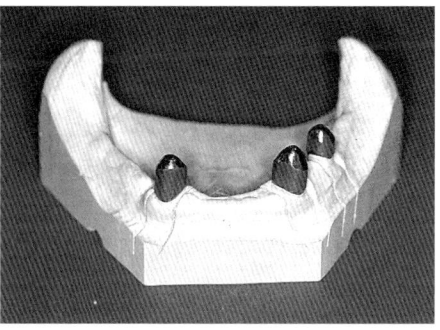

Abb. 128 Primärkronen zur Anprobe fertig

Im oberen Anteil werden die Primärkronen anatomisch modelliert, d. h. vestibulär mit labialer Krümmung und lingual mit entsprechender Konkavität.

Ehe die Sekundärkronen mit den entsprechenden Retentionen hergestellt werden, wird die Anprobe der in Wachs aufgestellten Zähne vorgenommen. Dies deshalb, weil nur dann ein harmonisch-ästhetisches Gesamtbild entsteht, wenn man sich mit den Metallarbeiten nach der Anprobe richtet und sich nicht umgekehrt bei der Aufstellung der Zähne nach einer vorgegebenen Metallkonstruktion richten muß.

Zur Vorbereitung der Wachsanprobe ist der Stellung der künstlichen Zähne zu den Primärkronen besondere Aufmerksamkeit zu schenken, damit die Verblendkronen später nicht zu voluminös ausfallen und in der Größenrelation zu den Nachbarzähnen nicht auffällig wirken.

- Da untere Eckzähne im Durchschnitt 7 mm breit sind (sofern möglich, mißt man ihre Breite vor dem Beschleifen), stellt man die künstlichen Zähne so zu den Primärkronen, daß der Abstand von der distalen Fläche des zweiten seitlichen Schneidezahnes bis zur inzisalen Fläche des ersten Prämolaren 7 mm beträgt. Hier ist jedes Schätzen zu unterlassen, exaktes Messen mit der Schieblehre ist vonnöten (Abb. 129).
- Die Kauebene ist so zu legen, daß sich die Primärteleskope zu ihr um den Betrag der späteren Sekundärkrone in Infraokklusion befinden. Für verblendete Sekundärkronen muß man etwa $1\frac{1}{2}$ mm einkalkulieren (Abb. 130).
- In der Draufsicht ist der Zahnbogen so zu stellen, daß die Primärkronen lingual zurückstehen. Erst durch die verblendeten Sekundärkronen wird die Außenkontur vervollständigt. Gerade bei Eckzähnen muß man diesen Sachverhalt beachten, da sie an der Stelle der stärksten Krümmung des Zahnbogens stehen. Allzuleicht nämlich passiert es sonst, daß bei der fertigen Arbeit die Teleskope doch wieder prominent stehen (Abb. 131).

Wird am Patienten die Anprobe für gut befunden und haben die Primärkronen einen exakten Sitz, kann die Fertigstellung in Angriff genommen werden. Der Techniker modelliert zuerst die Sekundärkronen. Die Lingualflächen werden, da sie die Funktion eines Sublingualbügels übernehmen müssen, entsprechend verstärkt. Diese Verstärkung erstreckt sich in die Kaufläche hinein. Dadurch entsteht einerseits ein Winkel und andererseits eine Abschlußkante für die Kunststoffverblendung. Bei okklusal nicht verblendeten Sekundärkronen kann man die Stabilität um so einfacher und sicherer erreichen.

Zu den Nachbarzähnen wird lingual der anatomische Anschluß angestrebt.

Sind die Sekundärteleskope in der beschriebenen Weise vormodelliert, werden die künstlichen Zähne durch Vorwälle gefaßt. Das Wachs wird entfernt und die Zähne mit Klebewachs in den Vorwällen fixiert (Abb. 132). Die Retentionen werden nun unter die Zähne modelliert (Abb. 133). Bei verengten Platzverhältnissen können die künstlichen Kunststoffzähne entsprechend ausgeschliffen werden. Die Verbindung zu den Sekundärteilen muß besonders stabil gehalten werden. Optimal ist ein Querschnitt von 4×2 mm, wobei 4 mm die Höhe bedeutet (Abb. 134). Seitenwangen, wie sie bei Kunststoffverblendkronen üblicherweise zur durchgehenden Uhrglasfassung notwendig sind, werden nicht modelliert. Sie verhindern nur den ästhetischen Effekt. Zur Retention des Kunststoffes sind sie nicht erforderlich, weil der Verblendkunststoff approximal direkt an den Basiskunststoff bzw. an die Nachbarzähne anpolymerisiert werden kann.

Das fertige Metallgerüst, Sekundärkronen und Retentionen, gleicht in allem einer Modellgußbasis, die an bestimmten Stellen verblendet wird (Abb. 135). Das Metallgerüst sollte grundsätzlich aus einem Stück bestehen.

Sollte bei einem Guß in einem Stück wegen der Gußkontraktion eine Durchtrennung notwendig werden, so ist eine anschließende Verlötung unerläßlich. Eine

Kombiniert festsitzend/herausnehmbarer Zahnersatz 147

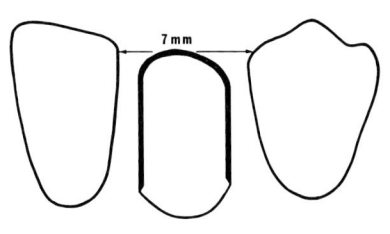 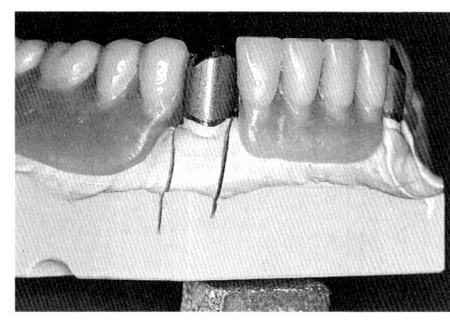

Abb. 129 Stellung der künstlichen Zähne zum Primärteleskop von vestibulär betrachtet; a) schematisch, b) klinisch

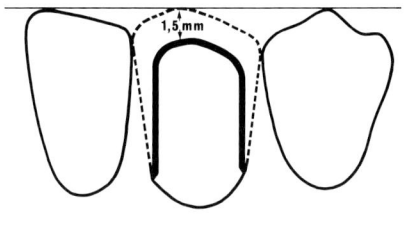 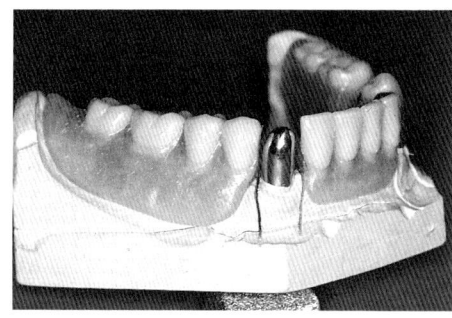

Abb. 130 Lage der Kauebene zu den Primärkronen; a) schematisch, b) klinisch

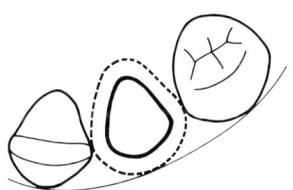 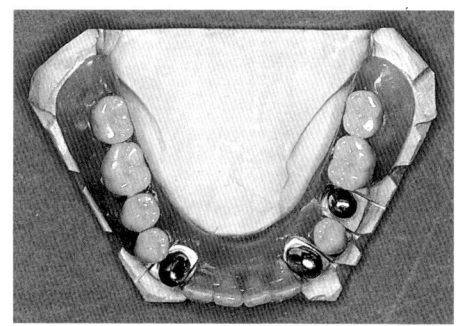

Abb. 131 Stellung der künstlichen Zähne zu den Primärkronen von okklusal betrachtet; a) schematisch, b) klinisch

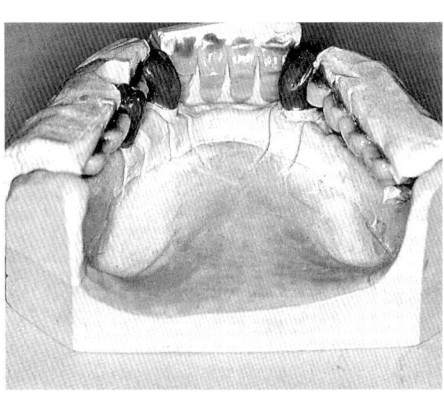 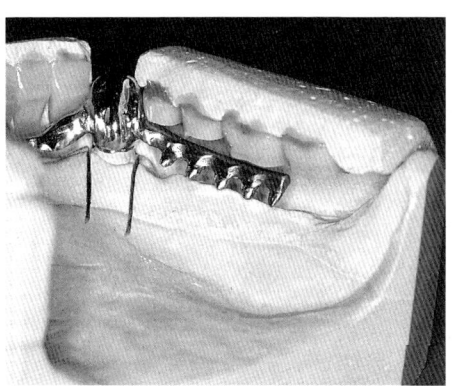

Abb. 132 Künstliche Zähne durch Vorguß fixiert

Abb. 133 Modellation des Gerüstes unter die künstlichen Zähne

148 Die partielle Prothese

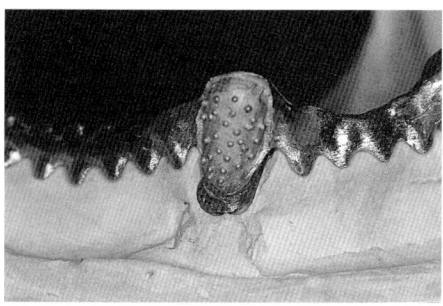

Abb. 134 Stabile Übergänge von der Sekundärkrone in die Sattelretentionen

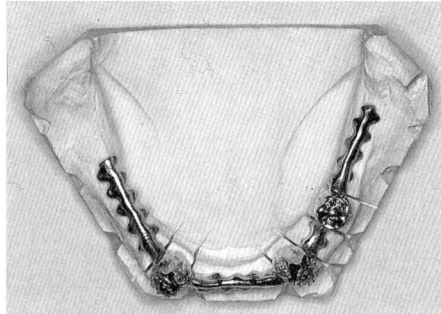

Abb. 135 Sekundärkronen mit Gerüst

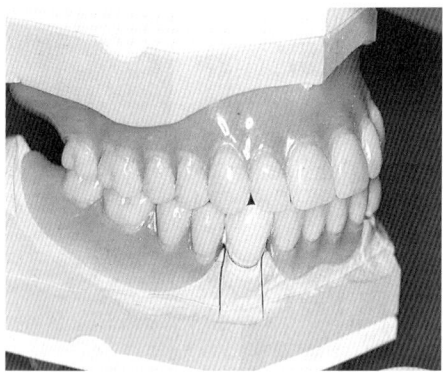

Abb. 136 Fertige Teleskopprothese

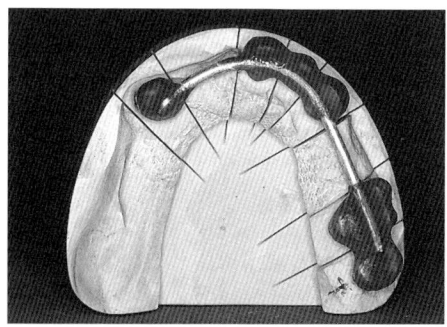

Abb. 137 Okklusaler Schlüssel zum Überprüfen der Gleichheit von Modell und Mundsituation

offene Nahtstelle würde eine Sollbruchstelle bedeuten. Nach distal muß die Retention weit genug reichen bis unter den letzten Molaren.

Ist das Metallgerüst fertiggestellt, werden die Zähne mit Hilfe der Vorgüsse in ihre Originalposition zurückgesetzt. Es folgen die Wachsmodellation, das Einbetten, das Polymerisieren und die Ausarbeitung. Am Ende wird die Verblendung vorgenommen.

Soll die Basis aus Autopolymerisat hergestellt werden, muß eine saubere, definitive Ausmodellierung des Wachses vor der Anfertigung der Vorgüsse vorgenommen werden.

Die so hergestellte Teleskopprothese zeichnet sich dadurch aus, daß nicht mehr ersetzt wird, als verlorengegangen war, sie ist für den Patienten angenehm zu tragen. Die Interdentalräume werden offengehalten (Abb. 136). Die Basis wird maximal stumpfwinklig von den Zähnen weggeführt. Der Grenzraum zwischen Sekundärteleskop und Sattel muß sorgfältig ausgearbeitet und mit einem makellosen Oberflächenfinish versehen sein.

Zwei Besonderheiten sind noch zu erwähnen: der Schlüssel über den Primärteleskopen und die Resilienzteleskope.

Schlüssel: Wenn man die Primärkronen im Munde anprobiert, kann man zwar einzeln prüfen, ob sie einen guten Randschluß haben, man kann aber nicht erkennen, ob sie sich im Munde räumlich so zueinander verhalten wie auf dem Modell; man kann also nicht erkennen, ob das Modell die Mundsituation wiedergibt. Sind noch drei Zähne vorhanden, ist die Problematik leichter zu beschreiben. Man fertigt zu den Primärteleskopen einen Kunststoffschlüssel an. Dieser besteht aus einem dicken Draht, an den über den Primärkronen Kunststoff angebracht ist. Der Schlüssel muß den Okklusalflächen exakt aufliegen. Bei der Anprobe der Primärkronen im Munde wird der Schlüssel anprobiert. Liegt er den Kronen ebenso satt auf, wie auf dem Modell, ohne daß bei kompromißloser Prüfung eine Kippung zu bemerken ist, kann man die Arbeit direkt fertigstellen lassen, weil man sicher sein kann, daß das Modell mit der Mundsituation übereinstimmt (Abb. 137).

Sind nur zwei Zähne vorhanden, läßt sich mit einem Schlüssel, der nur zwei Zähnen aufliegt, die Identität von Mundsituation und Modell nur schwer überprüfen. Man braucht einen dritten Punkt. Diesen kann man nur auf den Alveolarfortsatz legen. Da dort eine gewisse Resilienz vorhanden ist, wählt man besser zwei Auflagen. Man biegt den Draht, von den Zähnen kommend, beidseitig zum Alveolarfortsatz runter. Die Auflagen dürfen nur kleinflächig sein und müssen exakt mit dem Kiefer kongruent sein.

Das Arbeiten mit solchen Schlüsseln mag umständlich erscheinen, hat aber unbestritten große Vorteile. Verzichtet man ganz auf eine Überprüfung des Modells, kann man böse Überraschungen erleben. Nimmt man grundsätzlich einen neuen Abdruck über den Primärkronen, ergeben sich neue Fehlerquellen. Gefräste, also glatte Primärkronen lassen sich in Überabdrücken nur schwer exakt fixieren. In beiden Fällen entsteht eine erhebliche Mehrarbeit.

Der Schlüssel bietet übrigens noch einen weiteren Vorteil. Nach dem definitiven Fräsen der Primärkronen und nach der Fertigstellung der gesamten Arbeit korrigiert man ihn noch einmal und benutzt ihn zum Einsetzen der Kronen.

6.4.7 Resilienzteleskope

Im Kapitel Statik wurde ausgeführt, daß bei bestimmten Befunden eine dentale Abstützung der Prothese nicht indiziert ist, um Kippungen des Ersatzes über die Pfeiler zu vermeiden. Bei entsprechenden Befunden sollen Teleskope zwar die Funktionen Friktion und Bracing übernehmen, sollen aber keine Auflage besitzen, zumindest keine direkte. Daher beläßt man okklusal zwischen Primär- und Sekundärteleskop einen Zwischenraum von 0,3 mm. Man erreicht dies dadurch, daß man die Sekundärkronen zwar formschlüssig auf den Primärkronen anfertigt, daß man sie aber vor der Fertigstellung durch eine Zinnfolie voneinander trennt (Abb. 138). Dieser Hohlraum wird in der Funktion allenfalls bei maximaler Kompression überwunden. Damit die Prothese bei der Belastung sich auch tatsächlich einlagern kann, darf die Friktion der parallelen Flächen nicht zu stark sein.

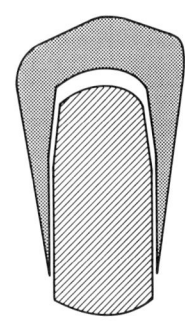

Abb. 138 Resilienzteleskop

Mit Resilienzteleskopen kann man erstaunliche therapeutische Erfolge erzielen. Selbst stark gelockerte Pfeilerzähne (II. bis III. Grades) können sich wieder festigen, vorausgesetzt natürlich, daß die entzündlichen Parodontopathien behandelt werden (Abb. 139). Man kann die Erfolge etwa wie folgt erklären: Durch die Teleskope wird die Prothese eindeutig geführt. Sie lagert sich daher parallel zu sich selbst ein. Die Zähne werden nur minimal gekippt. Die Auslenkung der Wurzel innerhalb der Alveole ist weit geringer, als der Desmodontalspalt breit ist. Der Zahn wird relativ ruhig gestellt. Dadurch erfolgt Knochenapposition. Der Periodontalspalt wird wieder enger, der Zahn fester. Weil der Zahn fester wird, führt er die Prothese besser. Durch die bessere Führung wird die Belastung des Alveolarknochens gleichmäßiger, der Abbau unterbleibt. Auf diese Weise kann man ein „Aufschaukeln" erreichen mit dem Erfolg, daß lockere Zähne nicht nur wieder fest werden, sondern daß die Alveolen sich wieder aufbauen.

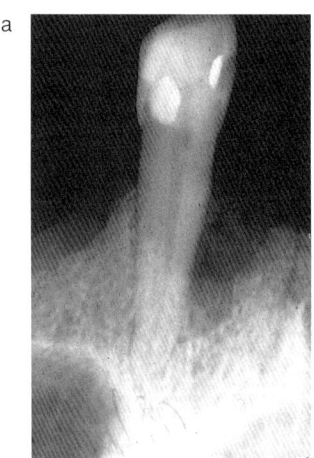

Beim Einsetzen von Resilienzteleskopen muß – sofern die Prothese nachgeschoben wird – die Zinnfolie in die Sekundärkrone eingeklebt sein. Ist das nicht der Fall, wird die Primärkrone um 0,3 mm in der Vertikalen versetzt. Daß dies nicht zu verantworten ist, muß nicht mehr betont werden.

Insgesamt einfacher und völlig unkompliziert ist es, die Kronen mit dem Schlüssel einzusetzen. Die Primärkronen müssen in jedem Fall zervikal exakt schließen und das wird mit dem Schlüssel erreicht.

Zum Schluß noch ein Tip: Schwierig wird das Einsetzen von Teleskoparbeiten besonders dann, wenn die Stümpfe annähernd rund sind, wenn keine sichere Führung der Kronen auf den Stümpfen zustandekommt. Deshalb sollte man beim Beschleifen der Zähne stets darauf achten, daß zwischen Stumpf und Innenteil der Primärkrone eine Feder-Nut-Verschlüsselung zustandekommt. Kavitäten, die durch Ausbohren von Karies oder alten Füllungen entstehen, werden – sofern sie nicht an senkrechten Wänden liegen – nicht gefüllt. Bei kariesfreien Zähnen, die nach der Präparation relativ rund sind, schleift man an geeigneter Stelle eine nach inzisal bzw. okklusal breiter werdende Rille ein. Auf der Innenwand der Primärkrone entsteht dadurch ein formschlüssiger Grat, der ein Verdrehen unmöglich macht.

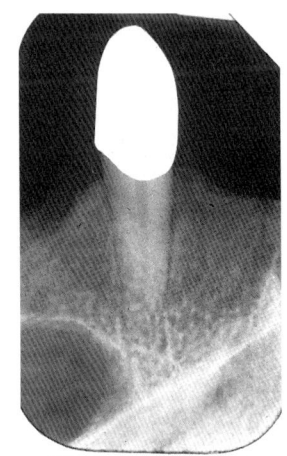

Abb. 139 Parodontale Situation; a) zu Beginn der Behandlung, b) nach 15 Jahren

Allgemeines zum festsitzend/herausnehmbaren Ersatz: Bei der Besprechung der Teleskopprothese wurde ausgeführt, daß eine Anprobe der in Wachs aufgestellten Zähne der Anfertigung der Metallarbeiten vorausgeht. Dieses Prinzip sollte grundsätzlich bei allen Attachments eingehalten werden, selbst bei Gußklammerverankerungen.

7 Wiederherstellungsarbeiten

Wiederherstellungsarbeiten sind oft schwieriger als Neuanfertigungen. Unter diesem Aspekt fragt man sich, ob nicht konsequenterweise immer eine Neuanfertigung der Korrektur vorzuziehen ist. Bei gebrochenen Einstückgußprothesen ist in der Tat die Neuanfertigung die elegantere Lösung. Für eingelagerte bzw. abgesunkene Modellgußbasen oder kombiniert festsitzend/herausnehmbaren Ersatz, bei dem der herausnehmbare Ersatz korrekturbedürftig ist, sind Neuanfertigungen aber weder zweckmäßig noch finanziell vertretbar.

Durch den Begriff „Wiederherstellungsarbeit" wird zum Ausdruck gebracht, daß der Ersatz primär funktionstüchtig war. Dies jedenfalls soll angenommen werden für die Besprechung der hier zu erörternden Probleme. Die Korrektur soll notwendig geworden sein durch Veränderungen, die während einer gewissen Tragezeit am Kiefer oder am Ersatz entstanden sind.

Um welche Veränderungen handelt es sich? Der Alveolarknochen unter einem Freiendsattel baut ab. Bei bedingt starrer Verbindung (Einstückgußprothese) lagert sich der Sattel ein. Handelt es sich um eine Befundklasse Kennedy II_1 rotiert die Prothese um die Achse, die durch die Verbindung der auf beiden Seiten jeweils am weitesten distal gelegenen Auflage entsteht. Diagonal auf der Gegenseite wird die Prothese angehoben. Mit dem Absinken des Sattels gibt es eine Störung in der Okklusion. Die geringe Disklusion kann zunächst durch Muskelkontraktion überwunden werden. Handelt es sich bei den Antagonisten um natürliche Zähne, kann es zu Elongationen kommen, handelt es sich bei den Antagonisten um eine totale Prothese, kann die ganze Kauebene sich verlagern, indem – entsprechend dem Knochenabbau im Unterkiefer – jenseits der Rotationsachse der Knochen im Oberkiefer abgebaut wird. Das hat zur Folge, daß man keine Infraokklusion erkennen kann.

Wurde bei gleichem Befund eine starre Verbindung der Prothese mit dem Restgebiß vorgenommen, geht nach Knochenabbau unter dem Freiendsattel der Belastungsausgleich verloren. Der endständige Zahn und das endständige Attachment werden überbeansprucht.

Veränderungen am Ersatz bestehen hauptsächlich in Ermüdungserscheinungen am Metall und in Alterungsprozessen am Kunststoff. Auch Abrasionen machen sich bemerkbar.

Die beschriebenen Abbauerscheinungen am Kiefer müssen kompensiert werden. Dazu bedarf es eines Unterfütterungsabdruckes. Für diese Abformung gibt es bestimmte Regeln. *Keineswegs darf der Patient bei der Abformung zubeißen.* Auch darf der Zahnarzt bei der Abformung nie auf einen Freiendsattel drücken. Er muß vielmehr die Prothese in die Sollposition der Attachments bringen, sonst werden die Infraokklusion, die Überbeanspruchung des Attachments und die Überbeanspruchung des endständigen Zahnes nicht aufgehoben. Bei der Metallbasis in der Befundklasse Kennedy II_1 wird die Prothese in der Weise in die richtige Position gebracht, daß die drei Auflagen satt den Zähnen anliegen. In dieser Position läßt man das für den jeweiligen Fall geeignete Abformmaterial abbinden. Sind nur enge Spalten vorhanden, wird dünnfließendes Material verwendet, sind breite Spalten vorhanden, muß man Material von festerer Konsistenz bis hin zu knetbaren Silikonen auswählen. Letztere sind nötigenfalls mit einem Seal zu versehen.

Wird die im Labor fertiggestellte Unterfütterung eingesetzt, erlebt man es oft, daß der Biß dorsal sperrt. Dies ist nicht verwunderlich, weil – wie dargestellt – sich auch die Situation im Gegenkiefer geändert hat, sei es durch Elongation natürlicher Zähne oder durch Veränderung der Kauebene oder sei es durch Fehlpositionierung des Unterkiefers. Es muß also nachträglich ein entsprechendes Einschleifen folgen, oft müssen auch neue Zähne aufgestellt werden.

Auch bei Teleskop- und Geschiebearbeiten wird das gleiche Procedere erforderlich. In keinem Fall darf der Patient bei der Abformung die Zahnreihen schließen. Die Prothesen müssen vielmehr jeweils vom Zahnarzt so positioniert werden, daß sich die Attachments in der Sollposition befinden.

Beurteilung von partiellem herausnehmbaren Ersatz: Oft ergibt sich für den Zahnarzt die Notwendigkeit, einen alieno loco (an anderer Stelle) angefertigten Ersatz zu beurteilen, weil der Patient nicht damit zurechtkommt. Im Rahmen solcher Untersuchungen spielt die Überprüfung der Okklusion eine entscheidende Rolle. Ehe man aber die Okklusion kontrolliert, muß man sich vergewissern, daß die Sättel der Teilprothesen dem Kiefer spaltfrei aufliegen. Ist das nicht der Fall, können Suprakontakte deshalb übersehen werden, weil die Sättel wegfedern. Also muß man zunächst wiederum den oder die Sättel mit Abformmaterial beschicken und manuell die Prothese in die Sollposition bringen. Erst nach Erhärten des Abformmaterials darf man die Okklusionskontrolle durchführen.

8 Topographie der Attachments und Retention

Bei der Anwendung der unterschiedlichen Verankerungselemente stellt man sich naturgemäß die Frage, welches denn das beste sei. Solcherart Überlegungen sollen sich an dieser Stelle nur auf die Retentionswirkung von Klammern und solchen Attachments erstrecken, die ihre Retention durch Friktion erzielen.

Am deutlichsten wird der unterschiedliche Sachverhalt der Retentionswirkung, wenn man die Kennlinien in Form von Kraft-Weg-Diagrammen betrachtet. Das Geschiebe hat die stärkste Retention, wenn sich die Patrize in der Sollposition befindet. Sobald diese Grundretention überwunden ist und die Patrize zu gleiten anfängt, fällt die Retention sehr stark ab. Wie lange dann noch eine gewisse Haftung bestehen bleibt, hängt nur noch von der Länge des Geschiebes ab (Abb. 140).

Die Kennlinie der Klammern verläuft genau umgekehrt. In der Sollposition muß die Klammer spannungsfrei anliegen, die Retention ist dann gleich Null. Erst wenn die Klammer ein Stückchen Weg zum Äquator hin bewegt und somit elastisch aufgebogen wurde, entsteht Retention. Am Äquator fällt die Retention auf Null ab. Die Klammer benötigt also stets ein Stückchen Weg, damit sie Retention entwickelt (Abb. 140).

Die dargestellten Weg-Kraft-Diagramme gelten natürlich nur für die senkrechte Abzugsrichtung. In der Funktion wirken die auftretenden Zugkräfte aber nur in seltenen Fällen in der vorher festgelegten Einschubrichtung, nämlich nur in Fällen der Kennedy-Klasse III. Bei allen anderen Befunden treten wegen der Freiendsättel bzw. wegen Sättel außerhalb des Unterstützungspolygons auch kippende Kräfte auf. So kommt es, daß die Wirkung eines Attachments abhängig ist von der Position innerhalb der Gesamtkonstellation.

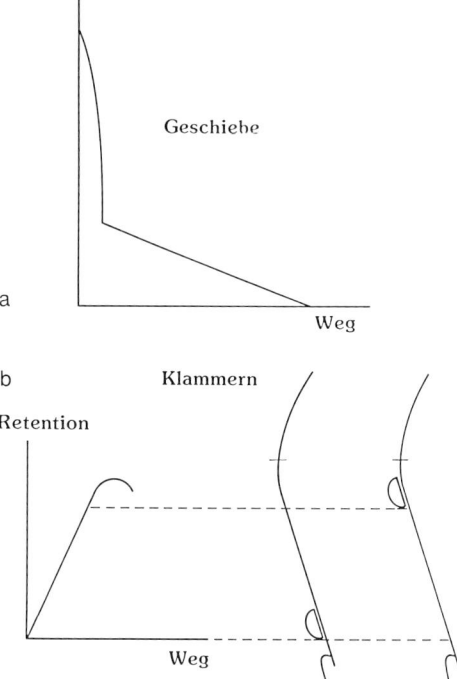

Abb. 140 a) Kraft-Weg-Diagramm für Attachments, deren Retention über Friktion zustandekommt, b) Kraft-Weg-Diagramm für Klammern

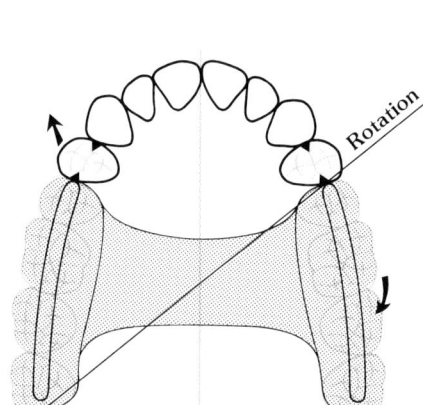

Abb. 141 Indirekte Zugkräfte jenseits der Rotationsachse bei Belastung eines Freiendsattels

Einige Situationen sollen näher erläutert werden.

Befund Kennedy-Klasse I
Die Prothese wird an den endständigen Zähnen starr verankert. Wird einer der Freiendsättel belastet, rotiert die Prothese um die Achse, die entsteht, wenn man die distale seitengleiche Auflage mit dem Prothesenende der Gegenseite verbindet. Am endständigen Zahn der Gegenseite entstehen Zugkräfte (Abb. 141). Die Größe der so entstehenden Zugkräfte hängt ab von den Hebelverhältnissen. Sie sind in jedem Falle kleiner, je länger der Kraftarm. Daher sollte man die Retention immer an einen langen Kraftarm setzen. Daran gibt es nichts zu deuten. Unstrittig ist auch, daß man versuchen muß, die Zugkräfte zu kompensieren, weil sich sonst die Prothese abhebt oder weil unangenehme Kippkräfte dem Patienten das Tragen erschweren.

Die Forderung, die Retentionskraft an einen langen Kraftarm zu setzen, ist schon deshalb logisch und notwendig, weil die dadurch erreichte Reduzierung der Zugkräfte zur Schonung der Halte- und Stützzähne beiträgt. Dennoch bringt der lange Kraftarm auch Probleme mit sich.

Geschiebe entwickeln ihre Halte- und Retentionskraft nämlich nicht nur durch Friktion, sondern auch durch Verkeilung infolge Kippung. Am langen Kraftarm haben Zugkräfte initial eine fast vertikale Richtung (Abb. 142). Die Attachments können somit nur in ihrer Kennlinie entsprechende Kraft entwickeln. Bei kurzen Geschieben und Teleskopen ist diese gering. So kommt es, daß trotz aufwendiger Arbeit der Erfolg ausbleibt und die Enttäuschung groß ist. Ein kurzes Attachment, das seine Retention durch Friktion entwickelt, ist am langen Kraftarm relativ unwirksam.

Bei gleicher Situation kann ein *langes* Geschiebe hingegen sehr wohl die geforderte Funktion erfüllen, weil die Zugwirkung zur Kippung und somit zur Verkeilung führt (Abb. 143).

Befindet sich ein kurzes Geschiebe am kurzen Kraftarm, kann es infolge des stärkeren Krümmungsradius, dem die Zugkraft folgt, über die entstehende Kippung auch wirksam sein (Abb. 144). Daß ein langes Geschiebe am kurzen Kraftarm eine gute Haltefunktion entwickelt, muß nun nicht mehr eigens betont werden (Abb. 145). Bei gleicher topographischer Situation sind Attachments, deren Retention durch Federwirkung zustandekommt – Klammern ausgenommen – weit weniger effektvoll. Bei Ceka-Ankern z.B. löst sich die Patrize sehr leicht aus der Matrize, insbesondere dann, wenn dieses Attachment am langen Kraftarm angebracht ist.

Wie verhalten sich nun Klammern bei gleichem Befund? Am langen Kraftarm kann eine Klammer einem kurzen Geschiebe überlegen sein (Abb. 146). Bei überkronten Klammerzähnen kann man der Unterschneidung die richtige Neigung geben, so daß sich bei der Anhebung der Federarm direkt zum Äquator bewegt.

Wirkung auf die Zähne
Bislang konzentrierten sich die Überlegungen auf die Retention verschiedener Verankerungselemente. Dabei blieb zunächst die Wirkung der Zugkräfte auf den Zahn unberücksichtigt. Diese Frage muß jedoch auch mit Nachdruck diskutiert werden. Man kann selbstverständlich jedes durch Hebelwirkung entstehende Rotationsmoment kompensieren – man denke nur an den Riegel, bei dem die Retention unendlich groß ist –, allerdings nimmt der Zahn dadurch oft Schaden. Je weniger Zugkraft auf den Zahn übertragen wird, um so günstiger für ihn. Wird der Freiendsattel belastet, so ist dessen Einlagerung abhängig von der Resilienz

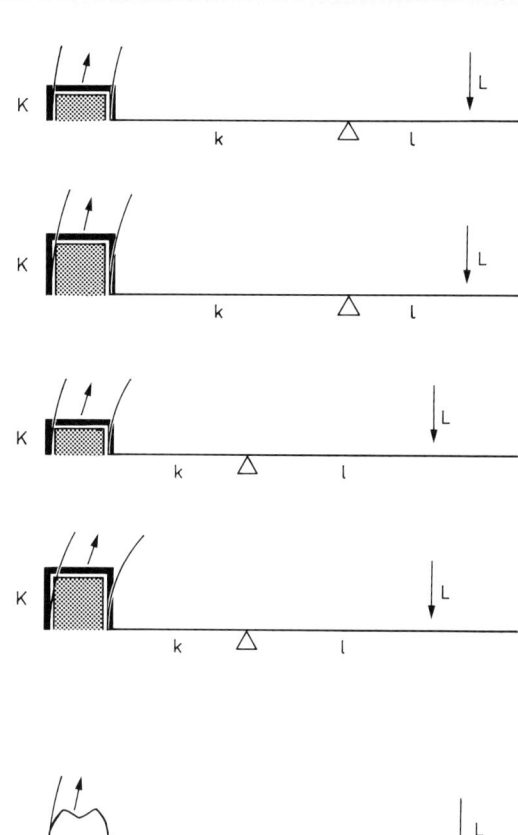

Abb. 142 Zugkräfte am langen Arm haben initial eine fast vertikale Richtung. Kurze Geschiebe können daher nur eine relativ geringe Retention entwickeln

Abb. 143 Bei langen Geschieben kommt es trotz Positionierung am langen Arm zur starken Retention, weil sich zur Friktion eine Verkantung addiert

Abb. 144 Kurzes Geschiebe am kurzen Kraftarm

Abb. 145 Langes Geschiebe am kurzen Kraftarm

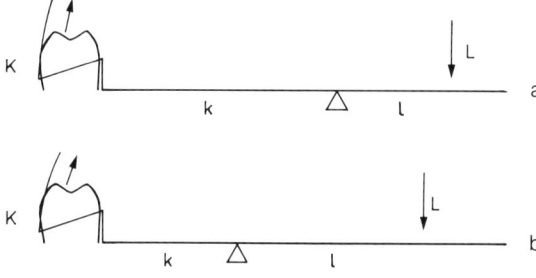

Abb. 146 a) Klammer am langen Kraftarm, b) Klammern am kurzen Kraftarm

des Gewebes. Der Einlagerungsweg ist durchaus endlich. Selbst durch größere Krafteinwirkung wird er nicht vergrößert. Die Krafteinwirkung wird durch die Schmerzschwelle limitiert. Zwischen Krafteinwirkung und Resilienzweg besteht keine Proportionalität. Bei geringer Kraft ergibt sich initial eine relativ starke Einlagerung. Mit zunehmender Kraft nimmt die Zunahme der Einlagerung schnell ab, weil der Widerstand überproportional zunimmt, wobei sich der Resilienzweg asymptotisch einem Grenzwert nähert. Nehmen wir an, daß dieser Grenzwert $1/2$ mm beträgt, so ist – gleiche Länge von Lastarm und Kraftarm vorausgesetzt – die Anhebung am anderen Ende des Hebels auch nur $1/2$ mm. Würde überhaupt keine Retention vorhanden sein, so wäre der Weg dennoch nicht größer (Abb. 147 und 148).

Aus diesen Sachverhalten lassen sich folgende Schlüsse ziehen:

- Einwirkende Kräfte lassen sich nicht wegdiskutieren. Wird der Zahn entlastet, muß der Knochen um so größere Drucke aufnehmen. Wird der Knochen entlastet, muß der Zahn stärker beansprucht werden.

154 Die partielle Prothese

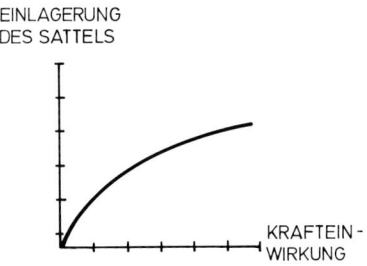

Abb. 147 Zwischen Krafteinwirkung und Einlagerung besteht keine Proportionalität

Abb. 148 Die Abhebung auf der Kraftseite kann bei gleicher Länge von Kraftarm und Lastarm nicht größer sein als die Einlagerung

Abb. 149 Bei starrer Verbindung wird der Knochen weniger stark belastet

- Wird der Knochen zu stark belastet, tritt Abbau ein. Nach erfolgtem Abbau ist der Einlagerungsweg, bezogen auf die Ausgangssituation, größer; der aktuelle Resilienzweg bleibt gleich groß.
- Bei ungünstigen anatomischen Verhältnissen kann die Schmerzschwelle so niedrig liegen, daß der Sattel kaum belastbar ist.
- Es liegt also auch im Interesse der Erhaltung des Alveolarknochens, daß belastungsfähige Zähne für die Verankerung herangezogen werden.

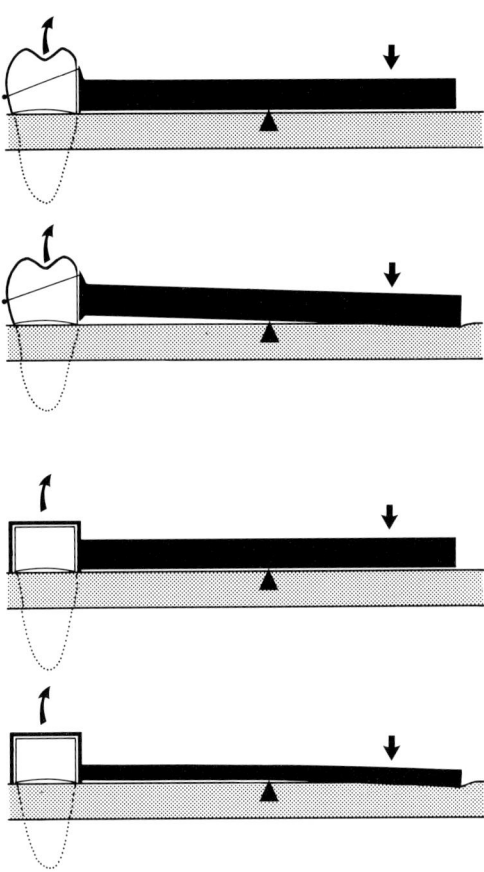

Hier nun zeigt sich die Möglichkeit, daß man durch Klammern den Ankerzahn entlasten kann. Der Freiendsattel wird belastet. Er lagert sich ein wenig ein. Auf der Gegenseite des Hebels bewegt sich die Klammer zum Äquator. Mit dieser Bewegung wächst der Widerstand auf der Kraftseite. Auf der Lastseite wird dadurch die Einlagerung gebremst. Dort wächst ohnehin mit der Einlagerung der lokale Widerstand überproportional. Dadurch wird auf der Kraftseite der Weg kleiner, der Widerstand aber nimmt zu. Die Rotation kommt zum Stillstand (Abb. 147). Der Zahn hat den Alveolarknochen entlastet, dieser wiederum hat den Zahn entlastet.

Bei Geschieben ist die Wechselbeziehung anders. Bei Belastung des Freiendsattels wird unmittelbar die einwirkende Kraft auf die Kraftseite übertragen, und zwar nach Maßgabe des Hebelgesetzes. Der Alveolarfortsatz wird weniger beansprucht (Abb. 149). Der Zahn wird in der Alveole verstellt. Die Berechnungen dazu wurden Seite 135 ff. angestellt. Eine Abschwächung der Retentionskraft auf den Halte- und Stützzahn kann dadurch zustandekommen, daß sich die Basis durchbiegt. Prima vista sieht dies wie ein Vorteil aus. Bei näherer Betrachtung stellt sich die elastische Deformation jedoch als Nachteil heraus, da der zahnlose Kiefer dadurch stärker belastet wird.

Diese wenigen Ausführungen mögen genügen, um aufzuzeigen, daß man Attachments nicht für sich isoliert betrachten und beurteilen darf, sondern daß man nach der statischen Analyse überlegen muß, an welcher Stelle in der Gesamtkonstruktion welche Eigenschaften verlangt werden und welches Attachment die geforderten Aufgaben erfüllen kann. Es ist eine wahre Kunst, bei kombiniert festsitzend/herausnehmbarem Ersatz die richtigen Attachments an der richtigen Stelle einzusetzen.

REHABILITATION DES ZAHNLOSEN

1. Anamnese
2. Inspektion
3. Situationsabformung
4. Funktionsabformung
5. Bißnahme
6. Aufstellung der künstlichen Zähne in Wachs
7. Fertigstellung der Prothese
8. Einfügen und Individualisieren
9. Überprüfung der Funktion und Korrekturarbeiten
10. Besonderheiten

Der Begriff „Rehabilitation" für die Anfertigung von totalem Zahnersatz mag manchem als reichlich anspruchsvoll oder auch falsch gewählt erscheinen, vor allem deshalb, weil man darunter allzusehr die Reintegration von Geschädigten oder Behinderten in ihr soziales Umfeld versteht. Aber selbst unter diesen Aspekten ist der Begriff Rehabilitation nicht fehl am Platze, denn mancher Zahnlose fühlt sich in der Tat gehemmt und behindert, wenn er sich seinen Mitmenschen ohne Ersatz präsentieren muß.

Unabhängig von der Benennung dessen, was bei der zahnprothetischen Versorgung eines zahnlosen Menschen geschieht, gehört diese Aufgabe für den Zahnarzt zu den schwierigsten überhaupt.

1 Anamnese

Am Anfang einer jeden Behandlung steht die Anamnese. Der Patient muß zunächst einmal die Gelegenheit haben zu sagen, was ihn bedrückt. Da es hier nicht um Sofortprothesen geht – diese werden im Kapitel Sofortersatz abgehandelt –, kann man davon ausgehen, daß der Patient schon Träger von totalen Prothesen ist. Diese sind entweder funktionsuntüchtig, oder sie stellen den Patienten in anderer Hinsicht nicht zufrieden. In jedem Falle empfiehlt es sich, sehr aufmerksam hinzuhören, damit man schon aus der Beschwerdeschilderung entsprechende Schlüsse für die Neuversorgung ziehen kann.

Handelt es sich um neue Prothesen, die der Patient als funktionsuntüchtig erklärt, so muß die Ursache dafür herausgefunden werden (siehe auch Kapitel Wiederherstellungsarbeiten). Beanstandet der Patient die Ästhetik des Ersatzes, so ist zu überlegen, welche Möglichkeiten der Verbesserungen gegeben sind, welche Vorstellungen der Patient hat und ob diese zu realisieren sind.

Handelt es sich um alte oder ältere Prothesen, so haben zumeist die im Laufe der Jahre eingetretenen Veränderungen der Kiefer zum Nachlassen der Funktionstüchtigkeit geführt (siehe Seite 217 ff.). Da es sich hierbei um einen ganz normalen Vorgang handelt, ist man leicht geneigt anzunehmen, die Situation sei einfach, zumal es sich bei den Patienten um „alte Prothesenhasen" handelt, die den Umgang mit Ersatz gelernt haben. Diese Ansicht mag richtig sein, sie mag aber auch ganz beträchtlich in die Irre führen. Bei alternden Patienten tritt nämlich oft das geriatrische Problem auf, daß sie einen neuen Ersatz nicht adaptieren können (siehe auch Seite 349 f.).

Leidet der Patient an Zungen- und Gaumenbrennen, so ist zunächst zu überprüfen, ob es lokale Gründe dafür gibt. Findet man solche nicht, hilft ein Karenzversuch weiter. Bleiben die Beschwerden trotz Herauslassen der Prothesen während mehrerer Tage bestehen, muß an eine psychosomatische Störung gedacht werden (siehe Seite 334).

Diese Hinweise mögen genügen darzutun, daß man sich nie übereilt in Aktivitäten stürzen sollte.

2 Inspektion

Voraussetzung für eine erfolgreiche Therapie ist auch eine exakte Inspektion der Mundhöhle. Es gilt zu untersuchen, ob der Anfertigung von totalen Prothesen auch keine Hindernisse entgegenstehen und ob allenfalls Besonderheiten vorliegen, die berücksichtigt werden müssen. Zahlreiche Punkte sind abzuklären:

Retinierte Zähne, Zysten, Fremdkörper und *pathologische Knochenveränderungen* sind nur durch Röntgenübersichtsaufnahmen zu diagnostizieren. Sofern man den Patienten selbst über Jahre zuvor betreut hat, wird die Situation bekannt sein. Bei neuen Patienten ist eine Röntgenkontrolle anzuraten.

Die als *Tori palatini* bezeichneten Knochenauftreibungen im Bereich der Sutura palatina findet man relativ häufig. Sie können von unterschiedlicher Größe sein. Eine chirurgische Entfernung ist nur dann notwendig, wenn der Torus von solchen Ausmaßen ist, daß die Prothesenbasis zu einer funktionsmindernden Einengung des Mundraumes führt.

Ein *Torus mandibulae* ist zwar keine Rarität, kommt aber im Vergleich zum Torus palatinus nur selten vor. Die zumeist halbkugelförmigen oder auch kegelförmigen Knochenvorsprünge sitzen der lingualen Wand des Alveolarfortsatzes im Bereich der Prämolaren auf. Je nach Lage und Ausprägung müssen sie entfernt werden.

Generalisierte Exostosen, die sich, mehr oder weniger ausgedehnt, vestibulär an den Alveolarfortsätzen von Ober- und Unterkiefer befinden, können infolge starker Unterschnitte das Einfügen totaler Prothesen unmöglich machen. Eine chirurgische Abtragung ist dann unumgänglich.

Fibrome sind durch den chronischen Reiz von Prothesenrändern hervorgerufen worden. Zumeist im vorderen Vestibulum gelegen, lappig und stark beweglich, behindern sie die Formung eines Funktionsrandes und müssen daher entfernt werden. Junge, frische Fibrome gehen allerdings oft nach Beseitigung des Reizes zurück.

Schlotterkämme im Frontzahngebiet sind die Folge einer chronischen Überbelastung des Alveolarknochens. Der Knochen wird abgebaut und durch Bindegewebe ersetzt. Man findet sie besonders häufig im Oberkiefer. Die chirurgische Intervention sollte man auf Ausnahmen beschränken. Die Verkleinerung ist dann meist günstiger als die Beseitigung. (Belastbares Bindegewebe kann besser sein als nichts.) Durch verdrängungsfreie Darstellung bei der Abformung und Entlastung bei der fertigen Prothese kann man das Problem am ehesten lösen.
Schlotterkämme im *Tuberbereich* sind meist Relikte symmetrischer Fibrome. Ihrer Entfernung steht nichts im Wege.

Schleimhautveränderungen jeglicher Art, Leukoplakien, Lichen, Pemphigus, Morbus Bowen, unspezifische Entzündungen, Erosionen, chronische Druckstellen und erst recht geschwürig zerfallene Bezirke sowie Schwellungen und Vorwölbungen bedürfen der Vorbehandlung bzw. Abklärung. Bei Verdacht auf bösartige Prozesse ist *umgehend* die Überweisung an den Facharzt einzuleiten.

3 Situationsabformung

Beim Zahnlosen dient der Situationsabdruck im allgemeinen dazu, daß man auf dem von ihm gewonnenen Situationsmodell einen individuellen Löffel für die Funktionsabformung anfertigt. Der Funktionsabdruck seinerseits ist für den späteren Halt der Prothese von großer Wichtigkeit. Seine Qualität hängt wesentlich von seiner Ausdehnung ab. Also muß schon der Situationsabdruck alle für den Halt der totalen Prothese wichtigen Räume darstellen. Im Oberkiefer sind dies die A-Linie, die Tubera, das Gaumendach und der Alveolarfortsatz sowie vestibulär der Übergang von der beweglichen zur unbeweglichen Schleimhaut. Im Unterkiefer müssen wiedergegeben werden die Trigona retromolaria, der Sublingualraum mit der Crista mylohyoidea, der Alveolarfortsatz und ebenfalls vestibulär der Übergang von der beweglichen zur unbeweglichen Schleimhaut.

Bei der Auswahl der Abformlöffel sind die halbindividuellen den herkömmlichen Serienlöffeln vorzuziehen. Die Größe der Löffel wird am besten mit Hilfe eines Zirkels ermittelt, mit dem man im Oberkiefer den Abstand Tuber–Tuber von vestibulär her und im Unterkiefer den Abstand Trigonum–Trigonum von lingual her abgreift. Bei nicht perforierten Löffeln empfiehlt es sich, mit entsprechendem Lack für die Haftung des Abformmaterials am Löffel zu sorgen.

Bei der Abformung selbst, die im allgemeinen mit Alginaten vorgenommen wird, sollten nach dem richtigen Plazieren des Löffels funktionelle Bewegungen aktiv ausgeführt oder nachgeahmt werden. Echte aktive Bewegungen können allerdings nur bei der Abformung des Unterkiefers ausgeübt werden, indem der Patient die Zunge bewegt, von Mundwinkel zu Mundwinkel entlang der Oberlippe. Die Bewegungen vestibulär in beiden Kiefern müssen vom Zahnarzt nachgeahmt werden. Dies geschieht in der Weise, daß er Wangen oder Lippe mit Daumen und Zeigefinger sicher faßt und durch Abziehen oder Rotieren die Grenze zwischen beweglicher und fest verwachsener Gingiva darzustellen versucht.

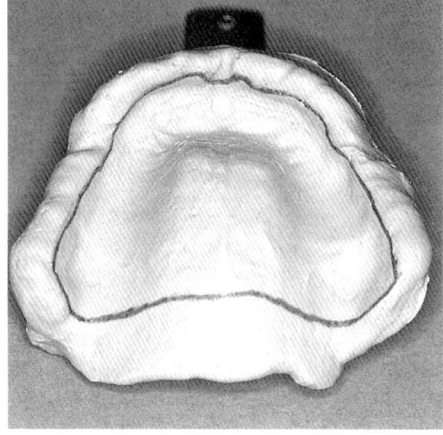

Abb. 1 Situationsabformung Oberkiefer; mutmaßliche Grenze für den individuellen Löffel eingezeichnet

In keinem Fall sollte man den abgebundenen Abdruck am Löffelgriff aus dem Munde entfernen, weil dabei die Gefahr besteht, daß sich irgendwo das Alginat vom Löffel löst. Vielmehr sollte der Abdruck durch eine drehende Bewegung des Zeigefingers jeweils vom Vestibulum her vom Kiefer gelöst werden.

Noch am Patienten wird auf dem Alginat mit dem Blaustift die mutmaßliche Grenze des individuellen Löffels angezeichnet (Abb. 1 und 2). Dies geschieht durch den direkten Vergleich mit der Situation im Munde. Dieses Vorgehen ist deshalb notwendig, weil man nie sicher sein kann, daß durch die Bewegungen bei der Abdrucknahme auch tatsächlich die Grenzlinie erreicht wurde. Auch die bestgemeinten aktiven und passiven Bewegungen enden am Löffelrand. Da aber die Löffel, gleichgültig, ob es sich um individuelle oder Serienlöffel handelt, fast immer den Bereich der Gingiva propria überragen, ist auch fast immer eine Überextension die Folge. Daher zieht man am Patienten die Wange locker ab und schätzt, in welcher Entfernung von der Kammitte die Beweglichkeit der Schleimhaut anfängt. Entsprechend erfolgt die Markierung auf dem Alginatabdruck. Die dorsale Begrenzung des Löffels, die für den Halt der totalen Prothese von größter Wichtigkeit ist, muß mit besonderer Sorgfalt festgelegt werden. (Einzelheiten siehe Kapitel 4.2).

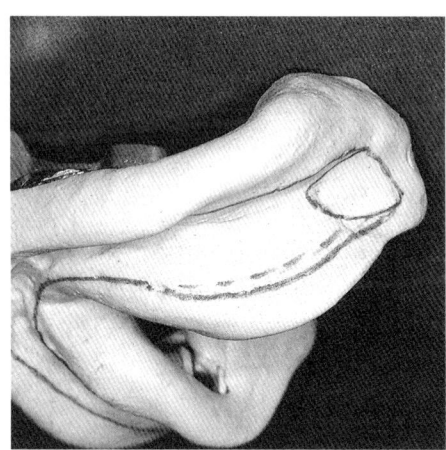

Abb. 2 Situationsabformung Unterkiefer, mutmaßliche Grenze für den individuellen Löffel eingezeichnet

Auf einige Besonderheiten bei der Situationsabformung ist hinzuweisen. Besonders große paratubäre Taschen werden durch die übliche Abdrucknahme häufig nur unzureichend dargestellt. Hier empfiehlt es sich, mit dem Finger zuvor eine

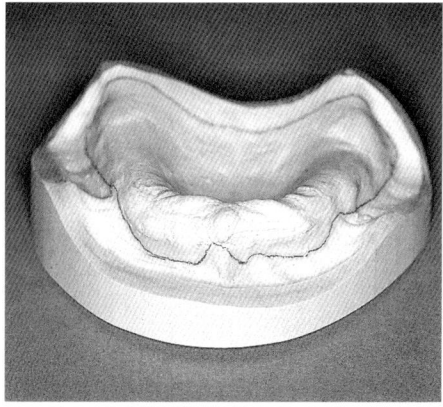

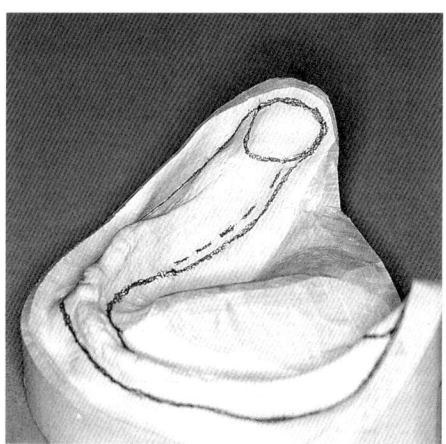

Abb. 3 Auf das Situationsmodell übertragene Löffelbegrenzung nachgezogen; a) Oberkiefermodell, b) Unterkiefermodell

Portion Alginat in die Taschen zu bringen und dann erst den Löffel nachzuschieben. Ähnlich ist es bei hohen spitzen Gaumen.

Oft wird die Abdrucknahme durch starke Würgereize erheblich erschwert oder gar ganz verhindert. In weniger schweren Fällen sei an die üblichen Hilfsmittel erinnert: man läßt anästhesierende Bonbons lutschen oder besprayt die Gaumenschleimhaut mit einem Oberflächenanästhetikum; man dosiert das Abformmaterial so gering wie möglich; man nimmt den Abdruck bei leicht nach vorn gebeugten Körper und läßt anschließend den Kopf nach vorn einwinkeln; man läßt den Mund so weit wie möglich schließen und tief durch die Nase atmen, was vorher zu üben ist. Sind beide Kiefer abzuformen, so beginnt man mit dem Unterkiefer, da hier der Würgereiz im allgemeinen geringer ist und der Patient so Zeit gewinnt, sich an die Situation zu gewöhnen.

Gelingt es mit diesen Mitteln nicht, eine brauchbare Abformung zustande zu bringen, so muß der Patient medikamentös vorbereitet werden. Zu empfehlen ist Tavor, ½ mg ca. ¾ Stunde vor der Abformung.

Versagt auch die medikamentöse Vorbehandlung, gibt man dem Patienten passende Löffel mit nach Hause, wo er täglich selbst trainiert, auch wenn er täglich den Löffel nur jeweils wenige Sekunden länger im Munde halten kann.

Starker, insbesondere stark visköser Reizspeichel kann die Qualität eines Abdrucks stark vermindern. Eine kräftige Spülung mit speichellösenden Mitteln bringt hier Abhilfe. Ein Durchdrücken des Löffels während der Abdrucknahme sollte möglichst vermieden werden. Sind dennoch durchgedrückte Stellen entstanden, so sollte man sie mit Blaustift markieren und am individuellen Löffel hohllegen lassen. Unterläßt man dies, so ist in diesem Bereich an der späteren Prothese mit Druckstellen zu rechnen. Die Kompression der Schleimhaut wird nämlich – vor allem wenn sie durch den Löffelrand verursacht wurde – auf das Situationsmodell übertragen und entsprechend auf den Funktionslöffel. Bei undurchsichtigem Basismaterial des individuellen Löffels oder unter dem Aufbißwall wird die anämische Schleimhaut bei der Funktionsabformung nicht bemerkt. Folglich überträgt man so den Fehler auf die Prothesenbasis.

Alginatabdrücke sollten möglichst umgehend ausgegossen werden, am besten direkt in der Praxis.

Auf dem Situationsmodell sind die eingezeichneten Begrenzungslinien deutlich zu erkennen. Sie werden mit dem Bleistift nachgezogen (Abb. 3).

4 Funktionsabformung

Das Ziel der Funktionsabformung besteht darin, die Prothesenbasis so zu formen, daß sie ausreichend fest am Kiefer haftet. Diese Haftung kommt vorwiegend durch Adhäsion zustande. Voraussetzung für die Adhäsion ist, daß die Oberflächen von Schleimhaut und Prothesenunterfläche weitestgehend kongruent sind und daß sich zwischen ihnen ein Flüssigkeitsfilm (Speichel) befindet. Die Situation ähnelt dem physikalischen Versuch, wenn zwischen zwei Glasplatten mit glatter Oberfläche ein Tropfen Wasser gebracht wird. Die dadurch entstehende Haftung der Platten kann so groß sein, daß man sie nur durch Scheren gegeneinander lösen kann. Man erkennt hier eine erste Aufgabe der Funktionsabformung, nämlich durch höchste Präzision bei der Abformung eine Kongruenz zwischen Schleimhaut und Basis anzustreben.

Mit dem Erzielen einer guten Adhäsion allein wird aber noch keine Funktionstüchtigkeit der Prothese erreicht. Die zweite Aufgabe der Funktionsabformung besteht darin, die Prothesenränder so zu formen, daß sie einerseits auch in der Funktion Kontakt mit der Schleimhaut behalten und andererseits von dem in der Funktion angespannten Gewebe nicht solch große Kräfte auf die Prothese einwirken, daß die Adhäsion überwunden wird.

4.1 Grundsätzliches

Die Ausführungen der Funktionsabformung müssen notwendigerweise mit einer kritischen Analyse jener Begriffe beginnen, die im direkten Zusammenhang mit diesem Thema stehen. Denn mit dem Überdenken der Nomenklatur ergeben sich wichtige Aspekte zur Sache.

myodynamisch – myostatisch: Die Begriffe myodynamisch und myostatisch haben leider noch immer nicht den endgültigen Eingang in die Literatur gefunden. An ihrer Stelle werden insbesondere bei der Funktionsabformung die Wörter mukodynamisch und mukostatisch verwendet. Diese Begriffe sind aber von der Wortbildung her nicht korrekt. Laut Definition besitzt nämlich die Mukosa keine Muskelfasern; sie kann also von sich aus gar nicht anders als in Ruhe verharren. Sie kann nur passiv bewegt werden von der Muskulatur, der sie aufliegt. Das Wort mukostatisch ist also ein Pleonasmus, während das Wort mukodynamisch von der Sache her falsch ist; denn wenn der Schleimhaut die innere Kraft fehlt, die das „dynamisch" rechtfertigt, dann kann man diesen Begriff nicht verwenden. Wenn der Muskel das eigentliche Agens ist, das über Ruhe und Bewegung der Schleimhaut entscheidet, so ist es nur folgerichtig, von myodynamisch und myostatisch zu sprechen. Als Adjektive zu dem Begriff Funktionsabdruck sind aber selbst diese Wörter fehl am Platze. Mit dem Begriff Funktionsabformung wird nämlich unmißverständlich ein solcher Abdruck belegt, der unter funktionellen Bewegungen genommen wurde. Infolgedessen ist ein myostatischer Abdruck, der in Muskelruhe genommen wurde, kein Funktionsabdruck. Andererseits ist jeder Funktionsabdruck definitionsgemäß ein myodynamischer Abdruck, so daß die Wortkombination „myodynamischer Funktionsabdruck" ebenfalls einen Pleonasmus darstellt. Umgekehrt ist aber keineswegs jeder myodynamische Abdruck ein Funktionsabdruck, weil zu diesem wesentlich mehr gehört als Bewegung.

aktiv – passiv: Die für den Funktionsabdruck notwendigen Bewegungen können *aktiv* oder *passiv* durchgeführt werden. Von aktiven Bewegungen spricht man, wenn der Patient sie selbst ausführt. Werden sie vom Zahnarzt nachgeahmt, so spricht man von passiven Bewegungen.

Will man nun versuchen, die Frage zu beantworten, welcher Arbeitsweise der Vorzug zu geben ist, so wird man zwangsläufig vor die äußerst undankbare Aufgabe gestellt zu definieren, was *funktionelle* Bewegungen sind. Wir fühlen uns nicht imstande, diese Definition zu geben. Man müßte dann nämlich, um die Grenzen abzustecken, erklären, was *unfunktionelle* Bewegungen sind. Bei Mißerfolgen hat man leider allzu schnell eine Begriffsbestimmung für unfunktionelle Bewegungen parat. Man nennt jene Bewegungen unfunktionell, durch die der Patient seine totale Prothese loshebelt. Leider ist diese Definition nicht haltbar. Spricht man anstelle von funktionellen von *physiologischen* Bewegungen, wird der

Sachverhalt nicht klarer; man schiebt das Problem nur vor sich her. Man wäre nämlich jetzt gezwungen zu definieren, was *unphysiologische* Bewegungen sind. Beim Gähnen z.B. löst sich bei manchen Patienten die Prothese vom Kiefer, und dennoch fällt das Gähnen mitnichten unter die unphysiologischen Bewegungen, denn die Ursache des Gähnens besteht im Sauerstoffmangel; auf reflektorischem Weg kommt es dann zu einer kompensatorischen Maßnahme, zu einer verstärkten Ventilation der Lunge. *Das Gähnen ist also eine in höchstem Maße physiologische Bewegung.*

So kommt man bei näherem Hinsehen zu dem Schluß, daß es gar keine unphysiologischen Bewegungen des Unterkiefers gibt. Deshalb sollte man es aufgeben, von physiologischen und unphysiologischen Bewegungen zu reden. Allerdings wird eines klar: nur der Patient selbst kann physiologische Bewegungen ausführen. Jede aktive Bewegung entsteht nämlich dadurch, daß Muskeln unter Bildung von „Bäuchen" kontrahiert werden (Abb. 4). Diese dynamische Formveränderung der Muskulatur gilt es bei der Bildung des Funktionsrandes unbedingt zu berücksichtigen (Abb. 5). Ist für den bei der Kontraktion entstehenden Muskelbauch keine Aussparung im Funktionsrand enthalten, so wird die Prothese unvermeidlich aus ihrem Lager geworfen.

Bei der Imitation von Bewegungen durch den Zahnarzt fehlen die aktiven Muskelkontraktionen. Die im Gewebe gelegenen entspannten Muskeln werden zwar passiv mitbewegt, es bleiben aber die Dimensionsänderungen aus.

Damit ist die erste Frage, wer die Bewegungen ausführen soll, klar beantwortet, nämlich der *Patient*. Offen bleibt allerdings noch, *welche* Bewegungen er ausführen soll. Hier helfen folgende Überlegungen weiter.

Außer Logopäden, Rezitatoren und Zahnärzten denkt im allgemeinen niemand darüber nach, welche Bewegungen beim Sprechen oder Essen gemacht werden. Die Bewegungsabläufe vollziehen sich vorwiegend im Unterbewußtsein. Bei der Aufforderung, etwas bewußt auszuführen, was immer im Unbewußten geschieht, meinen die meisten Patienten, sie müßten etwas ganz Besonderes tun. Daraus resultieren in der Mehrzahl der Fälle unerwünschte Extrembewegungen; zumindest werden auf Kommando hin Bewegungen ausgeführt, die in ihrem Ablauf und Ausmaß anders sind, als wären sie ohne Aufforderung gemacht worden. Sinnvoll wäre es daher, wenn auch die Abformung sich im Unterbewußten vollziehen könnte. In der zahnärztlichen Praxis ist dieses Ziel wohl nicht zu erreichen, weil einerseits die Zeit zu kurz ist und weil andererseits sich der Patient in einem Stuhl befindet, in dem er bis zum Zustand der Zahnlosigkeit vieles hat durchleiden müssen, so daß er sich auch später immer voll bewußt bleibt, „behandelt" zu werden. Daher ist es um so wichtiger, daß für die Abformung Bedingungen geschaffen werden, die es dem Patienten möglich machen, wenn schon bewußt, so wenigstens „richtige" Bewegungen zu machen.

aktiv – mundgeschlossen / in zentraler Okklusion: Es gilt also, jene Situation zu schaffen, die der Patient vorfinden wird, wenn ihm die fertigen Prothesen eingefügt sind, bzw. diejenigen, die dem Patienten noch bekannt ist aus der Zeit, als er noch sein natürliches Gebiß hatte.

An erster Stelle ist zu vermeiden, daß *der Zahnarzt während der Abformung den individuellen Löffel mit den Fingern halten muß.* Solange sich nämlich die Finger des Zahnarztes im Munde des Patienten befinden, kann man von diesem nicht die Bewegungen erwarten, die er machen würde, wenn er unbehindert wäre. Zum Festhalten des Löffels sind die Hände des Zahnarztes keineswegs erforder-

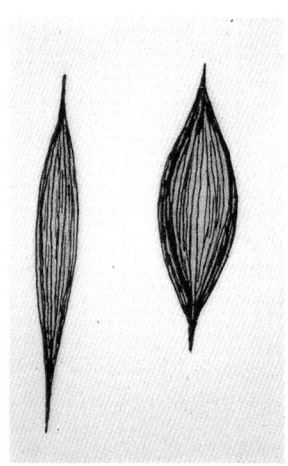

Abb. 4 Bei Kontraktion des Muskels bildet sich der sogenannte Bauch

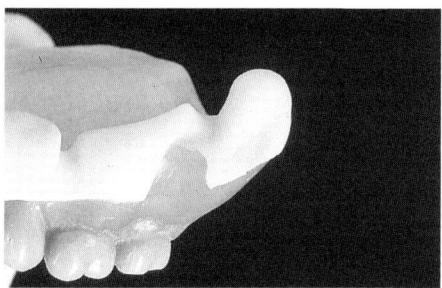

Abb. 5 Aussparung im Funktionsrand durch und für den funktionell angespannten Muskel

lich. Sie können wirksam eingesetzt werden durch einen *Aufbißwall*, den man auf den individuellen Löffel aufsetzt.

Durch Aufbißwälle allein wird aber die Situation der fertigen Prothesen noch nicht ausreichend vorweggenommen, sie müssen zuvor auch richtig dimensioniert werden. Im natürlichen Gebiß nämlich und bei richtig konstruierten Prothesen gehen alle Bewegungen von der zentralen Okklusion aus und kehren in diese zurück. Also kann es nur sinnvoll sein, wenn dies auch bei der Abdrucknahme der Fall ist. Konsequenterweise muß deshalb *vorher die richtige Bißhöhe* ermittelt werden, denn es ist ein Unterschied, ob die Bewegungen von der richtigen Bißhöhe aus gemacht werden oder von einer Position aus, die darüber oder darunter liegt. Auch dürfen die Wachswälle nicht zu voluminös sein, besonders nicht im Frontzahnbereich, wo die Ausdehnung in sagittaler Richtung nicht größer sein sollte als die natürlicher Zähne.

Die aktiven Bewegungen aus der habituellen Okklusion heraus sind besonders bei der Ausformung des Sublingualraumes von Vorteil. Muß der Zahnarzt den Löffel in Ermangelung eines Aufbißwalles mit den Fingern am Ort halten, so geht die Zunge – wie auch beim Öffnen des Mundes überhaupt – in die Retrallage. Läßt man in der Furcht, es könnten zu starke Bewegungen ausgeführt werden, die Zunge nur leicht bewegen, so resultiert daraus eine zu voluminöse sublinguale Extension. Fordert man den Patienten auf, die Zunge herauszustrecken, ohne daß die Bewegung durch den Wachswall gebremst wird, so bleibt zwischen Zunge und Alveolarfortsatz kein Platz mehr ausgespart. Es entsteht eine minimale sublinguale Extension (Abb. 6).

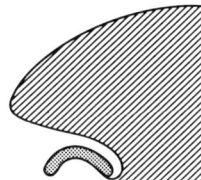

Abb. 6 Minimale sublinguale Extension durch extreme Zungenbewegung

Ist aber ein Wachswall vorhanden, so orientiert sich die Zunge daran bei allen Bewegungen. Sie kann einfach nicht direkt herausgestreckt werden, sie muß ihren Weg über den Aufbißwall nehmen. Die Bewegungen werden von vornherein auf das Maß eingeschränkt, das bei natürlichen Zähnen und nach Einfügen der fertigen Prothese vorgegeben ist. Vor allem findet die Zunge beim Schlucken die Umgebung, die sie später vorfinden wird. Überhaupt hat das Schluckenlassen nur dann Sinn, wenn der Mund dabei geschlossen werden kann. Nur dann übt die Zunge den gewünschten Druck auf das Abformmaterial aus. So muß man zwischen maximaler und minimaler sublingualer Extension eine mittlere Extension formen, die der am häufigsten vorkommenden Zungenlage adäquat ist (Abb. 7).

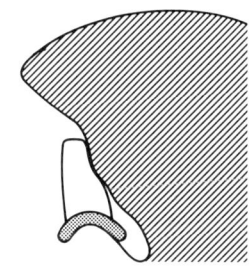

Abb. 7 Sublinguale Extension, die weitgehend der Funktion entspricht

Aus den bisherigen Ausführungen wird deutlich, daß es sich nicht um ein „*Abdrücken*", sondern um eine „*Abformung*" handelt. Daher soll im folgenden auch nicht mehr von Funktions*abdruck* und von *Abdruck*materialien die Rede sein, sondern von einer Funktions*abformung* und von *Abform*materialien.

4.2 Die individuellen Löffel

Die individuellen Löffel müssen absolut starr sein; flexible Löffel sind wertlos. Das Löffelmaterial ist zwar labortechnisch, nicht aber klinisch von Bedeutung. Es kann bestehen aus thermoplastischem Material (Tiefziehverfahren) oder Autopolymerisaten.

Wie schon bei den grundsätzlichen Überlegungen zur Funktionsabformung ausgeführt wurde, müssen die individuellen Löffel mit Aufbißwällen versehen sein. Mit Hilfe dieser Aufbißwälle muß vor der Funktionsabformung die Bißhöhe festgelegt werden. Damit dies am Patienten rationell vonstatten geht, sollten die

166 Rehabilitation des Zahnlosen

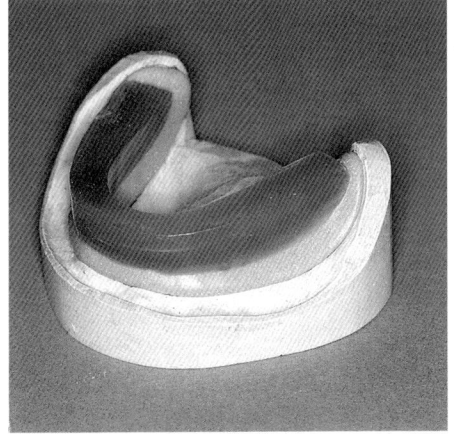
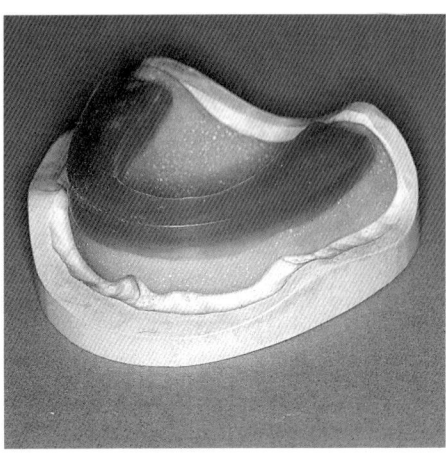

Abb. 8 Richtige Formung des Aufbißwalls auf unterem individuellen Löffel

Abb. 9 Dimensionierung des Aufbißwalls auf oberem individuellen Löffel

Aufbißwälle schon im Labor in bestimmter Weise dimensioniert werden. Die Angaben für diese Dimensionierung basieren auf umfangreichen Untersuchungen am natürlichen, gesunden Gebiß. Im Unterkiefer sollte der Aufbißwall im Bereich der mittleren Schneidezähne, gemessen von der Tiefe der Umschlagfalte, nicht mehr als 16 mm hoch sein. Von dort aus läuft die Aufbißwallebene beidseitig aus auf die Oberkante des Tuberkulums (Abb. 8).

Im Oberkiefer beträgt die Höhe des Aufbißwalles im Bereich der mittleren Schneidezähne, gemessen von der Höhe der Umschlagfalte, 18 mm (Abb. 9). Für den Verlauf der Aufbißwallebene nach distal lassen sich keine exakten Angaben machen, jedoch kann man ganz generell sagen, daß der Aufbißwall im Bereich der Tubera niedriger sein muß als allgemein angenommen.

4.3 Anprobe der individuellen Löffel

Die individuellen Löffel werden zwar nach sorgfältig erarbeiteten Mittelwerten hergestellt, dennoch ist eine sorgfältige Überpüfung am Patienten vonnöten.

4.3.1 Dimensionierung des oberen Löffels

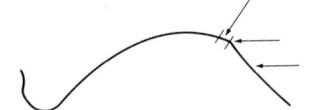

Abb. 10 A-Zone am Übergang vom harten zum weichen Gaumen

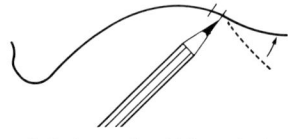

Abb. 11 Anhebung des Velums beim Anlauten des Vokals A

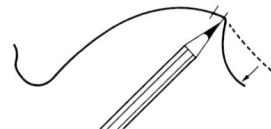

Abb. 12 Durch Blasen in die Nase wird das Velum vorgewölbt

Vestibulär sollte der Löffelrand so kurz sein oder so weit gekürzt werden, daß bei eingesetztem Löffel die Grenze zwischen Gingiva propria und beweglicher Schleimhaut noch sichtbar ist, wenn man das Gewebe leicht horizontal abzieht. Dorsal fällt das Löffelende mit der A-Linie zusammen. Da erfahrungsgemäß das Festlegen der distalen Löffelgrenzen die größten Schwierigkeiten macht, soll diese Frage besonders ausführlich behandelt werden.

Anlauten des Vokales A: Am Übergang vom harten zum weichen Gaumen liegt eine Schleimhautzone, die in der Funktion nicht bewegt wird, die aber auf Druck nachgiebig ist (Abb. 10). Die dorsale Begrenzung dieser Zone nennt man A-Linie, weil man sie durch Anlauten des Vokales A kenntlich machen kann. Man läßt den Patienten wiederholt ein kurzes und hartes A sagen. Dabei hebt sich der weiche Gaumen an (Abb. 11). An der Grenze der Beweglichkeit werden mit dem giftfreien Kopierstift Markierungen angebracht. Bei einem langgezogenen A kann man den Übergang häufig nicht erkennen. Es erscheint uns daher falsch und irreführend, von der „Ah"-Linie zu sprechen.

Nasenblaseffekt: Den Übergang vom harten zum weichen Gaumen kann man besonders deutlich durch den Nasenblaseffekt darstellen. Dabei fordert man den Patienten auf, wie beim Schneuzen in die zugehaltene Nase zu blasen. Das Velum wird dabei nach ventral aufgebläht. An der Grenze der beginnenden Beweglichkeit liegt wieder die A-Linie (Abb. 12). Man muß aber einkalkulieren, daß es sich beim Nasenblaseffekt um einen Test handelt, bei dem das Gewebe mit relativ starker Kraft bewegt wird. Bei manchen Patienten wird dabei das Gewebe im Bereich der A-Zone faltig ineinandergeschoben. Dies ist wichtig zu wissen und zu beachten, damit man den Löffel nicht zu kurz macht.

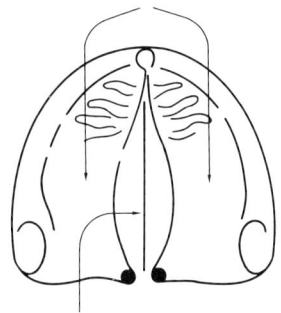

Abb. 13 Foveae palatinae über der Spina nasalis posterior

Foveae palatinae: Das Auffinden der A-Linie wird – sofern vorhanden – durch die Foveae palatinae erleichtert, die seitlich der Gaumennaht am Übergang zum weichen Gaumen liegt (Abb. 13). Mit großer Wahrscheinlichkeit verläuft die A-Linie in unmittelbarer Nähe dieser Grübchen, im allgemeinen leicht dorsal von ihnen. Verbindet man beidseitig die Foveae mit dem Punkt, den man zwischen dem distalen Ende des Tuber und dem Ursprung der Plica pterygomandibularis einzeichnet, so kann der mögliche Fehler nur noch gering sein. Bei der Überprüfung der A-Linie muß man sich darüber im klaren sein, daß diese über der Spina nasalis posteria – bezogen auf die seitlich gelegenen Drüsenzonen – einen Schlenker nach distal macht, weil die Schleimhäute hier relativ fest mit dem Knochen verbunden sind. Sofern die Foveae palatinae vorhanden sind, wird der beschriebene Sachverhalt durch sie manifestiert. Sind keine Foveae erkennbar, muß man die anatomische Situation erst recht überprüfen, weil deren Berücksichtigung für die Kippfestigkeit der Prothese geradezu entscheidend ist.

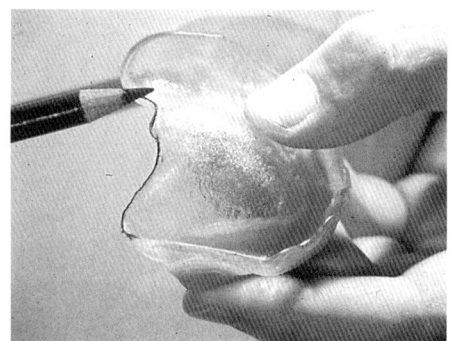

Abb. 14 Anfärben des Löffelrandes

Kugelinstrument: Die Überprüfung der dorsalen Löffelausdehnung nimmt man in der Weise vor, daß man die der Schleimhaut zugewandte Kante des dorsalen Löffelrandes mit dem giftfreien Kopierstift anfärbt (Abb. 14), den Gaumen mit einem Zellstoffläppchen vom Speichel säubert, den Löffel in situ bringt und fest andrückt. Anschließend kontrolliert man mit Hilfe des beschriebenen Tests, ob die farbliche Markierung der A-Linie entspricht. In jedem Fall sollte man mit dem Kugelinstrument, dessen Durchmesser etwa 3 mm beträgt, überprüfen, ob ventral der markierten Linie die Schleimhaut auch wirklich nachgiebig (= resilient) ist (Abb. 15).

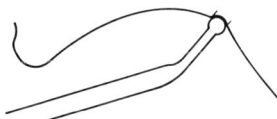

Abb. 15 Abtasten der A-Zone mit dem Kugelinstrument

4.3.2 Dimensionierung des unteren Löffels

Auch der individuelle Löffel für den unbezahnten Unterkiefer endet vestibulär dort, wo die unbewegliche Gingiva propria in die bewegliche Schleimhaut des Vestibulums übergeht. Distal muß beidseitig das Trigonum retromolare bzw. das Tuberkulum komplett umfaßt sein. Der Plica pterygomandibularis darf der Löffel jedoch nicht aufliegen. Häufig findet man statt eines festen knöchernen Tuberkulum ein bewegliches bindegewebiges Polster vor. In solchen Fällen darf man den Löffel nicht zu weit nach dorsal ausdehnen, und vor allem muß man es vermeiden, dieses Polster mit dem Löffel zu deformieren. Im distalen Sublingualraum sollte der Löffel zunächst grundsätzlich 1–2 mm über die Crista mylohyoidea hinausragen. Die Ausdehnung des Löffels in diesem Bereich kontrolliert man dadurch, daß man auf der rechten Seite mit dem linken Zeigefinger den Löffel am Ort hält und mit der Kuppe des rechten Zeigefingers den Rand abtastet. Auf der linken Seite hält man den Löffel mit dem rechten Zeigefinger und tastet mit dem linken. Bei zu kurzem Löffel ist die Crista mylohyoidea dann direkt zu tasten; überragt der Löffel die Crista, so läßt sich durch wiederholtes Anheben des Löffels die Entfernung zwischen Löffelrand und Crista ausreichend genau abschätzen. Im vorderen Sublingualraum darf der individuelle Löffel auch durch stärkere Zungenbewegungen nicht aus seiner Lage bewegt werden.

4.3.3 Festlegen der vertikalen Dimension

Mit den sorgfältig vorbereiteten individuellen Löffeln wird zunächst die Bißhöhe ermittelt. Dabei bedient man sich am besten der Differenzmessung zwischen den Punkten Nasale (Nasenspitze) und Gnathion (Kinnspitze) in Ruheschwebe und in Okklusion. Bei richtiger Bißhöhe ist der Abstand zwischen diesen beiden Punkten in Okklusion 2–3 mm geringer als in der Ruheschwebe (Abb. 16). Die Ermittlung der Ruheschwebe muß bei völlig entspannter Körper- und gerader Kopfhaltung erfolgen. Legt der Patient den Kopf in den Nacken, so wird der Abstand zu groß. Winkelt er den Kopf zur Brust hin ab, so wird er zu niedrig. Im allgemeinen führt die Methode der Differenzmessung zum Erfolg.

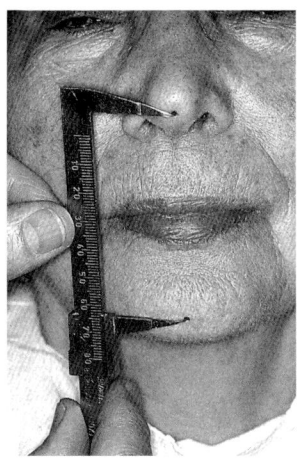 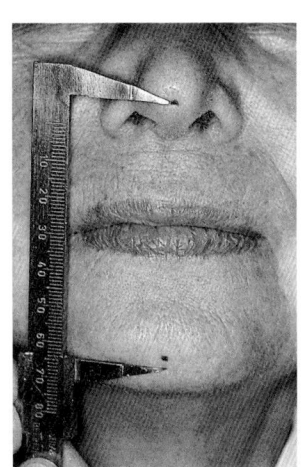

Abb. 16 In Ruheschwebe ist der Abstand zwischen den aufgezeichneten Punkten 2–3 mm größer (links) als in Okklusion (rechts)

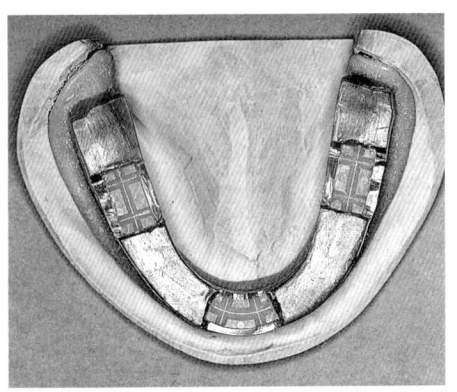

Abb. 17 Bißschlüssel im Aufbißwall des unteren individuellen Löffels

Beim Zurechtschneiden der Aufbißwälle sollte man sich darüber im klaren sein, daß die Richtwerte, nach denen die Schablonen im Labor angefertigt wurden, für den Unterkiefer statistisch die größere Signifikanz aufweisen. Man überprüft daher zuerst die untere Wachswallebene. Verläuft diese im Frontzahnbereich annähernd parallel zur Bipupillarlinie und im Seitenzahnbereich annähernd parallel zur Camper-Ebene, so beläßt man den unteren Löffel wie er ist und führt die notwendigen Korrekturen nur an dem oberen durch.

Erst jetzt sind die notwendigen Vorbereitungen für die eigentliche Funktionsabformung abgeschlossen. Da man zweckmäßigerweise die fertigen Funktionsabdrücke in zentraler Relation verschlüsselt oder wenigstens eine provisorische Bißnahme durchführt, legt man abschließend in den unteren Aufbißwall drei Bißschlüssel ein (Abb. 17).

4.4 Die eigentliche Funktionsabformung

Es wird aufgefallen sein, daß bislang trotz der relativ umfangreichen Ausführungen zum Grundsätzlichen der Funktionsabformung vom Abformmaterial bisher noch keine Rede war. Dies geschah mit Absicht, denn damit sollte zum Ausdruck gebracht werden, daß zunächst der Rahmen stimmen muß, in dem sich die Abformung abspielt. Dieser Rahmen soll noch einmal definiert werden: der Patient muß jene Situation vorfinden, die vorhanden war, als er noch seine natürlichen Zähne hatte, und die er haben wird, wenn der Ersatz fertig ist. Die Wahl des Materials ist dennoch nicht ohne Bedeutung. Es sollten solche Materialien gewählt werden, deren plastische Phase ausreichend lang ist (4–5 Minuten), damit die Bewegungen in der notwendigen Ruhe ausgeführt werden können.

4.4.1 Die Randvorformung

Da der innige Kontakt des Prothesenrandes mit der Schleimhaut bei den unterschiedlichsten Bewegungen von solch großer Wichtigkeit ist, wird eigens eine Randvorformung empfohlen. Dabei soll der Patient selbst aus einem in relativem Überschuß angebotenem plastischen Material den Prothesenrand so formen, daß dieser seiner individuell angespannten Muskulatur entspricht. Das verwendete Material sollte von solcher Konsistenz sein, daß es einerseits von der Muskulatur leicht verformt werden kann, es sollte andererseits aber so standfest sein, daß es sich in muskelschwachen Bereichen auch ohne die Stütze des Löffels um einige Millimeter aufbaut. Zu diesem Zweck wird von uns das Xantopren function empfohlen, ein Material auf Silikonbasis. Da Silikone nicht ausreichend am Löffel haften, wird der von Wachs freie Rand des Löffels sowie die Basis dünn mit Haftlack bestrichen. Sodann formt man das nach Vorschrift angeteigte Xantopren function zu einem griffeldicken Strang und legt es auf den Rand der Löffel auf, und zwar in einem Zuge beidseitig vestibulär auf den Rand des oberen Löffels sowie zirkulär auf den Rand des unteren (Abb. 18). Im Bereich der Tuberwangentasche und im vorderen Sublingualraum sollte der Strang relativ dick sein. Nach dem Einsetzen beider Löffel läßt man den Patienten in Ruhe den Mund schließen und vermeidet zunächst jedes Kommando. Erst allmählich stellt man ihm nach und nach die verschiedensten Bewegungsaufgaben. Man läßt ihn schlucken, mit der Zunge die Oberlippe befeuchten, sprechen und immer wieder zwischendurch schlucken. Beim Sprechen sind ebenfalls solche Übungen zu bevorzugen, bei denen sich der Patient geistig konzentrieren muß.
Auch extreme Bewegungen sollten nicht fehlen; bei weitem Mundöffnen sollte der Zahnarzt jedoch den unteren Löffel auf den Alveolarfortsatz drücken. Isometrische Muskelkontraktionen, Anspannungen der Muskulatur in Okklusionslage, sind ebenfalls sehr wichtig. Durch Vorschub- und Seitwärtsbewegungen nimmt der Rand im paratubären Raum die richtige Form an. Auch läßt man den Patienten pfeifen, um ein Mundspitzen zu erreichen (Abb. 19). In aller Ruhe und ohne weitere Aufgaben kann man anschließend die Aushärtung des Materials abwarten (Abb. 20).
Die zirkuläre Randvorformung am unteren individuellen Löffel ist die Regel. Ergibt sich aber nach totalem Abbau des Alveolarfortsatzes ein negativer Kamm und somit ein ganz schmaler Löffel, so wird die gesamte Basis mit Xantopren function unterlegt.

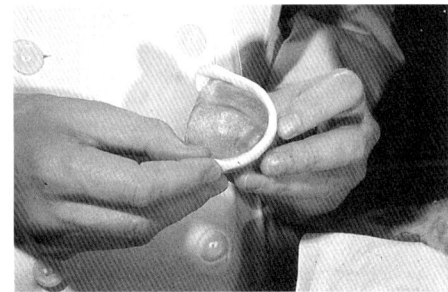
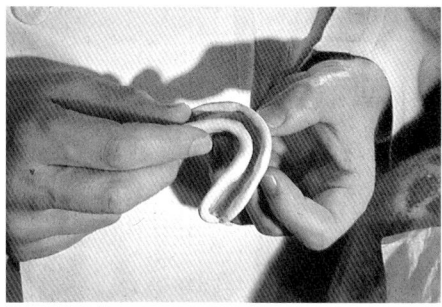

Abb. 18 Aufbringen eines griffeldicken Stranges Xantopren function auf die Löffelränder; a) auf oberen Löffel, b) auf unteren Löffel

170 Rehabilitation des Zahnlosen

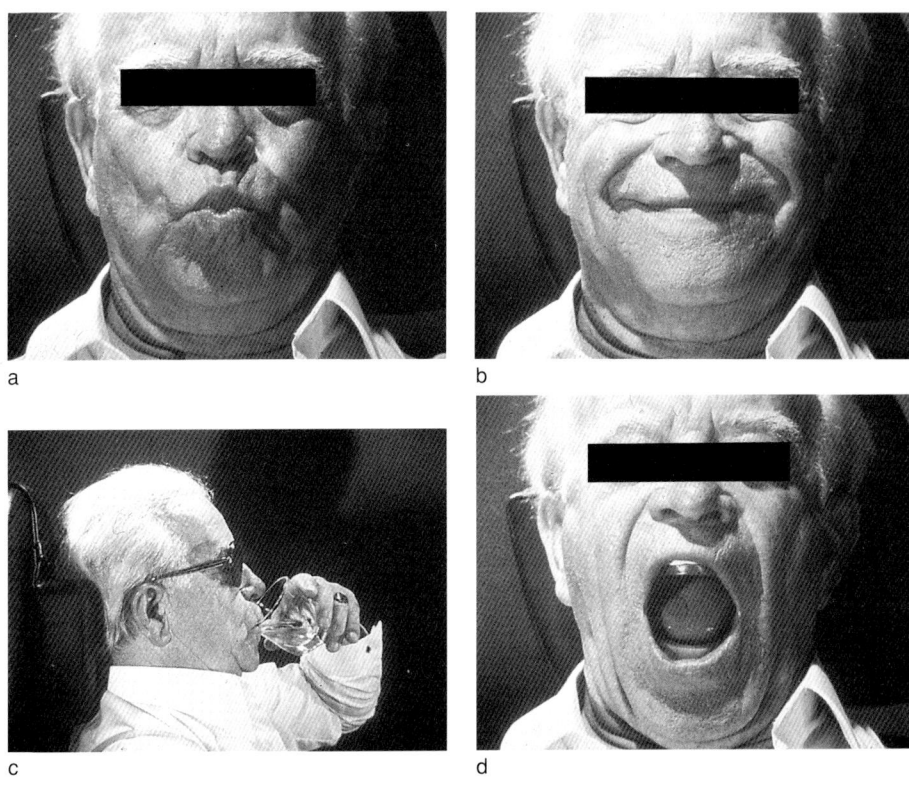

Abb. 19 Funktionelle Bewegungen durch den Patienten; a) Mund spitzen, b) Mund breitziehen, c) schlucken, d) weite Mundöffnung

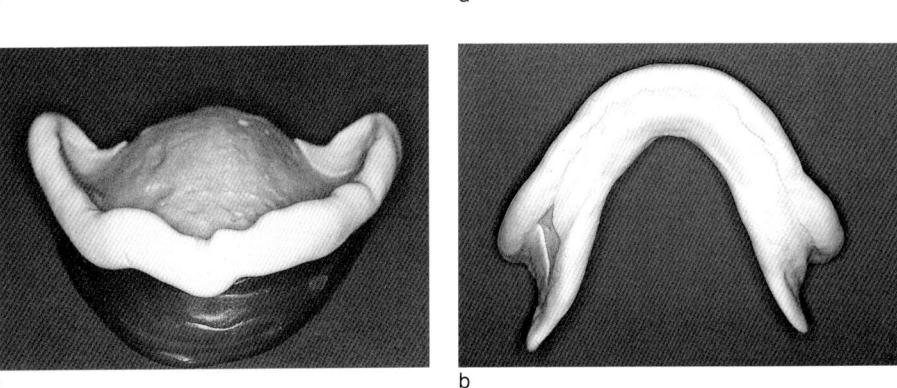

Abb. 20 Fertige Randvorformungen; a) Oberkiefer, b) Unterkiefer

Fließfalten in der Randvorformung lassen sich praktisch nicht vermeiden. Sie sind aber keineswegs störend und beeinflussen schon gar nicht das Endergebnis, weil sich in jedem Falle eine Schlußabformung mit einem dünn fließenden Material anschließt.

4.4.2 Die Sealabformung

Für die Sealabformung, durch welche die eigentliche Kongruenz von Basis und Kiefer herbeigeführt werden soll, werden dünnflüssige Pasten verwendet. Daß die Abformung selbst wieder in zentraler Okklusion vorzunehmen ist, versteht sich von selbst. Auch muß die ganze Skala der Bewegungen wiederholt werden. Da aber die Pasten schneller abbinden, steht diesmal weniger Zeit zur Verfügung. Dieser Umstand wirkt sich aber nicht nachteilig aus, da der Patient den Ablauf schon kennt, macht allerdings notwendig, daß die Abformungen getrennt vorge-

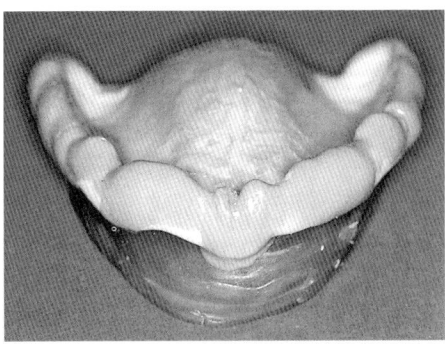 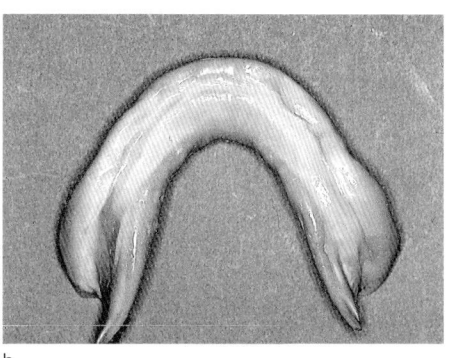

Abb. 21 Sealabformungen; a) Oberkiefer, b) Unterkiefer

a b

nommen werden. Während der Abformung des Oberkiefers wird die untere Schablone eingefügt und umgekehrt. Damit eine bis vestibulär durchgehende glatte Oberfläche erzielt wird, muß die Paste im Löffel vor der Abformung gut verteilt werden. Vor allem ist auch Material auf die Ränder aufzubringen (Abb. 21).

Für die Sealabformung gibt es eine große Fülle dünnfließender Pasten. Zur Beantwortung der Frage, unter welchem Gesichtspunkt die Wahl getroffen werden soll, muß weiter ausgeholt werden. Es wurde schon gesagt, daß der dünnfließende Film die eigentliche Kongruenz zwischen Kiefer und Prothesenbasis schafft. Dabei ist es völlig unstrittig, daß in der Grobgestalt eine 100%ige Übereinstimmung angestrebt wird. Offen ist jedoch zunächst die Frage, ob auch die Feinstruktur der Schleimhaut im Detail wiedergegeben werden soll. Technisch besteht diese Möglichkeit durchaus. Bei exakter Arbeit in allen Phasen der Herstellung wird die Rauhigkeit des Prothesenlagers weitgehend auf die Prothesenbasis übertragen, so daß für jede Pore im Gewebe ein Dorn und für jede Gewebefalte ein Grat an der dem Kiefer zugewandten Seite der Prothese vorhanden ist. Es ist jedoch in hohem Maße unwahrscheinlich, daß sich die Prothese so einsetzen läßt, daß eine völlige Kongruenz zwischen den beiden Oberflächen erzielt wird. Durch Verschiebungen der Schleimhaut beim Einsetzen, durch Veränderungen im Tagesrhythmus und durch Veränderungen im Laufe der Zeit sind Inkongruenzen im Bereich der Feinstruktur der Oberfläche unvermeidlich. Sie führen zu einer mechanischen Schleimhautreizung. Aber selbst wenn es gelänge, die Dorne und Grate an der Prothesenunterfläche in die dazugehörigen Poren und Falten der Schleimhaut zu plazieren, müßte man wegen der horizontalen Schubkräfte an der Grenzfläche Schleimhaut-Prothese, die bei allen Funktionen und Parafunktionen auftreten, mit mechanischen Irritationen rechnen.

Es ist also anzustreben, die Prothesenunterfläche so glatt wie möglich zu gestalten. Diese Forderung ist jedoch schwieriger zu erfüllen, als es, oberflächlich betrachtet, den Anschein hat, da die übliche Methode der Oberflächenglättung, die Politur des fertigen Werkstückes, durchaus problematisch ist. Jede Politur nämlich ist mit Substanzverlust des bearbeiteten Objekts verbunden, und zwar umso mehr, je größer die zu beseitigende Rauhigkeit und je geringer der Abrasionswiderstand des Werkstoffes ist. Gerade bei Kunststoffen können deshalb durch eine ausgiebige Politur Abrasionen verursacht werden, deren Ausmaß über die Dimension der Feinstruktur hinausgeht. Erschwerend kommt hinzu, daß wegen der komplizierten Gestalt der Prothesenbasis ein gleichmäßiges Abtragen über die ganze Fläche unmöglich ist. Es besteht also die Gefahr, daß durch eine stärkere Politur auch Veränderungen in der Grobgestalt der Prothesenbasis entstehen. Die negativen Folgen hinsichtlich des Sitzes der Prothese und der ungleichmäßigen Knochenbelastung sind bekannt.

Es kommt also bei der Anfertigung von Prothesen darauf an, während der einzelnen Arbeitsgänge die Wiedergabe der Feinstruktur der Schleimhautoberfläche zu unterdrücken, damit die Prothesenbasis nach der Polymerisation schon so weit entprofiliert ist, daß die Anwendung stark abradierender Poliermittel überflüssig wird.

Für die Abformung folgt daraus, daß solchen Materialien der Vorzug zu geben ist, die das Schleimhautrelief weniger detailgetreu wiedergeben. Weiterhin ist generell darauf zu achten, daß der individuelle Löffel exakt dem Kiefer anliegt, damit die Schicht der Abformmasse möglichst dünn wird. Dickere Pastenschichten leisten der Blasenbildung Vorschub, wodurch die Rauhigkeit wieder erhöht wird.

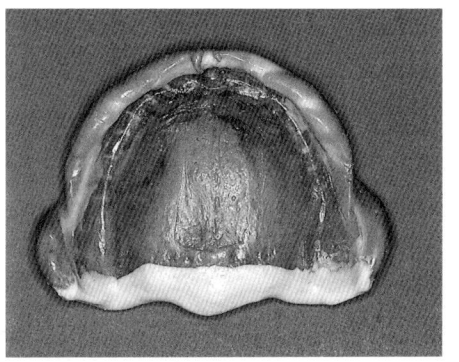

Abb. 22 Dorsale Randerhöhung auf Funktionsabformung vom Oberkiefer

4.4.3 Die dorsale Randerhöhung (Oberkiefer)

Durch die dorsale Randerhöhung soll erreicht werden, daß die Prothese in die A-Zone eingelagert wird. Das Gewebe muß daher in gewissem Grade komprimiert werden, die Kompression darf aber nicht zu Druckstellen führen. Als Material für diese Kompression ist Xantopren function geeignet.

Ein Strang von ca. 3 mm Durchmesser wird auf das mit Lack bestrichene Löffelende gelegt. Die gesamte Abformung wird dann in den Mund zurückgesetzt und verbleibt dort, bis das Material ausgehärtet ist. Damit hierfür nicht allzu viel Zeit verlorengeht, dosiert man den Härter auf etwa das 3fache (Abb. 22).

4.5 Unterlagen für die Funktionsabformung nach Ivotray-spezial-Abformung

Wie beschrieben, wurden die Unterlagen für die Funktionsabformung bislang in der Weise erarbeitet, daß man die Kiefer einzeln abformte und die einzelnen Schablonen im Munde einander wieder zuordnete. Dieses Verfahren ist indessen keineswegs rationell, da man die im Munde zweifelsfrei vorhandene Einheit zerlegt und sie hernach nur mit Mühe wieder herstellen kann. Vor allem stellt das Verfahren der Einzelabformung keine Hilfe dar in dem Bemühen, den Unterkiefer richtig zu positionieren. Inwieweit gerade in dieser Hinsicht die Mundabformung mit den Ivotray-spezial-Geräten wertvoll ist, soll im folgenden erläutert und dokumentiert werden.

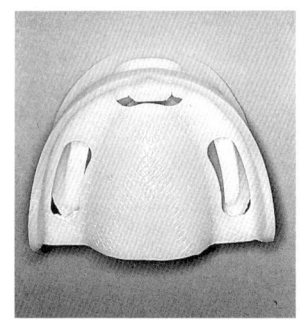

Abb. 23 Ivotray-spezial-Geräte

4.5.1 Ivotray-spezial-Abformung

Die Ivotray-spezial-Löffel stellen eine Weiterentwicklung der von *Schwarzkopf* inaugurierten Ivotray-Geräte dar. Sie sind grazil gehalten und werden nicht primär mechanisch miteinander verschlüsselt. Die Verschlüsselung erfolgt vielmehr durch das überschüssige Alginat, das einerseits durch die im oberen Löffel befindliche Aussparungen auf den Aufbißwall des unteren und andererseits aus beiden Löffeln vestibulär abfließt (Abb. 23).

Praktisches Vorgehen: Für Ober- und Unterkiefer wird aus einem Sortiment von 3 unteren und 2 oberen Löffeln jeweils einzeln die richtige Größe ausgesucht. Sodann überprüft man, ob der Patient den Unterkiefer in die Okklusionshöhe bringen kann, wenn sich beide Löffel im Munde befinden.

Zu diesem Zweck bedient man sich – wie allgemein üblich bei der Ermittlung der Bißhöhe – der Abstandsmessung zwischen den Punkten Nasale und Gnathion. Man zeichnet auf die Nasenspitze und auf die Kinnspitze mit dem giftfreien Blaustift je einen sauberen kleinen Punkt und mißt deren Abstand in der Ruheschwebe. Kann der Patient den Mund mit eingesetzten Löffeln 2–3 mm weiter schließen, so liegen besonders gute Bedingungen für die Abformung mit diesem Gerät vor. Als Hilfsmittel für eine rationale Durchführung der Mundabformung stehen zur Verfügung:

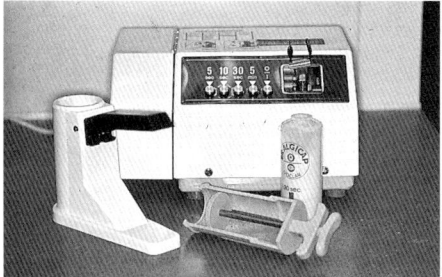

Abb. 24 Algicap, Kapselpresse und Capvibrator

- das Algicap, ein in einer Kapsel vordosiertes Alginat mit guter Standfestigkeit und relativ langer Verarbeitungszeit,
- eine Kapselpresse, mit der die Trennwand zerbrochen wird, die innerhalb der Kapsel die Flüssigkeit vom Pulver trennt (die Trennwand ist mit einer Sollbruchstelle versehen),
- ein Capvibrator, der das Alginat in 30 Sekunden optimal anmischt, und eine Spritze, mit dessen Hilfe das Alginat aus der Kapsel herausgedrückt wird (Abb. 24).

Zum Zerstören der Trennwand zwischen Pulver und Flüssigkeit wird die Kapsel mit dem Kopfteil voraus in die Kapselpresse gesteckt (Abb. 25). Die zwei am Boden der Kapsel befindlichen Nasen müssen exakt in die entsprechenden Nuten im Rand der Kapselöffnung einrasten. Während diese Lage der Kapsel mit der einen Hand gesichert wird, drückt man mit der anderen den Hebel der Presse kräftig herunter, bis durch ein deutlich hörbares Knacken angezeigt wird, daß die Trennwand an ihrer Sollbruchstelle zerbrochen ist (Abb. 26). Unverzüglich wird nun die Kapsel aus der Presse herausgenommen und in den Capvibrator gelegt. Dabei ist darauf zu achten, daß der an der Kapsel angebrachte rote Streifen unter die an der Halterung befindlichen roten Markierung zu liegen kommt (Abb. 27). In dieser Position entsteht ein Druck auf die Kapsel, durch den die Sollbruchstelle offengehalten wird, so daß während des Rüttelns die Flüssigkeit auch tatsächlich mit dem Pulver vereint wird. Die festgeklemmte Kapsel wird zusätzlich durch ein starkes Gummi fixiert.

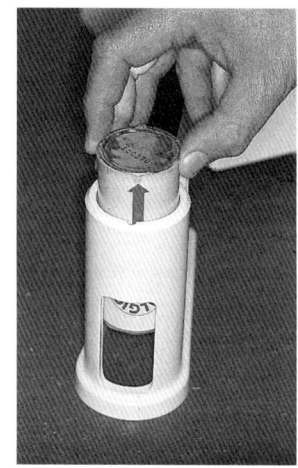

Abb. 25 Kapsel in der Presse

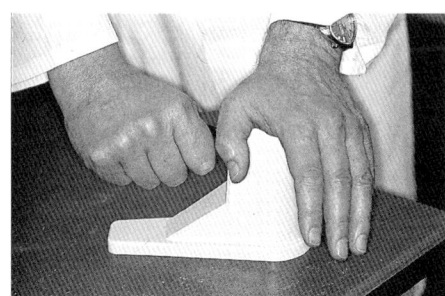

Abb. 26 Durch kräftigen Druck wird die Trennwand zerbrochen

Für die Durchmischung benötigt man eine Rüttelzeit von 30 Sekunden. Die Kapsel wird dann mit Hilfe eines Hebels zügig der Halterung entnommen und in die Kapselspritze gelegt. Nach Entfernen des Plastikstopfens wird durch Stempeldruck das Alginat aus der Kapsel hinausbefördert. Man beschickt zuerst den unteren Löffel (Abb. 28). Dabei müssen vor allem die dorsalen Enden ausreichend belegt werden. Mit der zweiten Hälfte füllt man den oberen Löffel (Abb. 29). Es empfiehlt sich, das Alginat in den Löffeln entsprechend den Kieferformen leicht vorzukonturieren (Abb. 30).

Der untere Löffel wird zuerst in den Mund gebracht. Jedes „Abdrucknehmen" ist dabei zu unterlassen. Der Löffel wird nur richtig auf den Alveolarfortsatz plaziert und ganz leicht im anterioren Bereich adaptiert. Der obere Löffel wird unmittelbar danach in gleicher Weise in situm gebracht. Schon durch das leichte Adaptieren quillt der Überschuß aus den Aussparungen heraus (Abb. 31). Der Patient wird nun aufgefordert, den Mund zwanglos zu schließen, und zwar so weit, bis sich der Unterkiefer in Okklusionshöhe befindet, was der Zahnarzt mit Hilfe der

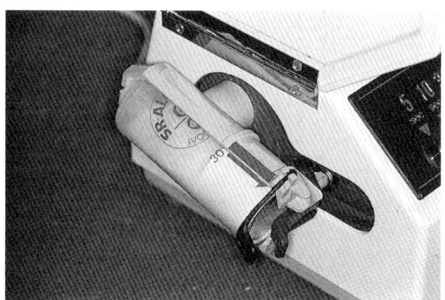

Abb. 27 Kapsel in der Halterung des Vibrators fixiert

174 Rehabilitation des Zahnlosen

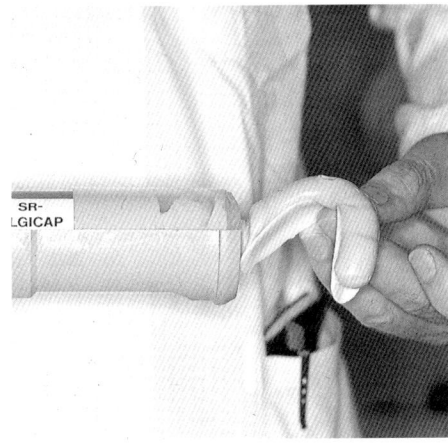
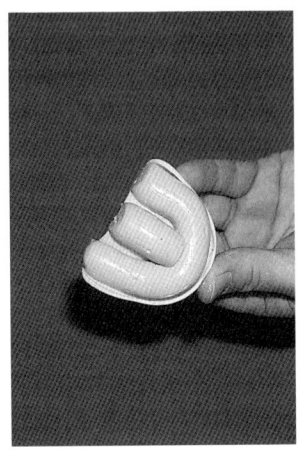

Abb. 28 Unterer Löffel mit Alginat beschickt

Abb. 29 Oberer Löffel mit Alginat beschickt

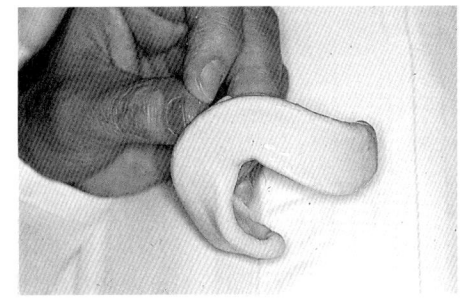
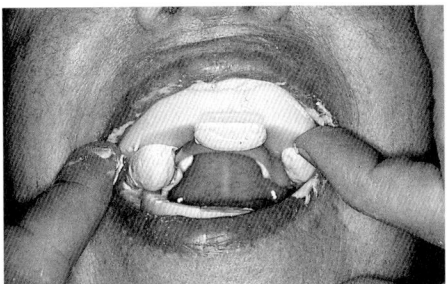

Abb. 30 Alginat im Löffel vorkonturiert

Abb. 31 Abfließen des Überschusses

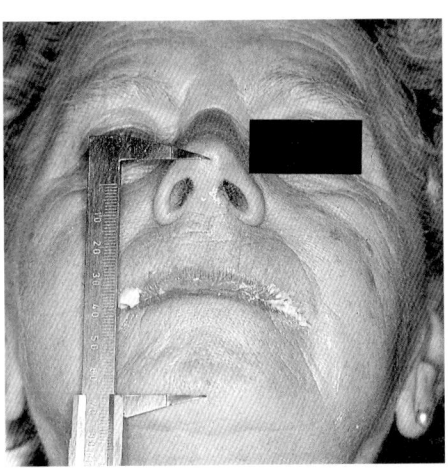

Abb. 32 Messen der Bißhöhe während der Abformung

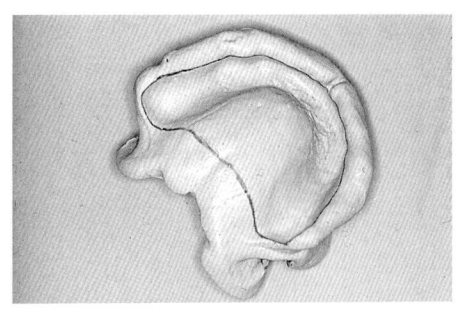
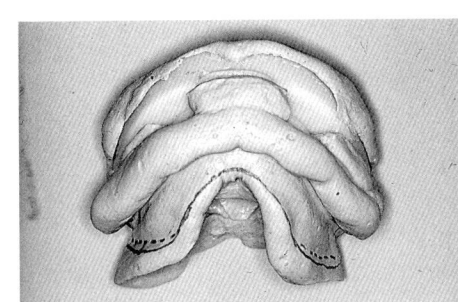

Abb. 33 Gelungene Abformung des Oberkiefers

Abb. 34 Gelungene Abformung des Unterkiefers

Schieblehre kontrolliert. Der Abstand zwischen den Punkten Nasale und Gnathion muß 2–3 mm geringer sein als in der Ruheschwebe (Abb. 32).
Der beim Schließen vestibulär und durch die Aussparungen des oberen Löffels abfließende Überschuß verschlüsselt und verbindet die Geräte zu einer Einheit.
Zum Herausnehmen der Abformung aus dem Munde darf man keineswegs den Patienten bitten, den Mund zu öffnen, weil dabei die Gefahr besteht, daß infolge der starken Haftung des Abdruckes am Kiefer das Alginat in der Mitte zwischen den beiden Löffeln auseinandergerissen wird. Im Gegenteil, man sollte den Patienten auffordern, den Mund geschlossen zu halten, bis man den Abdruck durch eine rotierende Bewegung des Zeigefingers vom Vestibulum her vom Unterkiefer gelöst hat. Anschließend wird passiv vom Zahnarzt die Abformung vom Oberkiefer gelöst und aus dem Munde entfernt. Diesen Vorgang kann der Patient durch Zungendruck unterstützen.
Das Ergebnis der Abformung wird überprüft. Ein Situationsabdruck vom Oberkiefer kann dann als gelungen betrachtet werden, wenn das Vestibulum, das Gaumendach, die Tubera, die paratubären Taschen und der Übergang vom harten zum weichen Gaumen dargestellt sind (Abb. 33). Im Unterkiefer müssen das Vestibulum, das Trigonum retromolare, der vordere Sublingualraum und der hintere Sublingualraum einschließlich der Crista mylohyoidea wiedergegeben sein (Abb. 34). Noch am Behandlungsstuhl zeichnet man durch direkten Vergleich am Patienten die mutmaßlichen Löffelgrenzen ein.
Die Tuber im Oberkiefer, die Tuberkula im Unterkiefer und die Christa mylohyoidea können direkt in der Abformung erkannt werden.

4.5.2 Modelle und individuelle Löffel nach Ivotray-spezial-Abformung

Das Ausgießen der Abformung geschieht direkt in einem Artikulator. Vor dem Ausgießen wird der Zungenraum mit einer plastischen Masse ausgefüllt (Wachs, Silikon, Knetmasse).
Sodann wird zuerst das Negativ des Unterkiefers ausgegossen und direkt im Modellträger fixiert (Abb. 35). In ähnlicher Weise wird im zweiten Arbeitsgang die obere Hälfte der Abformung ausgegossen und im oberen Modellträger fixiert (Abb. 36).
Nach dem Erhärten des Gipses wird das Alginat entfernt. Die Modelle haben nun eine bestimmte Zuordnung zueinander (Abb. 37). Die Schablonen bzw. individuellen Löffel werden nun nicht mehr frei auf separaten Modellen angefertigt, sondern im Artikulator, wobei ein bestimmter Raum vorgegeben ist. Man überzieht die Löffel zunächst mit einer etwa 2 mm starken Schicht eines Löffelmaterials (Abb. 38). Alle Unterschnitte werden zuvor sorgfältig ausgeblockt. Die Kunststoffbasen werden so getrimmt, daß sie mit den Markierungslinien für die Löffelausdehnung zusammenfallen. Mit dem Aufsetzen der Wachswälle taucht zwangsläufig die Frage auf, wohin die Kauebene zu legen ist. Für die Festlegung der Kauebene bedarf es dreier Punkte.
Zwei Punkte sind durch die Oberkanten der Trigona retromolaria gegeben. Frontal ist – anders als bei zwei einzelnen Modellen – eine Gesamtvestibulumdistanz vorgegeben (Abb. 39). Offen bleibt nur die Frage, wie diese geteilt werden soll. Hierauf gaben die Untersuchungen von *Sapalidis* eine Antwort. Er untersuchte bei 200 Personen mit eindeutig abgestütztem Biß die Lage der Kauebene im Frontzahnbereich und fand heraus, daß sie im Halbierungspunkt minus 0,5 mm liegt.

176 Rehabilitation des Zahnlosen

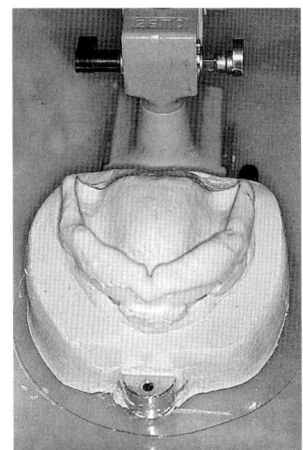

Abb. 35 Ausgießen der Ivotray-Abformung: erste Phase

Abb. 36 Ausgießen der Ivotray-Abformung: zweite Phase

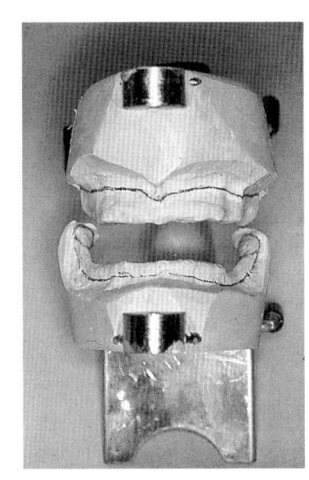

Abb. 37 Modelle nach Ivotray-spezial-Abformung im Artikulator

Abb. 38 Harte Basen für individuellen Löffel angefertigt

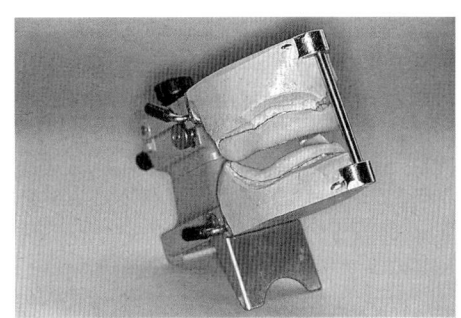

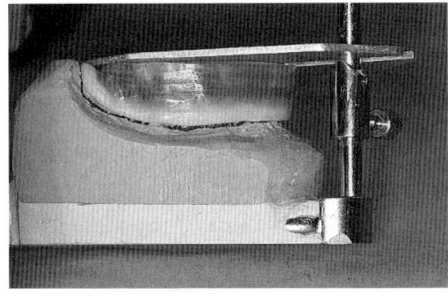
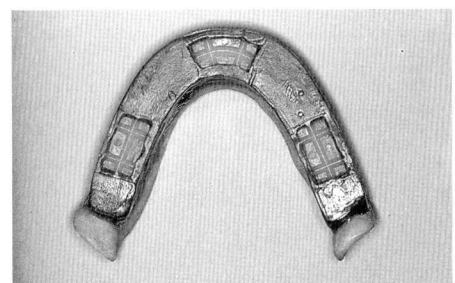

Abb. 39 Kauebene festgelegt

Abb. 40 Bißschlüssel in unteren Wachswall eingelegt

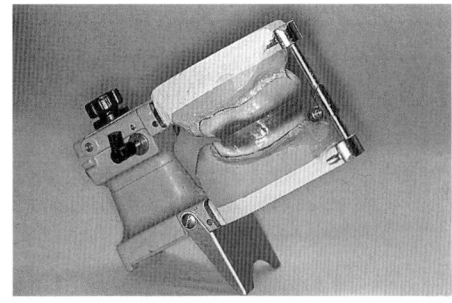
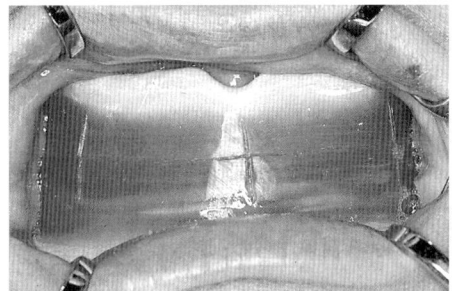

Abb. 41 Wachswälle müssen bündig schließen

Abb. 42 Schablonen nach Ivotray-spezial-Abformung im Munde

Dazu ein Beispiel: Beträgt die Gesamtdistanz 34 mm, so legt man die Höhe der unteren Schablone mit 16,5 mm, die obere mit 17,5 mm fest. Da das Arbeiten mit halben Millimetern für diese Unterlagen nicht erforderlich ist, werden inzwischen – von vielen Seiten nachuntersucht und bestätigt – die Werte auf 18 mm auf- bzw. 16 mm abgerundet. Daß es sich wiederum um statistisch ermittelte Werte handelt und daß die Schablonen am Patienten auf ihre Richtigkeit zu überprüfen sind, versteht sich von selbst. Es zeigt sich jedoch, daß Änderungen nur in Ausnahmefällen notwendig werden. Aus diesem Grunde werden in die Oberfläche des unteren Wachswalles die Bißschlüssel so eingelassen, daß deren Grate exakt in der Kauebene liegen (Abb. 40). Die Wachswälle müssen in jedem Falle vestibulär bündig schließen (Abb. 41).

Am Patienten schließen die Schablonen stets exakt (Abb. 42). Dies ist weiter nicht verwunderlich, wenn man bedenkt, daß die mit Aufbißwällen versehenen individuellen Löffel jenen Raum ausfüllen, den vorher das Alginat eingenommen hat. Überraschend ist indes die Tatsache, daß in den meisten Fällen die Schablonen auch in der Sagittalen in eben der Weise bündig schließen wie im Artikulator, wovon man sich leicht überzeugen kann, wenn man jeweils im Eckzahnbereich vertikale Markierungen über beide Schablonen anbringt.

5 Bißnahme

Die Bißnahme gliedert man in zwei Phasen:

- die Ermittlung der Bißhöhe und
- die Ermittlung der zentralen Relation.

Für beide Teilaufgaben sind eine Reihe von Hilfsmitteln angegeben worden, die aufzuführen den Rahmen eines Lehrbuches sprengen würden. Wir nennen daher nur solche, die sich im Lauf der Zeit als zweckmäßig und rationell erwiesen haben.

	Bißnahme	
Bißhöhe	zentrale Relation
Differenzmessung zwischen den Punkten Nasale und Gnathion in Ruheschwebe und Okklusion	zentrale Stützstiftregistrierung
Sprechprobe	Ivotray-spezial-Abformung
	Check-bite
	Registrieren mit Prothesenbasis

5.1 Bißhöhe

Naturgemäß beginnt man die Bißnahme damit, daß man die Bißhöhe festlegt. Dies ist deshalb geradezu zwingend, weil die Bißhöhe eine sehr erfolgsrelevante Größe ist. An eine zu große Bißhöhe kann sich der Patient nicht gewöhnen. Auch eine Prothese, die in allen übrigen Bereichen befundgerecht und sachlich richtig ausgeführt wurde, wird durch eine zu große Bißhöhe für den Patienten unbrauchbar.

5.1.1 Differenzmessung

Die Differenzmessung wurde schon bei der Funktionsabformung beschrieben. Dennoch soll sie der Vollständigkeit halber erneut und ausführlicher beschrieben werden. Zur Differenzmessung werden auf der äußeren Haut zwei Punkte angezeichnet, von denen der eine im Bereich des Oberkiefers, der andere im Bereich des Unterkiefers gelegen sein muß. Im Bereich des Oberkiefers zeichnet man – am besten mit einem spitzen Filzstift – einen Punkt auf die Nasenspitze. Die Nasenspitze wählt man deshalb als Ort der Markierung, weil sie durch das Einsetzen von Schablonen oder Prothesen nicht verändert wird. Die früher zumeist bevorzugte subnasale Markierung hat sich deshalb nicht bewährt, weil der gewissermaßen auf der Oberlippe gelegene Punkt durch das Einsetzen der Bißschablone räumlich verschoben wird. Im Unterkiefer zeichnet man den Punkt auf die Kinnspitze.

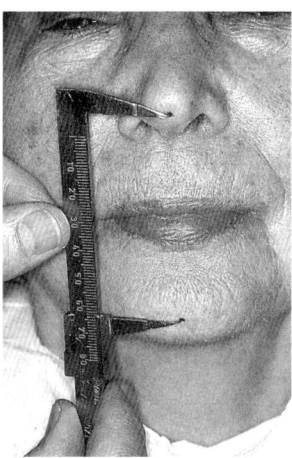 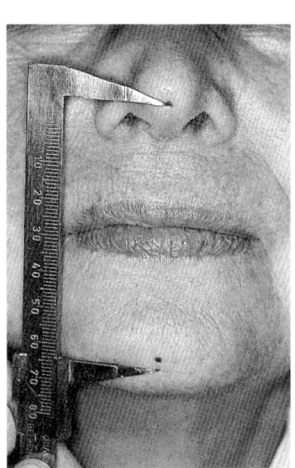

Abb. 43 Abstandsmessung in Ruheschwebe
Abb. 44 Abstandsmessung in Okklusion

Sodann läßt man bei aufrechter Körper- und gerader Kopfhaltung und möglichst entspannter Muskulatur den Unterkiefer so weit schließen, daß gerade ein flächiger Lippenkontakt zustandekommt. In dieser Haltung, in der nachgewiesen die geringste Muskelaktivität besteht und die jener Position des Unterkiefers entspricht, in der man ein „M" summt, wird der Abstand zwischen den beiden Punkten mit einer Schieblehre gemessen (Abb. 43).

Da Patienten häufig aus Nervosität verkrampft sind oder wegen einer zuvor über längere Zeit bestehenden falschen Bißhöhe beim ersten Versuch die Ruheschwebe nicht verläßlich einnehmen, wiederholt man die Differenzmessung einige Male. Zwischendurch läßt man den Patienten jeweils einige Lockerungsübungen durchführen, indem man sich mit ihm unterhält und/oder ihn die Lippen befeuchten läßt. Findet man wiederholt den gleichen Wert, kann man davon ausgehen, daß die Ruheschwebe verläßlich eingenommen wurde.

Der absolute Betrag des gefundenen Wertes ist nicht von Belang, weil es sich um eine reine Differenzmessung handelt, die dazu benutzt wird, die Okklusionshöhe zu ermitteln. Sind die Schablonen, welche die Zähne ersetzen, richtig dimensioniert, muß der Abstand 2–3 mm geringer sein (Abb. 44). Dies begründet sich wie folgt:

Beim Vollbezahnten befinden sich in der Ruheschwebe die Zahnreihen nicht in Kontakt. Es besteht vielmehr ein interokklusaler Abstand von 2–3 mm. Korrespondierend zu dem Begriff Ruheschwebe, nennt man diesen Abstand besser Ruheabstand. Im Englischen spricht man vom „free way space".

Dieses metrische Verfahren ist recht zuverlässig, birgt aber auch Fehlerquellen in sich, nämlich dann, wenn die Haut über der Kinnspitze stärker beweglich ist. Die Gefahr von Ungenauigkeiten besteht darin, daß der Patient auch dann, wenn die Schablonen noch zu hoch sind, versucht, die Lippen zu schließen. Dabei wird die Kinnhaut mit dem Punkt angehoben. Man mißt einen kleineren Abstand, als in Wirklichkeit vorhanden ist.

5.1.2 Sprechprobe

Daher sollte man stets, wenn man glaubt, die Bißhöhe metrisch ermittelt zu haben, eine „Sprechprobe" anschließen. Stoßen beim Sprechen die Schablonen aneinander, ist der Biß zu hoch. Man sollte sich aber davor hüten, daß man nur bestimmte Worte sprechen läßt. Der Sprechabstand bei „Alabama" ist wegen des Vokales A relativ groß. Stoßen bei „Alabama" die Schablonen nicht aneinander, können sie bei Wörtern mit kleinem Sprechabstand sehr wohl Kontakt bekommen. Am besten läßt man von 20 aufwärts zählen. In den dabei zu sprechenden Zahlen sind die meisten Buchstaben des Alphabetes enthalten. Stoßen die Zähne beim Zählen aneinander, ist der Biß zu hoch. Man muß sich allerdings davon überzeugen, daß sich beim Sprechen die Schablonen nicht von den Kiefern lösen. Ein wenig Haftpulver kann in dieser Hinsicht hilfreich sein.

5.1.3 Vestibulumdistanz

Ein weiteres Hilfsmittel, die Bißhöhe zu überprüfen, besteht darin, daß man die Vestibulumdistanz mißt. Dies kann an den herausgenommenen Schablonen geschehen. Seitlich von den Lippenbändchen gemessen, beträgt die Vestibulumdistanz (bei der westfälischen Population) 34 ± 2 mm (Abb. 45). Weicht der am Patienten gefundene Wert wesentlich von 34 mm ab, so sollte das ein Grund sein, die eingestellte Höhe noch einmal kritisch zu prüfen.

180 Rehabilitation des Zahnlosen

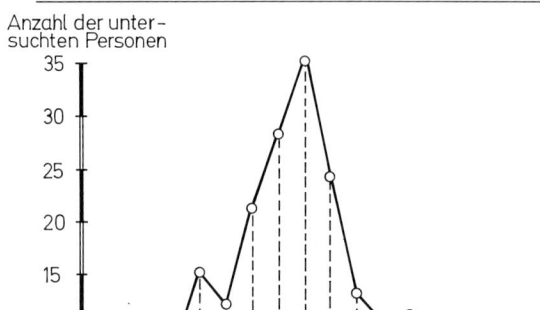

Abb. 45 Häufigkeitsverteilung der Werte für die Vestibulumdistanz

5.2 Zentrale Relation

Der Unterkiefer befindet sich in zentraler Relation, wenn sich die Kondylen im Zenit der Gelenkpfanne befinden und der Gelenkspalt gleichmäßig breit ist, was bedeuten soll, daß weder eine Kompression vorliegt noch eine Distraktion.

5.2.1 Intraorale Stützstift-Registrierung

Für die Ermittlung der zentralen Relation hat sich die intraorale Stützstift-Registrierung gut bewährt. Sie besteht darin, daß man die Bewegungen des Unterkiefers in der Horizontalen mit Hilfe eines Stiftes auf eine Platte aufzeichnet. Für dieses Verfahren benötigt man also ein spezielles Besteck: eine schmalere Platte mit einem mittels Gewinde in der Höhe verstellbaren Metallstift und eine breitere Platte, auf welcher geschrieben wird.

Die Platte mit dem Stift befestigt man in der unteren Bißschablone, die Schreibplatte in der oberen. Bei der beschriebenen Methodik der Funktionsabformung – mundgeschlossen/aktiv – empfiehlt sich folgendes Vorgehen: Da Bißhöhe und Kauebene schon festgelegt sind, werden die fertigen Funktionsabdrücke der in den unteren Aufbißwall eingelegten Bißschlüssel verschlüssel. Man trägt gegenüber den Bißschlüsseln auf den oberen Wall etwas Schwarzwachs oder anderes weiches Wachs auf und läßt schließen (Abb. 46). Je nach Klebrigkeit des aufgetragenen Wachses isoliert man zuvor die Bißschlüssel. Die Wachswälle dürfen keineswegs miteinander verkleben. Die Funktionsabdrücke werden einzeln herausgenommen. Außerhalb der Mundhöhle können sie an Hand der Impressionen wieder exakt einander zugeordnet werden.

Im Labor werden zunächst die Funktionsmodelle hergestellt, und zwar mit „versenktem Rand". Letzteres geschieht in der Absicht, daß der mühsam erarbeitete individuelle Funktionsrand unverändert auf die Prothese übertragen wird. Im Abstand von 5–6 mm vom Grat des Prothesenrandes wird mit einem wasserfesten Filzstift eine Markierung angebracht (Abb. 47). Bis zu dieser Linie muß der Abdruck im Modell versenkt sein (Abb. 48).

Nach Fertigstellung der Funktionsmodelle, für die man am besten Gipse vom Typ IV, also Stones, verwendet, zieht man die Abdrücke nicht ab, die Modelle werden vielmehr in einen Artikulator eingegipst. Die Registrierbehelfe werden nun einzeln nacheinander angefertigt. Zuerst wird der obere Abdruck abgenommen und durch eine Basisplatte aus Kunststoff ersetzt. Auf dieser Basis wird, ebenfalls mit Kunststoff, die Schreibplatte so fixiert, daß letztere direkt dem Aufbißwall des unteren Funktionsrandes aufliegt (Abb. 49). Erst jetzt wird die untere Abformung abgenommen. Auf das untere Funktionsmodell wird ebenfalls eine Basis aus Kunststoff adaptiert, auf welcher die Platte mit dem Stützstift befestigt wird. Die Platte muß so montiert werden, daß der um 4–5 mm weit herausgedrehte Stift gerade die Schreibplatte auf der oberen Schablone berührt; die Platte muß außerdem so positioniert werden, daß sich der Stift im geschätzten Zentrum des Unterkieferbogens befindet (Abb. 50).

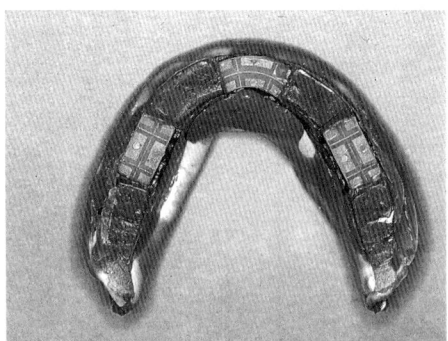
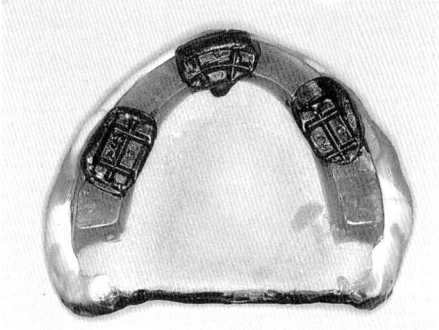

Abb. 46 Verschlüsselung der Funktionsabformungen in zentraler Relation; a) Bißschlüssel unten, b) Wachsimpression oben

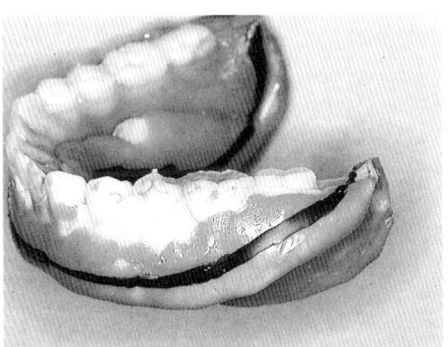
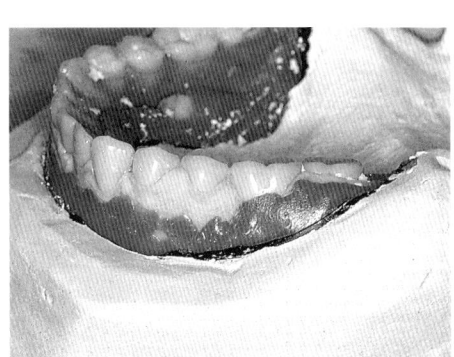

Abb. 47 Markierung am Funktionsrand vor der Modellherstellung

Abb. 48 Bis zur Markierung wird der Funktionsrand in Gips versenkt

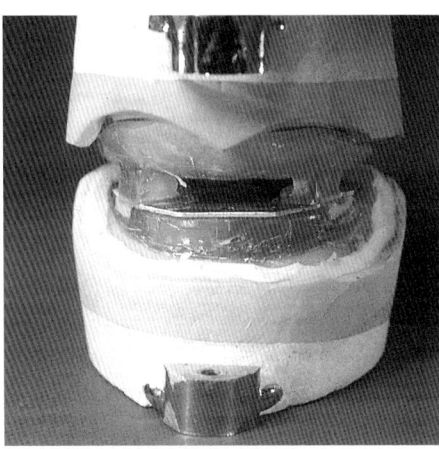
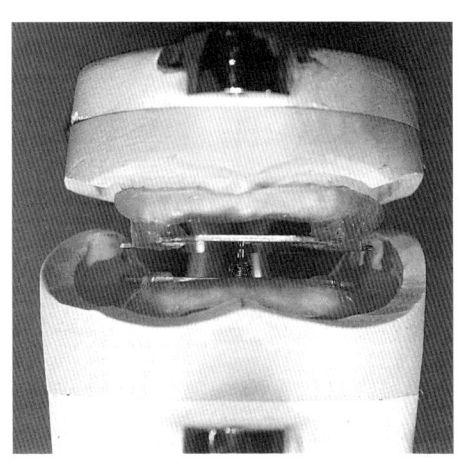

Abb. 49 Positionierung der Schreibplatte

Abb. 50 Positionierung des Stützstiftes

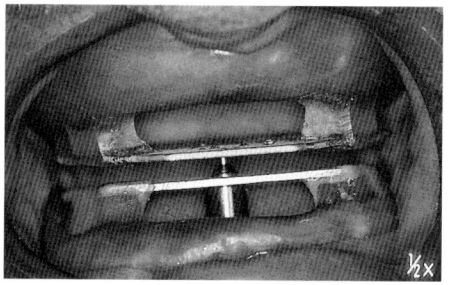

Abb. 51 Registrierbesteck im Munde

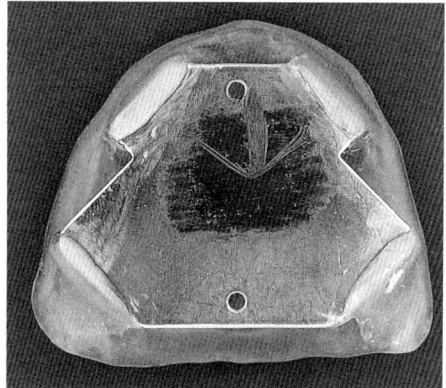

Abb. 52 Schreibplatte eingefärbt, Pfeilwinkel aufgezeichnet

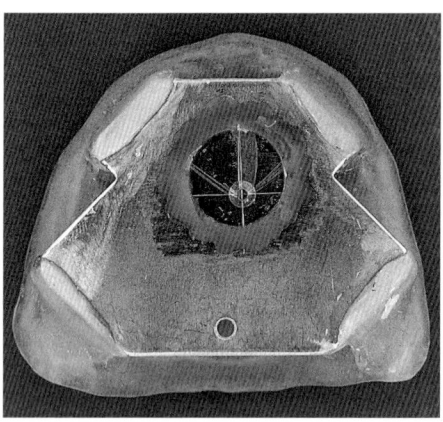

Abb. 53 Fadenkreuz gezeichnet, Rondelle mit der zentralen Bohrung über dem Fadenkreuz fixiert

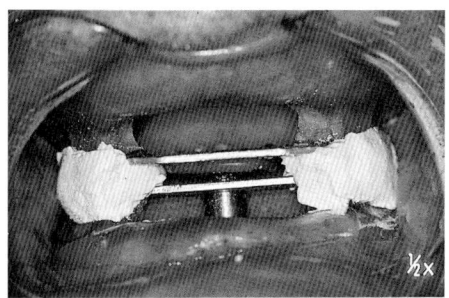

Abb. 54 Spalt zwischen den Platten mit Gips ausgefüllt

Die so vorbereiteten Registrierbehelfe haben den Vorteil, daß sie ausschließlich aus Kunststoff und Metall bestehen, also frei von Wachs sind, das möglicherweise in der Mundhöhle plastisch verformt wird. Vorteilhaft ist weiterhin, daß die Behelfe vom Techniker hergestellt werden und daß man am Patienten direkt mit dem Registrieren beginnen kann (Abb. 51).

Am Patienten überprüft man zunächst noch einmal die Bißhöhe. Kleine Korrekturen können durch weiteres Herausdrehen oder durch Zurückdrehen des Stiftes vorgenommen werden. Sodann überprüft man, ob bei Vor- und Seitwärtsbewegungen genügend Freiraum zwischen den Platten bleibt. Häufig stößt bei Vorschubbewegungen die untere Basis im Bereich der Trigona an die obere Platte an. Bei allen Bewegungen darf nur der Stift den Biß abstützen.

Nunmehr übt man mit dem Patienten die notwendigen Bewegungen. Man fordert ihn auf, den Unterkiefer so weit wie möglich vorzuschieben und ihn anschließend ruckartig zurückzuziehen. Der Stift muß dabei reibend bzw. knirschend über die obere Platte fahren. Werden die sagittalen Bewegungen geschmeidig ausgeführt, werden zusätzliche Seitwärtsbewegungen geübt. Vorwärts – rückwärts – Seite. Die Lateralbewegungen sollten möglichst direkt aus der rückwärtigen Position ausgeführt werden. Natürlich müssen die Bewegungen nach beiden Seiten erfolgen. Da aber die Patienten nur selten auf Kommando nach rechts oder links bewegen, reicht es aus zu üben: Vorwärts – rückwärts – Seite, etwa fünfmal nacheinander. Dann: Vorwärts – rückwärts – andere Seite, auch etwa fünfmal. Hat man sich davon überzeugt, daß der Patient seinen Part gelernt hat, nimmt man die Schreibplatte heraus und färbt sie mit einem Fettstift an. Dann wiederholt man die Bewegungen. Ergeben sich eine scharfe Pfeilspitze und gerade Schenkel, kann man das Ergebnis als zufriedenstellend ansehen (Abb. 52).

Die Pfeilspitze gibt jene Position des Unterkiefers am weitesten distal an, aus der heraus zwanglos Lateralbewegungen ausgeführt werden können. Die Pfeilspitze ist nicht identisch mit der zentralen Okklusion; diese liegt vielmehr ein Stückchen weiter mesial, etwa $1/2$ bis 1 mm. Also fixiert man den Unterkiefer nicht in der Pfeilspitze, sondern $1/2$ bis 1 mm weiter ventral. Am besten markiert man die beabsichtigte Position durch ein Fadenkreuz.

Dies erleichtert das richtige Plazieren einer Rondelle aus Plexiglas, in deren Mitte sich eine Bohrung befindet. Diese Bohrung muß exakt über dem Fadenkreuz liegen. Der Stützstift muß in die Bohrung einrasten (Abb. 53). Zahlreiche Patienten haben zunächst Schwierigkeiten, bei der einfachen Schließbewegung den Stift direkt in die Bohrung zu bringen. Sie versuchen die Aussparung weiter ventral. Dies beweist, wie wichtig und nützlich das Registrieren ist. Bei einfachen Bißnahmen würde der Unterkiefer zu weit ventral eingestellt.

Die Fixierung der so ermittelten Unterkieferposition geschieht in der Weise, daß man den Spalt zwischen den beiden Platten mit Gips ausfüllt, möglichst mit einem gewissen Überschuß (Abb. 54). Man muß unbedingt darauf achten, daß der Patient während dieser Manipulation den Mund nicht öffnet, sondern unter leichtem Druck geschlossen hält, damit der Stift die Bohrung nicht verläßt. Ein häufiger, nicht erkannter Fehler besteht darin, daß man den Unterkiefer neben der Bohrung fixiert, weil der Patient, wenn sich die Hände des Zahnarztes auf ihn zubewegen, automatisch den Mund öffnet und nicht wieder in die Bohrung zurückfindet.

Nach Erhärten des Gipses kann man die Behelfe zumeist als Einheit aus dem Mund herausnehmen. Aber selbst wenn sich beim Öffnen des Mundes die beiden

Schablonen trennen, so ist das kein Manko. Mit Hilfe des Gipses können die beiden Teile wieder exakt zusammengefügt werden.

5.2.2 Ivotray-spezial

Wurden die Unterlagen für die Funktionsabformung mit Hilfe der Ivotray-spezial-Geräte gewonnen, und stellt sich bei der Anprobe der nach diesem Verfahren hergestellten individuellen Löffel mit Aufbißwall heraus, daß der Unterkiefer bei der Abformung in zentraler Relation gelegen hat, so kann man die fertigen Funktionsabformungen direkt verschlüsseln. Wie aber erkennt man, ob der Unterkiefer richtig positioniert ist? Im Artikulator werden die Schablonen, zirkulär bündig schließend, hergestellt und mit einigen senkrechten Markierungen versehen. Bei der Anprobe der Löffel und bei allen Funktionsabformungen werden die Schablonen oft eingefügt. Findet man dabei immer wieder denselben bündigen Schluß vor, wie er im Artikulator gegeben war (Abb. 55), dann kann man relativ sicher sein, daß sich der Unterkiefer in zentraler Relation befindet. Also verschlüsselt man die fertigen Funktionsabformungen. Man muß natürlich zuvor darauf geachtet haben, daß die Wachswallebenen nicht vom Abformmaterial überschichtet wurden.

An dieser Stelle erscheint es zweckmäßig, einige Betrachtungen zum Wert der Ivotray-spezial-Abformung einzuschalten. Angesichts zweier Beobachtungen wurden wir zu einem speziellen Experiment veranlaßt:

Erste Beobachtung: Wenn totale Übereinstimmung besteht zwischen den Schablonen im Artikulator und im Munde, dann darf man annehmen, daß während der Abformung sich der Unterkiefer in zentraler Relation befunden hat. Dies ist durch zahlreiche Untersuchungen bestätigt worden, und zwar auf folgende Art: Man fertigt im Artikulator auf den Situationsmodellen harte Basen an und versieht diese mit dem Besteck für eine intraorale Stützstiftregistration. Am Patienten wird sodann der Pfeilwinkel aufgezeichnet. Anschließend setzt man die Behelfe in den Artikulator zurück. Trifft dort der Stift in die Pfeilspitze, so ist der Beweis erbracht (Abb. 56).

Zweite Beobachtung: Immer wieder ist man enttäuscht und konsterniert, wenn man feststellen muß, daß totale Prothesen nach der Fertigstellung erhebliche okklusale Fehler aufweisen, obwohl man alle Arbeitsgänge herkömmlicher Art gewissenhaft durchgeführt hat: Es wurden exakte Situationsabdrücke von den einzelnen Kiefern genommen, es wurde eine fehlerfreie Funktionsabformung durchgeführt, die zentrale Relation wurde mit Hilfe einer Stützstiftregistrierung ermittelt, und nach der Anprobe der in Wachs aufgestellten Prothese wurde diese unter Beachtung aller werkstoffkundlichen Belange in Kunststoff überführt.

Klinische Experimente: Eine Serie von 20 totalen oberen und unteren Prothesen wurde direkt auf den mit Hilfe der Ivotray-spezial-Abformung gewonnenen Modellen angefertigt. Funktionsabformung und Bißnahmen unterblieben. Wegen der Ästhetik wurde lediglich eine Anprobe vorgenommen. Allerdings wurden aus wissenschaftlichen Gründen nur solche Fälle in das Experiment einbezogen, in denen der Unterkiefer in der zentralen Relation lag. Der Nachweis hierfür wurde durch die beschriebene Zwischenregistrierung geführt.

Das Resultat dieser Untersuchung war recht überraschend. Im Vergleich zu einer Kontrollgruppe, bei der nach den Funktionsabformungen die zentrale Relation

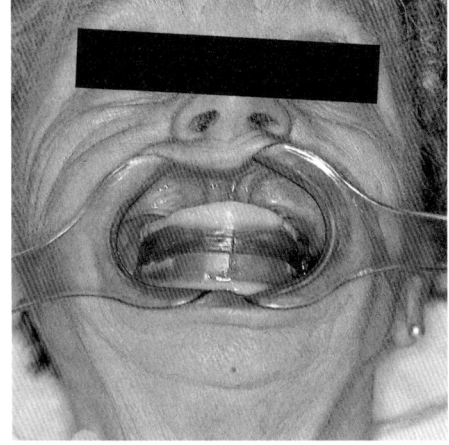

Abb. 55 Individuelle Löffel mit Aufbißwall – nach Ivotray-spezial-Abformung hergestellt – im Munde des Patienten

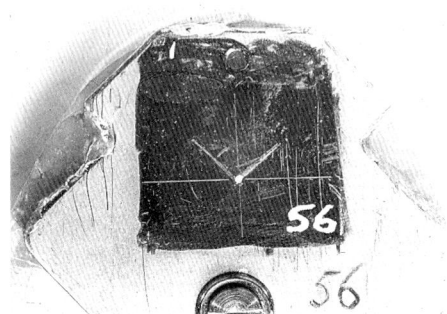

Abb. 56 Während der Ivotray-spezial-Abformung hat sich der Unterkiefer in der durch den weißen Punkt markierten Position befunden

mit Hilfe einer Stützstiftregistration ermittelt wurde, war die Okklusion in allen Fällen besser. Es kamen mehr okklusale Kontakte zustande, die überdies gleichmäßiger verteilt waren. Die Kunststoffverarbeitung war in beiden Gruppen gleich. Für das Ergebnis dieser Studie gibt es durchaus eine plausible Erklärung. Durch das Eintauchen des Unterkiefers in das plastische Alginat bei der Ivotray-Abformung können die Kondylen nicht verlagert werden, weil sich nirgendwo ein Widerlager ergibt, über das die Muskeln den Kiefer kippen können. Die Löffel „schwimmen" gewissermaßen im fließenden Abformmaterial. Stoßen sie an einen Kiefer an, so können sie ausweichen, weil sie keine Verbindung miteinander haben. Die Resilienz der Schleimhaut kann sich ebenfalls nicht nachteilig auswirken. Anders dagegen ist die Situation, wenn man eine Bißnahme mit wie auch immer gearteten Schablonen durchführt. Hier müssen zahlreiche nachteilige Fakten kalkuliert werden:

- Die Basen der Schablonen liegen nie exakt an, weil sie auf dem Funktionsmodell gefertigt werden. Da diese nicht beschädigt werden dürfen, werden sie stark isoliert. Der auf dem Modell als Rinne sich präsentierende Funktionsrand kann nicht ausgefüllt werden. Untersichgehende Bereiche werden ausgeblockt.
- Insbesondere bei flachen Kiefern besteht die Gefahr, daß sich die Schablonen auf dem Kiefer bewegen, so daß sich bezüglich des Registrierens zusätzlich eine relative Bewegung ergeben kann.
- Die Resilienz der Schleimhaut führt vor allem in Verbindung mit einem nicht exakt zentrisch positionierten Stützstift zu Kippungen der Schablonen. Dies kann leicht erklärt werden. Befindet sich der Stützstift z.B. im anterioren Bereich, wird dort die Schleimhaut stärker komprimiert als distal. Im ungünstigsten Fall können sich distal die Schablonenenden sogar von der Schleimhaut abheben. Werden die Schablonen in dieser Position fixiert und die Funktionsmodelle entsprechend eingegipst, ist distal der Abstand zwischen den Kiefern geringer als im Munde. Bei der fertigen Prothese wird dort eine Nonokklusion auftreten, während frontal der erste Kontakt entsteht. Entsprechend wird – wenn der Stift zu sehr zu einer Seite hin plaziert war – auf der komprimierten Seite der erste Kontakt der fertigen Prothesen entstehen. Zu bedenken ist auch, daß eine für beide Kiefer zentrische Anbringung des Stützstiftes kaum möglich ist.
- Mit erkrankter, verkrampfter Muskulatur kann sehr wohl ein falsches Registrat aufgezeichnet werden. Das Vorgehen beim Vorhandensein pathologischer Zustände im Gelenk wird an anderer Stelle beschrieben.
- Durch das Aufzeigen möglicher Fehlerquellen soll die intraorale Registrierung nicht in Mißkredit gebracht werden. Daß mit ihrer Hilfe gute Ergebnisse erzielt werden können, ist ausreichend nachgewiesen. Sie hat ihre Bewährungsprobe längst bestanden. Dennoch: das Bessere ist der Feind des Guten.
- Wenn bei Übereinstimmung der Situation im Artikulator und im Munde nachgewiesenermaßen eine akzeptable Positionierung des Unterkiefers erzielt wurde, dann sollte man alles tun, diese durch die folgenden Schritte nicht zu verändern. Also kann man mit den mit Aufbißwällen versehenen individuellen Löffeln unverzüglich die Funktionsabformung vorgenommen werden.

Natürlich hat auch die Ivotray-spezial-Methode ihren „Pferdefuß", der darin besteht, daß man relativ leicht einen „Doppelbiß" übersieht. Unbestritten ist indessen das Faktum, daß es keine Registrierbehelfe gibt, deren Basen in so idealer Weise mit dem Kiefer kongruent sind wie die Funktionsabformungen. Daraus resultierten die Vorschläge, die zentrale Relation mit den Funktionsabformungen zu ermitteln.

Von *Böttcher* stammt der Vorschlag, mit den Funktionsabformungen eine intraorale Stützstiftregistrierung vorzunehmen. Er entwickelte dazu das Gnathometer. Dieses besteht aus zwei Metallrahmen, die okklusal in die Wachswälle gelegt werden und in welche die Schreibplatte bzw. die Platte mit dem Stift eingeklemmt werden kann (Abb. 57). Während der Funktionsabformung ist das Registrierbesteck natürlich nicht adaptiert, damit die Zunge in ihren Bewegungen nicht behindert ist. Den für das Registrieren notwendigen Freiraum schafft man durch Platzhalter (Abb. 58).

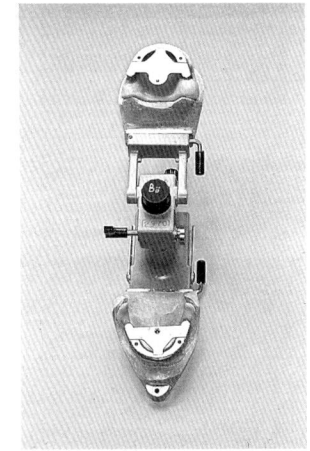

Abb. 57 Gnathometer appliziert

5.2.3 Checkbite

Mit den fertigen Funktionsabformungen kann man natürlich auch einen *Checkbite* nehmen. Auch hierfür werden zuvor Bißschlüssel in den unteren Aufbißwall eingelegt.

Der Checkbite besteht darin, daß man den Patienten nicht allein schließen läßt, sondern daß man die Schließbewegung begleitet oder allenfalls auch steuert. Zuvor übt man mit dem Patienten: man läßt ihn in der Rotationsphase Öffnungs- und Schließbewegungen ausführen und prüft, indem man den Unterkiefer an der Kinnspitze faßt, ob es sich um eine reine Scharnierbewegung handelt. Dies kann man fühlen. Man kann fühlen, ob die Achse, um welche die Bewegung erfolgt, ortsstabil ist, oder ob sie selbst dabei ihre Lage ändert. Die Übungen werden so ausgeführt, daß sich beim Schließen die Schablonen nicht berühren. Erst wenn man sicher ist, daß eine reine Rotation erfolgt, schließt man so weit, daß die Bißschlüssel in das ihnen gegenüber aufgetragene weiche Wachs tippen. Bei diesem Vorgang müssen beide Abdrücke natürlich exakt dem Kiefer aufliegen. Sind noch ausgeprägte Alveolarfortsätze vorhanden, ergeben sich keine Schwierigkeiten. Bei sehr flachen Kiefern treten hingegen sehr wohl Probleme auf, weil es sehr schwierig ist, die Abdrücke am Ort zu halten und gleichzeitig die Bewegungen zu kontrollieren.

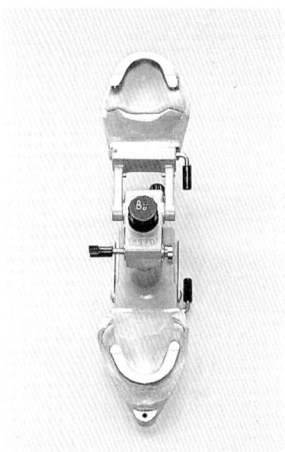

Abb. 58 Registrierplatten entfernt und Platzhalter eingelegt

Das geschilderte Vorgehen bietet sich an, wenn nach Ivotray-spezial-Abformung Differenzen vorhanden sind zwischen der Situation im Artikulator und der im Munde, wenn die im Artikulator bündig schließenden Schablonen im Munde versetzt sind. Dies ist der Ausdruck dafür, daß der Unterkiefer bei der Abformung vorgeschoben wurde.

5.2.4 Registrieren mit fertigen Prothesenbasen

Das Faktum, daß beim unbezahnten Patienten – im Gegensatz zum bezahnten, bei dem die natürlichen Zähne mit dem Kiefer eine Einheit bilden – die für die Bißnahme notwendigen Schablonen mit dem Kiefer nicht fixiert werden können, stellt nach wie vor ein erhebliches Problem dar. Daher ist das Verfahren, zunächst die definitiven Prothesenbasen herzustellen und damit die Registrierung vorzunehmen, als bereichernde Alternative anzusehen.

Im einzelnen wird in folgender Weise verfahren:

Die Funktionsabformungen, durchgeführt mit Löffeln auf Ivotray-spezial-Basis, werden im Munde verschlüsselt. Dies geschieht in jedem Falle, damit die schon geleistete Arbeit bezüglich Bißhöhe und Kauebene nicht vergeblich war. Die Funktionsmodelle werden mit Hilfe des Split-cast-Verfahrens eingegipst. Sodann werden zunächst die definitiven Prothesenbasen hergestellt. Die auf den Funktionsmodellen als Rinne sich darstellenden Negativformen der Funktionsränder werden komplett mit Wachs ausgefüllt, ebenfalls die auf dem Oberkiefermodell als Rinne sich darstellende dorsale Randerhöhung. Auch die Gaumenplatte im Oberkiefer erhält ihre endgültige Form, allenfalls durch Verwendung entsprechender vorgefertigter Schablonen. Die Dicke der Basis über den Alveolarfortsätzen richtet sich nach dem zur Verfügung stehenden Platz, ist also abhängig vom Ausmaß des Knochenabbaues. Der Platzbedarf für den später zu ergänzenden Zahnkranz wird so gut wie möglich einkalkuliert. Nach dem Polymerisieren werden die Basen *nicht* vom Modell genommen. Die Modelle werden gesäubert und in die Sockel zurückgesetzt (Abb. 59). Mit Autopolymerisat werden nun die Registrierplatten darauf befestigt.

Soll bei dem beschriebenen Verfahren auch die Kauebene exakt übernommen werden, muß man die Basen nacheinander anfertigen. Man stellt zuerst die obere Basis her. Die untere Funktionsabformung verbleibt währenddessen auf dem Modell. Die Schreibplatte wird dann so fixiert, daß sie direkt der unteren Schablone aufliegt. Im zweiten Schritt wird dann die untere Basis angefertigt. Die Platte mit dem höhenverstellbaren Stift wird so montiert, daß zwischen

Verfahren	Befund/Vorteile/Nachteile/Indikation
Bißschablonen auf Funktionsmodellen	Nachteile: Schablonen wegen Unterschnitte, Isolation und Nichtausfüllen der Funktionsränder, nicht kongruent mit dem Kiefer, nicht identisch mit dem Funktionsabdruck. Gefahr Funktionsmodell zu beschädigen. Gefahr, beim Bißnehmen Kondylen zu verlagern, Kompensation oder Distraktion zu erzeugen.
Ivotray-spezial	Vorteile: Keine Verlagerung der Kondylen, hohe Erfolgswahrscheinlichkeit – unabhängig vom Befund –, wenn Abformung in zentraler Relation. Nachteile: Unsicherheit bei Doppelbissen und Diskopathien. Indikation: immer! Stellt sich heraus, daß Abformung in zentraler Relation erfolgte, wird direkt verschlüsselt und weitergearbeitet. Wurde bei der Abformung der Unterkiefer vorgeschoben, nimmt man einen Check bite mit den Funktionsabformungen. Stellen sich besonders Schwierigkeiten der Orientierung des Unterkiefers heraus, kann man differenziert eine separate Sitzung und spezielle Maßnahmen planen. Die bis zur Funktionsabformung geleisteten Maßnahmen sind nicht verloren, im Gegenteil, sie stellen ideale Unterlagen für jedwedes weiteres Vorgehen dar.
Gnathometer	Vorteile: Man kann mit den Funktionsabformungen, welche die beste Kongruenz mit den Kiefern haben, eine intraorale Registrierung vornehmen. Nachteile: Je nach Art der verwendeten Abformmaterialien kann durch die Manipulation des Registrierens der Abdruck Schaden nehmen. Nur verwendbar, wenn Ivotray-Abformung vorausging. Wird die Situationsabformung mit Ivotray spezial durchgeführt, ist das Gnathometer in einem hohen Prozentsatz der Fälle überflüssig. Indikation: nach Ivotray-spezial-Abformung, wenn von vornherein ein Doppelbiß oder eine Myoarthropathie zu diagnostizieren ist.
Registrieren mit fertiger Prothesenbasis	Vorteile: Robuste, mit dem Kiefer kongruente Basis für intraorales Registrieren. Nachteile: Mehrarbeit, Schwierigkeiten, nachträglich Zähne aufzupolymerisieren, wenn wenig Platz vorhanden. Indikation: Stark oder total abgebauter Alveolarfortsatz, wenn gleichzeitig Doppelbiß oder Diskopathie vorliegt. Bei demselben Patienten kann getrost nur für einen Kiefer die Prothesenbasis vorgefertigt werden.

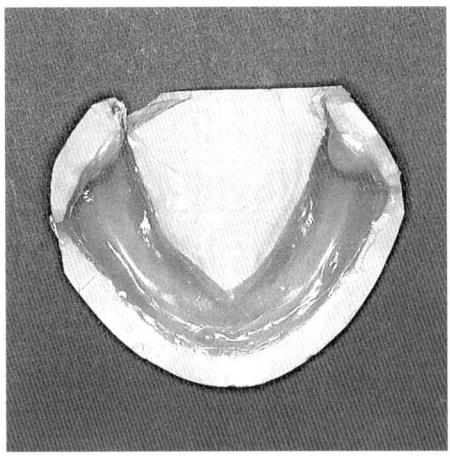 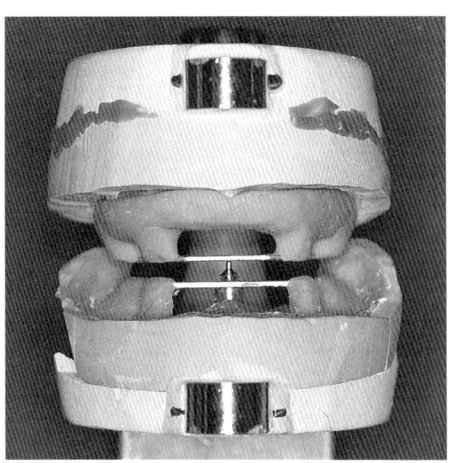

Abb. 59 Funktionsmodell vom Unterkiefer mit Prothesenbasis nach dem Ausbetten

Abb. 60 Wie Abb. 59; Unterkiefermodell mit Prothesenbasis mit Hilfe des Split-cast-Verfahrens zurückgesetzt; Registrierbesteck montiert

den Platten 3–5 mm Platz vorhanden ist und der Stift die obere Platte berührt (Abb. 60).

Für die eigentliche Registrierung stehen dem Zahnarzt dann die fertigen Prothesenbasen mit den in Autopolymerisat darauf befestigten Registrierplatten zur Verfügung. Er ist somit für die Ermittlung der richtigen Unterkieferposition bestens ausgerüstet. Die Basen haben mit dem Kiefer eine den Umständen entsprechende optimale Kongruenz. Die Registrierunterlagen sind starr und enthalten kein Wachs, das durch die Mundwärme oder durch Muskelkraft verformt werden könnte.

Man ist also nicht zeitabhängig und kann die Registrierbehelfe in schwierigen Fällen auch zum Desorientieren benutzen, indem man sie längere Zeit im Munde beläßt. Das Registrieren selbst erfolgt in der bekannten Weise. Die Zähne werden nach der Anprobe mit Autopolymerisat auf die Basis aufpolymerisiert.

Für die Befestigung der Zähne wird deshalb Autopolymerisat genommen, damit die Basis, die ihre Schrumpfung und die Lösung der inneren Spannungen schon hinter sich hat, nicht noch einmal durch erneute Polymerisation Eigenspannungen aufbaut.

Auch dieses Verfahren hat seine Grenzen. Wenn nämlich der Platz zwischen den Alveolarkämmen nur gering ist, bereitet es Schwierigkeiten, auf die fertigen Basen die Zähne statisch richtig und ästhetisch schön aufzupolymerisieren. Dieses Verfahren ist daher nur in solchen Fällen rationell einzusetzen, in denen der Alveolarfortsatz total abgebaut ist. Eine solche befundbezogene Anwendungseinschränkung mindert den Wert der Methode keineswegs, denn die abgebauten Kiefer sind die schwierigen, und für schwierige Fälle sind erfolgssichernde Hilfen stets nützlich.

Konsequenzen: Das relativ große Angebot an Verfahren und Hilfsmitteln für die richtige Zuordnung des Unterkiefers zum Oberkiefer ermöglicht eine befundbezogene Wahl des Vorgehens für ein ebenso rationelles wie erfolgreiches klinisches Arbeiten.

6 Aufstellung der künstlichen Zähne in Wachs

6.1 Aufstellung der Frontzähne

Daß die Zähne neben der Kaufunktion auch eine große Bedeutung für das Aussehen des Menschen haben, braucht nicht eigens betont zu werden. Leider aber findet man bezüglich der Ästhetik bei totalen Prothesen die Meinung weit verbreitet, daß es sich dabei um eine Frage des Geschmacks handle, die sich rationalen Kriterien entziehe und somit nicht faßbar sei. Eine solche Einstellung führt dazu, daß man entweder dieses Problem ausklammert und sich auch nicht damit beschäftigt oder seine subjektive Vorstellung für verbindlich annimmt. Ehe man sich einer solchen Haltung überläßt, sollte man sich näher mit der Materie auseinandersetzen und der Frage nachgehen, ob nicht doch objektivierbare Fakten für die Stellung der Zähne erarbeitet werden können.

Hierbei kann man von der These ausgehen, daß niemand mit einem regelrechten, gut aussehenden Gebiß unglücklich darüber wäre, wenn ihm dieses Gebiß bis ins hohe Alter erhalten bliebe. Das gesamte Bemühen des Zahnarztes ist darauf gerichtet, ein gesundes Gebiß intakt zu erhalten. Für den Fall, daß dies gelingt, stehen selbst im Alter die Zähne noch an der Stelle, an der sie in der Jugend gestanden haben. Daraus muß man folgern, daß die künstlichen Zähne den Platz der natürlichen einnehmen müssen.

6.1.1 Statik der Frontzähne

Mit der Forderung, die künstlichen Zähne an die Stelle der natürlichen zu stellen, verstößt man auch heute noch gegen die herkömmlichen Vorstellungen einer Statik, nach der die Zähne grundsätzlich exakt über den jeweils noch verbliebenen Kieferkamm zu stellen sind.

Dabei wird der Zungenraum um so stärker eingeengt, je größer der Abbau des Alveolarfortsatzes ist. Dieses Faktum wirft die Frage auf, ob man dadurch der Statik gerecht wird. Physikalisch ist ein starrer Körper dann im statischen Gleichgewicht, wenn die Summe der auf ihn einwirkenden Kräfte gleich null ist. Eine Prothese kann als starrer Körper angesehen werden. Auf ihn wirken die inneren (Zunge und Mundboden) und die äußeren (Wangen und Lippen) akzessorischen Kaumuskeln ein (*Strack*). Die von diesen Muskeln ausgehenden Kräfte wurden von verschiedenen Autoren gemessen. Sie fanden heraus, daß die Zunge beim Schluckakt mit einer Kraft von durchschnittlich 600–800 p/cm^2 auf die Zähne einwirkt. Der Lippen- und Wangendruck von vestibulär beim Mundspitzen oder bei der Aussprache des Konsonanten P beträgt davon etwa die Hälfte, so daß die Relation von Zungen- und Wangendruck mit etwa 2:1 angenommen werden kann. Bezieht man den Zeitfaktor mit in die Betrachtung ein, so liegt dennoch ein Gleichgewicht vor, weil die Zunge nur intermittierend Kräfte ausübt, während Wangen und Lippen den Zähnen immer anliegen.

Daß tatsächlich ein Gleichgewicht zwischen den genannten Muskelgruppen besteht, findet man klinisch bestätigt, wenn z.B. durch Nervenschädigung eine der beiden Gruppen ausfällt, so daß eine dynamische, aktive Muskulatur einer tonuslosen passiven gegenübersteht. In solchen Fällen kommt es zu stärksten Deformationen des Gebisses (Abb. 61).

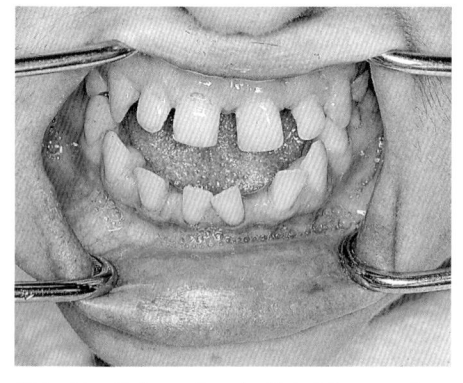

Abb. 61 Deformation der Zahnbögen, weil tonuslose äußere Muskulatur einer dynamischen inneren gegenübersteht

Daraus läßt sich folgern:

Wenn objektiv nachweisbare Störungen des Gleichgewichtes der akzessorischen Kaumuskeln eine pathologische Zahnstellung bewirken, dann muß das ungestörte Gleichgewicht dazu beitragen, daß eine regelrechte Zahnstellung entsteht bzw. erhalten bleibt.

Hinsichtlich der natürlichen Zähne kann man zusammenfassend sagen, daß in gleichen Zeitabständen die Summe der einwirkenden Kräfte von innen und außen gleich ist. Demnach kann es nur sinnvoll sein, die künstlichen Zähne jeweils in das Gleichgewicht der akzessorischen Kaumuskeln einzubetten, mit anderen Worten, sie dorthin zu stellen, wo die natürlichen gestanden haben. Ein Abweichen von dieser Regel muß sich zwangsläufig auf die Gewöhnung an den Zahnersatz ungünstig auswirken. Durch Verkleinerung des Zungenraumes ergibt sich reziprok eine verstärkte Kraft auf die Lingualflächen der Zähne. Dadurch entsteht eine Hebelwirkung, durch welche die Basis im Bereich der A-Linie vom Kiefer abgelöst wird.

Bei diesen Überlegungen ergibt sich die Frage: Kann man die natürlichen Zähne in ihrer Beziehung zu den Weichteilen mit den künstlichen vergleichen? Nach den oben zitierten Meßwerten ist der aktuelle Zungendruck größer als der Wangendruck. Im Moment jeder einzelnen Krafteinwirkung besteht also kein Gleichgewicht. Dieses kommt erst zustande, wenn man innerhalb einer größeren Zeiteinheit die Summe der Einwirkungen betrachtet. Wenngleich für den Augenblick der Druck auf der einen Seite überwiegt, so bedeutet das für den natürlichen Zahn noch keine Stellungsänderung; diese kann erst erfolgen, wenn der Knochen umgebaut ist. Der Knochen stellt also gewissermaßen einen Puffer dar, der die momentane Instabilität auffängt.

Anders verhält es sich bei der totalen Prothese. Zwar ist auch hier bei richtiger Stellung die Summe der Einwirkungen von innen und außen innerhalb einer größeren Zeiteinheit gleich, die momentane Instabilität aber wird nicht vom Knochen aufgefangen, sondern muß von der Adhäsion der Prothesenbasis am Gaumen kompensiert werden. Da die Kraft der Adhäsion bei weitem geringer ist als die des Knochens, muß man es vermeiden, den Zahnbogen zu eng zu halten.

Wenn also feststeht oder als richtig erkannt wird, daß es zweckmäßig ist, die künstlichen Zähne dorthin zu stellen, wo die natürlichen gestanden haben, dann bleibt nur noch die Frage, wie man es erreicht, die ursprüngliche Stellung wiederzufinden.

Die Stellung der natürlichen Zähne kann man direkt nur erkennen, wenn sie noch vorhanden sind. Daher hat die Sofortprothese neben anderen – funktionellen – vor allem auch Vorteile in ästhetischer Hinsicht. Allerdings muß ein bestimmter Modus procedendi eingehalten werden, der im Kapitel Sofortprothesen eingehend beschrieben wird. Die Sofortprothese ist leider nur ein Sonderfall der totalen Prothese. Der bereits zahnlose Patient stellt uns vor weit schwierigere Aufgaben. Hier müssen wir nach anderen Orientierungspunkten für die Stellung der Zähne suchen.

190 Rehabilitation des Zahnlosen

6.1.2 Gaumenfaltenmuster – natürliche Zähne

Nach Aussage zahlreicher Autoren besteht zwischen dem Gaumenfaltenmuster und der Stellung der natürlichen Zähne eine ganz bestimmte räumliche Relation.

Papilla incisiva – obere mittlere Schneidezähne: In der senkrechten Draufsicht auf die Kauebene beträgt der Abstand von der Mitte der Papille bis zur Labialfläche der mittleren Inzisivi in 77% der Fälle 8 ± 1 mm (Abb. 62). Dieser Wert läßt sich daher mit gutem Recht als Richtwert für die Aufstellung totaler Prothesen verwenden. Dennoch kann man den Einwand erheben, daß zwar auf diese Weise in 77% der Fälle gute Ergebnisse erzielt werden, daß dann aber bei 23% die Aufstellung ungünstig sein muß. Daraus ergab sich die Notwendigkeit, bei den Personen, bei denen der statistisch ermittelte Richtwert nicht gefunden wurde, nach der Ursache der Abweichung zu suchen. Bei den entsprechenden Untersuchungen wurden zahlreiche Zahnstellungsanomalien gefunden, die eine erhebliche Beeinträchtigung ästhetischer und funktioneller Art verursachten und die daher bei der totalen Prothese nicht imitiert werden sollten. Somit ist es nur folgerichtig, den Prozentsatz der Abweichungen, der sich aus Zahnstellungsanomalien rekrutiert, zu den 77% der Norm zu addieren, so daß sich die Erfolgsquote, wenn man nach dem Richtwert von 8 ± 1 mm arbeitet, auf 88% erhöht. Bei den verbleibenden 12% bestand die Ursache der Abweichungen darin, daß zwar die Zahnstellung regelrecht war, daß es sich aber um Kiefer handelte, die in der Gesamtheit außerordentlich klein oder groß waren.

Die Papilla incisiva ist natürlich nur dann als Bezugspunkt für die Stellung der Zähne zu gebrauchen, wenn sich ihre Lage nach den Extraktionen nicht ändert. Auf Grund anatomischer Gegebenheiten läßt sich dazu folgendes sagen: Die Papille liegt gewissermaßen als Schutz über dem Canalis incisivus, dessen Eingang sie selbst nach stärkstem Knochenabbau abdeckt. In seiner Verlaufsrichtung steht der Kanal nicht ganz senkrecht auf der Kauebene, er ist vielmehr leicht nach dorsal geneigt. Durch Verkürzung des Kanals infolge Knochenabbaus kann es daher zu einer leichten Dorsalverlagerung der Papille kommen (Abb. 63). Der Richtwert ist dann entsprechend zu vergrößern. Weiterhin ist eine Verkürzung und Abrundung der Papille nach Extraktion der natürlichen Zähne zu konstatieren.

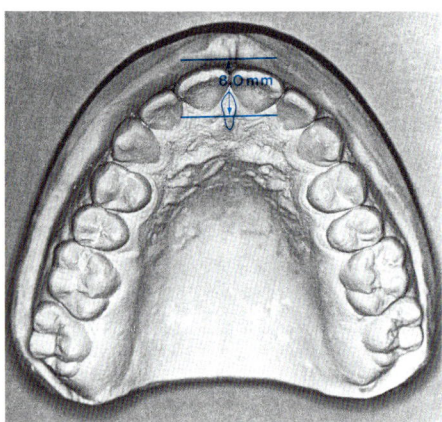

Abb. 62 Abstand Mitte der Papilla incisiva bis zur Labialfläche der oberen Inzisivi

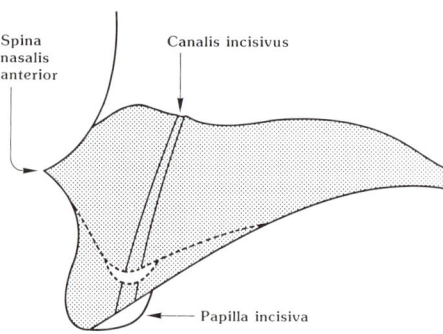

Abb. 63 Dorsalverlagerung der Papilla incisiva durch Knochenabbau

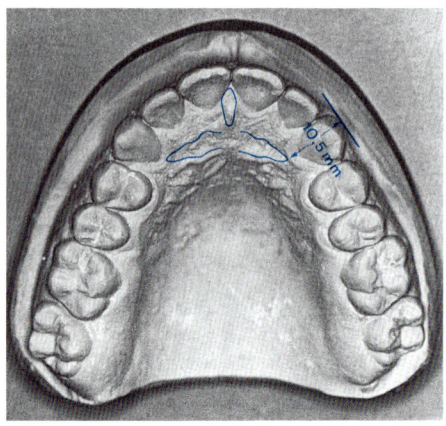

Abb. 64 Abstand vom Ende der ersten großen Gaumenfalte bis zur Labialfläche der Eckzähne

Erste große Gaumenfalte – oberer Eckzahn: Ein weiterer Anhaltspunkt für die Aufstellung der künstlichen Zähne ist durch die erste große Gaumenfalte gegeben, die mit großer Regelmäßigkeit auf die Palatinalfläche des oberen Eckzahnes zeigt. Von dessen Labialfläche bis zum lateralen Ende der Gaumenfalten sind es 10,5 ± 1 mm (Abb. 64). Allerdings ist hier zu beachten, daß schon durch die Schrumpfung, die durch Heilung der Extraktionswunden entsteht, die Enden der Gaumenfalten sich nach außen verlagern, und zwar um ca. 1 mm. Der Grund dafür ist, daß sich die Falten aus einer steileren Lage am Alveolarfortsatz in eine flachere senken. Nach starkem Abbau liegen die Falten gänzlich in der Horizontalen, so daß man den Richtwert bis auf 8 mm reduzieren muß.

CPC-Linie: Ein weiterer Anhaltspunkt für die Stellung der oberen Frontzähne stammt von *Schiffman*. Nach seinen Untersuchungen verläuft in der senkrechten Draufsicht auf die Kauebene die Verbindungslinie der beiden Eckzahnspitzen durch die Mitte der Papilla incisiva (Abb. 65). Er bezeichnet die Verbindungslinie Eckzahn-Papille-Eckzahn als CPC-Linie (= *C*aninus-*P*apilla-*C*aninus). Bei einer

Toleranzbreite von ± 1 mm findet man die Angaben Schiffmans bei 65–70% der Fälle bestätigt.

Die labiale Krümmung: Bislang wurde die Zahnstellung nur von der Aufsicht her betrachtet. Der Aspekt von der Seite bringt neue Aufschlüsse. Auf dem Sagittalschnitt erkennt man, daß die Vestibulärflächen von Alveolarfortsatz und Zähnen auf der Peripherie eines mehr oder minder gekrümmten Kreises (Abb. 66) liegen. Dieser Sachverhalt muß an der Prothese unbedingt und in jedem Falle nachgeahmt werden. Springt der ins Vestibulum ragende Kunststoff weiter vor als die Zähne, so wird die Oberlippe unter der Nase vorgewölbt, während das Lippenrot sich über den Zähnen nach innen rollt, was sich physiognomisch nachteilig auswirkt. Vom Alveolarfortsatz darf daher nicht mehr bzw. muß so viel ersetzt werden, wie verlorengegangen ist. Vorübergehende Schwierigkeiten in dieser Hinsicht ergeben sich häufig bei Sofortprothesen, weil noch kein Knochenabbau stattgefunden hat und die Prothese daher fast immer aufträgt.

Ein wulstiger Funktionsrand im Frontzahnbereich wird zumeist mit dem Argument verteidigt, er sei für den Halt der Prothese notwendig. Diese These ist nur bedingt haltbar. Die Stärke des vestibulären Randes ist abhängig vom Ausmaß des Knochenabbaus in diesem Bereich. Ist noch kein oder erst wenig Knochen abgebaut worden, so wird durch einen dünneren Rand der Halt der Prothese nicht beeinträchtigt. Der notwendige Kontakt zwischen dem Kunststoff und der Schleimhaut kommt auch bei weniger dicken Rändern zustande, weil die Lippe auch natürlicherweise dem Alveolarfortsatz und den Zähnen spaltfrei aufliegt.

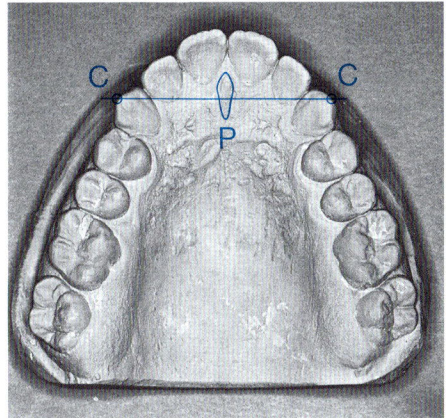

Abb. 65 CPC-Linie

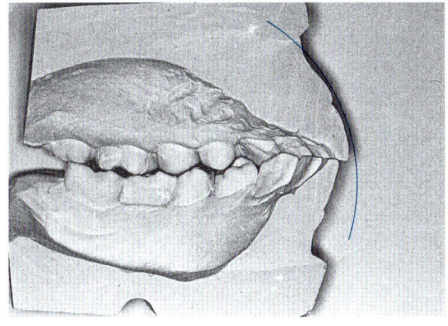

Abb. 66 Die Vestibulärfläche des Alveolarfortsatzes und die Labialfläche der Schneidezähne folgen der Peripherie eines Kreises

6.1.3 Praktisches Vorgehen

Auf dem Modell werden die Papille und die ersten großen Gaumenfalten angezeichnet. Sodann stellt man die künstlichen Zähne zum Gaumenfaltenmuster, wie die natürlichen zu ihm gestanden haben (Abb. 67). Dabei wird auch die Neigung der Zähne und die labiale Krümmung von Zahn und Alveolarfortsatz berücksichtigt. Beachtet man alle angegebenen Richtwerte, so kann man schon mit einem relativ guten ästhetischen Ergebnis rechnen. Allerdings sollte man die Anhaltspunkte nicht als absolut ansehen. Keineswegs wird durch sie eine sorgfältige Überprüfung der Aufstellung am Patienten überflüssig gemacht. Wohl aber wird die individuelle Ausrichtung der Frontzähne am Behandlungsstuhl, die praktisch immer notwendig ist, erleichtert.

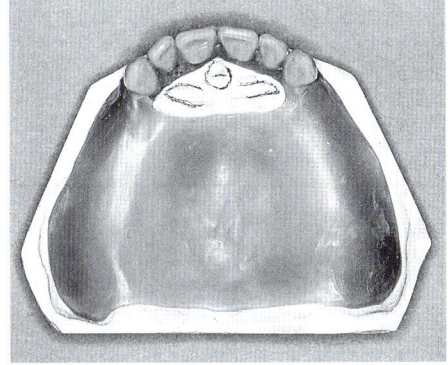

Abb. 67 Anordnung der Zähne zum Gaumenfaltenmuster

Die räumliche Beziehung zwischen Gaumenfaltenmuster und Zähnen macht deutlich, daß die Frage, ob die ersetzten Zähne auf oder vor dem Kamm stehen sollen, sich in dieser polemischen Form gar nicht stellt. Sind die natürlichen Zähne eben erst entfernt worden, so stehen die künstlichen Zähne notwendigerweise *auf* dem Kamm. Liegt die Extraktion aber schon länger zurück und hat ein Knochenabbau stattgefunden, so stehen die Frontzähne mehr oder weniger *vor* dem Kamm. In diesem Fall hat man oft den Eindruck, die Papille und die Gaumenfalten seien nach ventral gewandert. Dieser Eindruck aber trügt; nicht das Gaumenfaltenmuster ist nach vorn gewandert, sondern der vestibuläre Teil des Alveolarknochens ist verlorengegangen.

6.1.4 Altersbedingte Veränderungen der Physiognomie

Auch unabhängig vom Zahnverlust treten im Alter Veränderungen in der Mundregion auf. Sie werden verursacht durch eine Verringerung des Muskeltonus und durch Nachlassen des Gewebedrucks. Die Mundwinkel, die von den Mm. zygomatici und den Mm. risorii in der Schwebe gehalten werden, senken sich auf Grund der Schwerkraft. Es entsteht die verstärkte Labiomentalfalte. Die Lippen verlieren ihre Fülle, vor allem die Oberlippe wird dünner und länger. Dadurch bedingt, zeigt der Mensch im Alter beim Sprechen und Lachen weniger von seinen Zähnen als in der Jugend. Das alles geschieht auch dann, wenn die Patienten im Alter noch voll bezahnt sind. Wir müssen also diese Vorgänge als naturgegeben akzeptieren und daraus lernen, daß *durch Zahnersatz nur das kompensiert werden kann, was durch Zahnverlust verursacht worden ist.*

Altersbedingte Veränderungen der Weichteile können durch Zahnersatz nicht kompensiert werden. Versuche in dieser Hinsicht haben fast immer funktionelle Mängel der Prothesen zur Folge. Auf diesen Punkt soll besonders hingewiesen werden, da man geneigt ist, Falten durch Überhöhung des Bisses oder durch einen übertrieben weiten Zahnbogen zu beseitigen. Auch versucht man oft, durch Tieferlegen der Kauebene die Sichtbarkeit der oberen Frontzähne zu verstärken. Nur selten verbessert man dadurch das ästhetische Bild. Im Gegenteil: der Zahnersatz wirkt dann aufdringlich statt unauffällig. Man muß sich darüber klar werden, daß beim alten Menschen z.B. beim Sprechen die unteren Zähne stärker sichtbar werden als die oberen, während dies in der Jugend umgekehrt ist. *Reither* hat diese Erscheinung treffend gekennzeichnet: „Das Bild ist geblieben, der Rahmen hat sich gesenkt." Die Kauebene muß also dort liegen, wo sie auch im jugendlichen Gebiß liegt.

Es muß abschließend festgestellt werden, daß durch totalen Zahnersatz einem alten Menschen nicht ein jugendliches Aussehen zurückgegeben werden kann. Die Möglichkeiten reichen nur so weit, z.B. aus einem 70jährigen Unbezahnten einen 70jährigen Bezahnten zu machen.

6.1.5 Auswahl der Frontzähne

Es mag überraschen, daß bei der Abhandlung der Frontzahnstellung, bei der es u.a. um die physiognomische Wirkung der totalen Prothese geht, von den einzelnen Zähnen selbst bisher kaum die Rede war. Die Gründe liegen auf der Hand. Es wurde zunächst angestrebt, objektivierbare Fakten zu erarbeiten, die lehr- und erlernbar und somit unabhängig vom subjektiven Empfinden sind. Indirekt aber sind in den mitgeteilten Daten schon eine Reihe von Angaben für den Einzelfall enthalten. Die Papilla incisiva oder die Gaumennaht zeigt die Mittellinie an. Das Gaumenfaltenmuster gibt einen Hinweis für die Breite der Frontzahngarnitur. Die Lage der Kauebene läßt Rückschlüsse auf die Länge der Zähne zu, und die labiale Krümmung ist geradezu obligatorisch.

Für die Auswahl der Zahnform gibt es in der Literatur zahlreiche Vorschläge. Es sei nur erinnert an das „Typenharmonische System" *Höraufs* oder an die Methode *Gerbers*. Der Wert solcher Methoden wird nicht geschmälert, wenn man feststellt, daß sie keineswegs den Erfolg garantieren. Eine annähernd exakte Kopie der individuellen Zahnform erreicht man nur durch Sofortprothesen. Bei schon zahnlosen Patienten leisten gute Fotografien wertvolle Dienste in dieser Hinsicht. Von dieser Möglichkeit sollte man mehr als bisher Gebrauch machen.

Charakteristika: Der Zahnarzt bemüht sich zwar, ein gesundes Gebiß gesundzuerhalten, doch ist diesen Bemühungen nur zum Teil Erfolg beschieden. Auch bleiben die therapeutischen Maßnahmen nicht unsichtbar. Füllungen und Kronen sind häufig erkennbar. Weiter entstehen mit fortschreitendem Alter charakteristische Veränderungen im Gebiß, von denen zu nennen sind: Retraktion der Gingiva mit Sichtbarwerden des Zahnhalses oder sogar der Wurzeln, Verfärbungen marktoter Zähne, Verfärbungen durch Karies und Amalgam, Bildung von Diastemata durch Zahnwanderungen, Abrasionen u.ä. Ob man solche Besonderheiten an den Prothesen nachahmen soll oder nicht, kann man nicht generell sagen. Man muß die Entscheidung im Einzelfall zusammen mit dem Patienten treffen. Zur Erleichterung der Entscheidung sei an einige jedem Zahnarzt bekannte Erscheinungen erinnert: ältere Patienten lassen sich häufig an sichtbaren Stellen Goldinlays in die künstlichen Zähne einarbeiten oder Goldfacetten anbringen, während jüngere fordern, daß bei Zahnersatzarbeiten kein Gold sichtbar sein soll. Die anscheinend konträren Wünsche entspringen der gleichen Wurzel und sind auf das gleiche Ziel gerichtet: der Zahnersatz soll als solcher nicht erkennbar sein. Wir persönlich sprechen uns ohne Einschränkung für dieses Prinzip aus und streben eine lebendige individuelle Zahnstellung an, denn wir halten es für eine Mißachtung der Person, wenn alle Patienten mit der gleichen stereotypen und schematischen Zahnstellung entlassen werden.

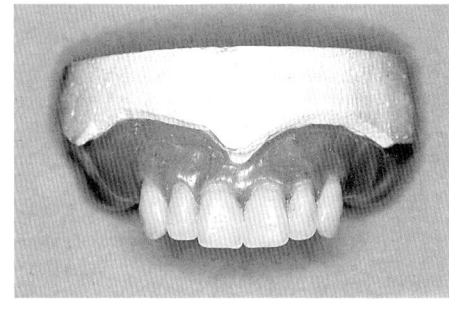

Abb. 68 Individuelle Frontzahnaufstellung

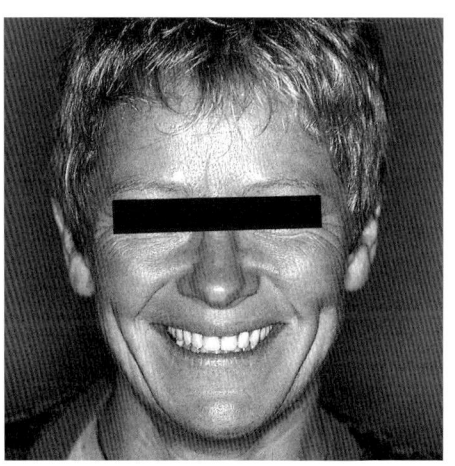 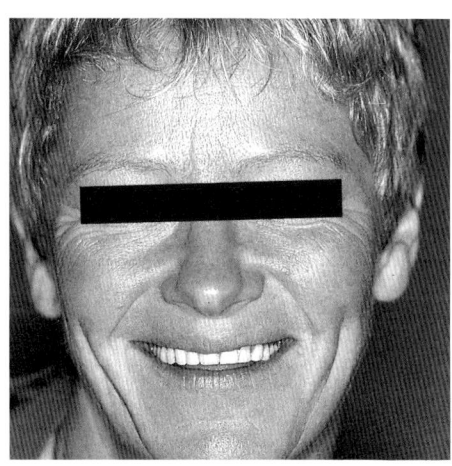

Abb. 69 Die Inzisallinie sollte nach kaudal konvex der Konkavität der Unterlippe folgen

Abb. 70 „Fischmaul"-Aufstellung

Allein schon durch die Art der Ausmodellierung, der Formgebung des „Parodontiums" lassen sich interessante Effekte erzielen. Künstliche Zähne mit nachgeahmten Füllungen, mit Schmelzrissen und Verkalkungsfehlern werden auf dem Dentalmarkt angeboten. Abrasionen ergeben sich zumeist schon bei der Aufstellung und beim Einschleifen der fertigen Prothese. Eine verstärkte Abkauung läßt sich dabei leicht nachholen. Verfärbte, eventuell pulpatote Zähne imitiert man dadurch, daß man einen einzelnen Zahn einer dunkleren Garnitur entnimmt. Ungleich große seitliche obere Schneidezähne, geringe Überlappungen oder gemäßigte Schachtelstellungen tragen zu einem lebendigen Bild bei (Abb. 68).
Beachtung ist vor allem auch der Inzisal-Linie der oberen Frontzähne zu schenken. Sie sollte, wenn zumeist auch abgeschwächt, der bei Lachen konkav geschwungenen Unterlippe folgen. Das bedeutet, daß die Inzisallinie nach kaudal konvex verlaufen muß (Abb. 69). Stufen und Dreiecke innerhalb der Inzisal-Linie vermitteln immer ein lebendiges Bild. Eine gleichmäßige gerade Linie wirkt

künstlich. Ganz und gar negativ, geradezu pathologisch, ist der Effekt einer kranial konkaven Inzisal-Linie (Fischmaulstellung) (Abb. 70).
Geschlechtsabhängige Unterschiede im Gebiß werden im allgemeinen verneint. Dennoch konnte statistisch ermittelt werden, daß bei Frauen die Breitenrelation Inzisivi-Eckzahn anders ist als bei Männern. Bei Frauen dominieren die mittleren Inzisivi, während die Eckzähne unbetont sind. Bei Männern ist dies häufiger umgekehrt.

6.2 Aufstellung der Seitenzähne

6.2.1 Überlegungen zur Statik

Auch die Seitenzähne müssen wegen der Statik und der Ästhetik den Platz einnehmen, den die natürlichen Zähne innehatten. Allerdings ist es schwieriger, auf dem Modell Anhaltspunkte dafür zu finden, wo die natürlichen gestanden haben. Am ehesten helfen hier Transversalschnitte durch Modelle von vollbezahnten Kiefern weiter. Man erkennt darauf, daß die tragenden bukkalen Höcker der unteren Seitenzähne vestibulär von der Kammitte, die zentralen Fossae lingual von der Kammitte liegen (Abb. 71). Entsprechend werden die künstlichen Zähne aufgestellt, wenn die Extraktionen gerade eben erst durchgeführt wurden und der Alveolarfortsatz noch seine volle Größe hat. Statisch läßt sich die Situation dann wie folgt analysieren. Die palatinalen Höcker der Antagonisten finden bekanntlich ihre Stops in den zentralen Fossae der unteren Seitenzähne. Die Kräfte, die von ihnen ausgehen, treffen somit in der Projektion in den Bereich lingual der Kammitte. Die Prothese wird dadurch auch auf der Gegenseite auf den Kamm gedrückt. Die Kräfte, die von den tragenden Höckern der unteren Seitenzähne selbst ausgehen, werden zwar auf den vestibulär von der Kammitte liegenden Teil des Alveolarfortsatzes übertragen, doch bleibt dies aus verschiedenen Gründen ohne Nachteile. Erstens liegt der Höcker in der Projektion nur minimal von der Kammitte entfernt, zweitens wird bei korrekter Verzahnung vom palatinalen oberen Höcker eine Kompensation ausgeübt, und drittens ist die Gefahr des Abkippens auf der Gegenseite bei noch gut erhaltenem Alveolarfortsatz gering.
Gänzlich falsch ist es, wenn die Zähne so weit nach vestibulär gestellt werden, daß die zentralen Fossae der unteren Zähne in der Projektion vestibulär von der Kammitte liegen. Durch die bei der Belastung unvermeidliche Resilienz kommt es dann zum Abheben der Prothese auf der Gegenseite.
Auf den Transversalschnitten erkennt man weiter, daß der Alveolarfortsatz nach lingual geneigt ist. Verliert er durch Knochenabbau an Höhe, so verlagert sich die Kammitte zwangsläufig nach außen. Dieser Vorgang wird durch den Umstand verstärkt, daß vestibulär die Linea obliqua verläuft, die dem Abbau offensichtlich mehr Widerstand entgegensetzt als die linguale Alveolarwand.
Denkt man sich nun den künstlichen Zahn an gleicher Stelle, so steht mit dem Weiterwerden des Unterkiefers bei mittlerem Knochenabbau dessen bukkaler Höcker über der Kammlinie (Abb. 72), bei starkem Abbau steht er lingual von ihr (Abb. 73). Statisch ist dies außerordentlich günstig. Es wird nicht empfohlen, mit der Vergrößerung des knöchernen Zahnbogens auch den der künstlichen Zähne zu vergrößern. Das würde zur Folge haben, daß entweder ein Kreuzbiß im Seitenzahnbereich aufgestellt oder im Oberkiefer der Zahnbogen auch vergrößert

Aufstellung der künstlichen Zähne in Wachs   195

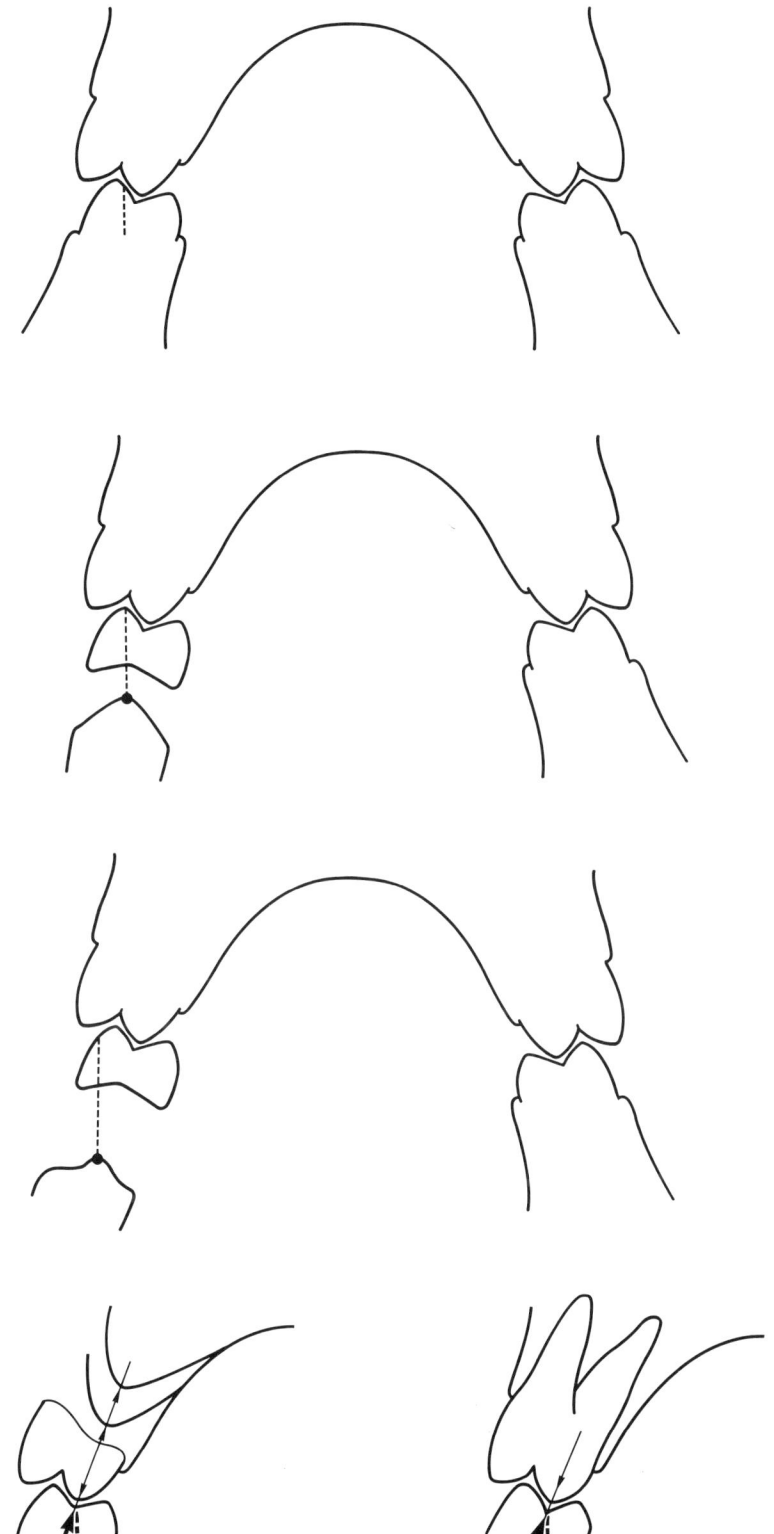

Abb. 71 Lage der zentralen Fossae unterer Molaren in der vertikalen Projektion zur Kammitte

Abb. 72 Ursprüngliche Position des unteren Molaren zur Kammitte nach mittlerer Atrophie

Abb. 73 Ursprüngliche Position des unteren Molaren zur Kammitte nach starkem Abbau des Alveolarknochens

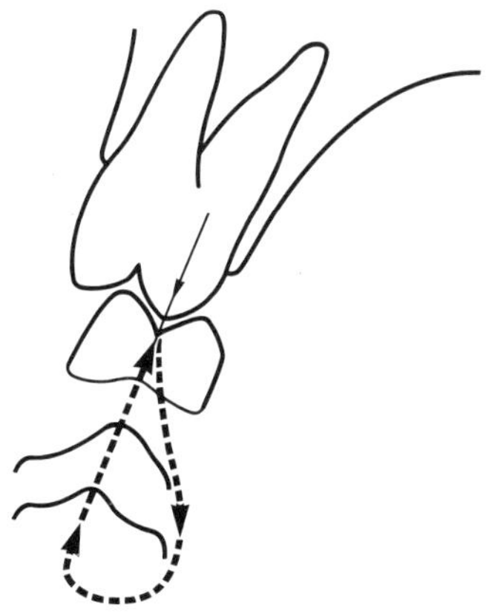

Abb. 74 Richtung der Kaukräfte im Oberkiefer

Abb. 75 Richtung der Kaukräfte im Unterkiefer

wird. Die Vergrößerung des Zahnbogens im Oberkiefer sollte vermieden werden, weil hier die statische Situation ungünstiger ist.

Durch die Abbauvorgänge verlagert sich im Oberkiefer die Kammlinie nach palatinal, der knöcherne Zahnbogen wird kleiner. Die künstlichen Zähne stehen dann leicht vestibulär von der Kammitte, wenn sie den Platz der natürlichen einnehmen. Dieser statische Nachteil wird jedoch durch die große Auflagefläche und die damit vergrößerte Adhäsion kompensiert. Außerdem darf man bei der Erörterung der Statik die *Richtung der funktionellen Belastung* nicht vernachlässigen. Bislang wurde die Stellung der tragenden Höcker jeweils nur in der senkrechten Projektion zur Kammlinie gesehen. In der Funktion aber haben wir es weniger mit rein senkrechten Belastungen zu tun, vielmehr gleitet bei der Arbeitsbewegung der zentrale Höcker von disto-lateral her in das Arbeitsfeld hinein. Die Richtung der Kaukräfte ist somit im Oberkiefer nach schräg innen oben (Abb. 74) und im Unterkiefer nach schräg außen gerichtet (Abb. 75). Offensichtlich ist es kein Zufall, daß die Natur den Alveolarfortsätzen die entsprechende Neigung gegeben hat. Somit wird deutlich, daß auch nach Knochenabbau und Veränderung der knöchernen Unterlage der Kaudruck auf die Kammitte gerichtet bleibt, wenn die künstlichen Zähne den Platz der natürlichen einnehmen.

6.2.2 Kauflächenrelief und Unterkieferposition

Durch weitere Überlegungen bezüglich der Statik werden Zusammenhänge zwischen Kauflächenrelief und Unterkieferlage deutlich. Haben beim zwanglosen Zahnreihenschluß zuerst die Protrusionsfacetten Kontakt, so entsteht bei verstärkter Krafteinwirkung auf die schiefen Ebenen ein Schub auf die Prothesen, der bei der oberen nach vorn oben und bei der unteren nach hinten unten gerichtet ist (Abb. 76). Dies wirkt sich auf den Halt der Prothesen ungünstig aus. Genau umgekehrt ergibt sich ein positiver Effekt, wenn beim zwanglosen Zahnreihenschluß zuerst Kontakte auf Retrusionsfacetten entstehen (Abb. 77). Bei vermehrtem Druck muß nun der Unterkiefer auf Retrusionsfacetten nach vorn oben in die maximale Interkuspidation gleiten. Die dabei über die schiefen Ebenen auf die Prothesen einwirkenden Kräfte sind im Oberkiefer nach hinten oben, im Unterkiefer nach vorn unten gerichtet. Hierbei handelt es sich um lagestabilisierende Effekte.

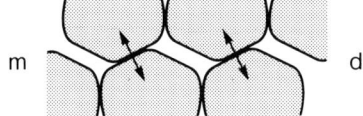

Abb. 76 Wirkung von Primärkontakten auf Protrusionsfacetten

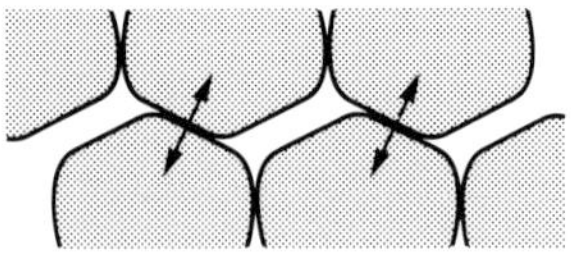

Abb. 77 Wirkung von Primärkontakten auf Retrusionsfacetten

Will man diese bewußt herbeiführen, so muß man bei der Bißnahme gezielt den Unterkiefer ein kleines Stückchen nach ventral einstellen. Am besten läßt sich dies, wie im Kapitel Bißnahme beschrieben, durch intraorale Registration erreichen, indem der Unterkiefer nicht in der Pfeilspitze fixiert wird, sondern etwa ein bis zwei Millimeter ventral davon. In dieser Position des Unterkiefers zum Oberkiefer werden im Artikulator die Zähne in maximaler Interkuspidation aufgestellt. Nach Einsetzen der fertigen Prothesen kommen bei zwanglosem Mundschluß dann zunächst Kontakte auf Retrusionsfacetten zustande. Erst bei zunehmendem Druck gelangen die Prothesen in die maximale Interkuspidation.

Durch das Gleiten auf den schiefen Ebenen entsteht dann der gewünschte Andruck der Prothesen auf die Kiefer. Man muß sich allerdings darüber im klaren sein, daß dieser Andruck eine horizontale Komponente hat, und man muß vermeiden, daß dadurch ein Verschieben der Prothesen auf ihren Unterlagen entsteht. Im Oberkiefer ist die Gefahr hierfür gering, weil im allgemeinen trotz starkem Knochenabbau der Alveolarfortsatz noch so stark ausgeprägt ist, daß die ins Vestibulum reichenden Prothesenränder ein ausreichendes Widerlager darstellen.

Die untere Prothese soll durch den stabilisierenden Schub in den Bogen der Mandibula hineingedrückt werden. Deshalb kann bei planen Kiefern ein Gleiten nur durch die sublinguale Extension vermieden werden. Diese wirkt als Widerlager besonders günstig, wenn sie in den untersichgehenden Raum unterhalb und hinter der Crista mylohyoidea ausgedehnt werden kann.

Wird bei der Bißnahme der Unterkiefer maximal dorsal fixiert, und tendiert der Unterkiefer beim zwanglosen Mundschluß – bezogen auf die maximale Dorsallage – weiter nach ventral, so bekommen die Prothesen zunächst nur Kontakt auf Protrusionsfacetten. Die Folgen davon sind deshalb so negativ, weil die horizontale Schubkomponente nicht wirksam abgeblockt werden kann. Das Gaumendach im Oberkiefer und das untere Vestibulum reichen im allgemeinen nicht aus. Unabhängig von der Einstellung des Unterkiefers bei der Bißnahme führen alle Veränderungen am Prothesenlager in der Gebrauchsphase dazu, daß vermehrt Kontakte auf Protrusionsfacetten entstehen, denn Einlagerungseffekte und jeglicher Knochenabbau bedeuten Annäherung des Unterkiefers an den Oberkiefer. Jede Kranialverlagerung des Unterkiefers geht mit einer relativen Vorverlagerung zum Oberkiefer einher, weil die Annäherung durch Rotation um die Gelenkachse erfolgt, nicht durch Parallelverlagerung. Die Vorverlagerung hat zur Folge, daß die Prothesen zuerst Kontakt auf Protrusionsfacetten bekommen. Dieser Umstand ist sicher auch maßgeblich mit schuld daran, daß die Prothesen nach einer gewissen Zeit nicht mehr so fest haften wie anfänglich (siehe auch Kapitel „Veränderungen während der Tragezeit").

Unter dem Aspekt, daß die beschriebenen Vorgänge sich fast zwangsläufig abspielen, ist der Stellung der Frontzähne noch einmal besondere Beachtung zu schenken, weil ihre Fehlbelastung sich infolge der exponierten Stellung und des daraus resultierenden langen Hebelarmes besonders ungünstig auf den Halt auswirkt. Kontakte von Frontzähnen im Scherenbiß sind ausnahmslos Kontakte auf Protrusionsfacetten. Frontzähne sind daher immer mit geringer sagittaler Stufe aufzustellen. Weiterhin soll der Überbiß möglichst klein gehalten werden, damit nötigenfalls ein durch Vorverlagerung entstehender Kontakt wieder aufgehoben werden kann, ohne daß das ästhetische Bild zu sehr gestört wird. (Siehe auch Kapitel „Artikulationsoktav").

6.3 Äquilibrierung

Die Einbeziehung der Funktion in die Betrachtung führt noch zu weiteren Konsequenzen. Da die Frontzähne im Scherenbiß aufgestellt sind, wirken auf die oberen in der Funktion immer stark nach horizontal-ventral gerichtete Kräfte. Das führt schließlich zum Abkippen der Prothese dorsal, wenn dort keine Abstützung gegeben ist (Abb. 78). Bei entsprechenden Belastungen im Eckzahnbereich links entstehen starke Zugkräfte im dorsalen Bereich rechts und umgekehrt. Wenngleich bei günstigen anatomischen Verhältnissen durch gute Abdichtung dorsal ein Abkippen zunächst vermieden werden kann, so ist es doch nur eine Frage der Zeit, wann die Zugkräfte nicht mehr durch Adhäsion kompensiert werden können. Es muß daher angestrebt werden, auf andere Weise als durch Adhäsion dem Abhebeln entgegenzuwirken. Man muß versuchen, daß z.B. in der Scherstellung vorn im Molarenbereich Kontakte erhalten bleiben (Abb. 79).

Wird dies erreicht, spricht man von „sagittaler Äquilibrierung". Sie gelingt nur mit Hilfe der sagittalen oder Spee-Kurve.

198 Rehabilitation des Zahnlosen

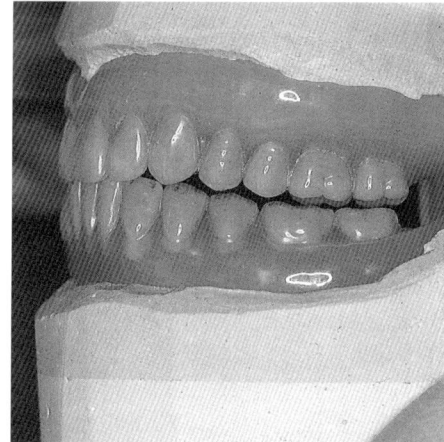
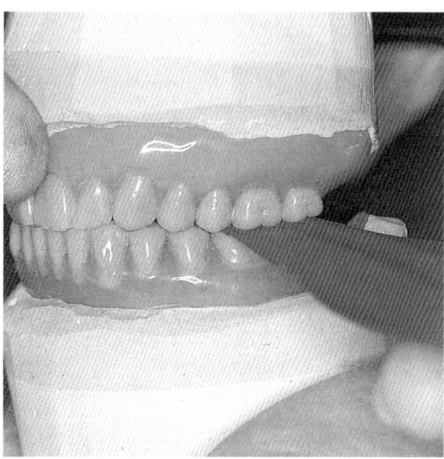

Abb. 78 Fehlende Äquilibrierung

Abb. 79 Äquilibrierung vorhanden

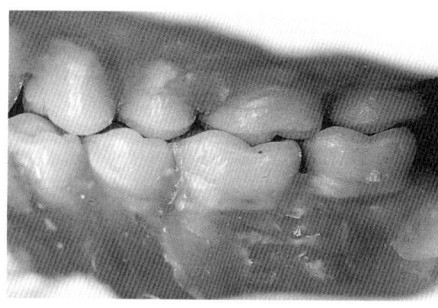
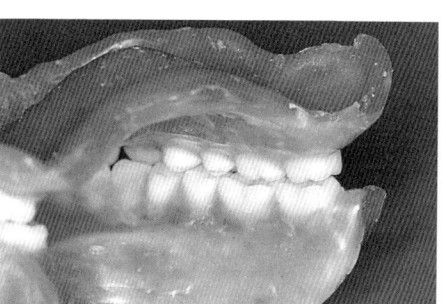

Abb. 80 Exakte Höcker-Fossae-Beziehung

Abb. 81 Völlig unzureichende Höcker-Fossae-Beziehung

Eine diagonale Äquilibrierung, die ebenfalls angestrebt wird, liegt vor, wenn bei der Lateral- oder Arbeitsbewegung Balancekontakte zustandekommen. Bei normaler Verzahnung können diese nur auf Mediotrusionsfacetten liegen, und zwar auf den inneren Abhängen der mesio-palatinalen Höcker der oberen Molaren und auf den inneren Abhängen der disto-bukkalen Höcker der unteren Molaren. Erreichen läßt sich die diagonale Äquilibrierung nur, wenn zuvor eine entsprechende Transversalkurve aufgestellt wurde, wenn der frontale Überbiß kleingehalten wurde und wenn bei der Aufstellung sorgfältig darauf geachtet wurde, daß die mesio-palatinalen Höcker der oberen Molaren auch tatsächlich in die zentralen Fossae der unteren Molaren greifen (Abb. 80). Leider unterbleibt dies allzu oft. Wegen der direkten Übersichtlichkeit und Zugänglichkeit vestibulär wird hier auf eine gute Verzahnung geachtet, während man vergißt, lingual die Höcker-Fissurenbeziehung zu überprüfen (Abb. 81).

Man mag hier einwenden, daß die diagonale Äquilibrierung zwar theoretisch überzeuge, daß sie aber praktisch wertlos sei, weil bei der Arbeitsbewegung der Biß durch die Nahrung gesperrt werde und somit der gewünschte Balancekontakt ohnehin nicht zustande kommen könne. Dieser Einwand ist leicht zu entkräften. Es ist zwar richtig, daß in der Funktion die Äquilibrierung nicht zum Tragen kommt, doch darf man nicht übersehen, daß außerhalb der Funktion, also durch Leermahlen, Kontrollbewegungen, Bruxieren, kurz durch Parafunktionen, weit mehr Kräfte auf die Prothese einwirken als durch die eigentliche Funktion. Wenn aber durch die Parafunktionen der Sitz der Prothesen nicht nachteilig beeinflußt worden ist, dann wird der Ersatz auch in der Funktion seine Aufgabe erfüllen können. Umgekehrt werden die Prothesen in der Funktion versagen, wenn sie durch Parafunktionen ständig vom Kiefer gelöst werden. Da man aus funktionellen Gründen bei totalem Zahnersatz den relativ starken Überbiß von 3,5 mm nicht übernehmen kann, setzt man die oberen Inzisivi etwa ½ mm höher, die unteren etwa 1 mm tiefer und kompensiert die verbleibenden 2 mm Überbiß durch eine geringe sagittale Frontzahnstufe. Muß man aus ästhetischen Gründen einen größeren Überbiß aufstellen, ist die sagittale Frontzahnstufe entsprechend zu vergrößern (siehe auch Kapitel „Artikulationsoktav").

6.4 Gesamtaufstellung im einzelnen

Auf dem Modell werden die Papille und die ersten großen Gaumenfalten angezeichnet (Abb. 82). Sodann stellt man die künstlichen Zähne zum Gaumenfaltenmuster, wie die natürlichen zu ihm gestanden haben.

- Man beginnt mit den mittleren oberen Schneidezähnen (Abb. 83). Von frontal betrachtet, sind die oberen mittleren Schneidezähne so zu stellen, daß der Abstand von der Umschlagfalte, seitlich vom Lippenbändchen gemessen, bis zur Inzisalkante etwa 20 mm beträgt. Damit ahmt man nach, was durchschnittlich im vollbezahnten natürlichen Gebiß zu finden ist.
- Es folgt die Aufstellung der oberen Eckzähne (Abb. 84).
- Mit den seitlichen Schneidezähnen wird die obere Front komplettiert (Abb. 85).
- Ist die obere Front aufgestellt, werden die unteren Eckzähne plaziert (Abb. 86).
- Anschließend werden die unteren Seitenzähne aufgestellt, nachdem die Kammlinie nach distal und mesial auf die Modellränder übertragen wurde. Entsprechend einem geringen, mittleren oder totalen Abbau des Alveolarknochens werden die Zähne so gestellt, daß die Kammlinie in der Projektion zwischen tragenden Höckern und zentralen Fossae, unter den tragenden Höckern oder bukkal von den tragenden Höckern der Molaren zu liegen kommt. Die transversale und sagittale Kurve wird mit Hilfe einer Aufstellmatrize erzielt (Abb. 87).
- Die unteren Seitenzähne dienen nun als Führung für die oberen (Abb. 88). Bei der Aufstellung der oberen Seitenzähne ist mit Sorgfalt darauf zu achten, daß die palatinalen tragenden Höcker satt in den zentralen Fossae der unteren ruhen. Allzu leicht läßt man sich von der relativ guten bukkalen Verzahnung blenden, weil diese direkt vor Augen liegt, während es sehr viel schwieriger ist, von lingual her die Okklusion einzusehen.
- Erst am Ende werden die unteren Schneidezähne aufgestellt (Abb. 89). Diese Reihenfolge hat sich deshalb bewährt, weil oft im Eckzahnbereich Korrekturen notwendig werden, wenn der erste obere Prämolar aufgestellt wird.
- Nachdem alle Seitenzähne gut im Wachs verankert sind und dieses ausreichend gekühlt und somit gehärtet ist, sollten unter Führung der Seitenzähne Vorschub- und Lateralbewegungen ausgeführt werden. Werden dabei die Schneidezähne oder die Eckzähne aus ihrer Position geworfen, müssen entsprechende Korrekturen vorgenommen werden. Zumeist muß der Überbiß reduziert werden. Läßt sich dies aus Gründen der Ästhetik nicht realisieren, sind die unteren Schneidezähne in eine sagittale Frontzahnstufe zu stellen.

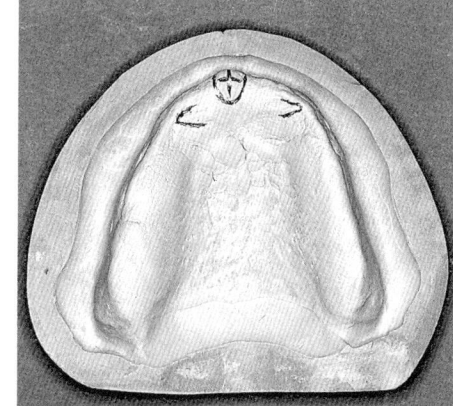
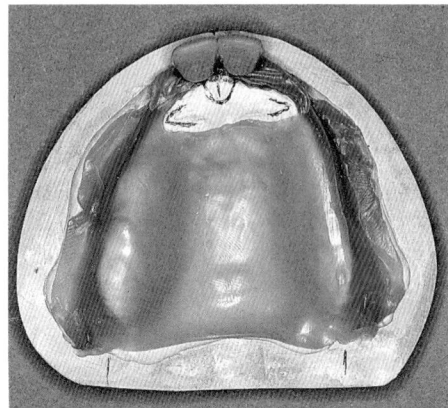

Abb. 82 Gaumenfaltenmuster eingezeichnet

Abb. 83 Obere mittlere Inzisivi aufgestellt

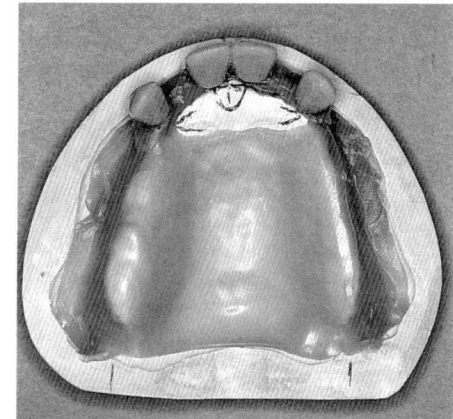
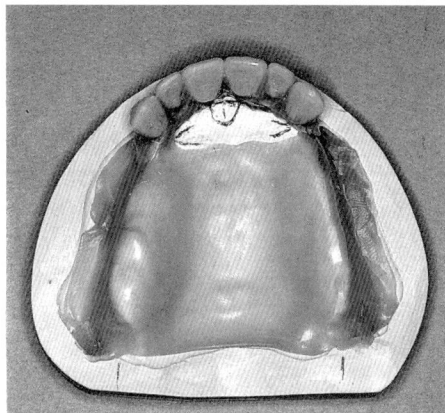

Abb. 84 Obere Eckzähne aufgestellt

Abb. 85 Obere Front durch seitliche Inzisivi ergänzt

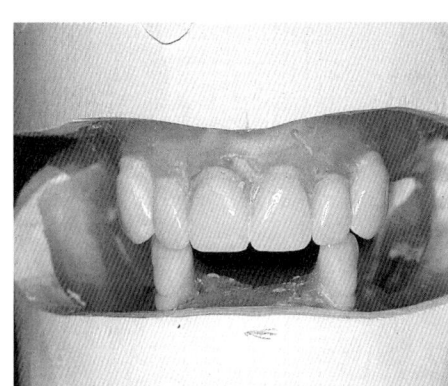
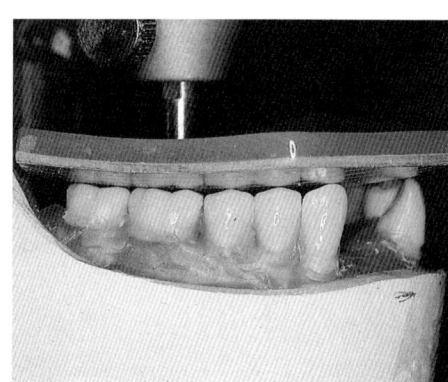

Abb. 86 Untere Eckzähne aufgestellt

Abb. 87 Untere Seitenzähne mit Hilfe der Aufstellmatritze plaziert

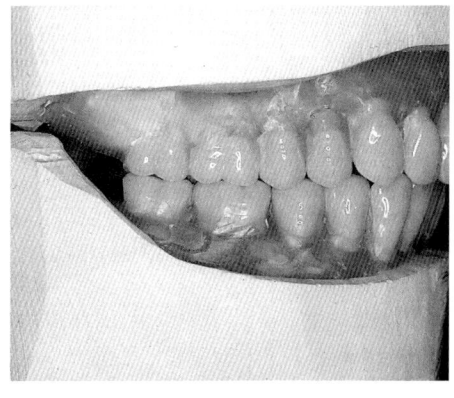
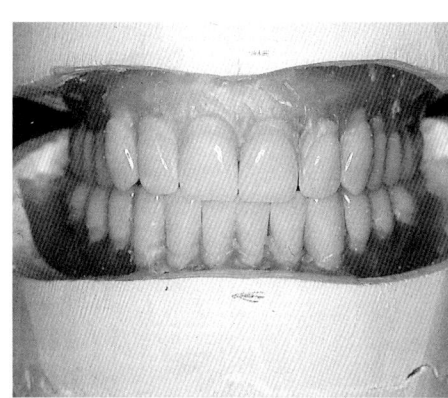

Abb. 88 Obere Seitenzähne aufgestellt

Abb. 89 Untere Schneidezähne aufgestellt

6.5 Anprobe am Patienten

Beachtet man bei der Aufstellung alle angegebenen Richtwerte, so kann man schon mit einem relativ guten ästhetischen Ergebnis rechnen. Allerdings dürfen die Richtwerte nicht als absolut angesehen werden; stets muß eine sorgfältige Überprüfung am Patienten erfolgen. Zu dieser gehört grundsätzlich auch eine Kontrolle der Bißhöhe und der zentralen Okklusion. Mit letzteren sollte man beginnen. Was nützt die schönste Aufstellung, wenn der Biß falsch ist. Zur Überprüfung der Bißhöhe empfiehlt sich die Sprechprobe. Beim raschen und lauten Zählen dürfen die Zähne nicht aneinanderstoßen. Lösen sich die Wachsproben vom Kiefer, ist ein wenig Haftpulver hilfreich. Die Sprechprobe ist deshalb so wichtig, weil die im Wachs aufgestellten Zähne im wesentlichen schon die Form der späteren Prothesen haben und die Patienten gegenüber den bei der Bißnahme vorliegenden Schablonen weniger behindert sind.

Die Sprechprobe mag überleiten zur Überprüfung der Stellung der Zähne im Hinblick auf ihre ästhetische Wirkung. Es ist im Rahmen dieses Buches nicht möglich, ein ausführliches Kapitel über Zähne und Physiognomie zu schreiben. Nur einige Punkte seien diskutiert. Ein Zahnersatz ist gut, wenn man ihn als solchen nicht erkennt. Dies ist der Fall, wenn die Zähne unaufdringlich und unauffällig wirken. In einem Fall kann dies bedeuten, daß sie regelmäßig angeordnet sind, im anderen, daß sie unregelmäßig gestellt sind. Man erkennt die Schwierigkeiten. Allein die Beschäftigung mit diesen Fragen ist wertvoll, weil man vermeidet, Einheitsprothesen herzustellen. Die beste Information liefert zweifellos ein Foto, auf dem die natürlichen Zähne des Patienten sichtbar sind.

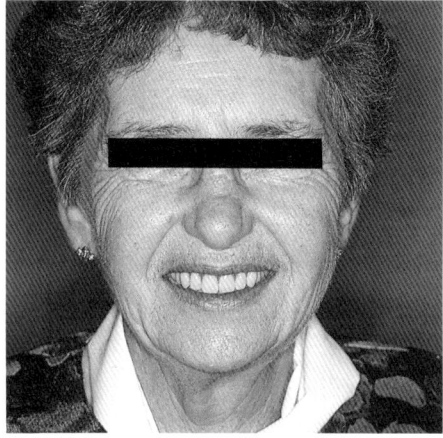

Abb. 90 Ästhetischer Effekt bei der Anprobe der in Wachs aufgestellten Zähne

Besondere Bedeutung kommt der „incisal line" der oberen Frontzähne zu. Es sei daran erinnert, daß sie, wenn auch abgeschwächt, der beim Lachen konkav geschwungenen Unterlippe folgen (Abb. 90).

Gerade bei Frauen ist darauf zu achten, daß die mittleren Schneidezähne den Blickfang darstellen. Sie dürfen daher dezent betont werden. Die Eckzähne sollten bei ihnen nicht auffallen, sollten also unbetont bleiben.

7 Fertigstellung der Prothese

7.1 Ausmodellieren

Beim Ausmodellieren sollte der in jüngerer Zeit gewonnenen Erkenntnis Rechnung getragen werden, daß eine plaquefreie Prothese für die Gesunderhaltung der Mundschleimhaut von großer Wichtigkeit ist. Plaquefrei kann eine Prothese aber nur dort gehalten werden, wo sie glatt und zugänglich ist. Glatt ist die Oberfläche vorwiegend dort, wo sie konvex ist, während in konkaven Bereichen zumeist ein Politurdefizit vorliegt. Die Interdentalräume sollten daher nicht zu tief ausgearbeitet werden, sie sollten vielmehr mit einer konvexen Papille ausgefüllt werden. Für eine innige Verbindung zwischen den Zähnen und dem Basismaterial ist Sorge zu tragen. Eine Aufrauhung der später in Wachs und somit in Kunststoff gefaßten Teile der Zähne ist zweckmäßig.

Daß die auf dem Modell sich als Rinne darstellende Negativform des Funktionsrandes mit Wachs auszufüllen ist, versteht sich von selbst.

Sofern im Bereich der fibrösen Medianzone eine harte, vorgewölbte Gaumennaht oder gar ein Torus palatinus vorhanden ist, sollte diese weniger resiliente Zone mit einer 0,3 mm dicken Zinnfolie beschichtet werden. Oft ist es auch sinnvoll, eine scharfe vorspringende Crista mylohyoidea mit einer ebenfalls 0,3 mm starken Zinnfolie abzudecken, damit die spätere Prothesenbasis entsprechend hohl liegt. Für die Formgebung der Gaumenplatte der oberen Prothese sind vorgefertigte Schablonen durchaus vorteilhaft, weil mit ihrer Hilfe eine gleichmäßig starke Basis erzielt wird und weil sie in der Fettgewebszone die Rugae palatinae imitieren.

7.2 Überführung in Kunststoff

Die Überführung der in Wachs modellierten Prothese in Kunststoff bereitet relativ große Schwierigkeiten, weil durch die Polymerisationsschrumpfung in der Hohlform immer ein Minus an Kunststoff besteht. Dadurch kommt es im erhärteten Kunststoff zu Spannungen, die sich nach dem Ausbetten lösen.

Bezüglich der Volumenabnahme bei der Polymerisation des Kunststoffes besteht eine gewisse Analogie zur Volumenabnahme der Metallegierungen beim Gießen. Beim Metall kann man streng zwischen der Erstarrungskontraktion zwischen Liquiduspunkt und Soliduspunkt und der thermischen Kontraktion bei der Abkühlung vom Soliduspunkt auf Zimmertemperatur unterscheiden. Bei den Edelmetallegierungen beträgt sie jeweils ca. 5 Vol.-%. Die Erstarrungskontraktion gleicht man aus, indem man mit einem Schmelzreservoir arbeitet, die thermische Kontraktion kompensiert man mit expandierenden Einbettmassen. Bei den Kunststoffen kann man die Polymerisationskontraktion und die thermische Kontraktion nicht exakt voneinander trennen. Zusammen betragen sie aber auch etwa 10 Vol.-%, wobei der größte Teil von ca. 7 Vol.-% auf die Polymerisationsschrumpfung entfällt.

Außer den beschriebenen Schrumpfungen stellt die Preßfahne, die durch das Stopfen in eine geteilte Form entsteht, eine Ursache für bestimmte Ungenauigkeiten dar.

Den Beweis, daß die künstlichen Zähne an der fertigen Prothese nicht mehr dort stehen, wo sie bei der Wachsanprobe gestanden haben, kann man wie folgt erbringen: Vor dem Einbetten wird über die Zahnreihe ein Gipsschlüssel gefertigt. Nach der Fertigstellung der Prothesen versucht man diesen Schlüssel wieder auf die Zähne zu legen. Dabei erkennt man, daß der Schlüssel nicht mehr exakt paßt (Abb. 91). Durch Messung des Ausmaßes der Ungenauigkeiten kann man die unterschiedlichen Polymerisationsverfahren bewerten. Die Ergebnisse seien hier nur summarisch mitgeteilt, die Details sind Gegenstand der Werkstoffkundebücher. Es stellte sich heraus, daß bei Verwendung von Heißluftpolymerisaten im Drupo die Prothesen weniger genau sind als bei Verwendung von Autopolymerisaten. Die besten Ergebnisse erhält man mit Hilfe von Verfahren, bei denen der Kunststoff in eine geschlossene Küvette gepreßt wird und bei denen die Polymerisationsschrumpfung durch Nachpressen aus einem Reservoir weitgehend ausgeglichen wird (Luxene, Ivocap, Intopreß). Da letztere Verfahren aber nicht generell genutzt werden, sondern vielmehr die Heißpolymerisation im Drupo am häufigsten angewandt wird, sollte man hierbei wenigstens eine langsame Abkühlung einhalten. Am besten polymerisiert man am Nachmittag und läßt die Küvet-

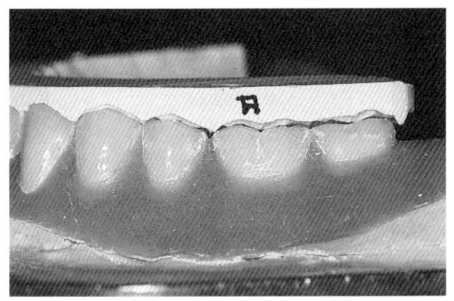

Abb. 91 Veränderung der Zahnstellung durch die Überführung der in Wachs aufgestellten Zähne in Kunststoff

te über Nacht im Drupo abkühlen. Durch das langsame Abkühlen erreicht man, daß durch Gleitvorgänge die inneren Spannungen geringer gehalten werden.
Bei den „Cast-Verfahren", bei denen die Wachsprothese in eine gallertartige Masse eingebettet wird, zeigten sich unverantwortbar schlechte Resultate.

7.3 Reokkludieren im Labor

Herstellungsbedingte Ungenauigkeiten lassen sich schon im Labor zum größten Teil korrigieren, wenn man folgenden Modus procedendi einhält: Die Funktionsmodelle werden mit Hilfe des Split-cast-Verfahrens eingegipst. Vor dem Einbetten werden sie leicht konisch getrimmt und isoliert. Sie können somit nach dem Polymerisieren wieder in den Sockel im Artikulator zurückgesetzt werden. Dies läßt sich ohne große Mühe bewerkstelligen, wenn man darauf achtet, daß beim Ausbetten das Originalfunktionsmodell nicht beschädigt wird (Abb. 92).
Jeder Versuch, die Prothese vom Modell zu lösen, ist zu unterlassen. Im Gegenteil, man sollte darauf bedacht sein, daß die Prothese unverändert ihre Lage auf dem Modell beibehält.
Schließt man nach dem Zurücksetzen der Prothesen den Artikulator, so erkennt man, daß die Okklusion nicht mehr so gut ist, wie sie vor dem Einbetten in Wachs war.
Wird eingeschliffen, so ist eine Einebnung des Kauflächenreliefs zu vermeiden. Die Neigung der Höckerabhänge ist beizubehalten.

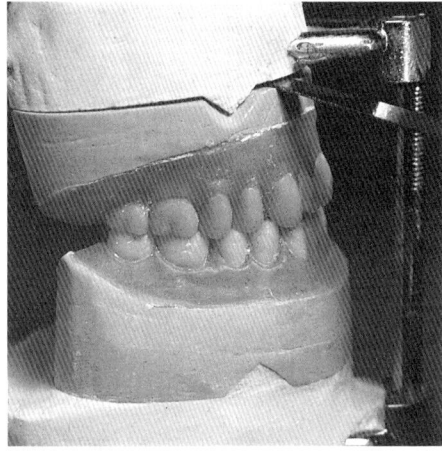

Abb. 92 Reokkludieren im Labor

Wenngleich der Wert des Reokkludierens im Labor im Rahmen des Gesamtherstellungsprozesses einer totalen Prothese überbewertet wurde, so sollte doch jeder Zahnarzt und jeder Techniker das Verfahren kennen und geübt haben, damit ihm die Bedeutung einer guten Kunststoffverarbeitung bewußt wird, und damit er ihm angebotene Kunststoffe nebst Verarbeitung beurteilen kann.
Der Wert des Reokkludierens ist aus folgenden Gründen gemindert:

- Es ist nachgewiesen, daß die Prothese auch noch auf dem Funktionsmodell, von dem es nicht abgenommen werden darf, unter gewissen Spannungen sitzt. Diese Spannungen lösen sich, wenn die Behinderung durch den Gips entfällt. Durch den Abbau der Spannungen ändert sich wiederum die Okklusion.
- Durch die Wasseraufnahme während der ersten 14 Tage ändert sich die Basis ebenfalls.
- Man muß stets einkalkulieren, daß bei der Bißnahme Ungenauigkeiten verursacht wurden, die möglicherweise zu größeren Interferenzen führen als die Kunststoffverarbeitung.

Aus all diesen Gründen erscheint es besser, man führt nach ca. 14 Tagen eine Funktionsanalyse durch und korrigiert im Artikulator alle vorhandenen Ungenauigkeiten in einem Schritt.

8 Einfügen und Individualisieren

8.1 Einfügen

Beim ersten Einfügen kontrolliert man zunächst die Okklusion. Daß der Patient zu diesem Zweck nicht zum „Zubeißen" aufgefordert wird, sollte inzwischen allgemein bekannt sein. Ungenauigkeiten in der Okklusion dürfen dabei nicht offenbar werden. Infraokklusionen würden durch die Muskulatur überwunden oder durch Abheben der Prothesen dem Auge entzogen. Das gleiche geschieht bei Frühkontakten. Der Patient darf seine Zahnreihe nur abtasten. Beim ersten Kontakt darf kein Druck mehr ausgeübt werden. Wurde in allen Phasen korrekt gearbeitet, ergibt sich ein gleichmäßiger Kontakt.

Die zweite Kontrolle gilt dem Aussehen. Oft muß man dabei feststellen, daß im Frontzahnbereich der ins Vestibulum reichende Prothesenrand zu dick ist. Dies muß keineswegs auf eine unzureichende Funktionsabformung zurückzuführen sein, er kann verursacht sein durch Unterschnitte, durch einen stabilen individuellen Löffel oder durch den Umstand, daß noch kein vestibulärer Knochenabbau stattgefunden hat. Ein zu dicker Prothesenrand im Frontzahnbereich führt zu einer Vorwölbung der Lippe unter der Nase, was die Wirkung der Zähne mindert. Ein Dünnerschleifen kann vorgenommen werden, ohne daß man befürchten muß, daß der Sitz der Prothese dadurch verschlechtert wird, weil der Kontakt mit der Schleimhaut nicht verlorengeht.

8.2 Beseitigen von Druckstellen

Mit dem Fertigstellen und Einfügen der fertigen Prothese ist die Behandlung noch keineswegs abgeschlossen. Erst jetzt beginnt für den Patienten die Phase, in der er sich mit dem Ersatz auseinandersetzen muß. Auf diesem Wege bedarf er der Betreuung durch den Arzt. Dessen erste Hilfe besteht im allgemeinen in der Beseitigung von Druckstellen, die vorwiegend im Bereich der Tubera im Oberkiefer und im Bereich der Crista mylohyoidea im Unterkiefer auftreten. Die Beseitigung sollte einerseits nicht zu kleinlich, andererseits aber doch mit Bedacht erfolgen, weil man sich durch die Schwellung allzu leicht dazu verleiten läßt, zu großzügig zu schleifen. Nach dem Abschwellen verliert die Basis dann den Kontakt mit der Schleimhaut. Damit auch an der richtigen Stelle geschliffen wird, färbt man die wunde Stelle zuvor mit dem Farbstift an und bringt die trockene Prothese in situm. Durch Abklatsch bleibt auf der Prothese ein Farbtupfer zurück. Gelingt es mit der Farbe nicht, so kann man statt dessen auch eine Prise Haftpulver verwenden.

Sofern sich schon ein Dekubitus gebildet hat, ist die Beseitigung der Noxe einfach. Daher sollte man den Patienten auch in der Weise instruieren, daß er zu Hause die Prothese nicht herausnimmt, wenn die ersten Schmerzen auftreten, er sollte vielmehr mit der akuten Druckstelle zur Nachsorge erscheinen.

Oft sind Druckstellen schwierig zu finden, weil die Patienten reflektorisch schmerzauslösende Belastungen vermeiden oder die Prothese herauslassen, wenn die kleinste Belästigung auftritt. In solchen Fällen ist es hilfreich, wenn man die Basis mit dünnfließendem Material beschickt und den Patienten bittet, so zu

schließen oder auch zu beißen, daß der beklagte Schmerz auftritt. Die betreffende Stelle zeigt sich dann dadurch, daß sich die Basis dort durchdrückt (Abb. 93).
Weitere Hilfen zum Auffinden von Druckstellen ergeben sich dadurch, daß man die Prothese in unterschiedlichen Richtungen auf die Unterlage drückt.
Am Beispiel der unteren Prothese sei der Sachverhalt erläutert. Tritt der Schmerz auf, wenn man die Prothese nach dorsal drückt, ist die Ursache vestibulär zu suchen, am ehesten frontal (Abb. 94a). Entsteht ein Schmerz, wenn die Prothese von lingual nach ventral gedrückt wird, muß die Ursache lingual gesucht werden (Abb. 94b). Eine weitere Differenzierung läßt sich dadurch erreichen, daß man die Prothese gewissermaßen um eine vertikale Achse rotiert. Löst man durch Rotation im Uhrzeigersinn Schmerzen aus, so werden sie mit größter Wahrscheinlichkeit dadurch verursacht, daß die Schleimhaut über der Crista mylohyoidea gepreßt wird, und zwar auf der linken Seite (Abb. 94c). Durch Rotation gegen den Uhrzeigersinn werden Interferenzen der Prothesenbasis mit der Crista mylohyoidea auf der rechten Seite angezeigt (Abb. 94d).
In allen Fällen wird der Zusammenhang bestätigt, wenn bei Druck in entgegengesetzte Richtung der Schmerz verschwindet.

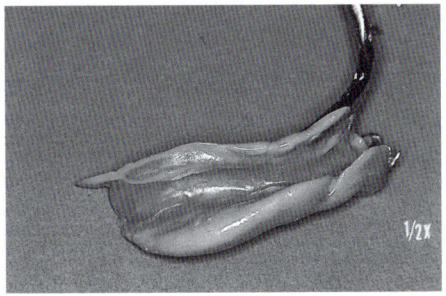

Abb. 93 Silikonfilm zum Auffinden von Druckstellen

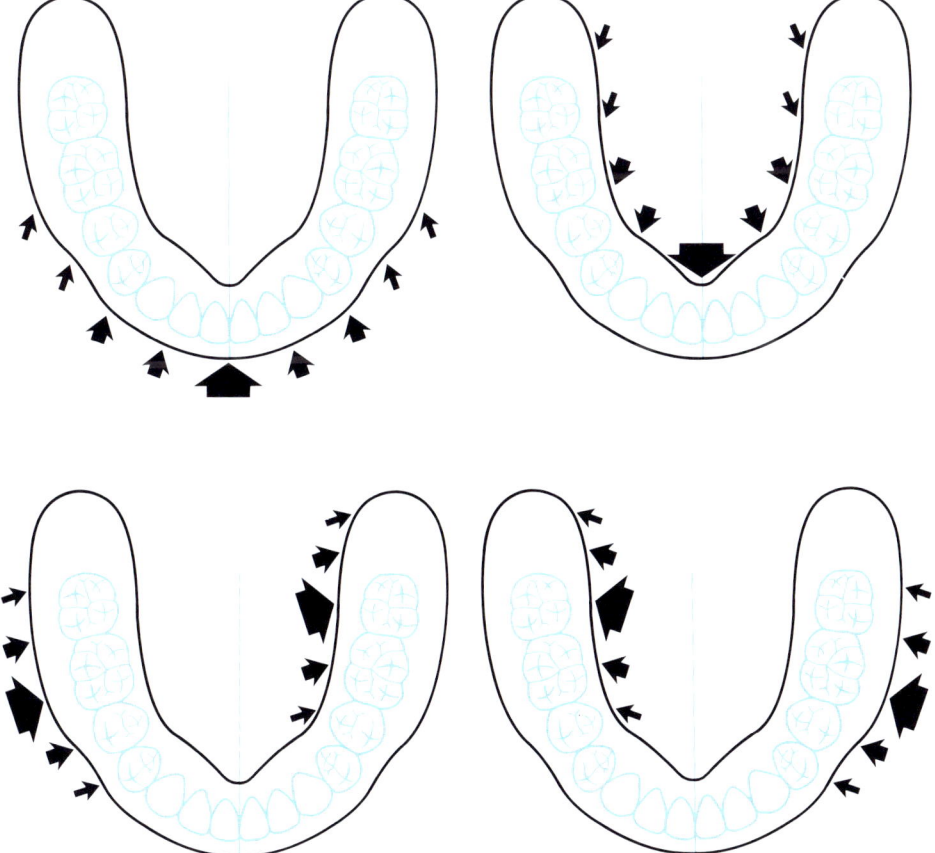

Abb. 94 Aufsuchen von Druckstellen: a) durch horizontal dorsal gerichteten Druck auf die Prothese, b) durch horizontal lingual gerichteten Druck auf die Prothese, c) durch Rotation im Uhrzeigersinn, d) durch Rotation gegen den Uhrzeigersinn

8.3 Nachregistrieren

Eine störungsfreie Okklusion in zentraler Relation und eine unbehinderte Artikulation der totalen Prothesen sind Forderungen, von denen man keine Abstriche machen kann. Da beides, wie bei der Bißnahme und bei der Kunststoffverarbeitung deutlich gemacht wurde, auf Anhieb nicht zu erreichen ist, zumindest nicht in idealer Form, und da ein entsprechendes Einschleifen im Munde auf ganz erhebliche Schwierigkeiten stößt, ist ein Nachregistrieren mit gelenkbezüglicher Montage in einen adjustierbaren Artikulator nahezu obligat.

Bei neuen Prothesen sollte diese Nachregistrierung aber erst ca. 14 Tage nach dem Einfügen erfolgen, und zwar aus dreierlei Gründen. Erstens sollten keine Druckstellen mehr vorhanden sein, zweitens die Wasseraufnahme des Kunststoffes abgeschlossen sein und drittens sollte der Patient den Ersatz schon ein wenig adaptiert haben.

8.3.1 Instrumentelle Analyse

Nachfolgend soll für das Nachregistrieren die Methode *Gerber* dargestellt werden. Das schrittweise Vorgehen sei in Stichworten skizziert:

- Ausblocken der untersichgehenden Stellen an den Prothesenbasen und Herstellung von grazilen Modellsockeln aus Abdruckgips;
- Befestigen der Platte mit Stift in der oberen Prothese mittels Klebewachs; der Stift muß im Zentrum der Prothese liegen (Abb. 95);
- Befestigen der mit zwei Haltestiften versehenen Registrierplatte auf dem Zahnbogen der unteren Prothese mittels Kerrmasse; Haltestifte dabei parallel zur Horizontalen und zur Sagittalen ausrichten (Abb. 96);
- Markieren der äußeren Referenzpunkte der Kondylen auf der äußeren Haut, ca. 13 mm vor dem Tragus auf der Ohr-Nasen-Ebene (Abb. 97);
- Einfügen der Prothese, Biß nicht mehr als eben notwendig sperren. Kontrolle durch Vorschub- und Seitwärtsbewegungen. Aufschieben des Gesichtsbogens;
- Unterkiefer in zentrale Relation bringen lassen und dort mit mäßigem Druck verweilen lassen;
- Schreibspitzen des Gesichtsbogens auf die Kondylenpunkte ausrichten (Abb. 98);
- Unterschieben der Registrierkarte, diese parallel zur Drahtschlaufe des Gesichtsbogens halten. Unterkiefer zügig vor- und zurückschieben lassen und mehrfach sagittale Kondylenbahn aufzeichnen (Abb. 99);
- sagittale Kondylenbahnneigung messen; Tangente an den absteigenden Teil der aufgezeichneten Bahn legen und Winkel zur Horizontalen messen (Abb. 100); Korrektur des Winkels: pro 1 mm Bißsperre ½° addieren;
- Schreibstifte entfernen und durch Metallspitzen ersetzen (Abb. 101);
- Gesichtsbogen absetzen und auf Stativ fixieren;
- Aufzeichnen der Symphysenbahnwinkel: Einfärben der unteren Registrierplatte mit Fettstift; Patienten bei aufrechter Körperhaltung Vorschub-, Rückwärts- und Lateralbewegungen ausführen lassen;
- durch Fadenkreuz im Registrat jenen Punkt markieren, in dem der Unterkiefer fixiert werden soll;
- Plexiglasplättchen so auf Registrierplatte festwachsen, daß dessen Bohrung genau über dem Fadenkreuz liegt;

Einfügen und Individualisieren 207

- Patient schließt den Mund so, daß Registrierstift in die Bohrung einrastet;
- in dieser Position beide Prothesen mit Abformgips – am besten aus einer gebrauchten Einmalspritze applizieren – verschlüsseln;
- nach Abbinden des Gipses beide Prothesen möglichst als Einheit aus dem Munde entfernen;
- Prothesen auf den Gesichtsbogen aufschieben und dessen Metallspitzen auf die Drehachse des Artikulators ausrichten (Abb. 102).
- Stützstift des Artikulators um den Betrag der Bißsperre erhöhen;
- Modelle eingipsen;
- Registrierbehelfe entfernen und Biß auf ersten Kontakt senken;
- sagittale Kondylenbahnwinkel einstellen;
- Zahnkontakte durch geeignete Prüffolie (Artikulationsseide) darstellen (Abb. 103).

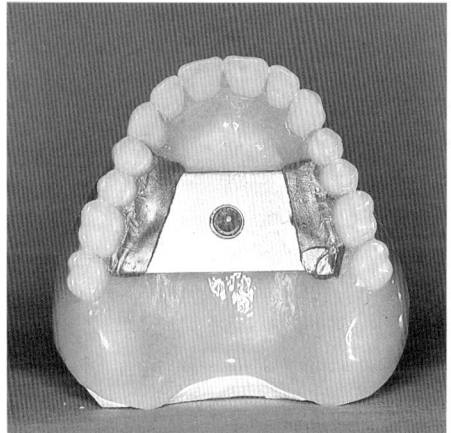
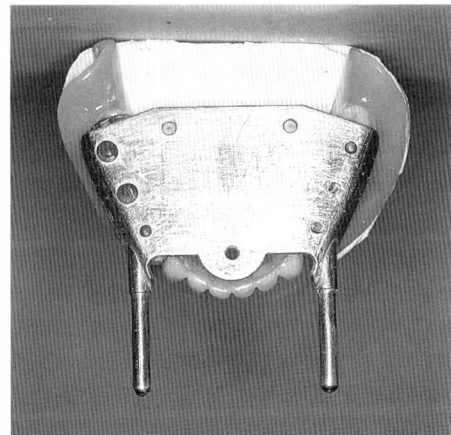

Abb. 95   Stützstift in oberer Prothese fixiert

Abb. 96   Schreibplatte mit Halterung für Gesichtsbogen auf unterer Prothese

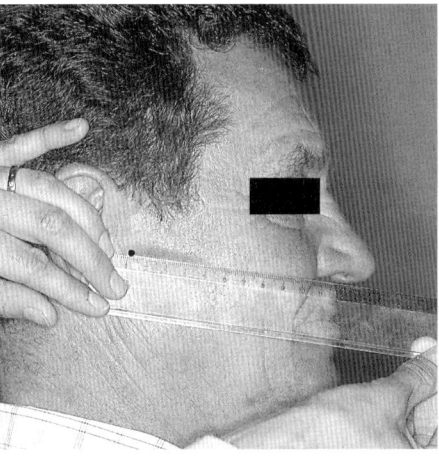
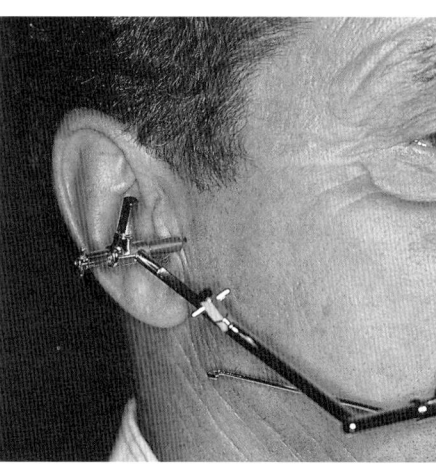

Abb. 97   Markieren der Referenzpunkte der Rotationsachse auf der äußeren Haut

Abb. 98   Schreibhülse des Gesichtsbogens auf Referenzpunkte ausgerichtet

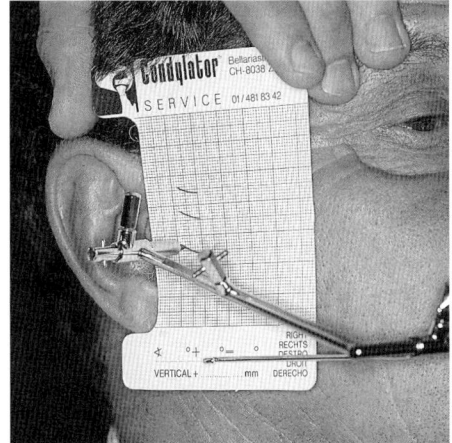
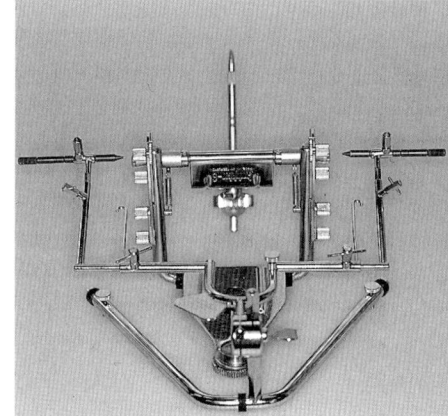

Abb. 99 Sagittale Kondylenbahn mehrfach aufgezeichnet

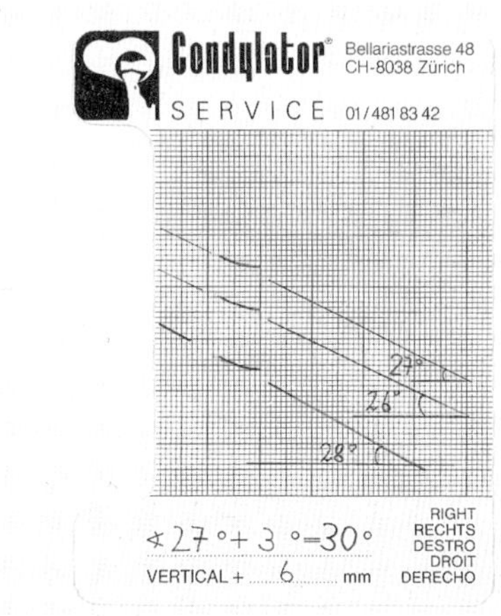

Abb. 100 Messen des sagittalen Kondylenbahnwinkels

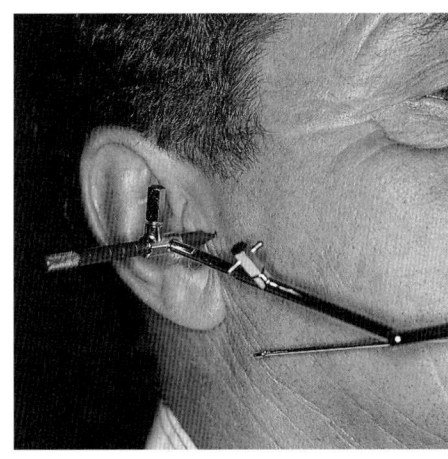

Abb. 101 Schreibhülse durch Metallstift ersetzt

Abb. 102 Ausrichten des Gesichtsbogens auf den Artikulator

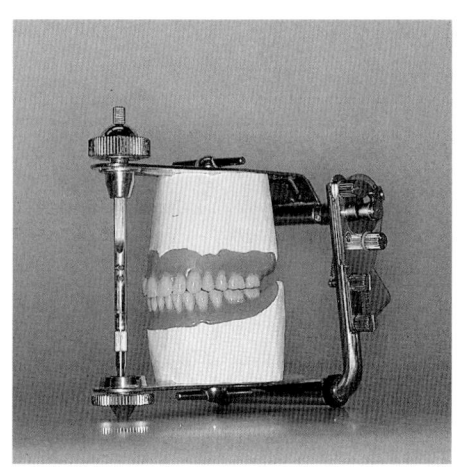

Abb. 103 Kontakte in zentraler Relation

8.3.2 Einschleifen der Okklusion

Beim Einschleifen der Okklusion muß ein bestimmtes Kontaktmuster zugrundegelegt werden. Logischerweise muß es sich um jenes handeln, nach dem die Zahnauswahl und die Aufstellung erfolgten. Die Artikulation ist dabei so eingestellt, daß nur eine Scharnierbewegung möglich ist. Beim Schleifen selbst ist darauf zu achten, daß das Höcker-Fissurenrelief unbedingt eingehalten wird; vorzugsweise werden die Fissuren vertieft, allenfalls werden die Höcker in der Gesamtheit niedriger gelegt.

Ein effektives Einschleifen ist nur dann realisierbar, wenn die okklusalen Fehler nicht zu groß sind. Die tragenden Höcker müssen wenigstens in die ihnen zugehörigen Fossae zeigen. Eine gleichmäßige Okklusion ist dann mit großer Wahrscheinlichkeit zu erzielen. Ist die Infraokklusion bestimmter Zähne gegenüber jenen, die zuerst Kontakt haben, zu groß, müssen gruppenweise Zähne neu aufgestellt werden (Abb. 104).

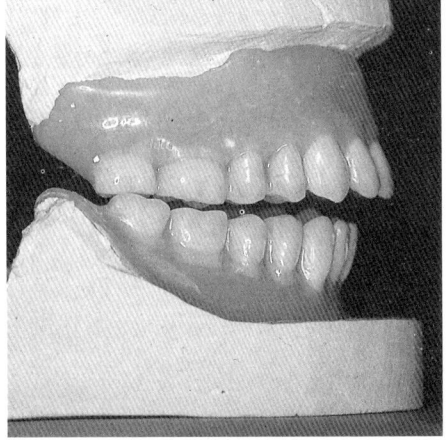

Abb. 104 Grobe okklusale Störung

8.3.3 Einschleifen der Artikulation

Mit dem Einschleifen der Okklusion wird unstrittig für die Funktionstüchtigkeit des Ersatzes, für die Erhaltung des Knochenlagers und für den oralen Komfort ein entscheidender Schritt vorwärts getan, insbesondere dann, wenn vorher grobe Störungen vorlagen. Weil man aber gerade am Beispiel der totalen Prothese die Artikulationslehre plausibel darstellen kann, soll dies hier ausführlich geschehen, und zwar an Hand der *Artikulationsoktav*. Dieser Begriff mag zunächst verwirren; er beinhaltet, welche 8 Faktoren aufeinander abzustimmen sind und wie sie sich gegeneinander beeinflussen. Diese 8 Größen sind:

- die sagittale Kondylenbahn,
- die sagittale Frontzahnführung,
- die Höckerneigung,
- die sagittale Zahnkurve,
- die Neigung der Kauebene,
- die transversale Zahnkurve,
- die Bennett-Bewegung und
- der Fischer-Winkel.

Sagittale Kondylenbahn, sagittale Frontzahnführung: Der Einfachheit halber und aus didaktischen Gründen soll vorausgesetzt werden, daß die sagittale Gelenkbahn und die sagittale Frontzahnführung gleich sind. Bei der geraden Vorschubbewegung bewegen sich dann alle Punkte des Unterkiefers unter dem gleichen Winkel nach vorn unten, also auch die Höcker der Seitenzähne (Abb. 105).

Höckerneigung: es hängt nun von der Höckerneigung der Seitenzähne ab, ob die Molaren bei der Vorschubbewegung in Kontakt bleiben oder nicht. Ist die Höckerneigung geringer als die sagittalen Winkel, so entsteht bei planer Kauebene bei den Seitenzähnen eine Disklusion (Abb. 106). Die Prothesen sind in der Sagittalen nicht äquilibriert. Bei Frontzahnbelastung ist dorsal ein Abkippen der oberen und/oder ein Hochkippen der unteren möglich. Es ist also anzustreben, daß bei der Vorschubbewegung im Ausmaß einer Facettenbreite die Seitenzähne Kontakt behalten. Das gelingt bei planer Kauebene nur, wenn die Höckerneigung die gleiche ist, wie die Neigung der Gelenkbahn und der Frontzahnführung. Im Beispiel der Abbildung 107 müßten die Höckerneigungen 35° betragen, weil auch die Führungsgrößen jeweils einen Winkel von 35° aufweisen.

Kompensationskurve: da bei einer Differenz zwischen der sagittalen Schneidezahnführung und der sagittalen Gelenkbahnneigung in Abhängigkeit von der Entfernung von diesen beiden Eckgrößen jeder Seitenzahnhöcker eine andere Neigung aufweisen müßte und da überdies die Höcker rechts und links unterschiedlich geneigt sein müßten, wenn die sagittalen Kondylenbahnen rechts und links differieren, müßten Seitenzähne von 0–50° vorrätig sein. Dies hingegen ist aus Gründen der Produktion und der Lagerhaltung schier unmöglich. Man muß das Problem daher auf andere Art lösen. Man tut dies mit Hilfe der Kompensationskurve. Man läßt die Kauebene nach distal ansteigen, und zwar um so viel Grad, wie die Höckerneigung geringer ist als die sagittalen Winkel. Sind sagittale Kondylenbahn und sagittale Frontzahnführung zur Camper-Ebene um 35° geneigt und weisen die zur Anwendung kommenden Zähne eine Höckerneigung von 20° auf, so muß die Kauebene um 15° ansteigen (Abb. 108). Werden nun die Zähne mit ihren Achsen lotgerecht auf die neue Ebene gestellt, dann sind die Protrusionsfacetten zur Camper-Ebene ebenfalls um 35° geneigt. Man kompensiert also eine zu geringe Höckerneigung durch eine Krümmung der Kauebene; daher der Begriff „Kompensationskurve".

Neigung der Kauebene: alle bisher genannten Winkel werden zur Camper-Ebene gemessen. Daher ist es sehr wichtig, daß die Wachswallebene parallel zu dieser Bezugsebene liegt. Steigt sie nach distal an, wird das Kompensieren einer zu geringen Höckerneigung erleichtert. Fällt die Wachswallebene nach distal ab, wird das Kompensieren einer zu geringen Höckerneigung erschwert, wenn nicht gar unmöglich gemacht, weil die Kauebene dann um so viel Grad stärker gekrümmt werden muß, wie die Wachswallebene nach distal von der Camper-Ebene abfällt (Abb. 109). Da diesen Korrelationen häufig nicht die notwendige Beachtung geschenkt wird und man häufig eine distal zu stark abfallende Kauebene vorfindet, wird der Neigung der Kauebene innerhalb der Reihe der die Artikulation bestimmenden Faktoren ein eigener Punkt eingeräumt.

Im übrigen sei darauf hingewiesen, daß die Kauebene – statistisch gesehen – dann richtig liegt, wenn sie durch folgende 3 Punkte festgelegt wird: im Frontzahnbereich durch den Halbierungspunkt der Vestibulumdistanz und dorsal durch die Oberkanten der Trigona retromolaria.

Durch das richtige Aufeinanderabstimmen der bisher genannten 5 Faktoren läßt sich eine sagittale Äquilibrierung erzielen. Man erreicht dadurch, daß die Prothe-

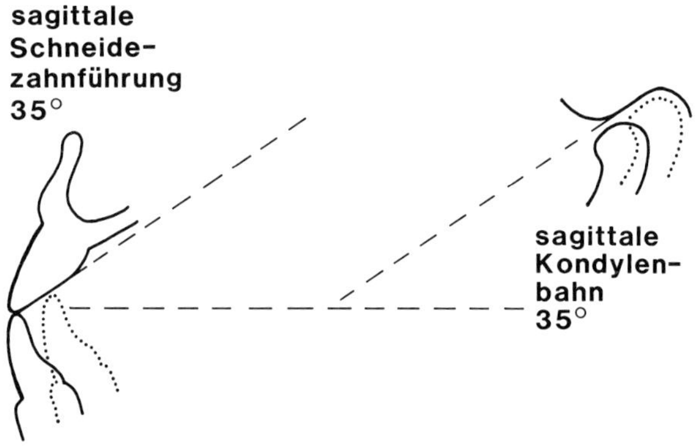

Abb. 105 Die Vorschubbewegung wird bestimmt durch die Frontzahnführung und die Gelenkbahnneigung

Einfügen und Individualisieren 211

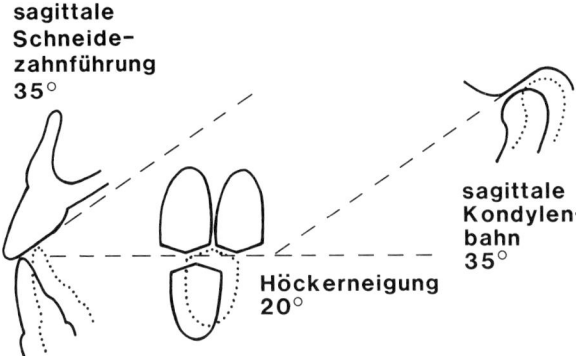

Abb. 106 Disklusion der Seitenzähne, weil Höckerneigung zu gering

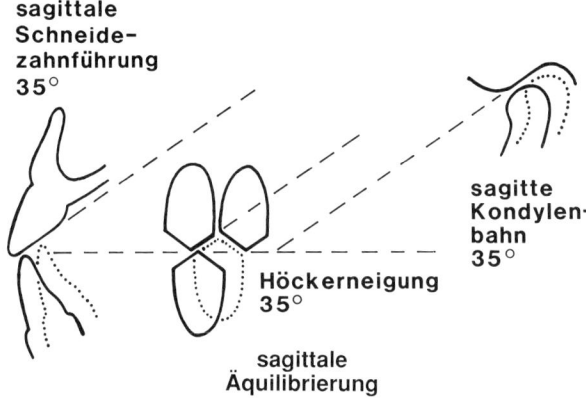

Abb. 107 Höckerneigung der Seitenzähne entspricht der Gelenkneigung und der Frontzahnführung

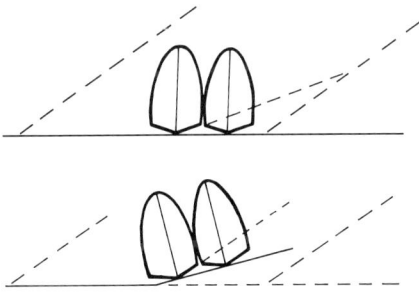

Abb. 108 Durch die Kompensationskurve wird ausgeglichen, was an Höckerneigung fehlt

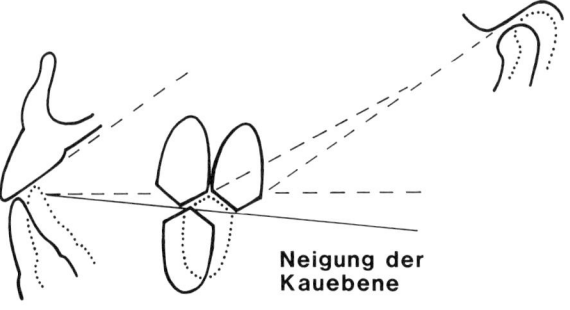

Abb. 109 Fällt die Kauebene nach distal ab, muß die Kompensationskurve um so stärker gekrümmt sein

se distal nicht abkippen kann, wenn die Frontzähne in Abbißstellung gebracht werden (Abb. 110).

Die diagonale Äquilibrierung ist aber ebenfalls von Wichtigkeit. Es geht dabei um folgenden Sachverhalt. Bewegt der Patient den Unterkiefer nach lateral, so übernimmt in der Regel der Eckzahn die Führung. Die Molaren auf der Gegenseite werden dadurch diskludiert. Es entstehen Zugkräfte im Tuberbereich, zumeist kann die Prothese abgekippt werden. Entstünde aber, korrespondierend zur Eckzahnführung, auf der Gegenseite auf den Molaren ein Balancekontakt, wäre ein Abkippen der Prothese nicht möglich. Also ist dieser Sachverhalt anzustreben. Zur Erzielung der diagonalen Äquilibrierung müssen zusätzlich folgende Faktoren aufeinander abgestimmt werden.

Transversalkurve: Bei der Arbeitsbewegung des Eckzahnes führen die Zähne der Gegenseite eine Balancebewegung aus (Abb. 111). Sollen dabei Balancekontakte zustandekommen, muß eine Transversalkurve vorhanden sein. Die Krümmung dieser Kurve muß um so stärker sein, je steiler die Eckzahnführung ist, umgekehrt muß man die Eckzahnführung abflachen, wenn eine bestimmte (zu flache) Transversalkurve vorgegeben ist. Technisch geht man so vor, daß man zwischen die Molaren der Balanceseite Zahnseide legt, während man auf der Arbeitsseite die Eckzähne in Kopfbißposition bringt. Wird in dieser Position die Seide gehalten, liegt eine diagonale Äquilibrierung vor. Kann man die Seite durchziehen, muß auf der Arbeitsseite so lange geschliffen werden, bis die Seide auf der Balanceseite gehalten wird (Abb. 112).

Bennett-Bewegung, Fischer-Winkel: Seit *Bennett* ist bekannt, daß mit der Arbeitsbewegung stets eine Lateralversetzung des Unterkiefers einhergeht. Auf der Arbeitsseite erfolgt nicht nur eine Rotation des Kondylus um eine vertikale Achse, sondern auch eine Seitwärtsbewegung. Auf der Balanceseite ist mit dem Schwingen nach innen unten vorn im Anfang der Bewegung eine Seitwärtsrückung (immediate side shift) verbunden (Abb. 113).

Beim Schwingen des Kondylus der Balanceseite nach innen unten vorn wird eine Bahn zurückgelegt, die steiler ist als die sagittale Kondylenbahn (Abb. 114). Die Differenz der beiden Winkel wird Fischer-Winkel genannt (Abb. 115). Diese Definition ist didaktisch wenig glücklich, da schwer verständlich. Es wäre dem Verständnis weitaus dienlicher, man würde in Anlehnung an den sagittalen Kondylenbahnwinkel vom medialen Kondylenbahnwinkel sprechen. Den lateralen Kondylenbahnwinkel (Bennett-Winkel) müßte man dann als horizontalen Kondylenbahnwinkel bezeichnen.

In unserem Beispiel beträgt der Fischer-Winkel 5°. Im allgemeinen wird er aber mit 10° angegeben. Dies ist dadurch begründet, daß die Aufzeichnung des Winkels außerhalb des Kopfes eine Projektion darstellt, weil die Bildebene nicht rechtwinklig zur Kondylenachse steht (Abb. 116). Der real zurückgelegte Weg des Kondylus wird dadurch verkürzt wiedergegeben, der Winkel steiler. In Wirklichkeit ist der Fischer-Winkel stets kleiner als äußerlich aufgezeichnet.

Gegen die total äquilibrierte Prothese wird häufig folgendes Argument ins Feld geführt: wenn sich beim Abbeißen und Kauen die Nahrung zwischen den Zähnen befindet, dann kann keine Äquilibrierung stattfinden. Dem ist entgegenzuhalten, daß die Äquilibrierung in der Tat beim Kauen keine direkte Relevanz hat, daß sie aber in der Zeit zwischen den Mahlzeiten von großer Wichtigkeit ist. Wenn bei Kontrollbewegungen, beim Leermahlen und Bruxieren sich die Prothesen nicht lösen, dann führt das einerseits zu einer größeren motorischen Ruhe und somit

Einfügen und Individualisieren 213

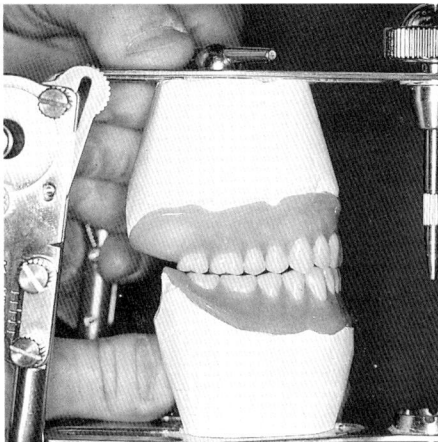

Abb. 110 Sagittal äquilibrierte Prothesen

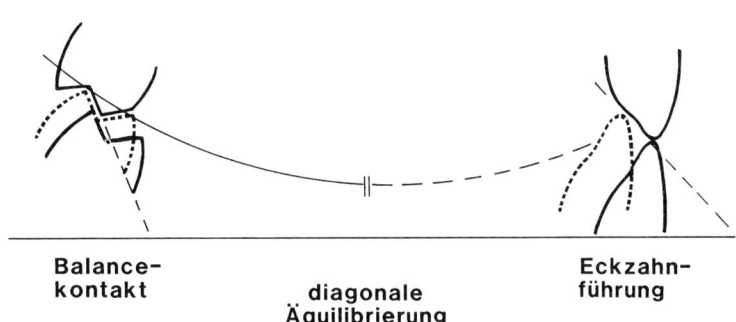

Balance-kontakt — diagonale Äquilibrierung — Eckzahn-führung

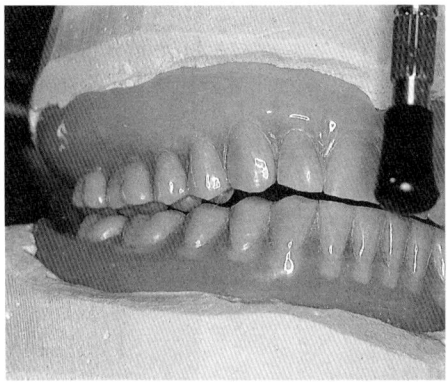
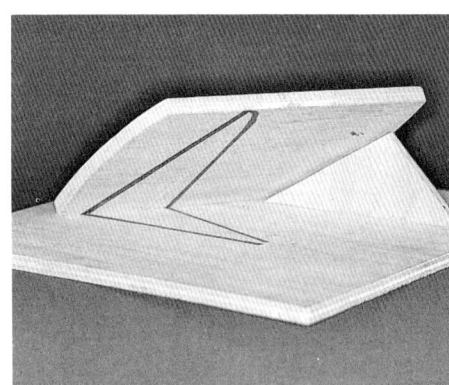

Abb. 111 Bei der Arbeitsbewegung wird ein Balancekontakt angestrebt

Abb. 112 Diagonal äquilibrierte Prothesen

Abb. 113 Bennett side shift

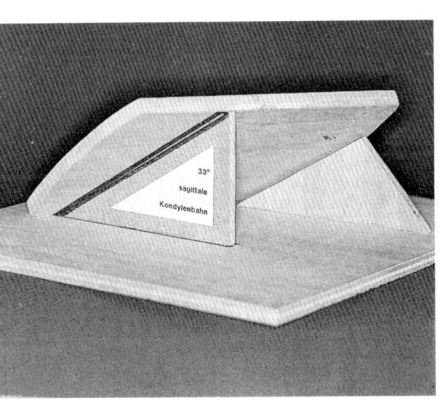
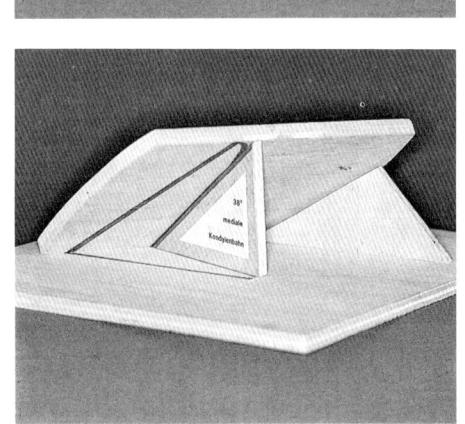

a   b

Abb. 114 Kondylenbahn bei der geraden Vorschubbewegung (a) und bei der Balancebewegung (b)

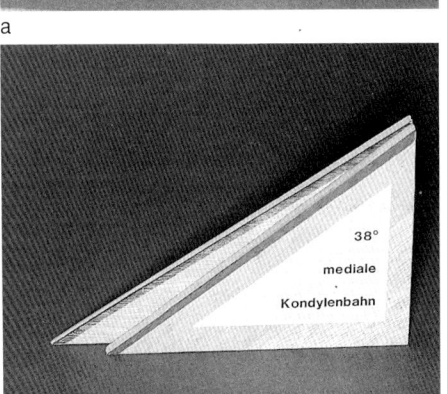
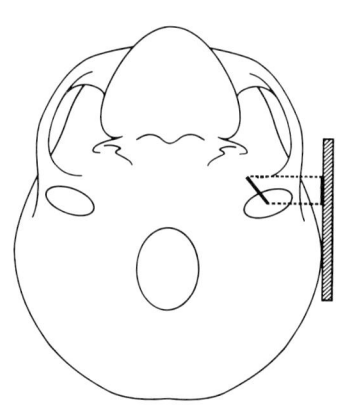
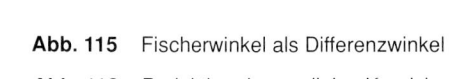

Abb. 115 Fischerwinkel als Differenzwinkel

Abb. 116 Projektion der medialen Kondylenbahn auf eine Bildfläche außerhalb des Kopfes

zu geringerem Bruxieren und andererseits zu gleichmäßigerer Belastung der Kiefer und somit zu geringerem Knochenabbau. Diese Thesen stehen im Einklang mit der klinischen Beobachtung, daß äquilibrierte Prothesen länger funktionstüchtig bleiben als nicht äquilibrierte.

8.4 Tragemodus

Mit dem Patienten muß auch der Tragemodus besprochen werden. Die weit verbreitete Ansicht, die Prothese müsse ständig, also auch nachts getragen werden, damit man sich besser daran gewöhne, ist u. E. nicht haltbar. Woran soll sich der Patient gewöhnen, wenn er sich schon an seinen Ersatz gewöhnt hat? Für Patienten, die zum ersten Male eine totale Prothese bekommen, mag das nächtliche Tragen für eine begrenzte Dauer hilfreich und somit ratsam sein, ansonsten aber muß man den Tragemodus differenzierter betrachten: Bedenkt man, daß der bezahnte Patient nachts, wenn die Wahrnehmungsschwelle herabgesetzt ist, durch Pressen, Knirschen, Leermahlen, durch Parafunktion also, Kräfte auslöst, die von solcher Stärke sind, daß man geradezu von Autodestruktion spricht, so muß man davon ausgehen, daß auch der Unbezahnte mit seinen Prothesen Parafunktionen ausüben kann. Diese Parafunktionen äußern sich in jedem Falle als Belastungen des Knochens, die zum beschleunigten Abbau beitragen. Schon aus diesem Grunde ist es zweckmäßig, den Ersatz über Nacht herauszulassen. Die Schleimhaut hat dann Gelegenheit, sich zu erholen. Schließlich geht man auch nicht mit Schuhen ins Bett.

Es ist allerdings verständlich, wenn vornehmlich jüngere Menschen sich vor sich selbst oder vor ihrem Partner genieren, wenn sie keinen Ersatz tragen und durch den eingefallenen Mund älter erscheinen als sie sind. Auch gibt es Patienten, die ohne Prothesen nicht schlafen können. In beiden Fällen muß man den Patienten die Entscheidung selbst überlassen, nachdem man sie entsprechend aufgeklärt hat. Ein erholsamer Schlaf und ein unbeeinträchtigtes psychisches Verhalten haben zweifellos Vorrang vor der Entlastung des Kiefers. Ein Kompromiß für Träger von totalen Prothesen in beiden Kiefern besteht darin, daß sie eine, zumeist die untere Prothese, herauslassen.

Nicht getragene Prothesen sollten in einfachem Leitungswasser, völlig untergetaucht, aufbewahrt werden. Für Patienten, die nur in einem Kiefer eine totale Prothese tragen (es handelt sich zumeist um die obere), während im Gegenkiefer noch eigene Zähne vorhanden sind, mit denen er besonders kräftig bruxieren kann, ist das Herauslassen der totalen Prothese besonders empfehlenswert.

8.5 Pflegeanleitung

Eine saubere Prothese ist nicht nur für das orale Wohlbefinden von Bedeutung, sondern auch für die Gesunderhaltung der Schleimhaut. Insbesondere die skandinavischen Prothetiker haben darauf aufmerksam gemacht, daß durch Plaques auf den Prothesen unspezifische Entzündungen der Gaumen- und Mundschleimhaut hervorgerufen werden können. Die meisten der in den vergangenen Jahren als Allergie gedeuteten Entzündungen sind als durch Plaques verursacht erkannt worden. Angesichts dieser Erkenntnis muß auch der Frage nachgegangen wer-

den, ob und inwieweit die Plaques in Kombination mit den durch die Prothese ausgelösten mechanischen Mikrotraumen die Knochenatrophie beschleunigen.
Da also die Plaquefreiheit zum therapeutischen Erfolg, vor allem zum Dauererfolg beiträgt und Begleitschäden verhüten hilft, muß der Patient in der Prothesenpflege angeleitet werden. Entsprechende Demonstrationen sollten nicht nur der ZMF überlassen werden, sie muß auch durch die ganze Autorität des Zahnarztes unterstrichen werden. In einer der Nachkontrollsitzungen, in der z.B. auch Druckstellen beseitigt werden, sollten die Plaques mit Hilfe kleiner mit Erythrosin getränkter Kunststoffschwämmchen angefärbt werden. Bei dem anschließenden Bemühen, sie zu entfernen, lernt man die Besonderheiten des speziellen Falles kennen. Man entdeckt Rauhigkeiten, die noch zu beseitigen sind, kann dem Patienten die geeigneten Mittel empfehlen und deren Handhabung demonstrieren.

8.6 Nachkontrolle

Es mag vielleicht verwundern, daß vom Abschluß der Behandlung keine Rede ist. Diese Wendung wurde bewußt nicht gebraucht. Mit der Fertigstellung und der unmittelbaren Nachsorge ist zwar zunächst die aktuelle Versorgung beendet, die Betreuung sollte damit aber nicht aufhören. Der Patient muß weiterhin beobachtet und geführt werden, und zwar von dem Zahnarzt, der die Versorgung durchgeführt hat. Niemand kennt die individuelle Situation so gut wie derjenige, der den Ersatz angefertigt hat. Auf Grund von Verlaufsbeobachtungen kann man am ehesten das Intervall für die Nachkontrollen festsetzen. Sofortersatz, vorausgegangene Parodontopathien, abgebaute Alveolarfortsätze erfordern häufigere Nachkontrollen. Offen bleibt die Frage, ob man sich nach entsprechender Aufklärung auf die Zusage des Patienten, regelmäßig zur vereinbarten Kontrolle zu erscheinen, verläßt, oder ob man ein straff organisiertes „recall" durchführt. Am besten ist es, man findet eine Regelung im beiderseitigen Einvernehmen.
Die Notwendigkeit, Patienten mit totalem Zahnersatz kontinuierlich zu betreuen, wird durch folgende Punkte nachdrücklich hervorgehoben:

- Die sogenannten prothesenunfähigen Kiefer, speziell die Unterkiefer, die durch eine Knochenspange von minimaler Höhe charakterisiert sind, entstehen zum größten Teil während der Gebrauchsphase.
- Bedenkt man, daß manche Menschen in ihrem Leben länger zahnlos sind, als sie die zweite Dentition besitzen, so wird klar, daß man mit dem Kieferknochen sehr substanzschonend umgehen muß.
- In zahllosen wissenschaftlichen Arbeiten wird erforscht und beschrieben, wie selbst bei anatomisch ungünstigen Verhältnissen noch funktionstüchtige Prothesen anzufertigen sind; relativ selten aber werden die Vorgänge in der Gebrauchsphase näher untersucht.

So muß man sich die Frage stellen, ob denn der „count down" zum prothesenunfähigen Kiefer eine schicksalhafte, unbeeinflußbare Größe ist oder ob es Möglichkeiten gibt, den Knochenabbau als Funktion von Druck oder anderen Faktoren in irgendeiner Weise zu bremsen. Es erscheint geboten, nach eben solchen negativen Faktoren zu forschen. Einige seien vorgestellt.

Abbau und relative Vorverlagerung: Es steht außer Zweifel, daß durch eine bezüglich Ausdehnung, Funktionsrandgestaltung, Bißhöhe und Okklusion korrekt gestaltete Prothese weniger Abbau entsteht als durch Prothesen, die in den genannten Punkten Mängel aufweisen. Dennoch entsteht unter den besten Prothesen auch ein Knochenabbau. Dieser bedeutet in jedem Falle einen Bißhöhenverlust. Mit einer Annäherung des Unterkiefers an den Oberkiefer ist immer auch eine relative Vorverlagerung des Unterkiefers verbunden. Dadurch entstehen Primärkontakte auf Protrusionsfacetten. Durch diese entstehen Horizontalschübe auf die Prothesen. Die obere wird nach vorn oben, die untere nach hinten geschoben (Abb. 117). In Einklang damit steht das Faktum, daß im Unterkiefer häufig diffuse Rötungen im Vestibulum zu beobachten sind, und die Feststellung, daß im Oberkiefer die Resorptionserscheinungen am Zwischenkiefer alveolär palatinal beginnen. Durch die Horizontalschübe werden die einwirkenden Kräfte nicht mehr gleichmäßig, sondern linienförmig (Unterkiefer) und auf kleine Areale (Oberkiefer) übertragen. Die Folge ist vermehrter Abbau, der sich nachfolgend in der beschriebenen Weise exponentiell steigert und an dessen Ende die sogenannte Altersprogenie steht.

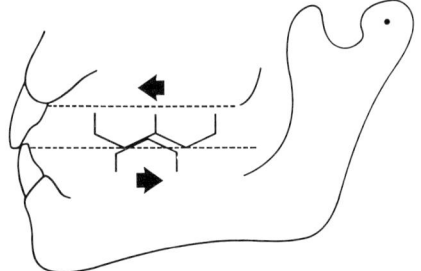

Abb. 117 Primärkontakte auf Protrusionsfacetten nach relativer Vorverlagerung des Unterkiefers infolge Bißhöhenverlust

Der Wichtigkeit halber seien die so destruktiv wirkenden Vorgänge, die mit geradezu naturwissenschaftlicher Gesetzmäßigkeit ablaufen, noch einmal in ihrer Sequenz dargestellt:

Knochenabbau
↓
relative Vorverlagerung des Unterkiefers
↓
Primärkontakte auf Protrusionsfacetten
↓
Horizontalschübe
↓
vermehrter Knochenabbau

Der verstärkte Abbau führt naturgemäß zu einer verstärkten Vorverlagerung. Die Wege auf den Protrusionsfacetten werden länger. Die Krafteinwirkung auf Protrusionsfacetten hat einen sehr ungünstigen Effekt auf die Haftung der Prothesen. Schließlich entsteht die kritische Situation der Höcker-Höcker-Beziehung, welche den Patienten geradezu veranlaßt, durch weiteres Verschieben des Unterkiefers Kontakte auf Retrusionsfacetten herbeizuführen, die einen lagestabilisierenden Effekt haben, weil sie die obere Prothese nach hinten oben und die untere Prothese nach vorn in die Unterkieferspange drücken. Insgesamt ist die untere Prothese unter der oberen hindurch nach ventral gewandert, es ist die „sekundäre Progenie" entstanden (Abb. 118). Die Vorgänge, die zu diesem Zustand führen, schädigen den Kiefer irreversibel progressiv.

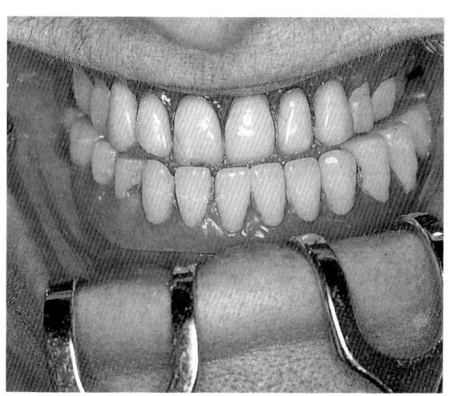

Abb. 118 Sekundäre Progenie („Altersprogenie")

Individuelle Geometrie: Jedermann mit einigen Jahren Berufserfahrung wird festgestellt haben, daß bei bestimmten Patienten selbst nach vielen Jahren dieses Ereignis nicht eingetreten ist. Andererseits muß er aber zugeben, daß bei anderen Patienten die „Altersprogenie" schon nach wenigen Jahren entstanden war. Dafür gibt es m.E. eine durchaus einleuchtende Erklärung: Die mit dem Knochenabbau einhergehende relative Vorverlagerung des Unterkiefers ist abhängig von der Lage der Rotationsachse der Kondylen zur Kauebene. Liegt die Rotationsachse zur Kauebene vorn oben, so ist selbst mit geringem Bißhöhenverlust eine relativ große ventrale Vorverlagerung verbunden. Liegt hingegen die Rotationsachse zur Kauebene dorsal-kaudal, so ist bei gleichem Bißhöhenverlust die ventrale Vorverlagerung des Unterkiefers nur gering (Abb. 119). Die Reduzierung der Bißhöhe infolge Knochenabbaus hat außer der relativen Vorverlagerung des Unterkiefers noch einen weiteren Nachteil zur Folge. Die Ränder der Prothesen lagern sich tiefer in das Vestibulum bzw. in den Sublingualraum ein. Da dies nur ganz langsam geschieht, ist auch der dadurch bedingte Reiz nur gering, so daß als Reaktion darauf fibröse Neubildungen entstehen.

Die Frontzahnregionen sind aus einem weiteren geometrischen Grunde stärker gefährdet als die Molarenregionen. Am Beispiel eines Zirkels sei der Sachverhalt erklärt:

Schlägt man einen geöffneten Zirkel zu, so müssen die Spitzen der Zirkelarme einen doppelt so langen Weg zurücklegen wie die Mitten der Zirkelarme (Abb. 120). Übertragen auf die Mundsituation bedeutet das, daß im frontalen Bereich die Alveolarfortsätze in der Vertikalen stets doppelt so stark abgebaut werden müssen wie im dorsalen Bereich. Die zahlreichen Schlotterkämme im Frontzahnbereich des Oberkiefers sind der Beweis dafür. Wenn dies schon bei gleichmäßiger Belastung einer totalen Prothese der Fall ist, dann wird deutlich, daß bei isolierter Belastung ventral, wie sie im Oberkiefer auftritt, wenn im Unterkiefer ein anteriores Restgebiß ohne suffiziente prothetische Ergänzung vorliegt, die Folgen besonders schädlich sind. Die therapeutische Konsequenz besteht darin, daß der Unterkiefer optimal versorgt wird, damit der Kauprozeß nach distal verlegt werden kann und die Frontzähne außer Okklusion gestellt werden können.

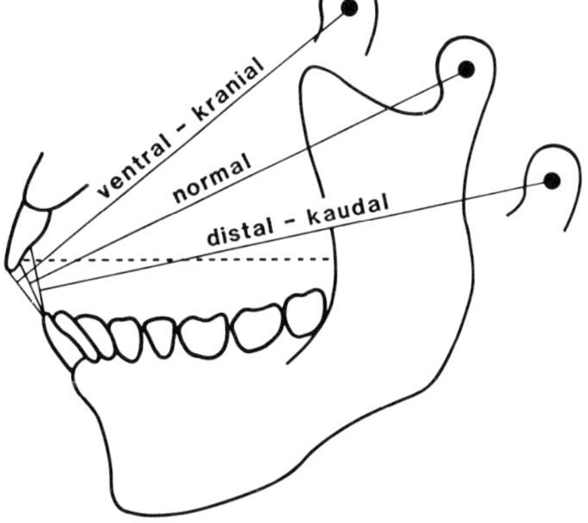

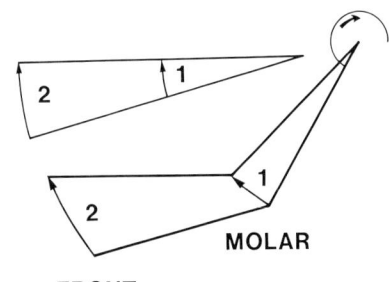

Abb. 119 Unterschiedliche individuelle Lage des Kiefergelenkes zur Kauebene

Abb. 120 Bei Bißsenkung wird der Frontzahnbereich doppelt so stark belastet wie der Tuberbereich

Kunststoffzahn/Porzellanzahn: Im Zusammenhang mit der Erstellung von totalen Prothesen wird immer wieder die Frage gestellt, ob Porzellanzähne oder Kunststoffzähne zu verwenden seien. Dazu ist folgendes zu sagen. Die Vorstellung, daß unter Prothesen mit fehlerfreier Okklusion kein Abbau erfolge, hat sich leider als Illusion erwiesen. Damit ist auch die These, daß man eine richtige Okklusion unveränderbar gestalten müsse, nicht aufrechtzuhalten. Da durch den mit dem Abbau verbundenen Bißhöhenverlust okklusale Interferenzen entstehen, die ihrerseits wieder durch Horizontalschübe den Abbau fördern, kann es nur günstig sein, wenn sich kleine okklusale Störungen durch Abrasion reduzieren. Kunststoffzähne sind daher von Vorteil.

9 Überprüfung der Funktion und Korrekturarbeiten

Ist bei der Herstellung einer Prothese kein Erfolg erzielt worden oder hat die Funktionstüchtigkeit im Laufe der Zeit nachgelassen, so ist es absolut falsch, blindlings und ohne Überlegung eine Unterfütterung vorzunehmen. Im allgemeinen wird dadurch keine Verbesserung erzielt, sondern eine Verschlechterung. Man muß sich darüber im klaren sein, daß mangelnde Funktionstüchtigkeit eine Ursache hat, und eben diese Ursache gilt es zuvor zu ermitteln. Gelingt es nicht, sie herauszufinden, dann erübrigt sich jede Aktivität, sie kann nur zufällig Erfolg haben. Bei der Suche nach dem Fehler ist folgenden Punkten besondere Beachtung zu schenken:

Bißhöhe: Die Bißhöhe sollte stets zuerst überprüft werden, weil sie für den Erfolg eine Prädominanz hat. Ist z.B. der Biß wesentlich zu hoch, so ist damit die Funktionsuntüchtigkeit besiegelt, gleichviel, wie gut der Sitz und die Okklusion sind.

Basis: Bei der Prothesenbasis sind drei Faktoren zu unterscheiden, die generelle Ausdehnung, die Form der Funktionsränder und die Kongruenz der Basis mit dem Prothesenlager.

- Mit der generellen Ausdehnung ist gemeint, ob im Oberkiefer die Tubera umfaßt sind, ob die paratubären Taschen berücksichtigt sind und ob dorsal die Basis bis zur A-Linie reicht, ob im Unterkiefer die Trigona retromolaria erfaßt sind, ob der vordere Sublingualraum beachtet wurde und ob im dorsalen Sublingualraum die Basis die Crista mylohyoidea um etwa 2 mm übergreift.
- Die Überprüfung der Richtigkeit des Funktionsrandes ist besonders schwierig. Eines indessen kann man mit Bestimmtheit sagen, wenn der Sitz der Prothese nicht beklagt wird, muß man sich um den Funktionsrand nicht kümmern. Geht es aber u.a. um den Sitz der Prothese, so muß man beurteilen, ob der Prothesenrand der funktionell angespannten Muskulatur entspricht. Durch Augenschein ist dies im allgemeinen nicht zu schaffen. Am besten beschickt man den Rand mit einer mittelfließenden Paste und läßt funktionelle Bewegungen ausführen. Plusstellen oder Überextensionen zeigen sich dann dadurch, daß der Rand frei ist von Abformmaterial, während sich Minusstellen oder Unterextensionen dadurch erkenntlich machen, daß sich das Abformmaterial aufbaut.
- Inkongruenzen zwischen Prothesenbasis und Kiefer sind bei neuen Prothesen nur selten zu beobachten. Bei Sofortprothesen gehörten sie zum Behandlungsablauf. Bei länger getragenen Prothesen werden sie verursacht durch ungleichmäßigen Knochenabbau. Man überprüft die Kongruenz dadurch, daß man die Basis mit einem dünnfließenden Silikon beschickt und die Prothese selbst zentriert. Keinesfalls darf der Patient zubeißen, weil dadurch möglicherweise durch Schübe über die Okklusion das Ergebnis verfälscht wird.

Okklusion: Zur Überprüfung der *Okklusion* muß man den Unterkiefer in die zentrale Relation bringen. Die Methoden hierfür wurden beschrieben. In zentraler Relation sollte eine störungsfreie Interkuspidation vorliegen.
Es versteht sich von selbst, daß die Art des Fehlers die Korrekturmaßnahme bestimmt:

- Inkongruenzen, fehlerhafte Ausdehnungen der Basis und unfunktionelle Ränder sind durch *Unterfütterung* zu beheben.
- Eine falsche Bißhöhe läßt sich im allgemeinen nur durch eine *Neuanfertigung* korrigieren.
- Okklusionsmängel und Fehler in der horizontalen Unterkieferposition machen *Einschleifmaßnahmen* oder *Nachregistrieren* erforderlich.

Als Vorbereitung zur Unterfütterungsabformung, die fast immer in einer Funktionsabformung besteht, sind alle untersichgehenden Stellen zu beseitigen, damit es dem Techniker nach dem Ausgießen gelingt, die Prothese vom Modell abzuheben. Bei oberen Prothesen muß außerdem insbesondere im Bereich des frontalen Alveolarfortsatzes durch Ausschleifen Platz für das Abformmaterial geschaffen werden; sonst besteht die Gefahr, daß die Prothese nach vorn unten verlagert wird.

Eine spezielle Art der Funktionsminderung, die selbst bei einwandfrei angefertigten Prothesen auftreten kann, verdient hervorgehoben zu werden. Die Prothese, zumeist über Nacht herausgelassen, hat am Morgen einen ausgezeichneten Sitz, der jedoch mit zunehmender Tragedauer am Tage nachläßt, bis er am Abend völlig unzureichend ist. Da der Ersatz seine Form nachweislich nicht ändert, muß sich das Prothesenlager geändert haben. Dies geschieht in der Weise, daß aus dem zumeist relativ dicken schwammigen Gewebe durch Druck ein Teil der Flüssigkeit verdrängt wird, so daß die Prothese indirekt zu weit wird. Da sich das Gewebe über Nacht wieder auffüllt, ist die Kongruenz am nächsten Morgen wieder vorhanden.

Zu beheben ist dieses Wechselspiel fast nicht. Es bleibt nur der Versuch, am Abend, wenn der Kiefer seine kleinste Form hat, eine Unterfütterung mit Hilfe konsistenterer Materialien (Kompression) vorzunehmen.

10 Besonderheiten

10.1 Entlastungsabformung

Solang der Alveolarfortsatz in einer gewissen Breite mit einer Gingiva propria, einer attached Gingiva, überzogen ist, macht die funktionelle Abformung eines Kiefers keine großen Probleme. Von der attached Gingiva aus kann man getrost eine vom Patienten geformte Extension anstreben. Das Vorhandensein einer straffen Gingiva kennzeichnet den „leichten Fall", die Höhe des Alveolarfortsatzes ist dagegen weniger erfolgsrelevant. Das Fehlen einer attached Gingiva hingegen charakterisiert den „schwierigen Fall".

10.1.1 Indikationen

Einige Befundsituationen, die aufgrund fehlender attached Gingiva zu erheblichen Problemen führen können, seien beschrieben.

- Im Unterkieferseitenzahnbereich entstehen die Schwierigkeiten dadurch, daß nach Verlust der Zähne zwar der Alveolarknochen schrumpft, nicht aber die Schleimhaut. So ergibt sich ein Zuviel an Haut über zu wenig Knochen. Die Schleimhaut muß sich in Falten legen. Diese Falten liegen vorwiegend lingual im Molarenbereich über der Crista mylohyoidea.
- Im anterioren Bereich von Ober- und Unterkiefer geht die straffe Gingiva propria oft dadurch verloren, daß durch den vermehrten Druck, der infolge Bißsenkung auf diesen Regionen liegt, der Knochen abgebaut und durch Bindegewebe ersetzt wird.
- Der Schlotterkamm ist im Oberkiefer häufiger anzutreffen als im Unterkiefer.
- Ein spezieller Befund darf in diesem Zusammenhang nicht unerwähnt bleiben: anteriores Restgebiß im Unterkiefer bei totaler Prothese im Oberkiefer. Da der Patient überwiegend im Bereich der natürlichen Zähne kaut, wird der Zwischenkiefer besonders stark belastet.
- Bewegliche Schleimhaut über dem Alveolarfortsatz findet man oft auch bei Patienten nach Tumoroperationen, wenn große Defekte durch Mundboden

oder Zunge gedeckt werden. Auch bei operierten Lippen-Kiefer-Gaumenspalten bleibt, wenn alle Zähne verlorengegangen sind, ein stark unterschiedlich resilientes Gewebe zurück.

10.1.2 Prinzip

Bei der Abformung von Schlotterkämmen bzw. von unattached Gingiva auf dem Kieferkamm geht es darum, daß man das Gewebe unverstellt abformt. Wird bei der Abformung das Gewebe verdrängt, resultiert daraus ein falsches Modell. Die auf dem falschen Modell gefertigte Prothese wird dann das Gewebe verdrängen. Druckstellen und schlechter Sitz der Prothese sind die Folge. Die unverstellte Wiedergabe beweglicher Gingiva läßt sich nur mit sehr dünnfließenden Materialien erreichen. Voraussetzung ist weiterhin, daß bestimmte Bereiche vorhanden sind, die mit einer attached Gingiva versehen sind, auf denen man den Löffel direkt abstützen und somit richtig plazieren kann. *Ent*lasten kann man umschriebene Bereiche nur, wenn man andere Bereiche dafür *be*lasten kann.

10.1.3 Vorgehen

Nach der Erstabformung zeichnet man auf dem Alginat jene Bereiche an, die man entlasten will. Diese Bereiche werden auf dem Situationsmodell mit einem Platzhalter versehen, ehe der individuelle Löffel gefertigt wird (Abb. 121).
Gleichviel, aus welchem Material der Löffel angefertigt werden soll, aus einem Autopolymerisat oder aus einer Tiefziehfolie, verwendet man als Platzhalter am besten eine 1 mm starke Zinnfolie, weil diese sich weder mit dem Autopolymerisat verbindet, noch unter Wärmeeinwirkung sich verformt.
Da das Plazieren von Löffeln, die großflächig hohlgelegt wurden, Schwierigkeiten bereitet, ist es ratsam, daß der Platzhalter für die erste Phase der Abformung unter dem Löffel belassen wird. Man muß ihn aber leicht entfernen können (Abb. 122).
Bei der Herstellung des Löffels im Labor bleibt die Zinnfolie im allgemeinen unter der Basis haften, wenn man die tiefgezogene Platte oder das adaptierte Autopolymerisat zum ersten Mal vom Modell nimmt. Man trimmt dann zunächst die Ränder auf die vorgesehene Ausdehnung und versäubert sie. Dann löst man den Platzhalter von der Unterseite und replaziert ihn so, daß er leicht mit der Spitze eines Instrumentes ohne Kraftanwendung entfernt werden kann. Allenfalls muß man den Rand der Zinnfolie geringfügig kürzen.
Am Patienten wird der Löffel in der herkömmlichen Weise auf seine richtige Dimension hin überprüft. Sodann wird der Biß genommen. Dabei sorgt der unter dem Löffel befindliche Platzhalter dafür, daß sich die Schablone gleichmäßig richtig plazieren läßt und daß der Hohlraum nicht wieder durch Kippung des Löffels verlorengeht. Wenn der Rand des Löffels mit Haftlack versehen wird, spart man den Platzhalter aus. Es folgt die Randvorformung (Abb. 123). Nunmehr entfernt man den Platzhalter. Für die Seal-Abformung nimmt man dünnflüssiges Material mit guten Fließeigenschaften. Das bewegliche Gewebe darf durch dieses Material nicht verstellt werden (Abb. 124). Bei operierten Patienten sollte man die unter der Basis hindurchziehenden Narben- und Gewebestränge bewußt bewegen und bewegen lassen.

Besonderheiten

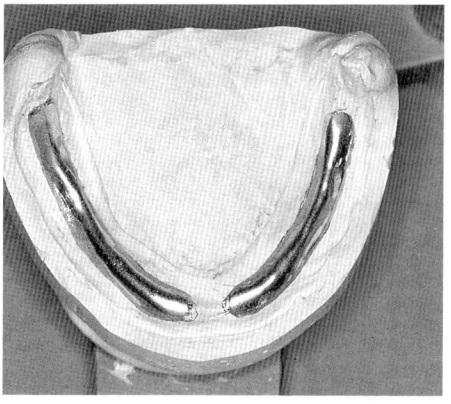
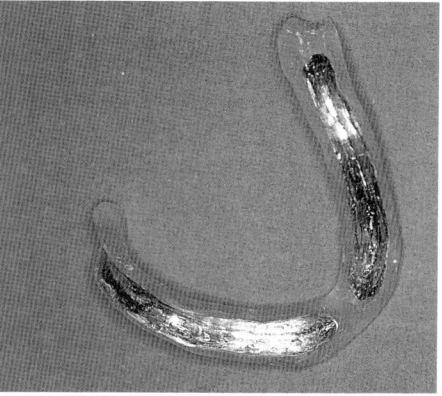

Abb. 121 Platzhalter auf dem Modell

Abb. 122 Platzhalter im Löffel

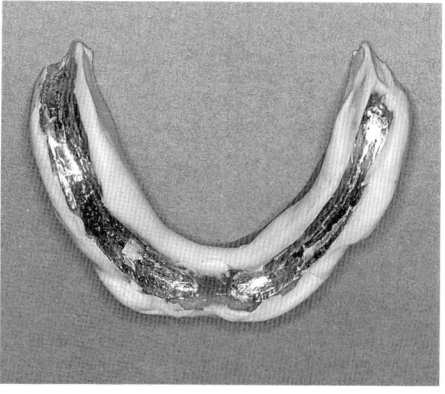
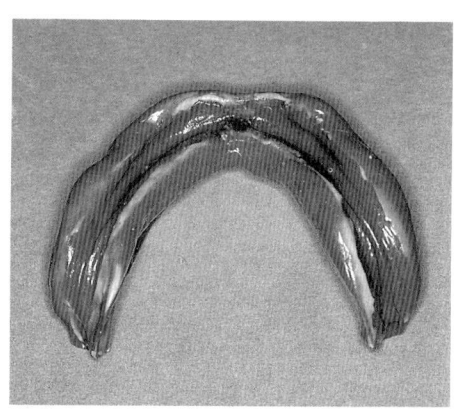

Abb. 123 Während der Randvorformung bleibt der Platzhalter am Ort

Abb. 124 Bewegliches Gewebe drucklos abgeformt

Bezüglich der Stärke des Platzhalters muß man bedenken, daß dünnfließendes Abformmaterial nur dann zu einer blasenfreien Oberfläche führt, wenn es in ganz engen Spalten fließen muß. Es ist daher ratsam, daß man den Platzhalter nicht zu stark wählt, sonst erkauft man die unverstellte Wiedergabe der beweglichen Schleimhaut durch eine rauhe Oberfläche der Prothesenbasis an dieser Stelle.

10.2 Prothesenbasis aus weichbleibendem Kunststoff

Bei der Versorgung unbezahnter Unterkiefer mit Zahnersatz ergibt sich relativ oft die Indikation, die Prothesenbasis mit weichbleibendem Kunststoff zu unterlegen, weil unter der harten Basis ständig Druckstellen auftreten. Zumeist ist man aber von dem Ergebnis enttäuscht. Das so häufig negative Resultat wird nicht etwa durch den Kunststoff selbst verursacht, indem sich in die schwammigporige Oberfläche Fremdstoffe einlagern, die Prothese Geruch annimmt und unappetitlich wird, sondern dadurch, daß keine Reduktion der Druckstellen erzielt wird.

Leider werden die Erwartungen in den weichbleibenden Kunststoff oft zu hoch geschraubt. Vor allem übersieht man, daß die einwirkenden Kräfte durch ihn nicht reduziert werden können, allenfalls kann man ihre gleichmäßigere Verteilung erwirken, wodurch für den Patienten das Tragen angenehmer wird. In diesem Zusammenhang ist folgender Vergleich hilfreich: Das Körpergewicht eines Menschen bleibt gleich, unabhängig davon, ob er auf Beton oder einem Teppich steht oder geht, und dennoch ist der weichere Boden angenehmer.

Grundsätzliche Überlegungen: Über die Wirkungsweise weichbleibender Kunststoffe muß man sich grundsätzlich Klarheit verschaffen. Wegen der weniger dicht gelagerten Moleküle läßt sich die Masse zusammendrücken. Der absolute Betrag der Komprimierbarkeit hängt bei gleichem Druck von der Schichtdicke ab. Eine dickere Schicht läßt sich stärker zusammendrücken als eine dünne. So kommt es, daß bei weichbleibender Unterfütterung die Druckstellen zahlreicher sein können als bei einer harten Basis, nämlich dann, wenn die Schicht über den druckgefährdeten, zumeist erhabenen Stellen dünner ist als in deren Umgebung. Aber selbst wenn die Schicht des weichbleibenden Kunststoffes überall gleich dick ist, werden jene Stellen, die man vor einer zu starken Belastung schützen will, stärker beansprucht, weil es sich in der Regel um Knochenleisten handelt, die nur mit einem dünnen Tegument überzogen sind.

Erst wenn die Schicht des weichbleibenden Kunststoffes über den druckgefährdeten Stellen erheblich dicker ist als in deren Umgebung, tritt der gewünschte Effekt auf.

Technische Folgerungen: Die jeweils richtige Schichtdicke gezielt zu erreichen, ist schwieriger, als es zunächst den Anschein hat. In jedem Falle muß mit Platzhalter gearbeitet werden. Diesen stellt man heute im allgemeinen mit Hilfe des Tiefziehverfahrens her. Dabei ergibt sich das unerwünschte Faktum, daß sich die Folien über den erhabenen Stellen dünner ausziehen als in den Vertiefungen (Abb. 125). Das hätte zur Folge, daß die zu *ent*lastenden Partien eher stärker *be*lastet würden. Man muß also dafür sorgen, daß der Platzhalter über den erhabenen Stellen verdickt wird (Abb. 126). In Abbildung 126 wurde als Beispiel für die Anwendung des weichbleibenden Kunststoffes der scharfgratige Alveolarfortsatz gewählt. Ebenso häufig stellt aber die gefältete Schleimhaut (z.B. über der Crista mylohyoidea) eine Indikation dar. Der Bereich, für den eine Druckminderung erwünscht wird, muß jeweils exakt vom Zahnarzt angegeben werden (Abb. 127).

Im Labor fertigt man den entsprechenden Platzhalter am besten mit Hilfe des Tiefziehverfahrens an, und zwar gestuft in zwei bis drei Schritten. Von der ersten Folie beläßt man nur jene Anteile, welche die zu schonenden Bereiche bedecken (Abb. 128a). Die Ränder werden leicht beigeschliffen. Die zweite Folie verstärkt die erste und deckt Bereiche ab, die in zweiter Linie gefährdet sind (Abb. 128b). Da die Tiefziehfolien aus gleichem Material bestehen, werden sie miteinander verschweißt und bilden einen gut zu handhabenden Platzhalter. Die dritte Folie überzieht schießlich die gesamte Basisfläche (Abb. 128c).

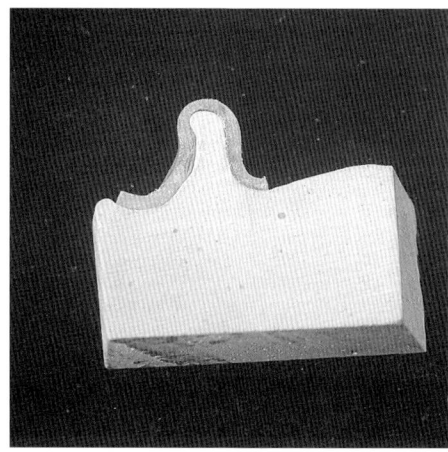
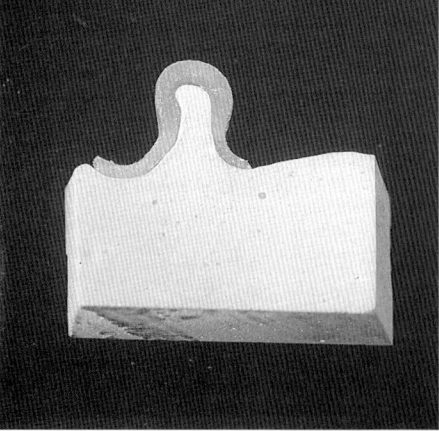

Abb. 125 Platzhalter über dem druckgefährdeten Grat dünner als an den Seiten

Abb. 126 Platzhalter über dem druckgefährdeten Grat verstärkt

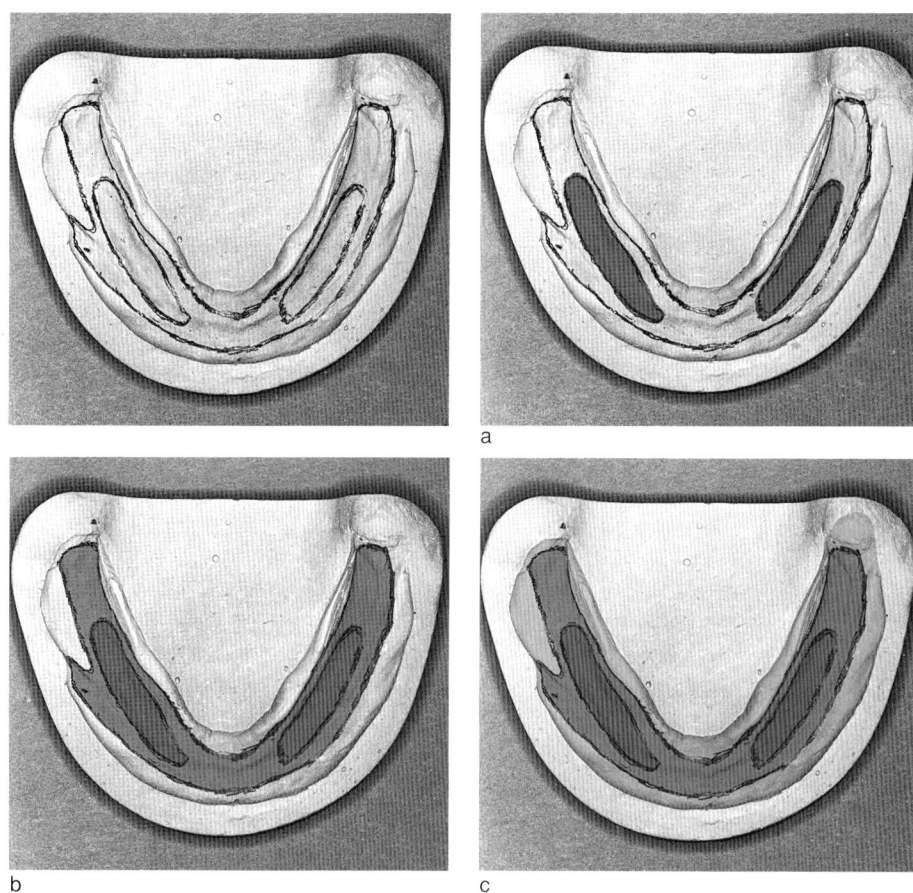

Abb. 127 Angaben des Zahnarztes für Entlastungen durch weichbleibenden Kunststoff

Abb. 128 Schichtung des Platzhalters: a) Erste Schicht über den am stärksten zu entlastenden Bereichen. b) Die Schicht bedeckt zusätzlich die Übergangszonen. c) Die dritte Schicht wird über die gesamte Basisfläche gezogen

Technisches Vorgehen: Im allgemeinen werden nicht neu herzustellende, sondern fertige Prothesen mit einer Schicht aus weichbleibendem Kunststoff versehen, da man fast immer zunächst versucht, mit einer harten Basis zum Ziel zu kommen. Nach Entfernen der Unterschnitte wird ein Unterfütterungsabdruck genommen. Das Funktionsmodell wird im Split-cast-Verfahren in ein Unterfütterungsgerät eingegipst. Die Prothese wird abgenommen und der Platzhalter angefertigt. Sorgfältig muß geprüft werden, daß zwischen Platzhalter und Prothesenbasis kein Kontakt zustandekommt. In zwei Phasen werden die Kunststoffe verarbeitet. In der ersten wird nach Einbettung des Modells in die Küvette der harte Kunststoff (Heißpolymerisat, kein Autopolymerisat) anpolymerisiert. In der zweiten wird der weichbleibende Kunststoff addiert.

10.3 Prothesenplaque und Schleimhauteffloreszenzen

Im Kapitel „Pflegeanleitung" wurde schon erwähnt, daß die Prothesenplaque unspezifische Entzündungen hervorrufen kann (Abb. 129 und 130). Der Beweis wird dadurch erbracht, daß die Entzündungen verschwinden, wenn die Prothesen plaquefrei gehalten werden. Auf dem Boden dieser chronischen Entzündung können sich, insbesondere wenn sich über die Okklusion oder über schlecht sitzende Prothesen mechanische Irritation hinzugesellen, hartnäckige Stomatitiden entwickeln mit Candida-Besiedlung. Da häufig die stark angeschwollene Schleimhaut feingliedrig von tiefen Rhagaden durchzogen ist, erweist sich die Therapie

224 Rehabilitation des Zahnlosen

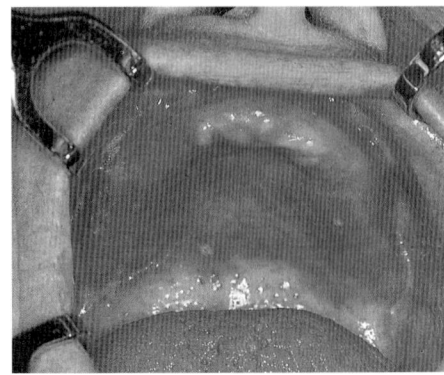
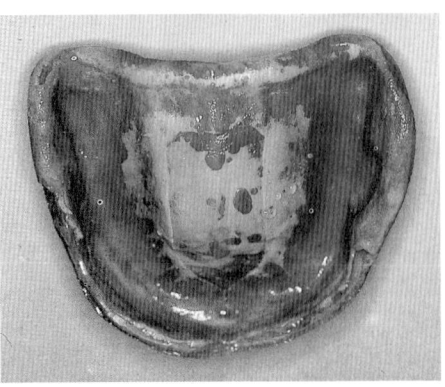

Abb. 129 Entzündung der Gaumenschleimhaut durch Prothesenplaque

Abb. 130 Plaquebedeckte Prothesenbasis

als sehr schwierig, weil man die Keime in der Tiefe medikamentös nicht erreicht. Man muß daher zunächst bemüht sein, durch entzündungshemmende Mittel die Schleimhaut zum Abschwellen zu bringen. Spülungen mit Chlorhexamed sind anzuraten. Die Prothese muß absolut plaquefrei gehalten werden. Alle mechanischen Reize sind auszuschalten. Auf die Basis kann man antimykotische Salben auftragen.

Neben der Verursachung unspezifischer chronischer Entzündungen können Prothesenplaques bestehende Grundleiden wie Lichen ruber, Pemphigus und Leukoplakie erheblich verschlimmern.

Da einerseits bei allen drei Krankheitsbildern der mechanische Faktor eine große Rolle spielt, beim Pemphigus und Lichen ruber wegen der Schmerzhaftigkeit und bei der Leukoplakie als Cofaktor bei der Verursachung, kommt der Beschaffenheit der Kunststoffoberfläche eine ganz besondere Bedeutung zu.

Mit der Forderung, den Zahnersatz plaquefrei zu halten, beginnen allerdings die Probleme, für den Zahnarzt, den Techniker, den Patienten.

Als Zahnarzt ist man allzu leicht geneigt, den Patienten als Pflegemuffel einzustufen. Dies ist indessen in den meisten Fällen ungerecht. Ehe man den Patienten inkriminiert, sollte man sich fragen, ob man ihn denn überhaupt entsprechend instruiert hat. Sodann sollte man selbst einmal versuchen, die Plaques mit den Mitteln, die dem Patienten zur Pflege zur Verfügung stehen, von der Prothese zu entfernen. Spätestens dann wird man ganz bescheiden, weil man erfahren muß, daß es häufig gar nicht gelingt. Die Bürste ist ungeeignet, die Borsten sind zu kurz, die Borsten sind zu weich, die Paste ist unwirksam und überhaupt, der Techniker hat die Prothese nicht richtig ausgearbeitet. Endlich hat man einen Schuldigen gefunden. Aber damit macht man es sich zu leicht. Die Prothese wurde nämlich in der herkömmlichen Art ausmodelliert. Diese allerdings ist in mehrfacher Hinsicht überdenkenswert.

Die Prothesenoberfläche muß in möglichst allen Bereichen glatt und dicht sein, in den Interdentalräumen wie auf der Schleimhautseite. Dies zu realisieren, sind bestimmte klinische und labortechnische Schritte einzuhalten.

Schleimhautseite: Durch Politur allein ist der Hochglanz auf den Flächen, die dem Gaumen und den Alveolarfortsätzen zugewandt sind, nicht zu erreichen, weil jede Politur, auch die Hochglanzpolitur, mit Substanzverlust verbunden ist. Die Hochglanzpolitur mit der Schwabbel ist zwar unvermeidlich, muß aber mit Zartgefühl und insgesamt sehr spärlich eingesetzt werden. Die Voraussetzungen für eine glatte Oberfläche müssen in den vorausgehenden Arbeitsgängen geschaffen werden. Eine glatte Oberfläche schon des Situationsabdruckes ist vonnöten. Auf dem entsprechenden Modell ist ein möglichst blasen- und porenfreier individueller Löffel anzufertigen. Natürlich mag man hier einwenden, daß solch strenge Maßstäbe an einen glatten individuellen Löffel übertrieben seien, weil kleine Ungenauigkeiten durch das Abdruckmaterial ausgeglichen würden. Ein solcher Einwand ist nur in gewisser Weise haltbar. In den Mulden des Löffels ist die Schicht des Abdruckmaterials ungleich dicker als in den schon annähernd kongruenten Bereichen. Da der Stauchungsdruck fehlt, bilden sich in den dicken Schichten leicht Blasen.

Für die Schlußabformung sollten Materialien verwendet werden, die in der Wiedergabe der Grobgestalt zwar präzise sind, die aber das Feinprofil der Schleimhaut nicht im Detail wiedergeben. Erwünscht ist ein entprofilierter Abdruck. Das nach einem solchen Abdruck gewonnene Funktionsmodell fällt durch eine glatte Oberfläche auf. Durch sorgfältige Isolierung bei der Kunststoffverarbeitung läßt sich eine weitgehend glatte Basisfläche erzielen, die mit Hilfe geringer Schwabbeleinwirkung mit Hochglanz versehen werden kann. (Abb. 131, 132)

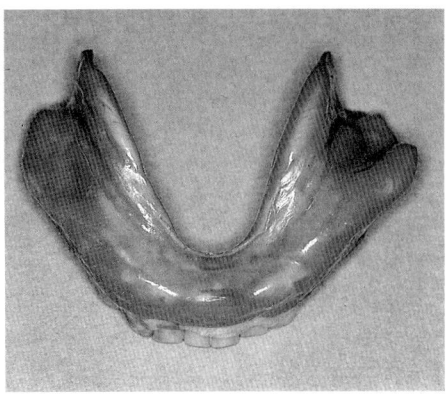
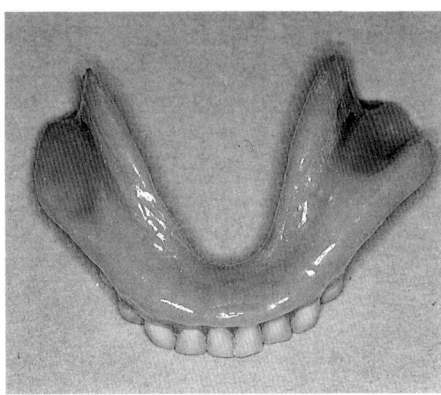

Abb. 131 Glatte Abdruckoberfläche

Abb. 132 Hochglanz auf konkaver Prothesenunterfläche

Interdentalräume: Tiefe Interdentalnischen sind in jedem Falle zu vermeiden, weil sie stets ein Politurdefizit aufweisen und deshalb *immer* von Plaques ausgefüllt sind. Daher sollten die Interdentalräume weitgehend aufgefüllt sein. Für den Normalfall wird dadurch schon ein bemerkenswerter Fortschritt erzielt.

Bei akuten Effloreszenzen müssen weitgehende Schritte zur Verbesserung der Sauberhaltung und zur Vermeidung auch der geringsten mechanischen Irritation vorgenommen werden. Man verzichtet auf jegliche Struktur zwischen Zahn und Parodontium.

Die Prothese wird primär in der herkömmlichen Art modelliert und hergestellt. An der fertigen Prothese werden die Zähne und der Kunststoff in den Interdentalräumen und im parodontalen Bereich aufgerauht und mit Autopolymerisat überschichtet, und zwar total. Der ausgehärtete Kunststoff wird nachträglich abgetragen, bis die Labialfläche des weißen Kunststoffzahnes wieder durchschimmert. Den ästhetischen Nachteil darf man getrost in Kauf nehmen, da bei Patienten mit Stomatitiden wegen der Schwere der Krankheitsbilder das Aussehen einen geringeren Stellenwert einnimmt (Abb. 133).

Übrigens fallen Prothesen, die in der beschriebenen Art gestaltet sind, ästhetisch keineswegs negativ auf, und man darf getrost die Frage stellen, ob denn verdreckte Interdentalräume besser aussehen (Abb. 134).

226 Rehabilitation des Zahnlosen

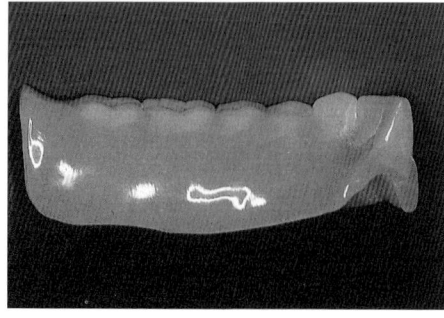
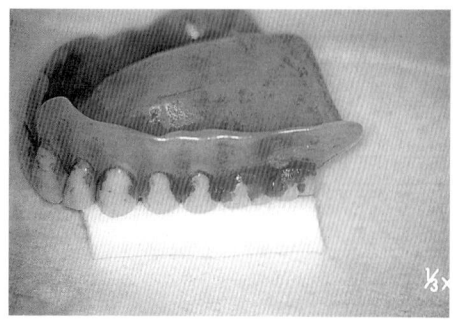

Abb. 133 Glatte konvexe Prothesenoberfläche

Abb. 134 Mit Plaque angefüllte Interdentalräume einer totalen Prothese

Weiterhin ist zu bedenken, daß selbst beim Gesunden die tiefe und deshalb *immer* mit einem Politurdefizit behaftete interdentale Nische, die nicht oder nur unzureichend sauber gehalten wird und infolgedessen zu Geschmacks- und Geruchsbelästigungen führt, keineswegs zum oralen Wohlbefinden beiträgt.

10.4 Unterschnitte an zahnlosen Kiefern

Gelegentlich findet man Kiefer, die in ihrer Gesamtheit unterschnitten sind, die oberen vestibulär, die unteren vestibulär und lingual. Zumeist handelt es sich um massive Alveolarfortsätze. Die Funktionsabformungen lassen sich zwar herausnehmen, weil die verwendeten Materialien elastisch verformbar sind, die fertige Prothese läßt sich aber nicht einfügen. Man beginnt, die Unterschnitte mit der Fräse zu beseitigen. Nach wiederholten Versuchen gleitet plötzlich die Prothese in ihre Sollposition. Leider aber ist der Halt nun unzureichend, weil an verschiedenen Stellen zuviel Material abgetragen wurde.

In solch schwierigen Fällen kann man auf folgende Weise Abhilfe schaffen. Man stellt das Funktionsmodell unter den Parallelometer und sucht die günstigste Einschubrichtung heraus. Sodann umfährt man das Modell mit der Bleimine. Auf diese Weise wird die stärkste Zirkumferenz markiert (Abb. 135). Wie bei der Klammervermessung vermißt man nun die Unterschneidung mit dem 0,5-mm-Teller, und zwar an möglichst vielen Stellen. Das Maß von $1/2$ mm für die Unterschneidung wird deshalb gewählt, weil man davon ausgehen kann, daß aufgrund der Resilienz des Gewebes bei Abrundung des inneren Randes dieser geringe

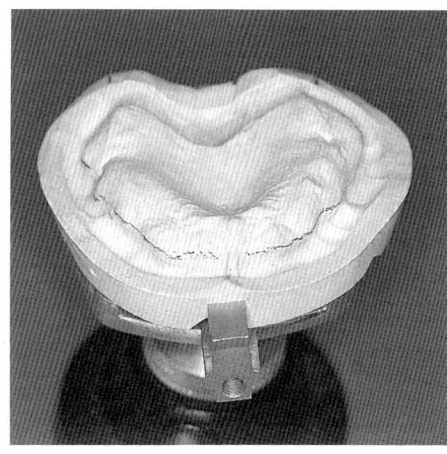
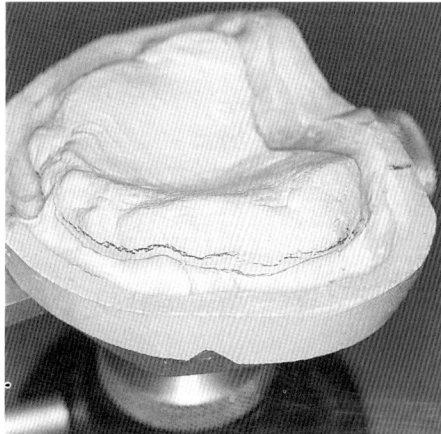

Abb. 135 „Äquator" des Alveolarfortsatzes eingezeichnet

Abb. 136 Linie eingezeichnet, die $1/2$ mm Unterschnitt anzeigt

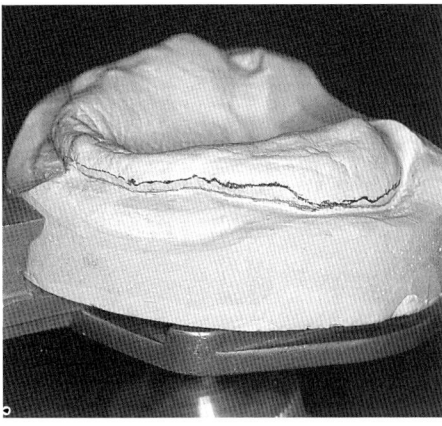 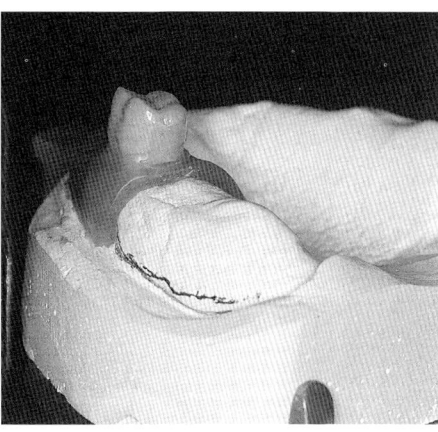

Abb. 137 Funktionsrinne bis zur ½-mm-Unterschnittlinie mit Gips aufgefüllt

Abb. 138 Modellation des Prothesenrandes

Unterschnitt überwunden wird (Abb. 136). Die Meßpunkte für den Unterschnitt verbindet man zu einer farbig durchgezogenen Linie. Bis zu dieser Linie wird die Funktionsrinne mit Gips aufgefüllt (Abb. 137). Nunmehr wird modelliert und polymerisiert (Abb. 138). Den Rand reduziert man auf ca. 2 mm Stärke. Der innere Rand wird zart gebrochen.

Die so hergestellte Prothese läßt sich einsetzen, ohne daß der Rand beschliffen werden muß und der Halt gemindert wird.

10.5 Präprothetische Chirurgie

Präprothetische chirurgische Maßnahmen sollten nur dann in Anspruch genommen werden, wenn der Versuch einer prothetischen Lösung gescheitert ist. Für die prothetische Arbeit muß man strengste Maßstäbe anlegen. Die Zurückhaltung gegenüber präprothetisch-chirurgischen Eingriffen ist darauf zurückzuführen, daß die meisten nicht gehalten haben, was man sich davon versprochen hat.

Aufbauten mit körpereigenem Knochen schrumpfen durch Resorption, man rechnet mit 50% im ersten Jahr. Das bedeutet, daß während dieser Zeit im Grunde nie über längere Zeit Kongruenz zwischen Prothesenlager und Prothesenbasis besteht.

Knorpelauflagerungen wandern, häufige Druckstellen sind die Folge. Auch Hydroxylapatit wandert. Es füllt nach einiger Zeit das Vestibulum aus. Die Situation ist dann zumeist schwieriger als vorher.

Auch gegenüber präprothetisch-chirurgischen Maßnahmen, die sich auf die Weichteile beschränken, empfiehlt sich Zurückhaltung, und zwar wegen folgendem: Man hat erkannt, daß der Erfolg, das Zurechtkommen mit dem Ersatz, zu einem nicht unbedeutenden Teil vom Adaptiervermögen des Patienten abhängt. Hier spielt die Fähigkeit zur muskulären Feinkoordination eine wesentliche Rolle. Durch Abtrennen, Durchtrennen und Verlegen von Muskeln wird das Vermögen zur muskulären Steuerung und Stabilisierung eher verschlechtert.

Im übrigen liefert der oft zitierte und als Ideal angesehene hohe kastenförmige Alveolarfortsatz keineswegs die besten Voraussetzungen für die Herstellung funktionstüchtiger totaler Prothesen. Erfolgsrelevant ist weniger die Form des Alveolarfortsatzes als die Beschaffenheit der Schleimhaut auf dem Alveolarfortsatz. Ein relativ breiter Streifen Gingiva propria stellt eine günstige Voraussetzung dar. Alle Maßnahmen zur Schaffung einer attached Gingiva oder zu deren Verbreiterung sind daher hilfreich.

Implantate: Bei adaptierunfähigen Patienten ist allerdings auch durch Verbesserung des Prothesenlagers kein Erfolg zu erwarten. Sie sind auf absoluten Halt angewiesen. Hier helfen enossale Implantate weiter.

Bei der Beurteilung der Frage, ob eine präprothetische chirurgische Intervention anzuraten ist, sind unterschiedliche Ausgangsbefunde zu diskutieren.

- Der Befund ist günstig, der Ersatz aber weist Mängel auf; der Ersatz ist funktionsuntüchtig. In diesem Falle ist jede chirurgische Intervention kontraindiziert. Zunächst müssen Prothesen angefertigt werden, die befundgerecht optimal gearbeitet sind.
- Der Befund ist günstig. Der Ersatz ist fehlerfrei angefertigt und eingefügt. Der Patient kommt aber dennoch mit dem Ersatz nicht zurecht. Es gelingt ihm nicht, den Ersatz zu adaptieren. Überwiegend fällt dieser Sachverhalt in den Bereich der Geriatrie. Die Unfähigkeit zu adaptieren, findet man aber gelegentlich auch bei jüngeren Menschen. Da der Befund günstig, das heißt, der Alveolarfortsatz noch gut ausgeprägt ist, sind Implantate zu erwägen.
- Der Befund ist ungünstig, der Ersatz aber weist Fehler auf. Auch in diesem Falle ist zunächst der Ersatz zu optimieren. Solange die prothetischen Möglichkeiten nicht ausgeschöpft sind, sollten keine chirurgischen Maßnahmen durchgeführt werden. Wird die Prothese nach der Chirurgie wieder fehlerhaft angefertigt, ist alles umsonst. Gelingt es, mit befundbezogen optimalem Ersatz die Funktion wiederherzustellen, erübrigen sich weitere Überlegungen. Gelingt eines nicht, kann man, da man während der Behandlung die individuelle Problematik kennengelernt hat, dem Chirurgen gezielt Vorschläge machen, damit der Eingriff effektvoll ist.
- Der Befund ist ungünstig, der Ersatz ist befundbezogen optimal hergestellt. Der Patient kommt aber mit den Prothesen nicht zurecht, und zwar nicht deshalb, weil er unfähig ist, durch Adaptieren die Funktionstüchtigkeit herzustellen, sondern weil die Voraussetzungen zu schlecht sind. In diesem Falle kann man von vornherein den Chirurgen konsultieren.

Es kann hier nicht der Ort sein, die große Vielzahl von Implantaten und Implantatsystemen zu erörtern. Gewissermaßen beispielhaft seien einige Prinzipien anhand des IMZ-Implantations-Systems dargestellt. Die aus reinem Titan bestehenden Implantate sind auf der Oberfläche Plasma-beschichtet. Die poröse Oberflächenstruktur bietet eine große Fläche zum Anwachsen für den Knochen. Intramobile Puffer ermöglichen die Nachahmung der natürlichen parodontalen Dämpfung.

Im Unterkiefer werden die IMZ-Implantate im Bereich der Eckzähne, also zwischen den Foramina mentalia eingebracht. Unter der Weichteildecke läßt man sie über drei Monate unbelastet einheilen (Abb. 139). Danach werden sie oberflächlich chirurgisch freigelegt. Die folgenden Schritte seien stichwortartig skizziert:

- Die Platzhalterschraube aus Titan wird herausgedreht, die Distanzhülse aufgesetzt und mit einer Kunststoffschraube mit halbkugeligem Kopf fixiert (Abb. 140). Durch die Distanzhülse wird das Implantat um die Dicke der Schleimhautschicht verlängert, sie sorgt weiterhin durch eine hochglänzende Oberfläche für eine reizlose Durchtrittsstelle durch das Weichgewebe.

Besonderheiten

- Zur Abformung werden Abdruckpfosten eingeschraubt (Abb. 141).
- Die Abdruckpfosten werden nach der Abformung ausgeschraubt und in die Negative des Abdruckes gesteckt (Abb. 142).
- Vor dem Ausgießen werden auf die Abdruckpfosten Wurzel-Pins aufgeschraubt, die dem im Munde befindlichen Implantat plus aufgesetzter Distanzhülse entsprechen (Abb. 143).
- Nach Ausgießen ist die Mundsituation aufs Modell übertragen (Abb. 144).
- Für die Laborarbeit steht ein Set von Hilfsteilen zur Verfügung (Abb. 145).
- Nach Interponieren des Kunststoffpuffers (im Labor durch ein formgleiches Metallelement ersetzt) können die Stegpfosten montiert werden (Abb. 146).
- Der Steg wird parallel zur Gelenkachse ausgerichtet.
- Der Steg wird zwischen die Stegpfosten gelötet (Abb. 147).
- Auf den genormten Steg wird der genormte Reiter aufgesetzt (Abb. 148).
- Der Stegreiter wird in der Prothese fixiert (Abb. 149). Die Stegpfosten müssen hohlgelegt werden.
- Im Munde wird der Steg montiert (Abb. 150).

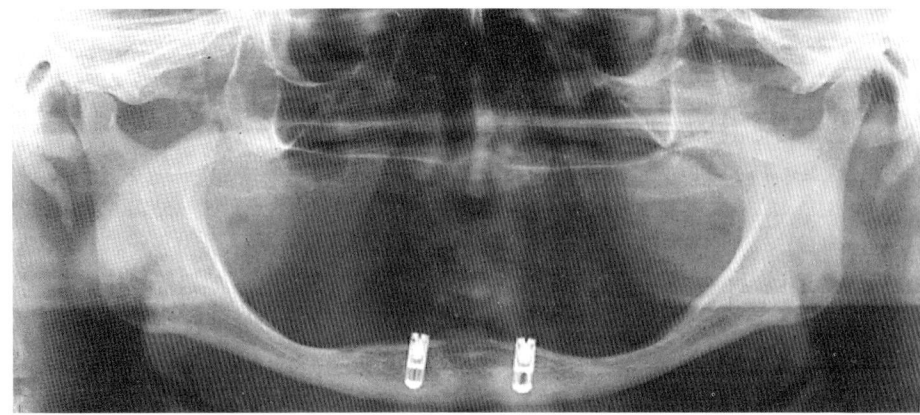

Abb. 139 IMZ-Implantate gesetzt

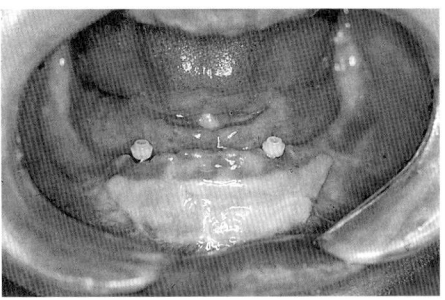 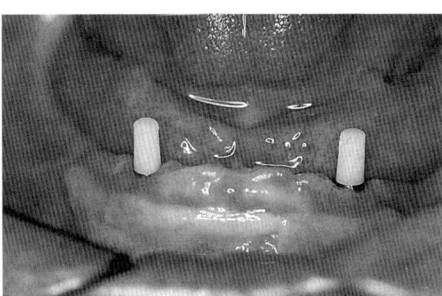

Abb. 140 Implantate nach Einheilung freigelegt. Distanzhülse fixiert

Abb. 141 Abdruckpfosten eingeschraubt

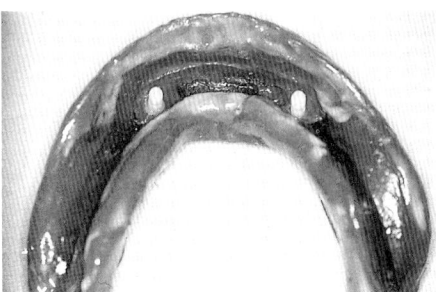 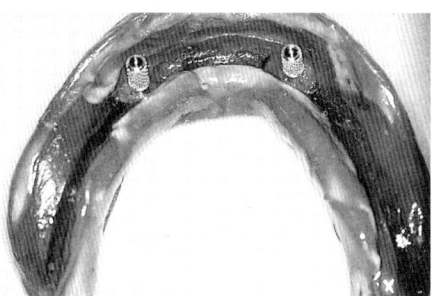

Abb. 142 Abdruckpfosten in Abdrucknegative

Abb. 143 Modell-Pins und Abdruckpfosten zusammengeschraubt

230 Rehabilitation des Zahnlosen

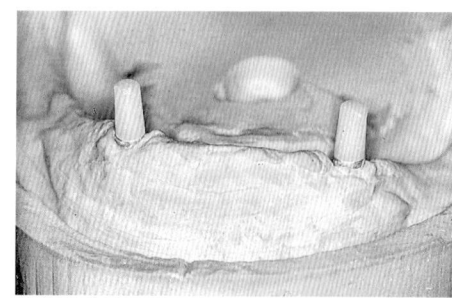
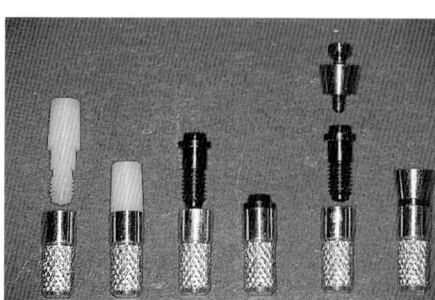
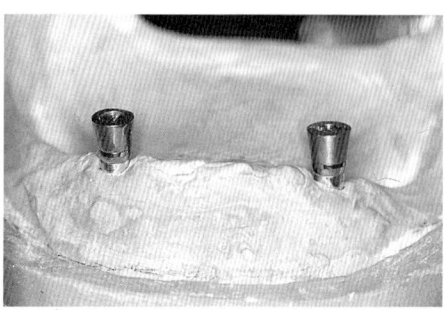
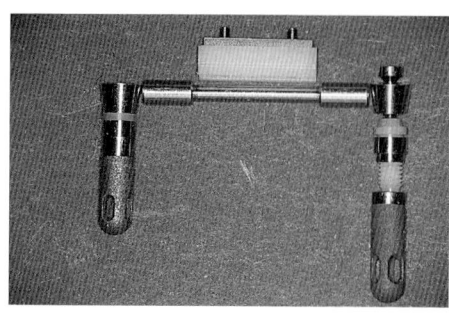
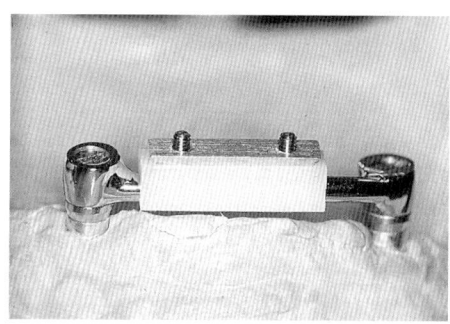
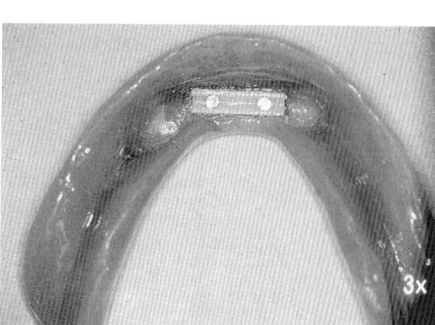
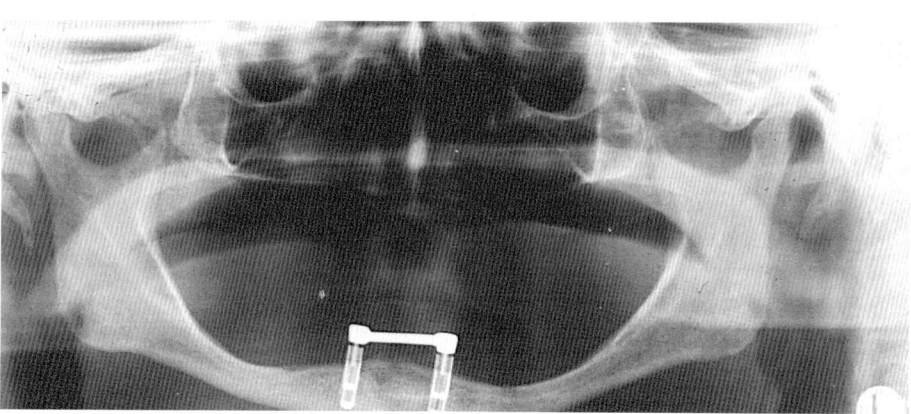

Abb. 144 Modell erstellt

Abb. 145 Labortechnische Hilfsteile

Abb. 146 Stegpfosten angeschraubt

Abb. 147 IMZ-Implantat-Set; rechts: Einzelteile: von unten: Implantat, Distanzhülse, Kunststoffpuffer, Stegpfosten; links: Einzelteile zusammengeschraubt; zwischen den Implantaten Steg mit Reiter

Abb. 148 Genormter Steg (zwischen Stegpfosten gelötet) mit Reiter

Abb. 149 Reiter in Prothese fixiert

Abb. 150 Implantate im Munde mit Steg verbunden

Verkleinerung: Bei prächirurgischen Maßnahmen steht die Verbesserung stark abgebauter Alveolarfortsätze im Vordergrund. Verkleinerungen sind dagegen kaum gefragt. Dies verwundert deshalb, weil übergroße Alveolarfortsätze in den meisten Fällen ebenso zu funktionsuntüchtigem Zahnersatz führen wie fehlende Alveolarfortsätze.

Die übergroßen Alveolarfortsätze im Seitenzahnbereich des Oberkiefers rühren von symmetrischen Fibromen her (Abb. 151). Im Röntgenbild kann man über

Besonderheiten 231

dem Knochen des Oberkiefers die Dicke der Bindegewebsschicht erkennen. Sie beträgt oft 5 bis 8 mm. Die negativen Folgen des zu massiven Alveolarfortsatzes lassen sich wie folgt beschreiben.

- Die Ästhetik wird beeinträchtigt, da bei richtiger Bißhöhe die Kauebene nach distal abfällt.
- Bei dem Versuch, die Kauebene parallel zur Camper-Ebene zu halten, gerät der Biß zu hoch. Das allein führt zur Funktionsuntüchtigkeit des Ersatzes. Eine ästhetische Einbuße kommt hinzu. Über den oberen Frontzähnen wird zuviel Kunststoff sichtbar.
- Bemüht man sich um die richtige Bißhöhe und nimmt man das Abfallen der Kauebene nach distal in Kauf, kann man keine Kompensationskurve aufstellen; eine sagittale Äquilibrierung läßt sich nicht erreichen, was wiederum den Sitz nachteilig beeinflußt (Abb. 152).
- Hinter den massiven Tubera und im Bereich der paratubären Taschen gelingt es zumeist nicht, die Basis ausreichend abzudichten. Eine dadurch bedingte reduzierte oder fehlende Kippfestigkeit beeinträchtigt die Funktionstüchtigkeit.
- Der Zungenraum wird erheblich eingeengt.

Angesichts der dargestellten Probleme ist es sinnvoll und ratsam, die übergroßen Alveolartfortsätze zu verkleinern (Abb. 153, 154).

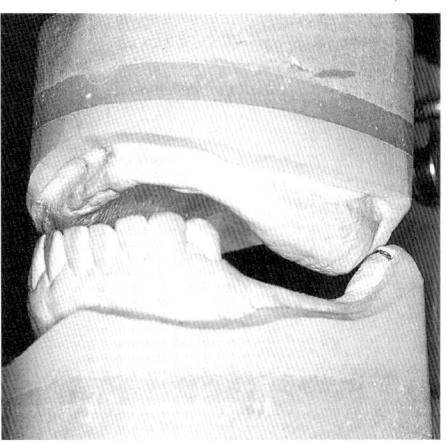
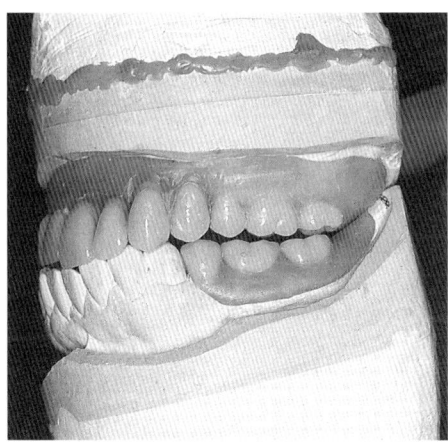

Abb. 151 Massiver Alveolarfortsatz im Oberkiefer-Molarenbereich

Abb. 152 Wie Abb. 151; abfallende Kauebene beeinträchtigt Ästhetik und Funktion (keine sagittale Äquilibrierung möglich)

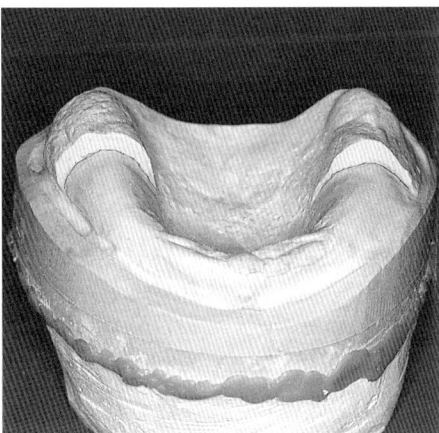
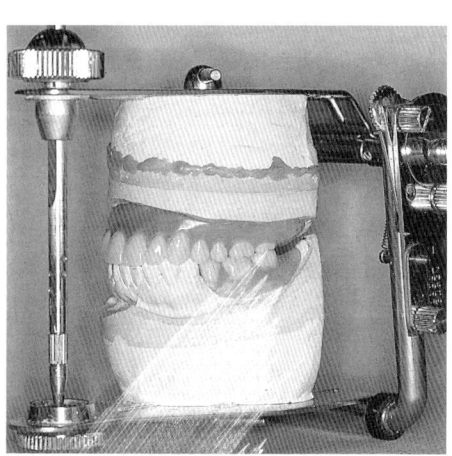

Abb. 153 Verkleinerung als Modellanalyse

Abb. 154 Aufstellung nach Verkleinerung

SOFORTERSATZ

1 Sofortkrone
2 Sofortbrücke
3 Sofort-Teilprothese aus Kunststoff
4 Sofortmetallbasis
5 Totale Sofortprothese

Die 5 Grundformen von Zahnersatz, die für die sogenannte definitive Versorgung verwendet werden, nämlich, Krone, Brücke, Teilprothese aus Kunststoff, Teilprothese mit Modellgußbasis und totale Prothese können auch als Sofortersatz eingesetzt werden. Sofortersatz und Immediatersatz sind Synonyma. „Sofort" oder „immediate" bedeutet, daß der Ersatz unmittelbar nach dem chirurgischen Eingriff eingesetzt wird. Das wiederum bedeutet, daß der Ersatz prächirurgisch, also vor den chirurgischen Maßnahmen angefertigt wird. Dies trifft für die totale Prothese, die partielle Kunststoffprothese und die Einstückgußprothese zu. Die Brücke und die Krone werden gewissermaßen parachirurgisch angefertigt. Das Beschleifen von Zähnen darf man im Zusammenhang mit Sofortersatz getrost als chirurgische Maßnahme ansehen, als Amputation von Zahnhartsubstanz, wodurch eine Dentinwunde geschaffen wird, die versorgt werden muß.

1 Sofortkrone

Die Sofortkrone hat die Aufgabe, den beschliffenen Zahn vor thermischen, osmotischen, mechanischen und infektiösen Insulten zu bewahren. Außerdem muß sie den Zahn in seiner Position zu den Nachbarn und den Antagonisten halten. Letzteres ist besonders wichtig und lohnend, wenn sich bei der Vorbereitung des Gebisses herausstellt, daß gelenkbezüglich keine Abwegigkeiten vorliegen. Unter diesem Aspekt kommt solchen Zähnen, die als alleinige im Bereich einer Stützzone dazu beitragen, die Unterkieferlage zu stabilisieren, eine spezielle Bedeutung zu. Sofortkronen werden im allgemeinen – wenn die zu überkronenden Zähne eine übertragenswerte Form haben – wie folgt angefertigt: Vor dem Beschleifen nimmt man von dem entsprechenden Kiefer einen Alginatabdruck und schlägt ihn in eine feuchte Serviette. Nach dem Präparieren entfernt man die Interdentalsepten und probt das Reponieren. Das Negativ des zu versorgenden Zahnes wird sodann mit einem geeigneten Kunststoff gefüllt und der Gesamtabdruck in situm gebracht. Nach Erhärten des Kunststoffes entfernt man den Abdruck aus dem Mund, nimmt die Krone heraus, versäubert sie und setzt sie mit einem provisorischen Zement fest (Abb. 1 bis 6).
Bei den Vorabdrücken ist jeweils sorgfältig darauf zu achten, daß genügend Führung für ein eindeutiges Reponieren vorhanden ist. Werden nur einzelne Zähne in einer kompletten Zahnreihe beschliffen, so ergeben sich kaum Schwierigkeiten. Man kann dann sogar mit Teilabdrücken arbeiten. In teilbezahnten Gebissen kommt den zahnlosen Alveolarfortsätzen und dem Gaumendach eine wichtige Führungsfunktion zu. Sie müssen daher bei der Abformung gut dargestellt werden.
Soll im sichtbaren Bereich mit der Sofortkrone die Form des zu beschleifenden Zahnes verbessert werden, so läßt man vom Zahntechniker auf dem Planungsmodell die gewünschte Form in Wachs modellieren. Die Übertragung dieser neuen Form erfolgt nun entweder mit einer tiefgezogenen Folie, die im Labor über den korrigierten Zahn und seine Nachbarn gezogen wurde, oder mit Hilfe eines Alginatabdruckes, den man vom Modell mit dem korrigierten Zahn nimmt.

236 Sofortersatz

Abb. 1 Zähne, die nach dem Beschleifen mit Sofortkronen zu versehen sind

Abb. 2 Abdruck vor dem Beschleifen

Abb. 3 Zähne präpariert

Abb. 4 Sofortkronen im Abdruck

Abb. 5 Sofortkronen im Rohzustand

Abb. 6 Sofortkronen ausgearbeitet und eingesetzt

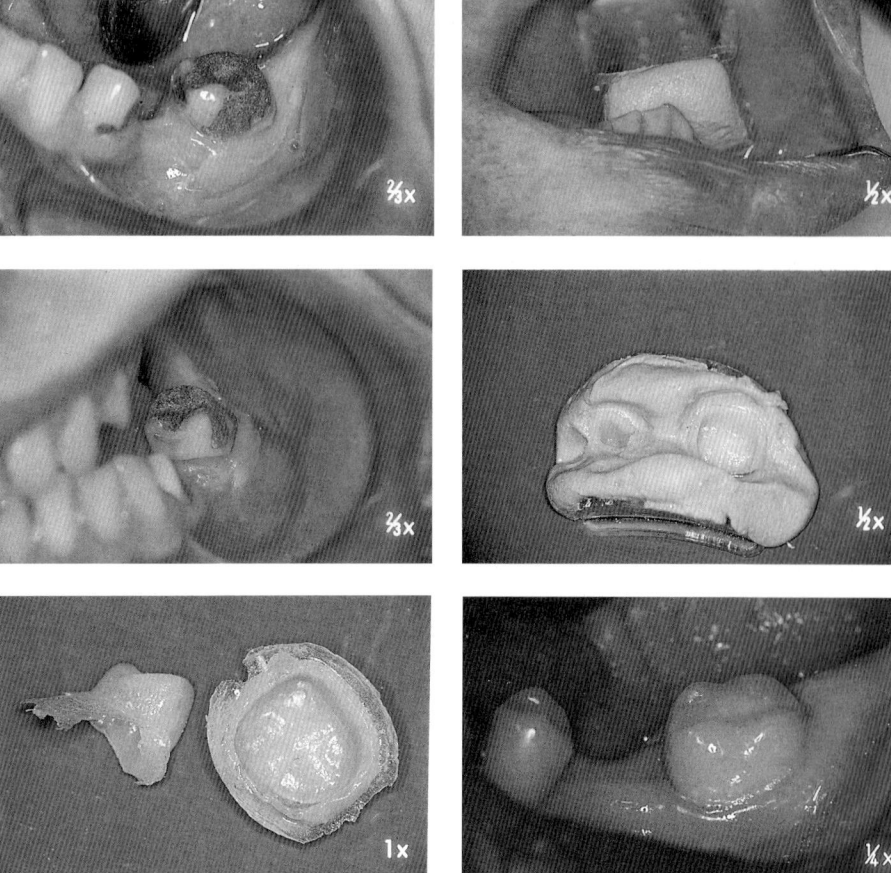

2 Sofortbrücke

Sofortbrücken werden vorwiegend im sichtbaren Bereich relevant. Daher sei der Modus procedendi am Beispiel einer Frontzahnbrücke beschrieben. Ein oberer Schneidezahn sei zu entfernen. Die beiden Nachbarn sollen als Brückenanker dienen. Auch in diesem Falle wird, wie bei der Herstellung von Sofortkronen, vor dem Beschleifen ein Alginatabdruck genommen. Es folgt die Präparation der Pfeilerzähne und die Extraktion. Daß zuerst präpariert und dann extrahiert wird, versteht sich von selbst, dennoch sei diese Reihenfolge noch einmal betont, damit nicht unbedacht die Extraktion vorweggenommen wird, was zur Folge hätte, daß bei der nachfolgenden Präparation die Extraktionswunde infiziert würde.

Nach dem Präparieren und der Extraktion wird der Alginatabdruck präpariert. Die Interdentalsepten werden entfernt. Jene zwischen den Pfeilerzähnen und dem extrahierten Zahn werden etwas großzügiger beseitigt, damit die Verbindungen zwischen den Kronen und dem Brückenglied ausreichend stabil werden. Hat man die in Frage kommenden Negative mit Kunststoff gefüllt, bringt man den Abdruck wieder in situm und läßt das Material gut abbinden.

Nach Entfernen des Abdruckes aus dem Munde nimmt man die Brücke aus dem Abdruck heraus, versäubert sie und setzt sie ein.

Den Abdruck versucht man beim Herausnehmen der Brücke nicht zu beschädigen, damit man ihn noch einmal benutzen kann, falls die Brücke nicht den Ansprüchen genügt, was z.B. der Fall ist, wenn Blasen eingeschlossen wurden. Dieses zu vermeiden, sollte man den Kunststoff sorgfältig in kleinen Portionen mit dem Spatel einfüllen oder mit Hilfe einer Einmalspritze, mit der man von inzisal her die Negative ausfüllt. Durch die direkt am Patienten angefertigte Sofortbrücke läßt sich ein vorhandener Zustand reproduzieren. Da aber häufig Stellungsänderungen erprobt werden sollen oder auch aus anderen Gründen (Farbanpassung, Ästhetik, Unterkieferpositionierung), ist häufig zusätzlich eine indirekt im Labor hergestellte Brücke indiziert. Für diese nimmt man noch vor dem Einsetzen der parachirurgischen Brücke den entsprechenden Abdruck. Ein Abdruck vom Gegenkiefer, im Bedarfsfall auch ein Checkbite, und die Farbauswahl beenden die Sitzung. Im Labor kann nun ohne Zeitdruck eine Kunststoffbrücke angefertigt werden, die in einer Kontrollsitzung eingesetzt wird.

Häufig ergibt sich die Notwendigkeit, daß man mit der Sofortbrücke auch eine ästhetische Korrektur vornehmen möchte. In solchen Fällen nimmt man in einer ersten Sitzung Abdrücke von beiden Kiefern. Im Labor wird dann die Korrektur vorgenommen, indem man die Gipszähne entfernt und durch künstliche ersetzt. In der folgenden Sitzung werden die Pfeilerzähne präpariert und die zu entfernenden Zähne extrahiert. Nunmehr wird ein Alginatabdruck genommen von dem Modell mit der korrigierten Zahnstellung. Nach Ausfüllen der entsprechenden Negative mit Kunststoff wird dieser Abdruck am Patienten in situm gebracht. Schließlich wird die Sofortbrücke ausgearbeitet, versäubert und eingesetzt. Auf die Patienten macht dieses Vorgehen stets großen Eindruck (Abb. 7).

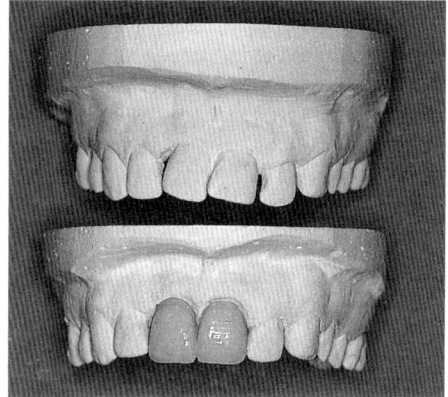

Abb. 7 Modellvorbereitung für Sofortbrücke; oben: traumatisierte obere mittlere Inzisivi; unten: mittlere Inzisivi durch künstliche Zähne ersetzt

3 Sofort-Teilprothese aus Kunststoff

Die einfache Kunststoffprothese hat selbst als Sofortersatz nur noch einen geringen Indikationsbereich. Da sie meist nicht oder nur unzureichend abgestützt werden kann, sinkt sie infolge der mit der Heilung der Extraktionswunden verbundenen Schrumpfung der Alveolarfortsätze ab. Die durch das Absinken der Prothese entstehenden Gefahren für die restierenden Zähne sind bekannt. Daher werden Kunststoffsofortprothesen nur in jenen Fällen eingesetzt, in denen keine andere Art von Sofortersatz möglich ist.

Läßt sich statisch eine Sofortbrücke anfertigen und ist auch als definitive Lösung eine Brücke vorgesehen, so wird keine Kunststoffprothese eingesetzt. Ist statisch zwar eine Brücke möglich, als definitive Lösung aber keine Brücke und auch kein kombiniert festsitzend/herausnehmbarer Ersatz geplant, sondern eine partielle Einstückgußprothese, so wird letztere als Sofortprothese gearbeitet. Für die Kunststoffsofortprothese verbleiben also nur solche Befunde, in denen nur wenig Zähne restieren, die so im Kiefer verteilt sind, daß keine Brücke möglich ist. Das Vorgehen im einzelnen gestaltet sich so: In der ersten Sitzung werden von beiden Kiefern Abdrücke genommen. Je nach der Gesamtsituation kann man bezüglich der richtigen Positionierung des Unterkiefers zum Oberkiefer auf gesonderte Maßnahmen verzichten, oder man nimmt den notwendigen Konstruktionsbiß. Mit der Farbauswahl sind dann die Unterlagen für die Anfertigung der Prothese im Labor vollständig. Läßt sich auf Grund der Konstellation der Zähne oder der Zahl der fehlenden Zähne mit einfachen Mitteln der Biß nicht fixieren, wird dies in einer separaten Sitzung nachgeholt. Auf eine Anprobe soll man nur dann verzichten, wenn sie sich wirklich nicht lohnt. Ansonsten aber ist die Anprobe anzuraten, weil man dann noch einmal Gelegenheit hat, den Biß zu überprüfen. Im Labor werden auf dem Gipsmodell die zu extrahierenden Zähne zervikal mit dem Bleistift umfahren, damit man beim Entfernen der Gipszähne die Orientierung nicht verliert. Beim sogenannten „Radieren" darf man keine Alveolareingänge nachahmen. Wo sich Kunststoff befindet, kann sich kein Knochen bilden. Vestibulär und lingual sind die Alveolen zu übergreifen, damit die Wundlefzen zusammengehalten werden.

Für das Anbringen der gebogenen Klammern und das Ausblocken der Unterschnitte an den verbleibenden Zähnen wird das Modell vermessen wie bei der Anfertigung einer Modellgußbasis.

Da die Kunststoffsofortprothese im allgemeinen absinkbar ist, dürfen keine Kunststoffanteile und keine Klammerelemente über der prothetischen Führungslinie liegen. Die Parodontien werden hohlgelegt, sei es durch Überschichten auf dem Modell oder durch Ausschleifen an der fertigen Basis (Abb. 8).

Je nach der Zahl der extrahierten Zähne sinkt eine Kunststoffprothese relativ schnell ein. Man erkennt dies am besten daran, daß die verbliebenen Zähne alsbald aus dem Niveau der Prothese herausragen. Daher ist dringend anzuraten, in kurzen Abständen Kontrollen durchzuführen und zur Verhütung von Fehlbelastungen und Parodontalschäden zum richtigen Zeitpunkt Unterfütterungen vorzunehmen.

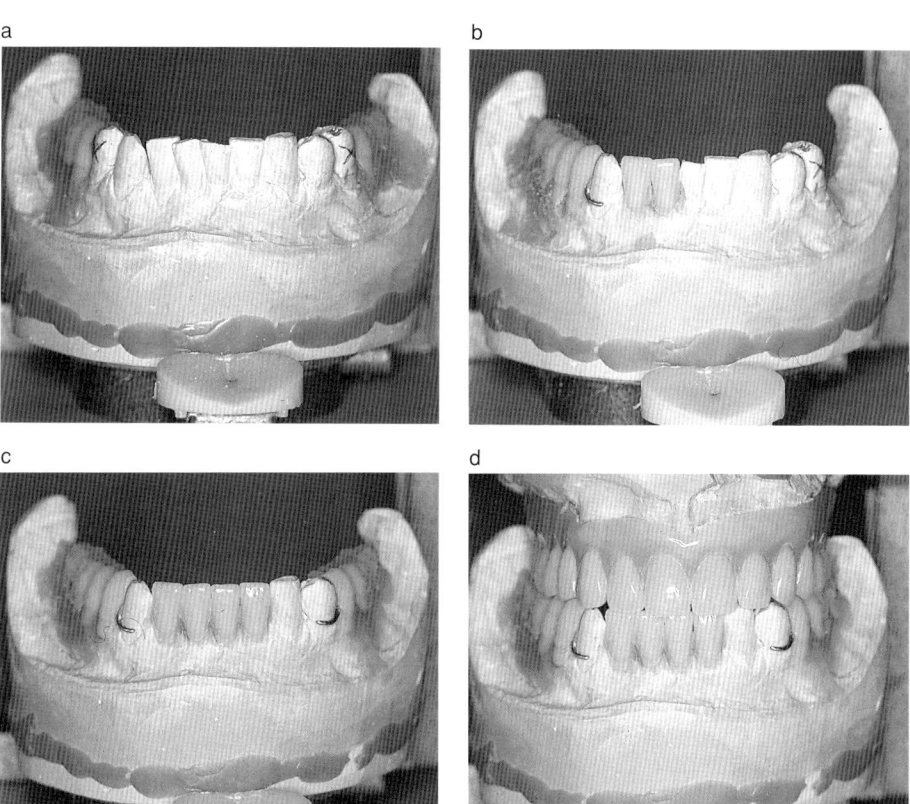

Abb. 8 Partielle Kunststoffsofortprothese: a) Modell; b) zu entfernende Zähne auf der rechten Seite radiert und durch künstliche ersetzt; c) zu entfernende Zähne auf der linken Seite radiert und durch künstliche ersetzt; d) Gesamtsituation

4 Sofortmetallbasis

Wenn als definitiver Ersatz weder eine Brücke noch eine Kombinationsarbeit vorgesehen ist, sondern eine partielle Prothese mit dental abgestützter Metallbasis, so kann man diese auch als Sofortprothese anfertigen. Die Indikation für eine Sofortmetallbasis ergibt sich vor allem aus den Nachteilen der Kunststoffprothese, die alternativ angefertigt werden müßte. Außerdem ergibt sich eine Kostenersparnis.

Die Probleme einer Sofortmetallbasis bestehen vor allem darin,

- daß die verbleibenden Zähne mit der für den Modellguß erforderlichen Genauigkeit dargestellt werden und
- daß man die Basis nicht anprobieren kann, so daß auch die Anprobe der in Wachs aufgestellten Zähne entfällt.

Abformung und Bißnahme müssen daher mit größter Sorgfalt erfolgen.

Bezüglich der Darstellung der verbleibenden Zähne ergeben sich Schwierigkeiten bei jenen Approximalflächen, die zu den extrahierenden Zähnen hin gelegen sind, und zwar vor allem dann, wenn Engstellungen vorliegen.

In solchen Fällen ist es zwingend notwendig, vor der Abformung den Kontakt aufzuheben, indem man unter Schonung des verbleibenden Zahnes den zu entfernenden approximal beschleift, bis ein durchgehendes Diastema entstanden ist (Abb. 9). Dabei ergeben sich oft enge Spalten, welche bei der Abformung vom Abformmaterial nicht vollständig ausgefüllt werden. Vor dem Plazieren des Löffels sollte man daher mit der Fingerkuppe eine kleine Portion Alginat in den

a
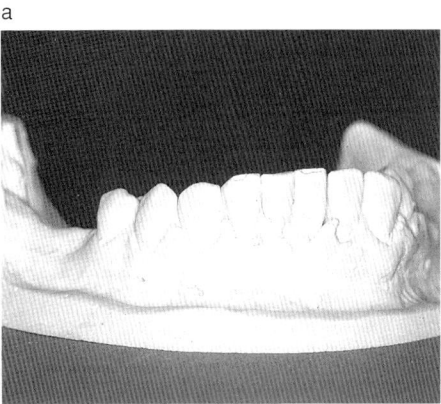

b
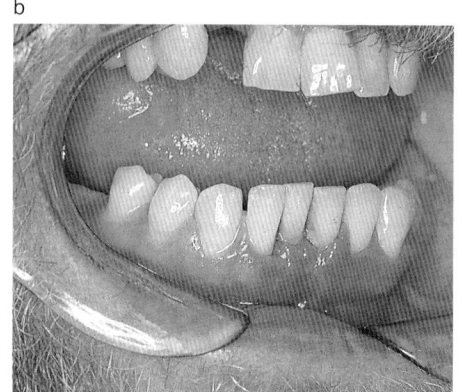

c
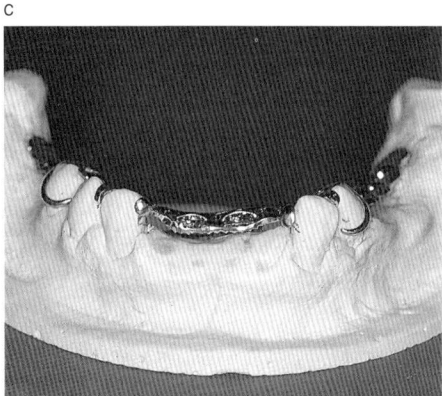

Abb. 9 Einstückgußprothese als Sofortersatz. Die unteren Schneidezähne sollen entfernt werden. a) Dichter Kontakt der seitlichen Schneidezähne zu den verbleibenden Eckzähnen; b) seitlicher Schneidezahn vor der Abformung separiert; c) Modellgußbasis fertig

Sofortersatz

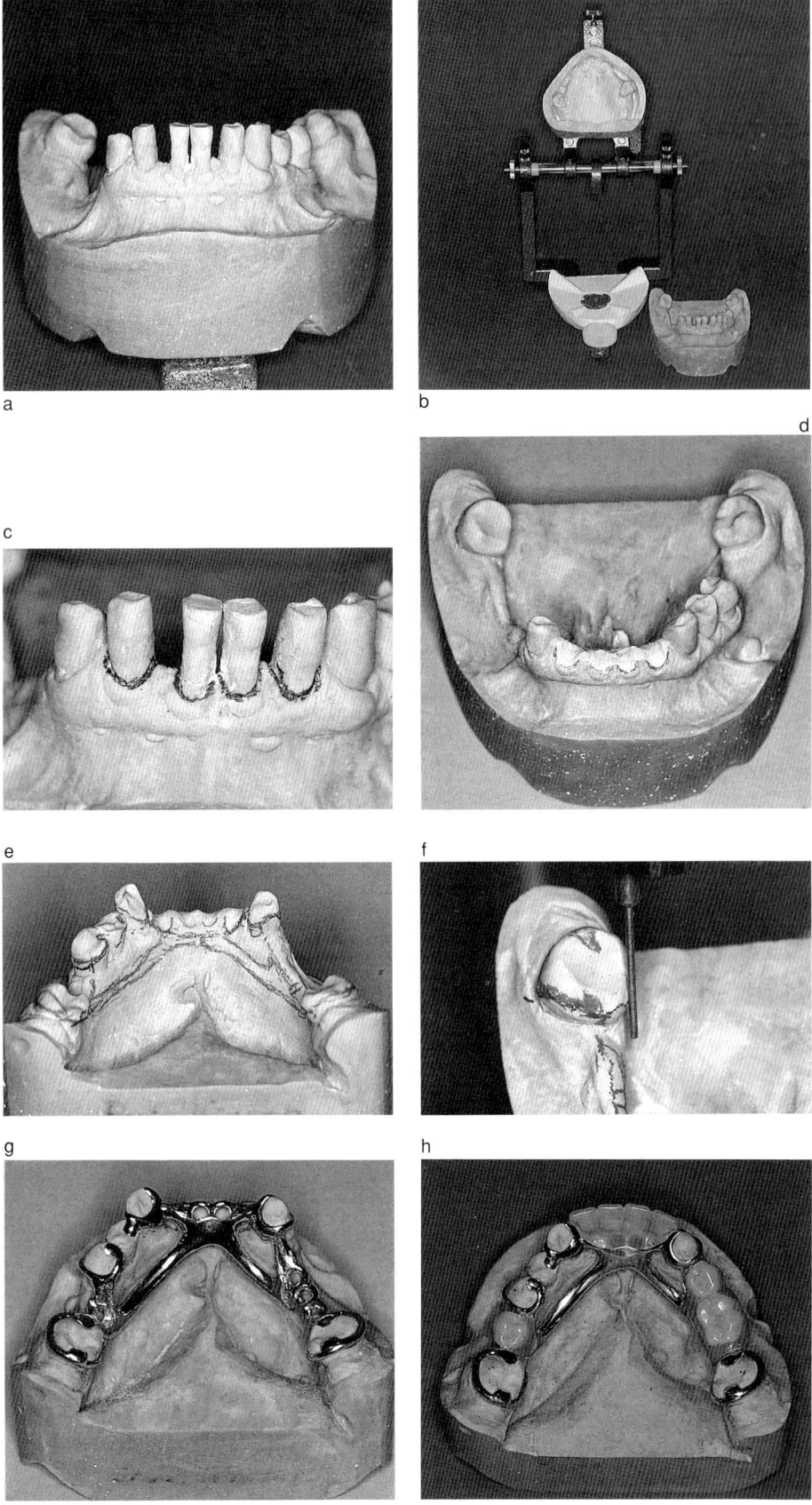

Abb. 10 Sofort-Einstückgußprothese: Vorgehen step by step; a) Modellsituation; b) Modell nach Bißnahme im Split-cast-Verfahren einartikuliert; c) zervikale Ränder der zu radierenden Zähne mit Bleistift markiert; d) Zähne radiert; e) Modellvermessung und Entwurf der Metallbasis; f) Vermessung der Molarenklammer im Detail; g) Metallbasis fertig; h) Prothese fertig; i) Zähne extrahiert; k) Prothese eingesetzt

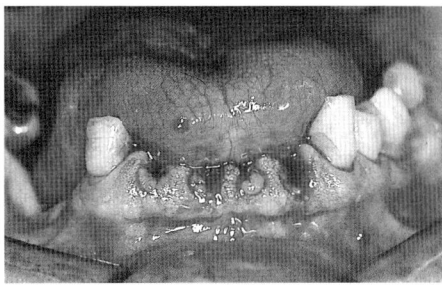
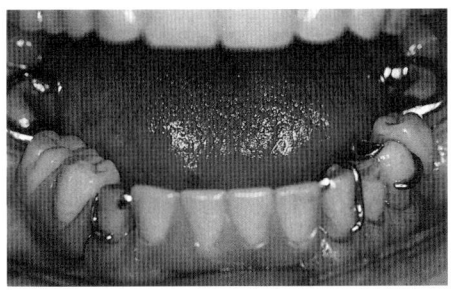

i   k

Spalt hineindrücken. Das Vorgehen insgesamt, das sehr exakt eingehalten werden muß, sei step by step beschrieben.

- Der Abdruck, der, wenn die Gewähr gegeben ist, daß er nach 20 Minuten ausgegossen ist, mit Alginat genommen werden kann, wird mit Stone ausgegossen (Abb. 10a).
- Ist eine separate Bißnahme erforderlich, wird der Abdruck ein zweites Mal ausgegossen. Auf dem Zweitmodell, für das Hartgips ausreicht, wird eine Bißschablone erstellt.
- Nach der Bißnahme wird das Erstmodell mit Hilfe der Bißschablone im Splitcast-Verfahren einartikuliert (Abb. 10b).
- Nunmehr werden die Zähne radiert (Abb. 10c und d).
- Sollen z.B. obere Frontzähne exakt in ihrer Stellung kopiert werden, werden sie einzeln radiert und durch künstliche Zähne ersetzt (siehe totale Sofortprothese). Anschließend wird deren Stellung durch einen Vorguß gesichert.
- Nach dem Radieren wird das Modell vermessen (Abb. 10e und f).
- Es folgt das Aufwachsen vor dem Doublieren.

Die weiteren technischen Schritte sind:

- Doublieren, Modellieren (wurde mit Vorwall gearbeitet, wird die Retention sorgfältig unter die künstlichen Zähne gelegt), Einbetten, Gießen, Ausarbeiten (Abb. 10g).
- Nach Aufstellung der künstlichen Zähne wird direkt der Ersatz in Kunststoff fertiggestellt (Abb. 10h).
- Unmittelbar nach Extraktion der Zähne wird die Einstückgußprothese eingefügt (Abb. 10i und k).

Wurde in allen Phasen korrekt gearbeitet, ist ein Nichtpassen der fertigen Arbeit nicht zu befürchten. Auch die eingefügte Sofortmetallbasis sollte im Verlauf der ersten Monate in kurzen Abständen nachkontrolliert werden. Bei dieser Nachsorge geht es um die Anpassung der Basis an den im Bereich der Extraktionen sich stets verändernden Alveolarfortsatz. Da die Metallbasis dental abgestützt ist, geht mit der Schrumpfung alsbald der Kontakt zwischen Alveolarfortsatz und Sattelbasis verloren. Dadurch fehlt der funktionelle Reiz auf den sich neu bildenden Knochen, was möglicherweise zu einem weniger belastbaren Knochen und zu einem stärkeren Abbau führt. Eine wiederholte Anpassung erscheint daher zweckmäßig.

5 Totale Sofortprothese

Der Übergang zur Zahnlosigkeit bringt für zahlreiche Patienten auch psychische Probleme mit sich. Mit der Zahnlosigkeit, so glauben sie, manifestiere sich das Alter endgültig. Sie haben Angst vor dem Ungewissen, Angst davor, daß sie mit dem Ersatz nicht zurechtkommen, Angst vor ästhetischen Einbußen. Der Patient bedarf der Führung durch den Zahnarzt.

5.1 Beratung und Aufklärung

Vor der Anfertigung der ersten Totalprothese müssen Beratung und Aufklärung besonders eingehend sein. Für den Patienten ist es tröstlich zu wissen, daß er mit Hilfe der Sofortprothese keinen Augenblick der Öffentlichkeit zahnlos gegenübertreten muß. Er vernimmt es mit Erleichterung, daß ästhetische Einbußen nicht zu befürchten sind, sondern daß man im Gegenteil häufig sogar Verbesserungen erzielen kann. Es bedeutet auch eine Erleichterung für ihn zu erfahren, daß in zahlreichen Fällen mit totalen Prothesen die Kaufunktion – bezogen auf den Status quo – verbessert werden kann. Mit Versprechungen sollte man allerdings sehr vorsichtig sein. Die Vorstellungen und Erwartungen, die man beim Patienten durch leichtfertige Versprechungen weckt, sind für uns nicht wägbar. Ein in bezug auf die Erwartung positives Ergebnis erhöht das Vertrauen zum Zahnarzt und schafft für die weitere Therapie ein gedeihliches Klima, ein in bezug auf die Erwartung negatives Ergebnis weckt Mißtrauen, bringt Verunsicherung und beeinträchtigt für die Zukunft das Behandlungsklima.
Die Information des Patienten hat sich auch auf den gesamten Behandlungsablauf und auf die Nachsorge zu beziehen. Dabei dürfen Hinweise darauf nicht fehlen, daß der im allgemeinen gute anfängliche Sitz der Sofortprothese infolge der mit der Heilung einhergehenden Schrumpfungsvorgänge sich bald verschlechtert und daß die entstehenden Hohlräume durch Unterfütterung ausgefüllt werden müssen.

5.2 Vorextraktion

Beim prächirurgischen Vorgehen, das ohne Einschränkung empfohlen wird, müssen am Ende alle noch vorhandenen Zähne möglichst in einer Sitzung entfernt werden. Je nach Anzahl der Zähne kann dies bei lokaler Anästhesie für den Patienten eine erhebliche Belastung bedeuten. Dieserhalb und weil das „Radieren" von Molaren stets zu größeren Ungenauigkeiten führt, sind Vorextraktionen zu empfehlen. Es versteht sich von selbst, daß nur solche Seitenzähne entfernt werden, die nicht entscheidend die Bißhöhe oder die Unterkieferposition sichern (Abb. 11a).
Zwischen Vorextraktion und Anfertigung der Sofortprothese sollte aber kein größeres zeitliches Intervall liegen, weil gerade die Knochenneubildung unter funktionellen Reizen erfolgen soll. In der Sitzung der letzten Extraktion kann auch schon die Situationsabformung genommen werden. Sobald die Epithelisierung der Wunde(n) abgeschlossen ist, wird die Behandlung fortgesetzt.

5.3 Situationsabformung

Die Situationsabformung dient dem gleichen Zweck wie die vom zahnlosen Kiefer: auf den von ihnen gewonnenen Situationsmodellen sollen individuelle Löffel für die Funktionsabformung angefertigt werden. Die Abdrücke müssen also jene Bezirke wiedergeben, die für den Halt der totalen Prothese von Wichtigkeit sind. Im Oberkiefer sind dies das Vestibulum, die paratubären Räume, die A-Linie und das Gaumendach, im Unterkiefer das Vestibulum, die Trigona retromolaria, der vordere Sublingualraum und der hintere Sublingualraum mitsamt der Crista mylohyoidea.

Die Schwierigkeiten, die genannten Regionen bei teilbezahnten Kiefern exakt darzustellen, sind zum Teil erheblich größer als bei unbezahnten Kiefern. Sie treten auf bei einseitig verkürzter Zahnreihe im Unterkiefer, weil der Löffel für teilbezahnte Kiefer nicht verwendet werden kann und mit Löffeln für vollbezahnte Kiefer bei Verwendung von Alginat häufig nur ungenügende Resultate erzielt werden. Ein partieller Vorabdruck im zahnlosen Bereich mit einem knetbaren Silikon hilft hier weiter. Der anschließende Alginatabdruck zeigt dann ein gutes Ergebnis.

Individueller Funktionslöffel: Der einzige Unterschied gegenüber Löffeln auf unbezahnten Kiefern besteht darin, daß er über die noch vorhandenen Zähne geführt werden muß. Da letztere auf dem Funktionsmodell exakt wiedergegeben sein sollten, muß die Schicht des Abformmaterials ausreichend dick sein. Sie muß im Bereich von Infrawölbungen das 4fache der Unterschnittstiefe betragen, über nicht unterschnittenen Flächen reicht eine Dicke von 1 mm. Entsprechend werden die Zähne mit einem Platzhalter versehen (Abb. 11b).

5.4 Funktionsabformung

Zu Beginn dieser Sitzung wird der individuelle Löffel auf seine richtige Ausdehnung hin untersucht.

Vestibulär soll er in beiden Kiefern dort enden, wo die Gingiva propria in die bewegliche Schleimhaut übergeht. Der obere Löffel muß die Tubera komplett umfassen und mit der A-Linie abschließen, der untere muß bis auf die Oberkante der Trigona retromolaria reichen und die Crista mylohyoidea 2 mm übergreifen.

Die eigentliche Funktionsabformung beginnt mit der Randvorformung. Zirkulär wird der Löffelrand mit einem griffeldicken Strang Xantopren function belegt. Die Funktionsbewegungen können zwar aktiv (vom Patienten), müssen aber mundoffen durchgeführt werden, weil der über die Zähne geführte Löffel den Mundverschluß behindert.

Im allgemeinen muß der Löffel auch mit dem Finger vom Zahnarzt am Ort gehalten werden. In der Reihe der funktionellen Bewegungen dürfen bei der Randvorformung im Oberkiefer Vorschub- und Lateralbewegungen nicht fehlen, damit im Bereich der paratubären Taschen die richtige Form des Funktionsrandes entsteht. Bei der Abformung im Unterkiefer ist auf richtige Zungenbewegungen zu achten. Auf jeden Fall sollte auch eine maximale Öffnung durchgeführt werden.

Bei der Schlußabformung mit dünnfließendem Material muß berücksichtigt werden, daß wegen der Hohllegung der Zähne relativ viel Masse benötigt wird. Auf die dorsale Randerhöhung des oberen Funktionsabdruckes wird verzichtet, da durch das dazu notwendige Zurücksetzen das Pastenfutter zerstört wird. Das Reponieren ist nur möglich, wenn die restierenden Zähne eine Pyramidenform aufweisen (Abb. 11c).

Funktionsmodell und Bißschablone: Der Funktionsabdruck wird mit versenktem Rand ausgegossen. Der Funktionsrand stellt sich somit als Rinne auf dem Modell dar. Auf dem Funktionsmodell wird eine Bißschablone angefertigt, von der im Munde ein möglichst unverrückbarer Sitz erwartet wird. Im Bereich größerer zahnloser Kieferabschnitte wird die Funktionsrinne daher mit Wachs ausgefüllt. Ansonsten reicht die Basis der Schablone lingual satt bis an die vorhandenen Zähne heran (Abb. 11d).

5.5 Bißnahme

Einer der Vorteile des prächirurgischen Vorgehens ist es, daß durch die restierenden Zähne Anhaltspunkte für die Unterkieferlage gegeben werden. Selbst in den Fällen, in denen kein exaktes Antagonistenpaar vorhanden ist, geben die Restzähne noch Informationen für die Bißhöhe. Den Wert der noch vorhandenen Zähne als Hilfe für die Ermittlung der horizontalen und sagittalen Relation muß man sorgfältig prüfen. Sehr oft haben Restzahngruppen zu Doppelbissen geführt. Besondere Vorsicht ist geboten, wenn in einem Kiefer nur noch ein anteriores Restgebiß vorhanden ist.

5.6 Anprobe

Nach Einartikulieren der Modelle werden zunächst nur die schon fehlenden Zähne aufgestellt. Fehlen primär Frontzähne und/oder größere Seitenzahngruppen, so sollte unbedingt eine Anprobe vorgenommen werden, um Stellung, Farbe und Okklusion zu überprüfen (Abb. 11e). Es gibt aber auch Fälle, in denen eine Anprobe auf Grund des Befundes überflüssig ist.

5.7 Technische Fertigstellung

Nach der Anprobe besteht für den Techniker die Aufgabe darin, die Gipszähne durch künstliche zu ersetzen. (Abb. 11f und g). Diesem Arbeitsgang ist besondere Sorgfalt zu widmen, wenn im Oberkiefer ein in seiner Stellung nachahmenswertes Restgebiß vorhanden ist. Die Gipszähne sind dann *einzeln* gegen künstliche auszutauschen. Nur so lassen sich der Zahnbogen, die Neigung der Zähne, deren Länge und individuelle Besonderheiten kopieren. Daß vor dem Radieren die entsprechende Zahnform ausgesucht wurde, versteht sich von selbst. Eventuell notwendige Korrekturen durch Beschleifen werden ebenfalls vorher vorgenommen. Wegen ihrer vollanatomischen Form ist den Kunststoffzähnen im Frontzahnbereich unbedingt der Vorzug zu geben (Abb. 12).

Auch wenn die Stellung der zu entfernenden Zähne nicht nachahmenswert ist, so sollte der beschriebene Weg des einzelnen Austauschens der Zähne doch so weitgehend wie möglich eingehalten werden, weil dabei die Orientierung nie verlorengeht und man z.B. erkennt, wie weit man eine prognathe Front zurücknimmt.

Totale Sofortprothese 245

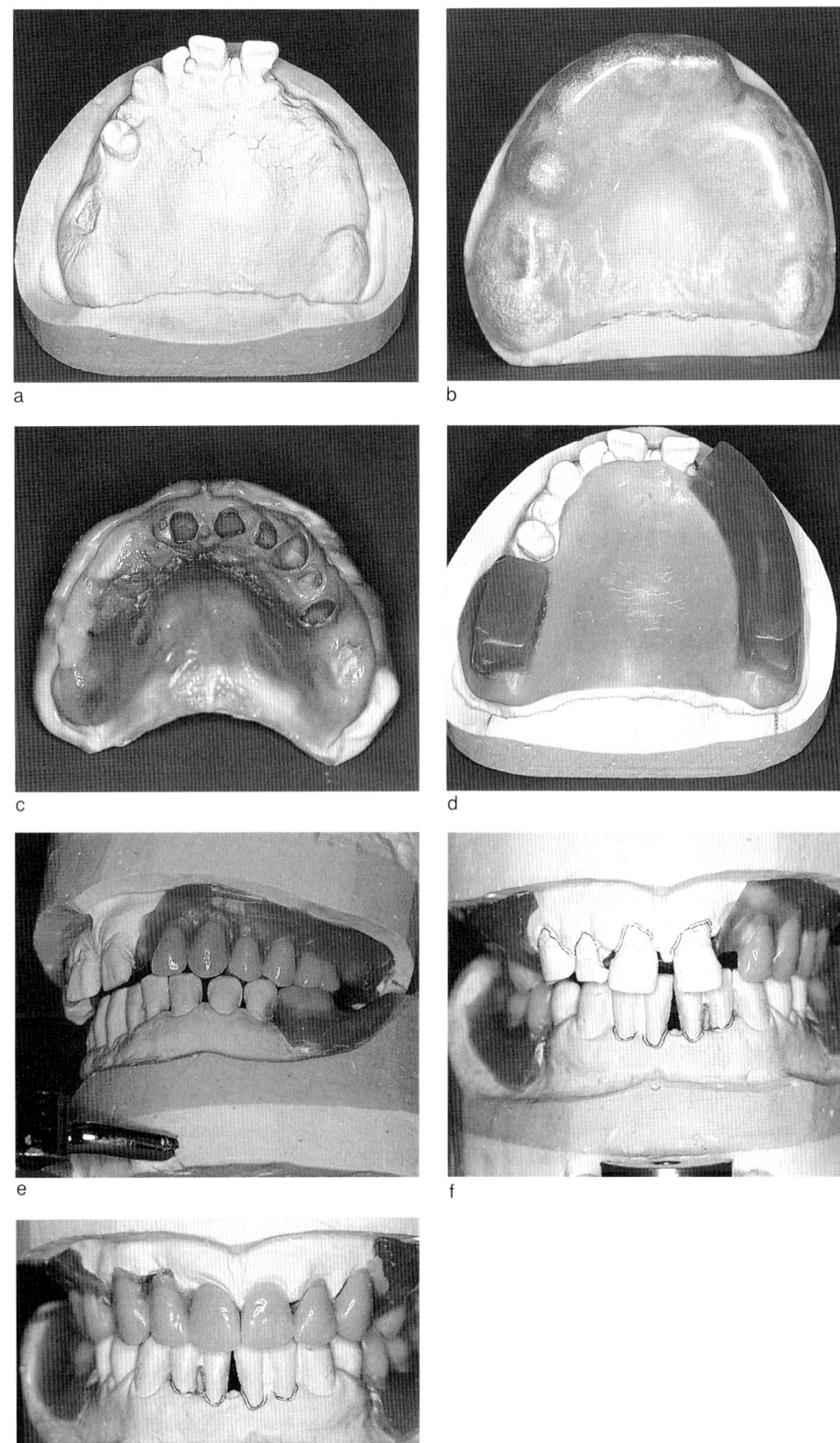

Abb. 11 Anfertigung einer totalen oberen Sofortprothese: a) Situationsmodell, man erkennt bei 17 die Vorextraktion; b) individueller Löffel über den noch vorhandenen Zähnen; c) Funktionsabdruck; d) Bißschablone auf Funktionsmodell; e) Anprobe; f) Frontzahnsituation vor dem Radieren; g) Frontzahnaufstellung

246 Sofortersatz

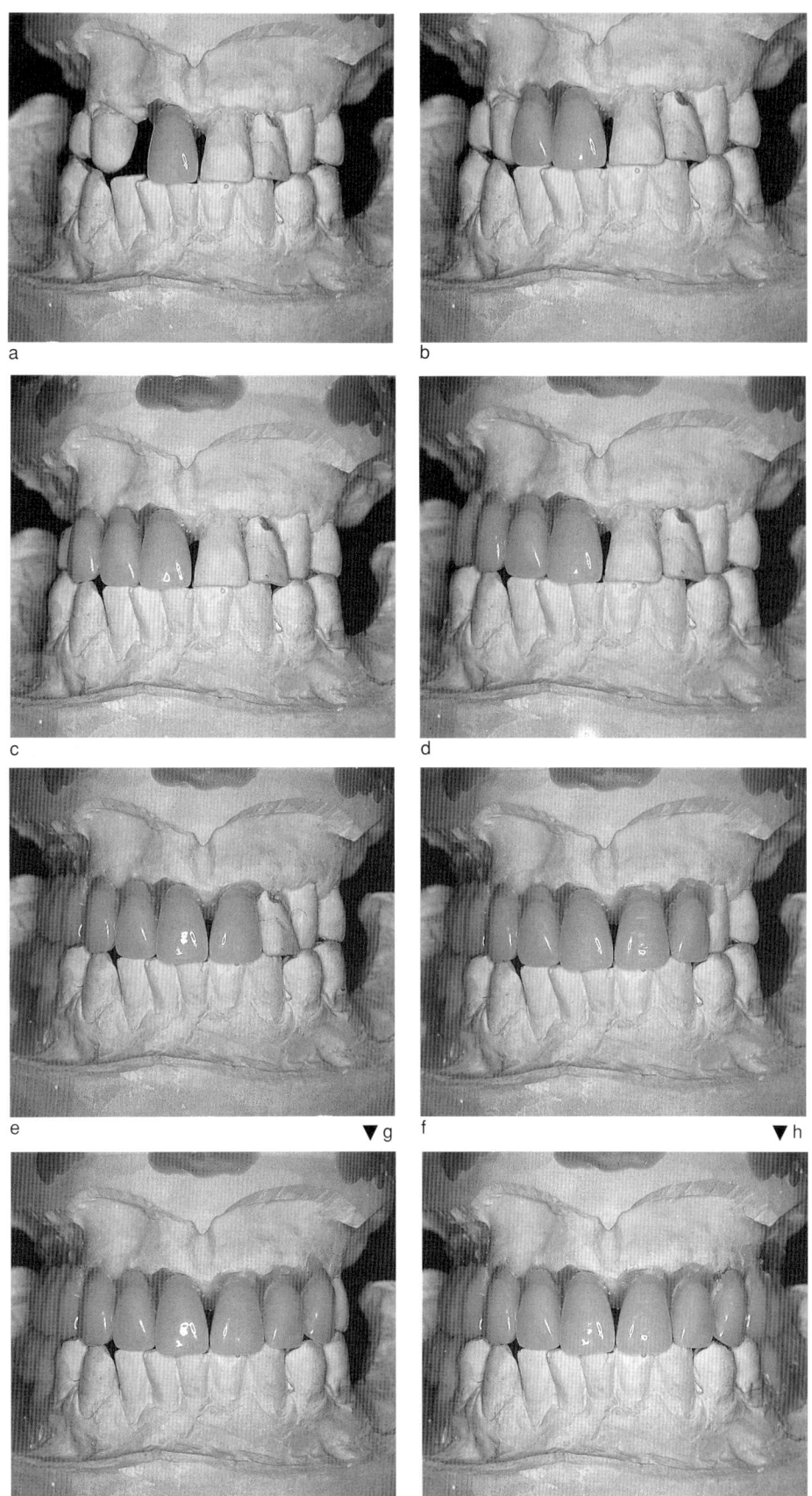

Abb. 12 Austauschen der Gipszähne gegen künstliche Zähne; a) Zahn 11 aufgestellt; b) Zahn 12 aufgestellt; c) Zahn 13 aufgestellt; d) Zahn 14 aufgestellt; e) Zahn 21 aufgestellt; f) Zahn 22 aufgestellt; g) Zahn 23 aufgestellt; h) Zahn 24 aufgestellt

5.8 Einfügen

Zum Extraktionstermin liegt die Sofortprothese zum Einfügen bereit. Unmittelbar nach Beendigung des chirurgischen Eingriffes – bei Reihenextraktionen sind Nähte oft zweckmäßig – wird die Prothese eingefügt. Gerade bei Sofortprothesen ist der ins obere Vestibulum reichende Prothesenrand primär zumeist zu voluminös. Wenn der Alveolarfortsatz noch nicht durch Abbau verkleinert wurde, führt ein Prothesenrand im Frontzahnbereich fast immer zum Vorwölben der Oberlippe. Ein Zurücktrimmen auf eine dünne Schürze ist daher angezeigt. Eine Verschlechterung des Sitzes ist dadurch nicht zu befürchten.

5.9 Nachsorge

Die Nachsorge darf sich keineswegs nur auf die ersten 8 oder 14 Tage beziehen, während man Druckstellen entfernt, sie muß sich vielmehr kontinuierlich bis hin zur Überführung in den definitiven Ersatz erstrecken. Wenn nach etwa 8 Tagen die Schwellungen abgeklungen sind und der Patient das erste Fremdkörpergefühl überwunden hat, sollte die Okklusion noch einmal überprüft werden, damit Fehlbelastungen des Knochens durch Bruxieren oder durch Horizontalschübe infolge okklusaler Interferenzen vermieden werden. Eine regelmäßige Betreuung ist insbesondere dann notwendig, wenn stärkere Schrumpfungsvorgänge zu erwarten sind. Größere Hohlräume unter der Basis sollten nicht über längere Zeit bestehenbleiben, weil im Bereich des Hohlraumes dann der funktionelle Reiz fehlt und sich zwangsläufig an anderen Stellen stärkere Belastungen ergeben. Eine Auffüllung des Hohlraumes, und sei sie auch nur vorübergehend mit Autopolymerisat, hat somit nicht nur den Vorteil, daß der Sitz der Prothese wieder verbessert wird, sondern daß wieder ein gleichmäßiger Kontakt der Basis mit der Schleimhaut zustande kommt.

5.10 Besonderheiten

Es gibt Befunde, in denen auf Grund von Kippungen, Wanderungen, Elongationen und Lockerungen die Zähne so ungünstig stehen, daß das beschriebene, inzwischen klassisch zu nennende Verfahren nicht mehr oder nur mit solchem Aufwand und mit solchen Umständen zu realisieren ist, daß es nicht mehr als sinnvoll bezeichnet werden kann, weil weder die Stellung der Zähne übernommen werden kann, noch die Unterkieferposition vorgegeben ist. In solchen Fällen ist es ratsam, zuerst zu extrahieren und eine postchirurgische Sofortprothese anzufertigen. Wird eine solche Maßnahme richtig terminiert, vorbereitet und mit dem Techniker abgesprochen, kann der Ersatz nach einem Tag eingefügt sein.
Eine weitere Besonderheit kann gegeben sein, wenn die Zähne in Allgemeinbetäubung entfernt werden sollen. Es versteht sich, daß dann keine Vorextraktionen vorgenommen werden. So ergeben sich Fälle, in denen man besser auf die Funktionsabformung verzichtet. Gemeint sind zwei Befunde, wenn entweder noch zahlreiche Molaren vorhanden sind, so daß zu erwarten ist, daß sich zu große Differenzen zwischen Kiefer und Prothese ergeben oder wenn bei großen Zahngruppen die Interdentalpapillen fehlen, so daß das Pastenfutter ausreißt. Es

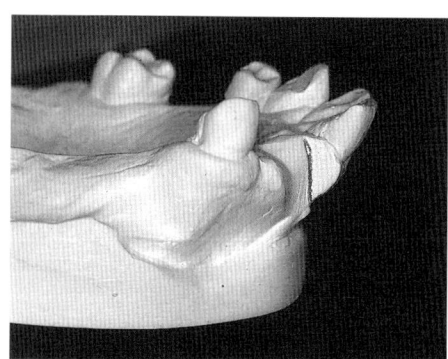

Abb. 13 Das Ausmaß des Radierens bei prognather Situation muß dem Chirurgen dargestellt werden.

empfiehlt sich, in solchen Fällen die Prothese nach einem guten Alginatabdruck herzustellen und die Funktionsabformung alsbald (innerhalb der ersten 8 Tage) nachzuholen.

Bei prognather Stellung der oberen Frontzähne, die häufig u. a. der Grund für die Extraktion ist, muß oft auch ein Stückchen Knochen vestibulär-alveolär entfernt werden, damit die Zähne in die gewünschte Stellung gebracht werden können. Der Techniker sollte dann an einem Zweitmodell im Längsschnitt auf einer Seite darstellen, wieviel er vom Alveolarknochen entfernt hat (Abb. 13). Dieses so präparierte Anschauungsmodell muß mit der fertigen Prothese dem Zahnarzt zur Extraktionssitzung vorliegen, damit er bei dem chirurgischen Eingriff entsprechend verfahren kann.

5.11 Epikrise

Die Vorteile der totalen Sofortprothese, prächirurgisch angefertigt, sind mannigfacher Art. Vorausgesetzt, es sind noch imitierenswerte Frontzähne vorhanden, so treten ästhetische Probleme erst gar nicht auf. Die Länge und Breite der Zähne sowie ihre Form sind vorgegeben. Die Stellung der Zähne, die Krümmung des Zahnbogens, die Lage der Kauebene, die Bißhöhe und die Distanz Umschlagfalte-Inzisalkante sind direkt übertragbar. Der Patient muß keinen Augenblick unbezahnt der Umwelt gegenüber stehen. Somit bleibt das Gleichgewicht zwischen den inneren und äußeren akzessorischen Kaumuskeln (Wange/Lippen und Zunge/Mundboden) weitgehend erhalten. Gerade letzteres scheint für ein rasches und ungestörtes Adaptieren des totalen Zahnersatzes sehr wichtig.

Hervorzuheben ist weiterhin der Vorteil, daß sich unter funktionellen Reizen neuer Knochen bildet; er ist dann widerstandsfähiger und die mit der Heilung einhergehende Schrumpfung ist insgesamt geringer.

BEFUNDADÄQUATE THERAPIE

1 Allgemeines
2 Spezielle Planung, Beratung und Behandlung
3 Epikritische Betrachtungen

1 Allgemeines

Bei allen Behandlungen geht es darum, das zu tun, was auf Grund des Befundes und der Vorgeschichte notwendig und richtig ist. Die gewählte Therapie muß in jedem Falle vom Patienten mitgetragen werden. In diesen so simpel und selbstverständlich erscheinenden Thesen verbirgt sich eine Fülle von Problemen. Fragen der Befunderhebung, der Anamnese, der Aufklärung und Beratung, der Erfolgsdefinition, der Erfolgserwartung, der Wirtschaftlichkeit und der versicherungstechnischen Rahmenbedingungen werden relevant.

1.1 Anamnese und Befund

Naturgemäß beginnt man die Behandlung mit der Anamnese- und Befunderhebung. Die Details in diesen Punkten seien aber an dieser Stelle nicht erörtert. Hier sollen nur einige grundsätzliche Betrachtungen angestellt werden. Die übliche Befunderhebung mit Angaben zum Zahnstatus, Karies und Füllungen inbegriffen, zur Vitalität, Lockerung und Taschentiefe einschließlich Röntgen ist minimale Basisdokumentation. Der Wert solcher Befunde ist unstrittig gut, man muß sich aber darüber im klaren sein, daß immer nur ein momentaner Zustand erfaßt wird. Verlaufsbeobachtungen geben entscheidend bessere Aufschlüsse. Dieses Faktum wiederum wirft generelle Überlegungen zur zahnärztlichen Versorgung der Bevölkerung auf. Nicht der einmalige, kurz- oder längerdauernde Intensivkontakt mit umfangreicher Prothetik ist anzustreben, sondern die kontinuierliche Betreuung. So gesehen ist die Anamnese ein Stück Verlaufsinformation. Beschwerden müssen in die Zeit eingeordnet werden. Man merkt, daß vom Zahnarzt große Erfahrung und umfangreiches Vorwissen verlangt wird, wenn er in schwierigen Fällen ein anamnestisches Gespräch sinnvoll strukturieren will.

1.2 Funktion

Nach wie vor ist es das eigentliche Ziel der restaurativen Therapie, die gestörte Funktion des Kauorgans wiederherzustellen. Dabei schuldet der Zahnarzt nicht den Erfolg, er schuldet aber eine dem wissenschaftlichen Erkenntnisstand entsprechende Behandlung. Ein Beispiel aus der Allgemeinmedizin macht den Sachverhalt deutlich: Ein Verunfallter mit schweren inneren Verletzungen wird bewußtlos ins Krankenhaus eingeliefert. Dort bemüht man sich eine Woche lang auf der Intensivstation um ihn. Schließlich aber stirbt er doch. Sollte es zu einem gerichtlichen Nachspiel kommen, so kann nur die Frage gestellt werden, ob die für den individuellen Fall notwendigen und richtigen Maßnahmen durchgeführt wurden. Das Überleben kann nicht eingeklagt werden.
Zurück zur prothetischen Behandlung. Zum Erfolg gehört, daß der Patient den Ersatz adaptiert. Der Zahnarzt muß die Voraussetzungen schaffen, daß der Patient den Ersatz adaptieren kann.
Unabhängig von dieser sehr engen, eher juristischen Definition des Erfolges hat der Erfolg im weiteren Sinne viele Facetten.

1.3 Umfang der Restauration

Bei der Wiederherstellung der Kaufunktion oder besser der Erhaltung bzw. Wiederherstellung der Funktion des stomatognathen Systems stellt der Abzählvers bis 14 kein Beurteilungskriterium dar, weil eine ungestörte Funktion stärker mit der Zahl der antagonistischen Kontakte korreliert als mit der Zahl der vorhandenen Zähne.

Nicht *jeder* verlorengegangene Zahn muß ersetzt werden. Diese These steht nicht im Widerspruch zu der Feststellung, daß Zahnverlust Krankheit bedeutet. Die unreflektierte Komplettierung der Zahnreihe kann im Einzelfall selbst bei größerem Zahnverlust ebenso falsch sein wie die Unterlassung einer Therapie bei geringem Defekt.

Die Behandlungsindikation muß sich an den Erkenntnissen der Gebißfunktionslehre orientieren.

Zwei Beispiele mögen den Sachverhalt erläutern:

- Nach neueren Untersuchungen reichen 10 antagonistische Zahnpaare für die Kaufunktion aus. Anteriore Restgebisse vom zweiten Prämolaren links bis zum zweiten Prämolaren rechts in beiden Kiefern sind ausreichend. Wichtig ist, daß das Gebiß auf beiden Seiten möglichst gleich gut benutzt werden kann.
- Bei einem Jugendlichen muß ein 6-Jahr-Molar entfernt werden. Es fehlt also nur *ein* Zahn, dennoch ist der Lückenschluß dringend indiziert, weil der zweite Molar nach ventral-lingual kippt und/oder weil der Molar im Gegenkiefer elongiert.

Zwischen diesen beiden Extremen liegt eine ganze Skala möglicher Befunde, die jeweils sehr individuell therapiert werden müssen. Man kann auch den Patienten fragen, ob er sich im Kauvermögen beeinträchtigt fühlt. Die Meinung des Patienten allein darf aber nicht den Ausschlag geben für die Indikation von Zahnersatz. Vom Zahnarzt ist zu prüfen, ob durch das Nichteinfügen von Ersatz Schäden für die Zukunft entstehen können.

1.4 Orales Wohlbefinden

Orales Wohlbefinden ist ebenfalls ein entscheidendes Kriterium für den Erfolg, aber auch für die Indikation. Mancher Patient ist ohne Ersatz glücklicher als mit Ersatz. Man muß daher stets das eigentliche Problem des Patienten herausfinden, das Problem, dessentwegen er die Praxis aufsucht. Projektionen sind unärztlich. Die Praxis darf nicht zum Prokrustesbett werden.

Nicht die Vorstellungen des Zahnarztes sind primär entscheidend, sondern das Problem des Patienten. Aufwand und zeitliche Dauer der Funktionstüchtigkeit scheinen oft nicht zu korrelieren. Klinisch kann man beobachten, daß ein primitiver, nicht befundgerecht geplanter Ersatz ebenso lange getragen wird wie ein befundadäquat geplanter und ausgeführter aufwendiger Ersatz. Hier darf nicht allein die Zeit als Kriterium herangezogen werden. Im ersten Fall hat der Patient den Ersatz geschont und sich vor jeder Mahlzeit gefürchtet (Krusten mußten vom Brot abgeschnitten werden), im zweiten Fall wurde der Ersatz ungleich stärker belastet, weil er entsprechend belastbar war, ohne Beschwerden zu verursachen. Der Erfolg besteht dann in 10 Jahren „orales Wohlbefinden", in 10 Jahren

„gesteigerte Lebensqualität", ohne daß dadurch Schäden für die Zukunft entstanden. Das orale Wohlbefinden wird leider noch zu selten als Kriterium für Erfolg herangezogen, dem Patienten muß nach der restaurativen Versorgung wohler sein als vorher.

1.5 Schaden/Nutzen-Abwägung

Wenn man sich vergegenwärtigt, daß wir Zahn*ersatz* anfertigen, dann impliziert das, daß der Ersatz in seiner Qualität und Funktion immer hinter dem Original zurückbleibt. Also gehört zur Abwägung, ob und mit welchen Mitteln man einen Zahnschaden beheben will, immer die Frage, ob der Nutzen der Therapie die mit der Restauration verbundenen Unzulänglichkeiten überwiegt. Läßt sich diese Frage nicht eindeutig und unzweifelhaft positiv beantworten, so ist entweder das Mittel falsch oder der Ersatz überhaupt nicht indiziert. Bei der Überkronung eines zerstörten Zahnes ist der Nutzen eindeutig größer als die Unzulänglichkeiten. Bei der Überkronung eines gesunden Zahnes bleiben nur Unzulänglichkeiten zurück.

1.6 Ästhetik

Über die Ästhetik muß man mit dem Patienten zu einem Konsens kommen. Die Ästhetik spielt nur im sichtbaren Bereich eine entscheidende Rolle. Der sichtbare Bereich differiert bei den einzelnen Individuen erheblich. Bei dem einen endet er mit dem ersten Prämolaren, bei dem anderen beim ersten Molaren. Sofern eine vom Patienten ehrlich empfundene Beeinträchtigung im Aussehen vorliegt, die auch objektiviert werden kann, sollte sie eine Indikation für eine Behandlung darstellen. Denn eine Reduzierung im Selbstwertgefühl kann wiederum andere Erkrankungen verursachen. Allerdings muß beachtet werden, daß häufig Ästhetik und Prophylaxe einander widersprechen. Soll z.B. ein Kronenrand nicht sichtbar sein, muß man ihn in die Zahnfleischtasche legen. Dadurch wird im allgemeinen die Genauigkeit eingeschränkt. Ungenauigkeiten im Kronenrandschluß fördern Karies und Parodontopathien.
So muß auch bezüglich der Ästhetik eine Schaden/Nutzen-Abwägung erfolgen.

1.7 Wirtschaftlichkeit

Es bedarf keiner Begründung, daß zum Erfolg auch die Dauer der Funktionstüchtigkeit gehört. Eine kurzfristige Funktionstüchtigkeit mit hohen Ausgaben kann man im allgemeinen nicht als Erfolg werten. Natürlich gibt es auch hier Ausnahmen. Wenn ein Musiker, z.B. ein Bläser, ein Hornist, einen teuren Ersatz erhält, mit dem er noch einige Jahre bis zu seinem altersbedingten Ausscheiden seinen Beruf ausüben kann, so kann man das bezüglich des gesetzten Zieles als Erfolg ansehen. Ähnlich ist es bei Schauspielern, bei denen eine Brücke eingesetzt wird, obwohl die Pfeiler keine längere Lebensdauer erwarten lassen. Solches aber ist nicht die Regel.

Neben der Dauer der Funktionstüchtigkeit ist für den Erfolg auch das Faktum zu bewerten, daß der Ersatz seinerseits keine Noxe darstellen darf. Er soll vielmehr zur Erhaltung der oralen Strukturen beitragen. Für beide Kriterien, für die Dauer der Funktionstüchtigkeit und für eine noxenfreie Restauration sind die Schaden/Nutzen-Abwägung und die Qualität der Ausführung von Bedeutung.

1.8 Qualität der Ausführung

Leider hat sich in Patientenkreisen eine unverständliche Gläubigkeit an die Omnipotenz der Technik eingenistet. Sicher liegt diese Denkweise im Zuge der Zeit, sie ist aber auch nicht unerheblich durch unüberlegte und unkritische Äußerungen der Zahnärzte genährt worden. So hat sich bei manchen Patienten die Ansicht breitgemacht, daß Zahnschäden beliebig kompensierbar seien und daß der Ersatz besser sein müsse als das Original. Diese Ansicht ist *grundfalsch*. Im Gegensatz zum Anspruchsdenken bei zahnprothetischen Arbeiten ist die Erwartungshaltung z.B. bei Kreislauferkrankungen weitaus weniger hoch gespannt. Erleidet jemand einen Herzinfarkt, so erwartet er kaum die Restitutio in integrum. Es wird also zwischen Technik und Biologie unterschieden. Leider geschieht dies bezogen auf die Zahnheilkunde nicht. Demgegenüber muß mit Nachdruck betont werden, daß die Herstellung von Zahnersatz keineswegs nur ein technisches Problem ist, sondern ein im höchsten Maße biologisches.

1.9 Qualitätsmerkmale

Es läßt sich nicht übersehen, daß eine signifikante Korrelation besteht zwischen der Qualität der Ausführung eines Ersatzes und der Dauer der Funktionstüchtigkeit. So muß man fordern, daß für die unterschiedlichen Ersatzarten bestimmte Qualitätsnormen eingehalten werden. Diese kann man summarisch wie folgt skizzieren:

Tab. 1   Qualitätsnormen für die unterschiedlichen Zahnersatzarten

Krone	Exakter Randschluß, beschliffene Substanz abgedeckt, kein Schleiftrauma, richtige Formung der Approximalkontakte, keine okklusale Störung, adäquate Interkuspidationstiefe
Brückenkörper	durchgängige Interdentalräume, keine flächenhafte An- bzw. Auflage auf dem Alveolarfortsatz, Außenkontur überall konvex, kein Suprakontakt, keine Infraokklusion
Partielle Prothese	Belastungsausgleich (= in der Sollposition der Verankerungselemente muß der Sattel bzw. die Sättel satt dem Kiefer aufliegen), keine Suprakontakte, ausreichende Retention, Starrheit der Basis, pflegefähige Form und Oberfläche

Fortsetzung von Tab. 1

Totalprothese	richtige Bißhöhe, richtige Ausdehnung, Ränder müssen der funktionell angespannten Muskulatur entsprechen, störungsfreie Interkuspidation in zentraler Relation, werkstoffgerechte Verarbeitung
Attachments	Bei den Attachments sind solche zu wählen, die keine Balkoneffekte verursachen, welche die Plaqueadhärierung nicht begünstigen, die keine Vakatwucherungen erzeugen

Auch wenn der Ersatz dem jeweiligen Stand der Erkenntnisse und der Technik entspricht, sind Prognosen in der Biologie bezüglich der Dauer der Funktionstüchtigkeit naturgemäß schwierig. Dennoch gibt es eine Reihe von Kriterien, die eine qualitative Aussage erlauben: der Befund, die Vorbereitung der Mundhöhle, die Mitarbeit des Patienten, die Therapie u.v.a.m. Eine wie auch immer geartete Restauration sollte man nur dann in Angriff nehmen, wenn man davon überzeugt ist, daß sie eine dem Aufwand entsprechend lange Zeit funktionstüchtig im Munde verweilt. Ist man selbst davon nicht überzeugt, sollte man eine andere Lösung ins Auge fassen. Es gilt das Prinzip: robust, korrigierbar, erweiterbar.

1.10 Kosten/Nutzen-Relation

Ein teurer Ersatz muß nicht notwendigerweise auch gut sein. Überkonstruktionen schaffen nie orales Wohlbefinden. Sie verursachen nur Kosten, die zumeist durch Material und Laborarbeiten zustande kommen, für welche der Zahnarzt zwar die Verantwortung tragen darf, von denen er aber nicht profitiert. Hoher Aufwand für kurze Zeit ist nur in Ausnahmefällen vertretbar. Hoher, unnützer und schädigender Aufwand ist in sich unsinnig.

1.11 Restauration ohne Vorbehandlung mindert den Erfolg

Weitere Konditionen für eine dauerhafte Funktionstüchtigkeit von Zahnersatzarbeiten sind inzwischen klar herausgearbeitet worden. Die Restauration muß eingebettet sein in ein Gesamtkonzept.
Die Zahnprothetik ist Teil der Zahnheilkunde. Man muß eindringlich davor warnen, sie isoliert zu betrachten. Sieht man von Traumata u.ä. ab, so sind Zahndefekte, die behoben werden sollen, durch Karies und/oder Parodontopathien entstanden. Beide Noxen nehmen ihren Weg über die bakterielle Plaque. Präsentiert sich dem Zahnarzt ein durch Karies und Parodontopathien geschädigtes Gebiß, so müssen neben den Hartsubstanzdefekten selbstverständlich auch deren Ursachen beseitigt werden, wenn nicht die Defektbeseitigung von vornherein zum Scheitern verurteilt sein soll.

In ein unvorbehandeltes Gebiß darf man keinen Zahnersatz einfügen. So ist es auch in den Richtlinien für die Versorgung der Patienten mit Zahnkronen und Brücken vorgesehen. Unter Punkt 9 heißt es:
Der Versorgung mit Zahnersatz soll die notwendige chirurgische und konservierende Behandlung des Restgebisses vorausgehen. Das heißt:

- Tief kariöse Zähne müssen auf ihre Erhaltungswürdigkeit geprüft sein.
- Pulpatote Zähne müssen mit einer röntgenologisch nachzuweisenden Wurzelfüllung versorgt sein.
- Bei Zähnen mit krankhaften Prozessen müssen Maßnahmen zur Ausheilung eingeleitet sein.
- Notwendige Parodontalbehandlungen müssen bereits vorgenommen sein oder gleichzeitig durchgeführt werden.
- Bei Verdacht auf krankhafte Prozesse an Zähnen und im Kieferknochen muß eine röntgenologische Überprüfung erfolgen.
- Erhaltungsunwürdige Zähne und Wurzelreste müssen entfernt sein.
- Retinierte und impaktierte Zähne, die in räumlichem Zusammenhang mit prospektiven Pfeilern stehen, müssen entfernt sein.

Zur Vorbehandlung gehört also auch die Beseitigung der bakteriellen Plaque. Wie dies zu geschehen hat, ist allgemein bekannt. Damit ist die professionelle Reinigung angesprochen. Der Zahnarzt kann sich hierbei getrost der Hilfe der ZMFs bedienen. Hierfür sind sie ausgebildet. Sie sollen dazu beitragen, daß die Qualität des Ersatzes gesteigert wird, nicht die Quantität. Die bakterielle Plaque soll aber nicht nur aktuell beseitigt werden, sie muß auch dauerhaft beseitigt werden. Hier ist die Mitarbeit des Patienten angesprochen. Dieser muß informiert und instruiert werden. Die Mitarbeit des Patienten ist geradezu ein Planungsfaktor geworden.

1.12 Restauration ohne Nachsorge stellt den Erfolg in Frage

Ist die Restauration erfolgt, muß weiterhin eine wirksame Mundhygiene betrieben werden.
Die Dauer der Funktionstüchtigkeit hängt ganz entscheidend davon ab, wie sehr es gelingt, die Restauration und sein Umfeld nach der Versorgung plaquefrei zu halten. Selbst wenn der Patient in der Technik der Mundhygiene genauestens instruiert wurde, so ist doch eine fachliche Begleitung und nötigenfalls eine Steuerung seiner Bemühungen anzuraten.
Bei behinderten oder antriebsschwachen Patienten mit pflegeschwierigen Gebissen sowie bei älteren Menschen muß turnusgemäß eine professionelle Reinigung vorgenommen werden.

1.13 Planung und Beratung

All die vorstehend aufgeführten Punkte müssen bei der Planung des Ersatzes und bei der Beratung des Patienten berücksichtigt werden, weil der Wille des Patienten im letzten Jahrzehnt eine entscheidende Bedeutung gewonnen hat. „Das Recht jedes einzelnen Menschen zur Selbstbestimmung geht auch eindeutiger

Notwendigkeit zur Erhaltung oder Wiederherstellung der Gesundheit dieses Menschen vor. Der Arzt darf danach auch eine medizinisch eindeutig indizierte Behandlungsmaßnahme nicht ohne oder gar gegen den Willen des Patienten durchführen." *(Pelz)* Somit nimmt das beratende Gespräch mit dem Patienten für die Indikation eine zentrale Position ein. Zahnersatz ist nur indiziert, wenn der Patient Zahnersatz wünscht und wenn der Zahnarzt Zahnersatz für indiziert hält. Diese beiden Voraussetzungen müssen erfüllt sein!
Der Wille des Patienten und der Sachverstand bestimmen die Therapie.

- Wünscht der Patient Zahnersatz, den der Zahnarzt nicht für indiziert hält, ist keine Indikation gegeben.
- Hält der Zahnarzt Zahnersatz für notwendig, dem der Patient die Zustimmung versagt, so darf der Ersatz nicht angefertigt werden.

Diese Thesen machen notwendig, daß man die Rollen von Patient und Zahnarzt noch einmal kurz erläutert. Der Patient muß soweit aufgeklärt werden, daß er in der Lage ist mitzuentscheiden. Dazu gehört, daß er darüber informiert wird, welche Alternativen es gibt, was der jeweilige Ersatz für Vor- und Nachteile hat und welche Erfolgsaussichten bestehen. Auch Risiken müssen dem Patienten dargelegt werden.
Der Zahnarzt sollte seine Möglichkeiten bescheiden werten. Ersatz ist und bleibt Ersatz und bleibt somit immer hinter der Natur zurück. Es muß ein Defekt vorliegen, wenn man Ersatz anfertigen will. Deshalb ist gerade bei festsitzendem Ersatz die Schaden/Nutzen-Abwägung so wichtig. Außerdem sollte sich der Patient nach der prothetischen Versorgung wohler fühlen als vorher. Der Vorgang, der gleichermaßen der Aufklärung wie der Therapiefindung dient, erhält unter den aufgezeigten Bedingungen eine ganz bestimmte Struktur. Auf Grund eines exakten Befundes und einer sinnvollen Anamneseerhebung wird ein erster Vorschlag gemacht.
Sodann wird dargelegt, was die vorgeschlagene Konstruktion zu leisten imstande ist und welche Nachteile ihr anhaften.
Der folgende Vorschlag muß logischerweise auf die Nachteile des vorausgehenden eingehen usw.
Ein Beispiel soll den Sachverhalt verdeutlichen:

Befund: Kennedy-Klasse III_1 im Unterkiefer

```
R     8 . . . 4 3 2 1 | 1 2 3 . . . 7 .     L
```

Die noch vorhandenen Zähne sind weitgehend gesund, kleine Defekte sind gut gefüllt, Patient betreibt eine gute Mundhygiene.

Erster Therapievorschlag: Einstückgußprothese.
Vorteile: Parodontale Lagerung des Ersatzes, dadurch günstige Kaukraftübertragung. Gute Karies- und Parodontalprophylaxe möglich. Natürliche Zähne nach Herausnahme der Prothese gut zu pflegen.
Nachteile: Durch sichtbare Klammern Beeinträchtigung der Ästhetik. Bei nachlässiger Pflege Begünstigung der Plaquebildung; geringer oraler Komfort durch Sublingualbügel. Mögliche Schädigung der Klammer-Zähne.

Zweiter Therapievorschlag: Kombiniert festsitzend/herausnehmbarer Ersatz mit Attachments.
Vorteil: Verbesserte Ästhetik.
Nachteile: Bei überwiegend kariesfreien Pfeilerzähnen bedeutet die Überkronung stets einen Nachteil. Der Sublingualbügel bleibt.

Dritter Therapievorschlag: Brücken von 33–37 und 44–48.
Vorteile: Oraler Komfort, Ästhetik.
Nachteil: Keine Erweiterungsfähigkeit bei Verlust eines Pfeilers.

Entscheidet man sich für die Brücken, müssen die Detailfragen erörtert werden.

- Lage des Kronenrandes: supragingival oder infragingival.
- Ausführungsart: Vollguß, Kunststoffverblendung, keramische Verblendung.
- Metall: Edelmetallegierung, NEM-Legierung.

Man muß nun nicht mehr eigens betonen, daß all die notwendigen Entscheidungen nur getroffen werden können auf der Basis eines exakten Befundes und einer gezielten Anamnese sowie auf Grund solider werkstoffkundlicher und klinischer Kenntnisse. Natürlich werden auch die vorgegebenen Rahmenbedingungen der gesetzlichen Krankenversicherungen relevant. In den Richtlinien heißt es unter Punkt 7: „Gibt es verschiedene, den gleichen Erfolg versprechende Arten des Zahnersatzes, so soll der Zahnarzt diejenige vorsehen, die auf die Dauer am wirtschaftlichsten ist. Wählt jedoch der Versicherte nach Belehrung darüber, daß ein dem Satz 1 entsprechender Zahnersatz nach den Regeln der ärztlichen Kunst zweckmäßig und ausreichend ist, aufwendigeren Zahnersatz als notwendig, so hat er die Mehrkosten selbst zu tragen (§§ 182c Abs. 5 RVO, 16 Abs. 1 Satz 6 und 7 KVCG). Dies gilt auch, wenn der Versicherte in typischen Fällen Zahnersatz wählt, der über das hinausgeht, was in diesen Richtlinien als ausreichend, zweckmäßig und wirtschaftlich beschrieben ist."
Diese Ausführungen zu den sehr mannigfachen und differenten allgemeinen Fakten mögen ausreichen, daß man die individuelle, spezifische, befundadäquate Planung von Restaurationen und deren Ausführung angehen kann.

2 Spezielle Planung, Beratung und Behandlung

Für die Erörterung der befundbezogenen Therapie im speziellen bedienen wir uns bei der Klassifizierung der Befunde des Schemas von *E. Körber*. Es zeigte sich jedoch, daß eine Differenzierung der Gruppe A zweckmäßig ist. In der Gruppe A werden nämlich solche Befunde zusammengefaßt, bei denen ein dental gelagerter Ersatz möglich ist. Entsprechend enthält die Gruppe nach der Therapie die kleine dreigliedrige Brücke ebenso wie die 14gliedrige Brücke oder die komplizierte Kombinationsarbeit. Bezüglich der Erfolgserwartung und somit auch bezüglich der Planung sind aber diese sehr differenten Versorgungen nicht mehr unter gleichen Aspekten zu betrachten. Wir haben daher die Gruppe A in A_1, A_2 und A_3 unterteilt.

2.1 Gruppe A_1

Zur Gruppe A_1 gehören ausnahmslos Befunde der Kennedy-Klasse III. In jedem Falle handelt es sich also um eine Unterbrechung der Zahnreihe. Diese Unterbrechung ist jedoch von geringem Ausmaß. Es liegen im wesentlichen kleine zahnbegrenzte Lücken vor.

- Es fehlt nur ein Zahn, gleichviel, um welchen Zahn es sich handelt.
- Es fehlen zwei Seitenzähne nebeneinander, etwa beide Prämolaren oder der erste Molar und der zweite Prämolar.
- Es fehlen bis zu vier Schneidezähne.
- Es fehlt außer dem Eckzahn auch einer seiner Nachbarn.

In all diesen Fällen ist festsitzender Ersatz geradezu obligatorisch, weil er die größte Erfolgswahrscheinlichkeit hat. Vorausgesetzt wird natürlich immer, daß bei der Vorbereitung der Mundhöhle die belassenen Zähne auch als Pfeiler geeignet sind. Im Grunde gibt es nur eine Ausnahme, von Brückenersatz Abstand zu nehmen, nämlich dann, wenn der Patient sich weigert, Zähne beschleifen zu lassen.

2.1.1 Befund 1

Kleine zahnbegrenzte Lücke im Seitenzahnbereich des Unterkiefers. Die Lücke ist durch Extraktion des ersten Molaren entstanden.

Erster Therapievorschlag: Endpfeiler-Vollgußbrücke. (Abb. 1)
Vorteile: Geringer Platzbedarf. Robust. Geringer Aufwand. Mit der Vollgußbrücke kann man funktionell das Optimum erreichen; durch keinen anderen Ersatz kann man die Funktion besser wiederherstellen.
Nachteile: Funktionell keine. Ästhetisch wird der Metallglanz von manchen Patienten als störend empfunden.

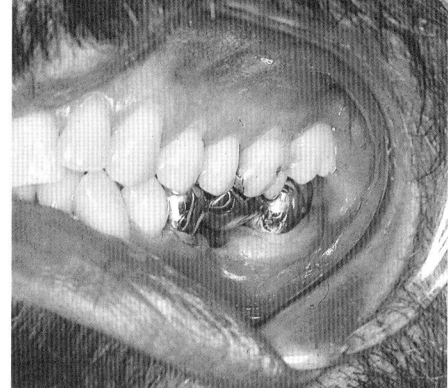

Abb. 1 Dreigliedrige Vollgußbrücke im Unterkiefer

Zweiter Therapievorschlag: Keramisch verblendete Brücke. (Abb. 2)
Vorteile: Die direkt sichtbaren Bereiche, also auch die Okklusalflächen, können dauerhaft ästhetisch verblendet werden.
Nachteile: Gegenüber der Vollgußbrücke müssen die Pfeiler wegen des größeren Platzbedarfes stärker beschliffen werden. Dadurch erhöht sich bei gesunden Zähnen die Gefahr für ein Schleiftrauma. Bei Zähnen mit ausgedehnten Füllungen oder kariösen Defekten ergibt sich der notwendige Platz zumeist von selbst. Ein größeres Risiko besteht hinsichtlich technischer Defekte. Absprengungen der Keramik sind nicht reparierbar.
Sind die prospektiven Pfeilerzähne defekt, so daß die Brückenanker auch zahnerhaltenden Charakter haben, so sind Vollkronen, zu denen auch die Verblendkronen zählen, ohne Einschränkung indiziert.

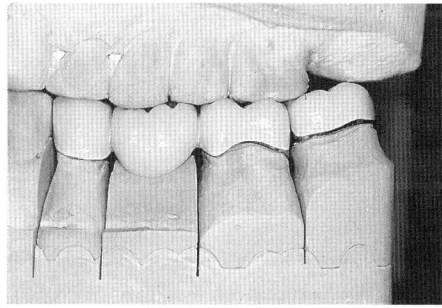

Abb. 2 Dreigliedrige keramisch verblendete Brücke im Unterkiefer

Sind aber die in Frage kommenden Pfeiler weitgehend gesund, so ist eine substanzschonende Ankerart erwünscht. Unter diesem Aspekt sind weitere Alternativen zu diskutieren.

Dritter Therapievorschlag: Inlaybrücke.
Vorteil: Substanzschonende Präparation.
Nachteile: Werden die tragenden Höcker nicht metallisch abgedeckt, besteht die Gefahr, daß bei Belastung des zentralen Höckers der betreffende Zahn aus dem

Metallgerüst herausgedrückt wird. Diese Gefahr erkennt man am besten, wenn man sich eine zweispannige Brücke vor Augen führt. Wird der mittlere Pfeiler belastet, ist die Krafteinwirkung dergestalt, daß der Zahn von seiner Verankerung weg bewegt wird. Da man den Zahn in die Alveole intrudieren kann, wird der Befestigungszement stark beansprucht, bis häufig eine Lockerung resultiert.

Was bei einer zweispannigen Brücke so klar verständlich wird, trifft auch für die einspannige Brücke zu. Bei kurzen klinischen Kronen ist der erreichbare mechanische Halt oft nur gering.

Vierter Therapievorschlag: Teilkronenbrücke. Die tragenden Höcker werden metallisch gefaßt.
Vorteile: Substanzschonend, pflegeleicht, robust.
Nachteile: Keine Verblendung möglich. Gefahr der Lockerung, wenn nicht sorgfältig für eine mechanische Retention gesorgt wird.

Fünfter Therapievorschlag: Klebebrücke.
Vorteil: Substanzschonend.
Nachteil: Gefahr der Lockerung.

Insgesamt kommen im Unterkiefer für kleine Endpfeilerbrücken als Anker in Frage: Vollgußkrone, Keramikverblendkrone, Teilkrone, Inlay und Klebeflügel. Die Varianten in der Kombination hängen einerseits ab von den ästhetischen Ansprüchen, dem Zustand der Pfeilerzähne sowie den perioprothetischen Zielsetzungen und andererseits von mechanischen Problemen. Zu letzterem folgende Erklärung: Kombiniert man eine Vollgußkrone (auch eine keramisch verblendete) mit einem Klebeelement, so sollte man eine Hybridbrücke anfertigen, eine geteilte zusammengesetzte Brücke also. Die Teilung ist deshalb angezeigt, damit man für den Fall, daß sich der Klebeflügel löst, während die Krone fest auf ihrem Stumpf haften bleibt, das Klebeelement neu befestigen kann. Die Matrize wird dann jeweils an dem lückennahen Teil der Vollkrone angebracht; Klebeflügel und Brückenkörper bilden den zweiten Teil der Brücke.

Hybridbrücken sind auch angezeigt, wenn Inlays oder Teilkronen mit geringerer Friktion mit Vollkronen kombiniert werden.

2.1.2 Befund 2

Im Unterkiefer fehlt neben dem ersten Molaren auch der zweite Prämolar. Mit einer Vollgußbrücke ließe sich die Funktion optimal wiederherstellen, dennoch kann man aus Gründen der Ästhetik diesen Vorschlag nur noch im Ausnahmefall unterbreiten.

Erster Therapievorschlag: Brücke mit Keramikverblendkrone als Anker auf den ersten Prämolaren, Vollgußkrone als Anker auf den zweiten Molaren; Vollgußbrückenglieder.
Vorteile: Ästhetisch befriedigend, kostensparend.
Nachteile: Im Grunde keine. Manche Patienten wünschen aber eine noch weitergehende Verblendung des Ersatzes.

Zweiter Therapievorschlag: Keramikverblendkrone auf ersten Prämolaren, Vollgußkrone auf zweiten Molaren, Brückenkörper teilweise (zweiter Prämolar) oder ganz keramisch verblendet.

Dritter Therapievorschlag: Insgesamt keramisch verblendete Brücke.

Vierter Therapievorschlag: Teilkrone auf ventralen Pfeiler, vorderes Brückenglied oder beide Brückenglieder keramisch verblendet, Vollgußkrone auf distalen Pfeiler. Die Teilkrone mit metallischem Schutz des tragenden Höckers ist gelegentlich durchaus vertretbar, wenn die Brückenzwischenglieder verblendet werden und der Metallglanz somit nicht so massiv in Erscheinung tritt.

Wenn bei den vorgeschlagenen Brückenkonstruktionen im Unterkiefer die Kunststoffverblendung fehlt, so deshalb, weil es sich bei den beim Öffnen des Mundes sichtbaren Teilen der Zähne um die Kauflächen und um die zentralen Höcker handelt. Diese werden in der Funktion wie in der Parafunktion besonders stark beansprucht. Nach all den Erfahrungen der letzten Jahrzehnte hat sich die Kunststoffverblendung auf der Kaufläche und auf den tragenden Höckern nicht bewährt. Wie sich neue Kunststoffe bewähren, muß abgewartet werden.

2.1.3 Befund 3

Unterbrechung der Zahnreihe im Seitenzahnbereich des Oberkiefers durch Verlust des ersten Molaren.

Erster Therapievorschlag: Keramisch verblendete Brücke.
Vorteil: Die Okklusions- und Artikulationsflächen können dauerhaft ästhetisch gut verblendet werden.
Nachteil: Bei gesunden Pfeilerzähnen kann sich der erhöhte Platzbedarf im Hinblick auf ein Schleiftrauma ungünstig auswirken.

Zweiter Therapievorschlag: Bei Pfeilerzähnen mit gesunden Bukkal- und Lingualwänden und langer klinischer Krone kommt auch die Inlaybrücke in Betracht.
Die Vor- und Nachteile wurden bei der entsprechenden Brücke im Unterkiefer erwähnt.

Dritter Therapievorschlag: Teilkronenbrücke bei gesunden Bukkalflächen der Pfeilerzähne.
Vorteile: Substanzschonend, parodontienfreundlich. Metallische Abdeckung der tragenden Höcker und der Arbeitsfacetten. Robust.
Nachteile: Keine Verblendung möglich. Anspruchsvolle Patienten stört die metallische Kaufläche.

Vierter Therapievorschlag: Klebebrücke.
In kritischen Fällen, wenn bei kurzen Zähnen die Friktionsflächen klein sind, können die tragenden lingualen Höcker überkuppelt werden.
Bezüglich der Kombination der unterschiedlichen Anker gilt das für die gleiche Situation im Unterkiefer Gesagte.

2.1.4 Befund 4

Es fehlt ein Schneidezahn.

Therapie

- Sind die in Frage kommenden Pfeiler soweit zerstört, daß Kronen zahnerhaltenden Charakter haben, ist die *keramisch verblendete Endpfeilerbrücke* das Mittel der Wahl.

- Sind die die Lücke begrenzenden Zähne gesund, wie dies oft bei jungen Patienten der Fall ist, weil der fehlende Zahn durch ein Trauma verlorenging, ist auch eine *Klebebrücke* in Betracht zu ziehen.
- Unter der Voraussetzung gesunder prospektiver Pfeilerzähne bei Vorhandensein eines ausreichend breiten Alveolarfortsatzes muß insbesonders bei jungen Erwachsenen auch ein *Implantat* erwogen werden.

2.1.5 Befund 5

Es fehlen zwei Schneidezähne nebeneinander.

Therapie

- *Keramisch verblendete Endpfeilerbrücke.*
- *Klebebrücke,* wenn für den Halt neben der Klebekraft auch mechanische Retentionen geschaffen werden können, zum Beispiel durch senkrechte Rillen approximal. Die größere Spanne im Oberkiefer wird dadurch kompensiert, daß bei Belastung der Brücke beim normalen Scherenbiß die einwirkende Kraft auf die Zähne gerichtet ist. Im Unterkiefer wird bei Belastung im Scherenbiß die Brücke von den Zähnen wegbewegt.

2.1.6 Befund 6

Es fehlen drei Schneidezähne nebeneinander.

Therapie

Keramisch verblendete Endpfeilerbrücke. Im allgemeinen wird auch der zweite Eckzahn als Pfeiler herangezogen. Die Klebebrücke entfällt wegen der zu großen Spanne.

2.1.7 Befund 7

Bei ansonsten intaktem Gebiß fehlen alle vier Schneidezähne. Dieser Befund wird trotz der großen Spanne zur Gruppe A_1 gerechnet, weil es kaum eine sinnvolle Alternative zu einer festsitzenden Brücke gibt. Im Falle der Versorgung durch eine partielle Prothese ergäbe sich statisch das Problem, daß alle ersetzten Zähne außerhalb der Unterstützungspunkte lägen. Eine dentale Abstützung mit möglichst starrer Verbindung zum Restgebiß ist dennoch angezeigt. Also kann man auch von vornherein eine festsitzende Brücke einsetzen.

Therapie

- Da im Oberkiefer die Spanne relativ lang und der Bogen relativ groß ist und die Brücke vom Restgebiß weg belastet wird, reichen im allgemeinen die beiden Eckzähne als Pfeiler nicht aus. Man muß vielmehr die beiden ersten Prämolaren als zusätzliche Pfeiler in die Konstruktion einbeziehen. Dies ist jedoch nicht unbedingt obligatorisch. Bei günstigen Bißverhältnissen, bei geringer Spanne und geringem Bogen, sowie bei geringerer Belastung, weil sich im Gegenkiefer z.B. eine Prothese befindet, können auch die beiden Eckzähne als Pfeiler ausreichen. Ihre parodontale Festigkeit ist selbstverständlich in die Planung einzubeziehen.

- Da im Unterkiefer die Spanne zwischen den beiden Eckzähnen erheblich geringer ist als im Oberkiefer, ihre Verbindung fast gradlinig verläuft und bei Belastung der Brücke im Unterkiefer die einwirkenden Kräfte zum Restgebiß gerichtet sind, reichen die beiden Canini als Pfeiler aus. Die Approximalkontakte zu den ersten Prämolaren müssen allerdings besonders satt ausgeprägt sein.

2.1.8 Befund 8

Es fehlt der Eckzahn.

Erster Therapievorschlag: Keramisch verblendete Endpfeilerbrücke.
Vorteile: Ästhetisch ansprechend. Statisch stabil.
Nachteile: Bei gesunden seitlichen Schneidezähnen ist es oft schwierig, den notwendigen Platz für eine zufriedenstellende ästhetische Verblendkrone zu schaffen, ohne Gefahr zu laufen, ein Schleiftrauma zu setzen.

Zweiter Therapievorschlag: Keramisch verblendete Freiendbrücke mit den beiden Prämolaren als Pfeilern.
Diese Brücke ist vor allem dann indiziert, wenn die Prämolaren kariöse Defekte oder Füllungen aufweisen, während der seitliche Schneidezahn gesund ist.

2.1.9 Befund 9

Neben dem Eckzahn fehlt einer seiner Nachbarn.

Befundvariante 1	1 1 x x 4 5 6
Therapie 1	1 K B B K 5 6
Therapie 2	1 K B B K K 6
Therapie 3	K K B B K 5 6

Therapie 3, wenn die mittleren Schneidezähne kariös sind und/oder wenn es schwierig ist, den einzelnen Schneidezahn dem Nachbarn gut anzugleichen.

Befundvariante 2	1 1 2 x x 5 6
Therapie 1	1 1 K B B K 6
Therapie 2	1 1 K B B K K
Therapie 3	1 K K B B K 6

2.2 Gruppe A_2

In dieser Gruppe sind solche Befunde zusammengefaßt, in denen grundsätzlich auch festsitzender Ersatz indiziert ist, in denen aber bezüglich der prospektiven Pfeiler oder der Größe der Unterbrechung Risikofaktoren vorliegen, so daß neben der Brücke als prothetischem Behandlungsmittel alternative Lösungen in Frage kommen. Gründe für Alternativen zum festsitzenden Ersatz sind:

- Der Patient läßt sich gesunde natürliche Zähne nicht beschleifen.
- Schwache Konstitution prospektiver Pfeiler; Wurzelspitzen-resezierte Zähne; Zähne mit stark reduziertem Parodontium u. ä. m.
- Die Unterbrechung ist größer, als üblicherweise mit Brücken geschlossen wird.

Ablehnung durch Patienten: Will der Patient sich keine Brücke anfertigen lassen, weil er z.B. insofern schlechte Erfahrungen machen mußte, als überkronte Zähne verlorengingen, so muß man seinen Willen respektieren. Entweder kann man bei kompensiertem Zahnschaden ganz auf Ersatz verzichten, oder man muß einen herausnehmbaren Ersatz anfertigen.

Gelegentlich führt auch eine *Schaden/Nutzen-Analyse* zum Verzicht auf Brückenersatz, wenn die Unterbrechungen dergestalt sind, daß z.B. sechs *gesunde* Zähne beschliffen werden müßten, damit drei Zähne ersetzt würden.

Risikofaktoren: Stellen die prospektiven Pfeilerzähne im Hinblick auf eine längere Verweildauer des Ersatzes im Munde einen Unsicherheitsfaktor dar durch starken parodontalen Abbau, durch schwächliche Konstitution (dritte Molaren), durch Wurzelspitzenresektion o.ä., so daß mit dem Ausfall eines Pfeilers neuer Ersatz notwendig würde, und kommt man nach Aufklärung des Patienten mit diesem überein, kein Risiko eingehen zu wollen, so kann auch erweiterbarer herausnehmbarer Ersatz in Frage kommen.

Auf Grund ihrer Vielgestaltigkeit bezüglich der klinischen Kronen und der Wurzeln sowie auf Grund ihrer oft ungünstigen parodontalen Situation muß die Wertigkeit der dritten Molaren als Brückenpfeiler in jedem Einzelfall beurteilt werden. Manche dritte Molaren können unbedenklich als Brückenpfeiler benutzt werden. Positive Kriterien sind: Solide klinische Krone, ausgeprägte Wurzeln, Stellung im Bereich von attached Gingiva. Manche dritte Molaren sind als Brückenpfeiler ungeeignet. Die negativen Kriterien sind: schwache klinische Krone, kurze Pfahlwurzel, Stellung im Bereich beweglicher Mundschleimhaut. Manche dritte Molaren stellen zwischen den beiden Extremen als Brückenpfeiler ein Risiko dar. Eben dieses Risiko muß mit dem Patienten sorgfältig besprochen werden, denn der muß es in jedem Falle mittragen.

2.2.1 Befund 1

Oberkiefer vollbezahnt; Unterkiefer Kennedy-Klasse III. Nebeneinander fehlen der zweite Prämolar, der erste Molar und der zweite Molar, der dritte Molar ist vorhanden.

Erster Therapievorschlag: Brücke vom ersten Prämolaren zum dritten Molaren. (Abb. 3)
Vorteile: Oraler Komfort, kaum Gefahr von Sekundärschäden.
Nachteile: Risiko einer kürzeren Lebensdauer, mögliche Lockerung durch Verwindung der Unterkieferknochenspange.

Zweiter Therapievorschlag: Metallbasis. (Abb. 4)
Vorteile: Geringes Risiko, geringer Aufwand, gute Pflegemöglichkeit nach Herausnahme. Korrekturfähig nach Verlust des dritten Molaren.
Nachteile: Schwierige Verankerung auf der Gegenseite, kein oraler Komfort.

Dritter Therapievorschlag: Bei zerstörten, aber erhaltungswürdigen Ankerzähnen: Teleskopprothese. (Abb. 5)
Vorteile: Erweiterungsfähig, solide Verankerung.
Nachteile: Gegenüber Brücke geringerer oraler Komfort (Sublingualbügel und/oder herausnehmbarer Ersatz werden oft als unangenehm empfunden).

Längere Spanne: fehlen in einem Quadranten drei Seitenzähne nebeneinander, kann die Brückenspanne gelegentlich von beträchtlicher Länge sein. Dieses Faktum allein spricht aber im allgemeinen noch nicht gegen eine Brücke. Sind die in Frage kommenden Pfeiler, der Eckzahn und der zweite Molar oder der erste Prämolar und der dritte Molar von kräftiger Statur, gibt es gegen eine Brücke kaum Bedenken. Erst wenn die Pfeiler mit einem Risiko behaftet sind, z.B. in Form eines starken Knochenabbaues oder in Form nicht ganz vollständiger Wurzelfüllung an Molaren, muß man Alternativen, wie vorstehend, diskutieren.

Bezüglich der Lockerung von Pfeilerzähnen hat sich die Beurteilung auf Grund der Erkennung der Konditionen des Erfolges wesentlich geändert. Ist die Lockerung (bis Grad II) der Ausdruck eines verkürzten, ansonsten aber gesunden Parodontiums, so besteht keine Kontraindikation gegen die Nutzung des Zahnes als Brückenpfeiler. Ist die Lockerung die Folge einer entzündlich-infektiösen Parodontopathie, so ist der Zahn im nicht vorbehandelten Zustand als Brückenpfeiler nicht zu gebrauchen.

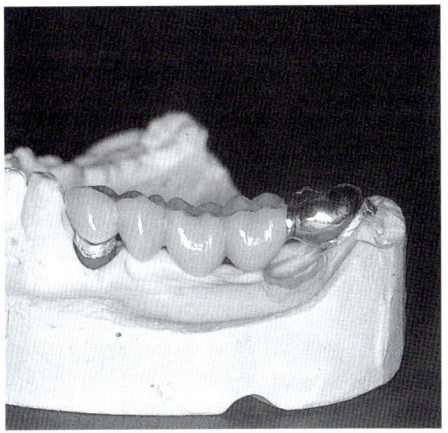

Abb. 3 Brücke von 38–34

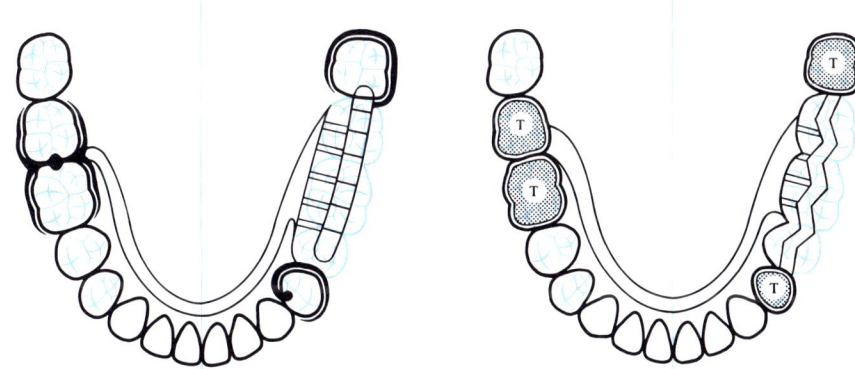

Abb. 4 Befund wie Abb. 3: Metallbasis
Abb. 5 Befund wie Abb. 3: Teleskopprothese

2.2.2 Spezielle Befunde für überspannte Brücken

Vorwiegend skandinavische Prothetiker sind durch klinische Longitudinalstudien zu folgender These gekommen: „Ein Stütz- oder Pfeilerzahn nimmt unter der Voraussetzung, daß er nicht fehlbelastet wird, nicht dadurch Schaden, daß er prothetisch genutzt wird; wenn er Schaden nimmt, dann über die Plaques." Diese Erkenntnis hat zu einer Indikationserweiterung für festsitzenden Ersatz geführt und zu dem Begriff „überspannt". Letzteres bedeutet, daß man auch in solchen

266 Befundadäquate Therapie

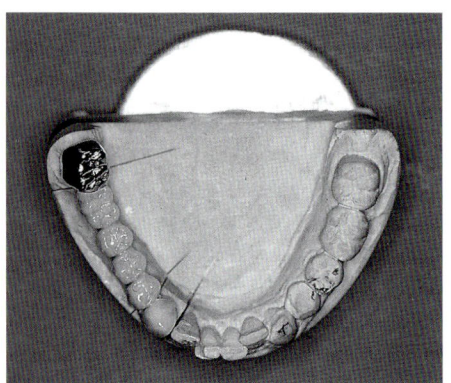

Abb. 6 Überspannte Brücke von 43–48

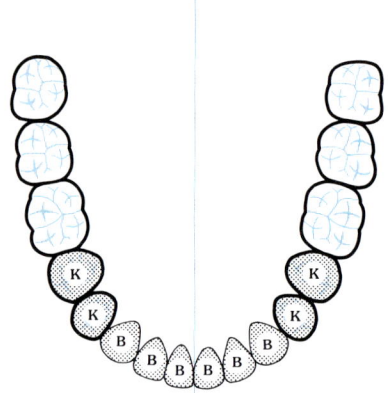

Abb. 7 Überspannte Brücke nach Verlust aller Frontzähne im Unterkiefer

Fällen Brücken in Erwägung ziehen kann, in denen man früher wegen der Länge der Spanne Brückenersatz von vornherein ausgeschlossen hätte. Die entscheidenden Konditionen für den Dauererfolg müssen aber erfüllt sein. Es muß zu erwarten sein, daß die Parodontien der Pfeiler durch eine gute Mundhygiene des Patienten und durch eine professionelle Betreuung (Recall) auf lange Zeit entzündungsfrei bleiben. Dazu einige Beispiele: eine Brücke vom Eckzahn zum dritten Molaren ist möglich, wenn alle einschlägigen Kriterien positiv erfüllt sind: Gesunde Parodontien, gute Mundhygiene des Patienten, dritter Molar von kräftiger Statur (Abb. 6).

Nach Unfällen fehlen neben den Schneidezähnen oft auch die Eckzähne. Nach herkömmlichen Vorstellungen ist Brückenersatz dann ausgeschlossen. Überspannte Brücken mit den Prämolaren als Pfeiler erweisen sich bei exakter Ausführung und guter Pflege jedoch als durchaus von langer Lebensdauer. Weitere Langzeitstudien sind abzuwarten. Vor allem gibt es kaum eine echte Alternative. Ein kombiniert festsitzend/herausnehmbarer Ersatz müßte starr mit dem Restgebiß verbunden werden. Da der außerhalb der Abstützungen liegende Sattel auf Grund der Resilienz der Schleimhaut weit stärker nachgeben kann, als die Pfeilerzähne in die Alveolen intrudiert werden können, müssen die Stützzähne doch die einwirkende Kraft aufnehmen. Also kann man auch von vornherein auf den Sattel verzichten und die Zähne durch einen Brückenkörper ersetzen. (Abb. 7)

Die Eckzähne sind wegen ihrer festen Verankerung im Knochen und wegen ihrer exponierten Stellung im Bereich der stärksten Krümmung des Zahnbogens für jegliche Art von Zahnersatz von besonderer Wichtigkeit. Entsprechend ungünstig wird die Situation, wenn sie verlorengegangen sind. Fehlen außer dem Eckzahn zwei Nachbarn, stellt das Brückenzwischenglied einen relativ starken Hebel dar. Bei stärkerem horizontalen Knochenabbau an den Pfeilern ist dann eine Brücke zumindest mit einem Risiko behaftet. Andererseits sind Alternativlösungen auch in hohem Maße problematisch.

Die Zahl der Pfeiler hängt außer von der statischen Konstellation natürlich auch von dem Zustand möglicher Pfeiler ab. Sind diese z.B. stark kariös zerstört, so daß eine Krone auch aus zahnerhaltendem Grunde sinnvoll ist, wird man sich eher zu einem weiteren Pfeiler entschließen.

Befundvariante 1	1	1 x x x 5 6 7
Therapie 1	K	K B B B K 6 7
Therapie 2	K	K B B B K K 7
Befundvariante 2	2 1	x x x 4 5 6 7
Therapie 1	2 K	B B B K K 6 7
Therapie 2	K K	B B B K 5 6 7
Befundvariante 3	1	1 2 x x x 6 7
Therapie 1	1	1 K B B B K K
Therapie 2	1	K K B B B K 7

2.3 Gruppe A₃

Zur Gruppe A₃ werden solche Befunde mit zahnbegrenzten Lücken gezählt, deren Schließung mit festsitzendem Zahnersatz *große Brücken* erforderlich machen würde. Für große Brücken benötigt man natürlich „verläßliche" Pfeilerzähne, damit die Relation Aufwand/Erfolg am Ende positiv ist. Nach Verlust einer größeren Anzahl von Zähnen aber ist die Eignung der verbliebenen als Pfeiler oft reduziert, denn für den Verlust der fehlenden Zähne gibt es immer eine Ursache. Mußte wegen Karies und/oder Parodontopathien eine Reihe von Zähnen entfernt werden, ist es unwahrscheinlich, daß die restierenden von diesen Noxen gänzlich verschont blieben. So gibt es also Gründe dafür, daß nicht nur Brücken zur Therapie in Frage kommen, sondern auch andere prothetische Behandlungsmittel wie Einstückgußprothese, Kronen und Metallbasis, Teleskopprothese, abnehmbare Brücke u. ä. m. Fast immer aber ist die parodontale Lagerung des Ersatzes indiziert.

2.3.1 Befund 1   x 7 6 x x 3 x 1 | 1 x 3 4 x x 7 x

Die vorhandenen Zähne stehen fest im Knochen, sind parodontal gesund und von nur geringen kariösen Läsionen befallen.

Therapie: Festsitzende Brücke. Damit bei der relativ großen Zahl stabiler Pfeiler diese nicht total inaktiviert werden, sondern eine gewisse Eigenbeweglichkeit behalten, sind einige Teilungen und Verschlüsselungen mittels Geschiebe vorgenommen worden. (Abb. 8)

2.3.2 Befund 2   x x 6 5 4 3 x x | x x 3 4 x x 7 x

Die verbliebenen Zähne sind allesamt in solchem Maße kariös befallen, daß Kronen zu ihrer Erhaltung zweckmäßig sind.

Therapie: Festsitzende Brücke. Eine Disparallelität der Pfeiler stellt dabei keine Kontraindikation dar. Sie kann durch Einarbeitung von Geschieben überwunden werden. Die Brücke ist auch wirtschaftlicher als die Kombination von Kronen mit herausnehmbarem Ersatz. (Abb. 9)

2.3.3 Befund 3   x 7 x 5 x 3 x 1 | 1 x 3 x x x 7 x

Beurteilt nach der Konstellation und der Qualität der Zähne, wäre eine Brücke indiziert gewesen. Aus Gründen einer psychosomatischen Erkrankung mußte aber eine abnehmbare Brücke angefertigt werden. (Abb. 10)

2.3.4 Befund 4   x x 6 5 4 x x x | x x x 4 5 6 7 x

Die fehlenden Zähne gingen durch Parodontopathien verloren. Auch die verbliebenen waren parodontal geschwächt. Daher Teleskopkonstruktion. (Abb. 11)

268 Befundadäquate Therapie

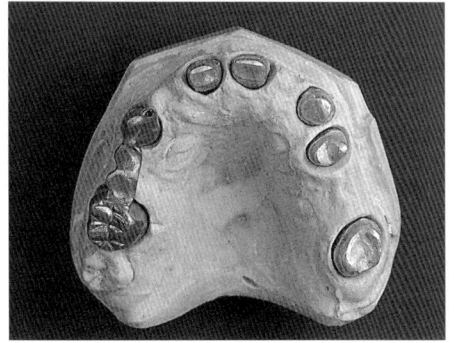
Abb. 8 a

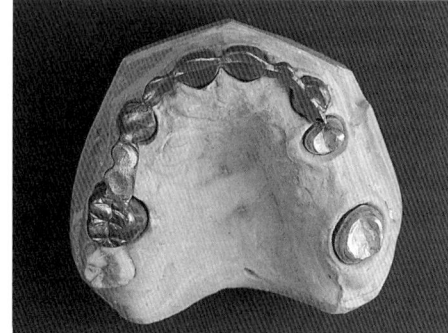
Abb. 8 b

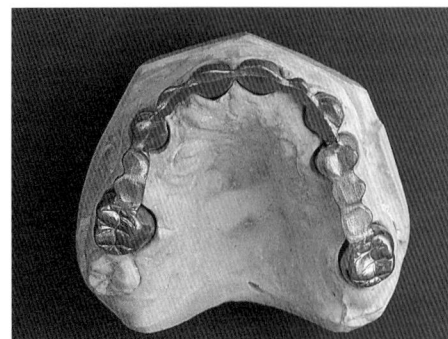
Abb. 8 c

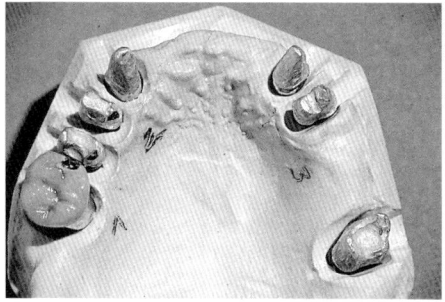
Abb. 9 a

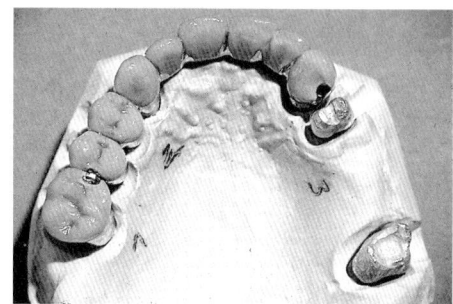
Abb. 9 b

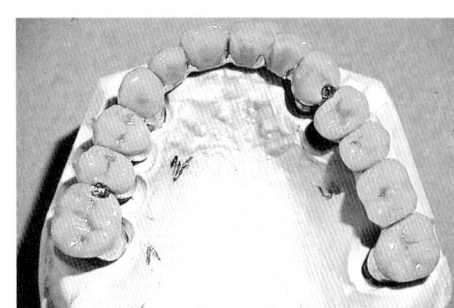
Abb. 9 c

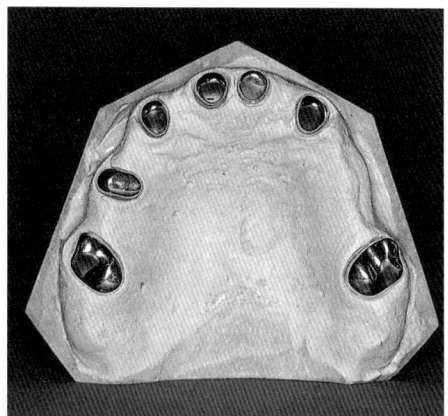
Abb. 10 a

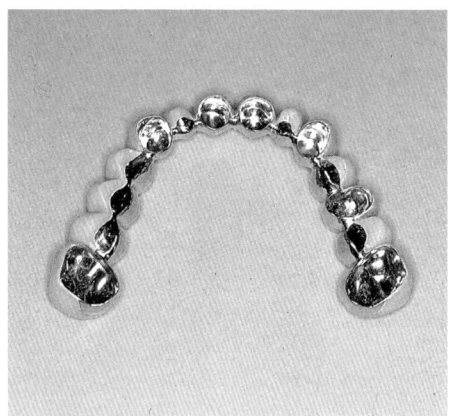
Abb. 10 b
Abb. 11 a ▼

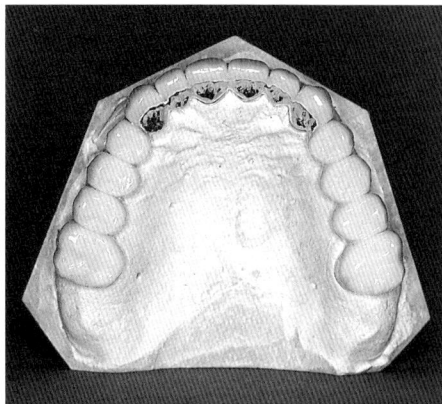
Abb. 10 c
Abb. 11 b ▼

Abb. 8 13gliedrige geteilte Brücke: a) erste Einheit aufgesetzt; b) zweite Einheit durch Geschiebe mit der ersten verbunden; c) dritte Einheit durch Geschiebe mit der zweiten verbunden

Abb. 9 Zweifach geteilte 13gliedrige Brücke im Oberkiefer: a) Krone auf 16 aufgesetzt; b) Frontzahnbrücke mit 16 verschlüsselt; c) linke Seitenzahnbrücke mit Frontzahnbrücke verschlüsselt

Abb. 10 Abnehmbare Brücke im Oberkiefer: a) Primärkronen; b) abnehmbare Brücke von unten; c) abnehmbare Brücke aufgesetzt

Abb. 11 Teleskopprothese: a) Primärteleskope; b) Prothese aufgesetzt

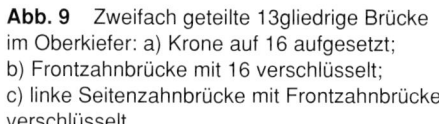

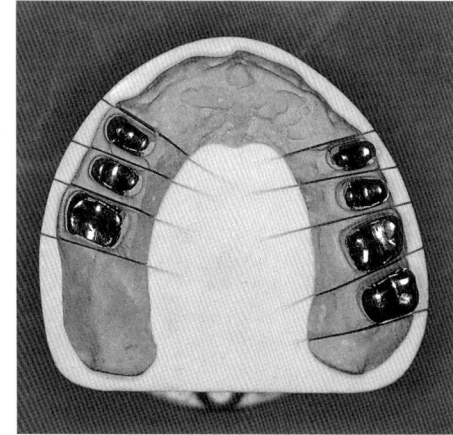

2.3.5 Befund 5

Obwohl es widersprüchlich klingt, so präsentieren sich doch häufig Befunde, in denen drei oder vier Zähne in einem Kiefer fehlen (und zwar so, daß drei oder vier zahnbegrenzte Lücken entstehen), obwohl alle anderen weder parodontal erkrankt, noch in stärkerem Maße befallen sind. Man steht dann vor der keineswegs leichten Entscheidung, ob man sechs bzw. acht gesunde Zähne beschleifen soll – mit allen sich daraus ergebenden Konsequenzen – oder ob man auf festsitzenden Ersatz verzichten soll. Eine Patentlösung gibt es nicht. Man muß durch eine eingehende Beratung des Patienten gemeinsam mit diesem zum Ergebnis kommen. Häufig trägt der Patient schon eine partielle Prothese und ist nicht glücklich damit. In diesem Fall ist die Lösung schnell gefunden. Andere wehren sich oft heftig gegen das Beschleifen, weil sie glauben, auf diese Weise (Bohren) die fehlenden Zähne verloren zu haben. Es ist nicht einsichtig, daß man dann gegen den Willen des Patienten den Keim zu neuem Mißtrauen legt.
Bei der Versorgung durch eine Modellgußbasis ist die statische Situation günstig, wenn alle künstlichen Zähne innerhalb des durch die dentalen Auflagen gebildeten Unterstützungspolygons liegen oder wenn sie über den tangential zum Kiefer laufenden Verbindungslinien stehen (Abb. 12).

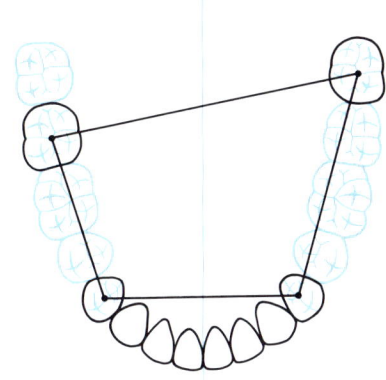

Abb. 12 Statische Analyse: günstige Situation, da kein Hebel

2.4 Gruppe B

Die Gruppe B ist dadurch gekennzeichnet, daß der Ersatz nicht mehr nur parodontal gelagert werden kann, sondern auch gingival gelagert werden muß. Dem Befund nach handelt es sich um ein- oder beidseitig verkürzte Zahnreihen, die auch zusätzlich unterbrochen sein können. Das Problem der Therapie besteht darin, daß der Ersatz stets Anteile aufweist, die außerhalb der Unterstützungspunkte liegen.

2.4.1 Kennedy-Klasse II$_1$ im Unterkiefer

Auf der einen Seite ist die Zahnreihe um die Molaren verkürzt, auf der anderen Seite ist die Unterbrechung der Zahnreihe durch Verlust des zweiten Prämolaren und des ersten Molaren entstanden.
Die noch vorhandenen Zähne können von unterschiedlicher Qualität sein. Man muß daher von verschiedenen Voraussetzungen ausgehen.

Prämisse 1: Die noch vorhandenen Zähne sind kariesfrei und stehen fest im Knochen. Der Oberkiefer wird zunächst bewußt außer acht gelassen.

Erster Therapievorschlag: Einstückgußprothese. (Abb. 13)
Der Schaltsattel muß beidseitig dental abgestützt werden, der Freiendsattel kann nur am endständigen Zahn dental abgestützt werden. Die beiden Sättel werden mit einem Sublingualbügel verbunden. Die Verankerung erfolgt mit Gußklammern.
Vorteile: Kein gesunder Zahn wird beschliffen. Das Restgebiß kann man gut pflegen, wenn die Prothese herausgenommen ist. Die Kosten sind relativ gering.
Nachteile: Bei nachlässiger Pflege kann das Restgebiß schnell Schaden nehmen. Der orale Komfort ist eingeschränkt. Die Ästhetik kann durch Klammern beein-

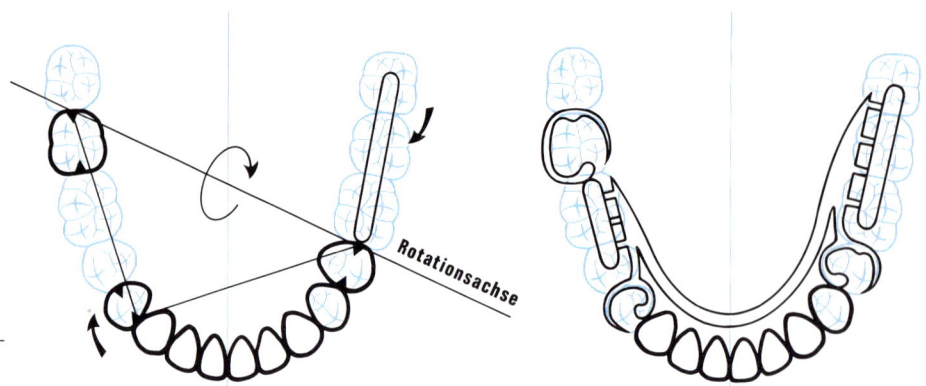

Abb. 13 Befund Kennedy-Klasse II₁: a) statische Analyse; b) Lösung durch Metallbasis

trächtigt sein. Da zwischen Prothese und Restgebiß nur eine bedingt starre Verbindung zustande kommt, ist bei Belastung des Freiendsattels eine gewisse Kippung nicht ausgeschlossen.

Zweiter Therapievorschlag: Da die statische Situation der Hauptnachteil ist, kann man mit gutem Recht überlegen, ob man nicht ganz auf herausnehmbaren Ersatz verzichtet, die Schaltlücke mit einer Brücke schließt und die Verkürzung unversorgt läßt. (Abb. 14)
Vorteile: Keine unangenehme Kippung, oraler Komfort.
Nachteile: Ob sich durch die reduzierte Therapie Nachteile ergeben, muß man durch zumindest vier Fragen zu ermitteln versuchen.

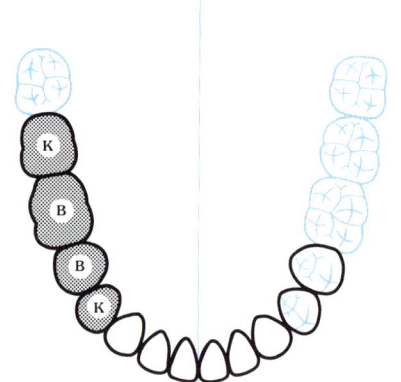

Abb. 14 Befund der Abb. 13; Lösung: reduziert festsitzend und Belassen der Verkürzung

- Ist die Funktion beeinträchtigt, wenn die verkürzte Zahnreihe unversorgt bleibt?
  Sofern zwölf Antagonistenpaare vorhanden sind, ist die Kaufunktion auf jeden Fall ausreichend sichergestellt. Ob die Asymmetrie in der Länge der Zahnreihen von irgendwelcher Relevanz ist, bleibt der zukünftigen Forschung vorbehalten.
- Ist die Ästhetik beeinträchtigt?
  Hierüber muß der Patient Auskunft geben. Er muß sagen, ob er sich beeinträchtigt fühlt, falls die Verkürzung der Zahnreihe um die Molaren überhaupt sichtbar wird.
- Bleiben Zähne antagonistenlos, wenn die Zahnreihe verkürzt bleibt?
  Elongationen werden recht unterschiedlich beurteilt. Von der einen Gruppe werden sie bagatellisiert, von der anderen Gruppe werden sie überbewertet. Wie man auch immer zu diesem Problem steht, vernachlässigen darf man es nicht. Man kann nicht so tun, als gäbe es keine Elongationen. Möglicherweise kann man das Problem vom Gegenkiefer aus lösen. Man darf aber auch eine Schaden/Nutzen-Abwägung anstellen. Man darf die Frage stellen, ob die mit einer umfangreichen prothetischen Versorgung verbundenen Nachteile nach einer Frist von zehn bis fünfzehn Jahren nicht größer sind, als wenn nach der gleichen Zeit ein elongierter Zahn entfernt werden muß.
  Bei der Schaden/Nutzen-Abwägung muß man bezüglich einer umfangreichen Versorgung folgende Nachteile ins Kalkül ziehen:
  - reduzierte Kariesprophylaxe,
  - reduzierte Parodontalprophylaxe,
  - reduzierter oraler Komfort,
  - Aufwand,
  - eventuell Abtragung gesunder Hartsubstanz,

- eventuell Schleiftrauma,
- noch umfangreicherer Ersatz, wenn der alte funktionsuntüchtig geworden ist.

Beibt eine Konstruktion 10 Jahre funktionstüchtig, wertet man dies als Erfolg, selbst dann, wenn nach 10 Jahren durch bzw. wegen der Therapie Zähne entfernt werden müssen.

Angesichts solcher Fakten darf man es als einen größeren Erfolg verbuchen, wenn im Falle des Belassens der verkürzten Zahnreihe nach 10 Jahren nur ein elongierter Zahn verlorengeht.

Die Vorteile können überwiegen:
- besseres orales Wohlbefinden über viele Jahre,
- kein Aufwand,
- auch in Zukunft kein Ersatz.

- Wird durch das Belassen der verkürzten Zahnreihe die Entstehung einer Myoarthropathie begünstigt?

Es gibt keine exakte klinische Studie, durch welche bewiesen ist, daß durch eine um die Molaren verkürzte Zahnreihe bei ansonsten störungsfreier Okklusion in zentraler Relation Myoarthropathien hervorgerufen werden. Rein theoretisch erscheint die Gefahr der Auslösung von Gebißfunktionsstörungen bei Nichtversorgung geringer als bei Ergänzung, da bei letzteren mögliche Suprakontakte und/oder Infraokklusionen geradezu als Noxe wirken können.

Hat man mit Hilfe der vier Fragen die in Aussicht genommene reduzierte Komplettierung der Zahnreihe durch eine Brücke als definitive Lösung für zweckmäßig erkannt, muß man mit dem Patienten die Brückenart besprechen.

Prämisse 2: Die Seitenzähne sind schon mit mehrflächigen Füllungen versehen und außerdem mit Randkaries behaftet. Eine Überkronung zum Zwecke der Zahnerhaltung ist sinnvoll und ratsam.

Erster Therapievorschlag: Selbstverständlich kann man auch in diesem Falle auf die Verlängerung der verkürzten Zahnreihen verzichten und die Schaltlücke mit einer Brücke schließen, wenn Funktion und Ästhetik nicht beeinträchtigt sind und weder Elongationen noch Myoarthropathien zu befürchten sind.

Zweiter Therapievorschlag: Müssen aber ohnehin Überkronungen vorgenommen werden, so kann man sich insbesondere beim Vorhandensein antagonistenloser Zähne und myoarthropathischer Beschwerden um so leichter zur Verlängerung der verkürzten Zahnreihe mit einer herausnehmbaren Prothese entschließen.
In diesem Falle müssen die Details des kombiniert festsitzend/herausnehmbaren Ersatzes, insbesondere die Attachments, mit dem Patienten besprochen werden.

Therapievorschlag 2.1: Vollgußkronen und Einstückgußprothese. Die Kronen werden unter dem Parallelometer modelliert: die Lingualflächen der Prämolarenkronen werden parallel gefräst; zur Einschubrichtung werden Unterschnitte mit einer Neigung von 30° angelegt. Bei unteren Molaren läßt sich bukkal wegen der Lingualkippung im allgemeinen keine Parallelfräsung anbringen, wohl aber läßt sich lingual der entsprechende Unterschnitt anlegen.
Vorteile: einfach, robust, geringer Aufwand.
Nachteile: Vollgußkronen im direkt sichtbaren Bereich können als ästhetisch störend aufgefaßt werden. Verbindung Prothese-Restgebiß nur bedingt starr, daher Kippung bei Belastung des Freiendsattels möglich.

Therapievorschlag 2.2: Verblendkronen mit Geschieben, zumindest für die Prämolaren. Teleskopkrone auf den Molaren.
Vorteile: starre Verbindung, ansprechender ästhetischer Effekt.
Nachteile: Geschiebe an kurzen Zähnen verlieren relativ schnell ihre anfänglich gute Retention, weil ihre Dimensionen zu klein sind. Zusätzlich individuell angebrachte Auflagen und Schubverteiler sind wirkungslos, weil sie weniger präzise sind als die Konfektionselemente.
Kurze Geschiebe setzen der Kippung bei Belastung des Freiendsattels zu wenig Widerstand entgegen. Am Prämolaren, der den Schaltsattel mesial begrenzt, treten die stärksten Zugkräfte auf.

Therapievorschlag 2.3: Am Prämolaren der Seite der Unterbrechung wird ein Riegel angebracht.
Vorteile: Unterbindung der Kippung.
Nachteile: Gefahr parodontaler Schäden durch Balkonwirkung und Vakatwucherungen in Hohlräumen.

Therapievorschlag 2.4: Drei Teleskope als Attachments: Vollgußteleskop – auch als offenes Teleskop – auf den Molaren, Verblendteleskope auf die Prämolaren (Abb. 15) Vorteile: Robust, ästhetisch befriedigend. Starre Verbindung.
Nachteile: Gefahr plumper Verblendkronen. Bei kurzen Teleskopen zu geringe Retention im Bereich der bei Belastung des Freiendsattels auftretenden Zugkräfte.
In der Analyse des vorausgehenden Falles der Kennedy-Klasse II_1 wird deutlich, daß alle außerhalb der Unterstützungspunkte liegenden Anteile eines Ersatzes Hebel darstellen mit allen ihren innewohnenden Eigenschaften. Bei ihrer Belastung können durch ungünstige Kraftübertragungen Schäden am Restgebiß hervorgerufen und für den Patienten belästigende Kippungen verursacht werden. Generationen von Prothetikern haben daher dem Freiendsattel ihre wissenschaftliche Arbeit gewidmet und versucht, mit Hilfe von Federn und Gelenken das Streßbreaker-Prinzip zu realisieren. Gestattet man aber dem Sattel eine gewisse Einlagerung, geht die okklusale Einheit verloren; der Patient wird zum Bruxismus verleitet. Als Konsequenz aus alledem wird heute mehr und mehr das Belassen der verkürzten Zahnreihe diskutiert. Nachstehend sei daher auf dieses Thema in besonderer Weise eingegangen.

2.4.2 Befund 2

Es fehlt der untere dritte Molar, ansonsten sind die Zahnreihen komplett. (Abb. 16)

Therapie: Das eilfertige, unüberlegte Extrahieren des antagonistenlosen dritten oberen Molaren ist nicht indiziert. Zunächst muß man sich von der Wertigkeit aller Molaren überzeugen. Es könnte ja durchaus sein, daß der dritte Molar in der Zukunft als Pfeiler nützlich und erwünscht ist. Dabei muß natürlich vorausgesetzt werden, daß er auf Grund seiner Statur und Stellung als Pfeilerzahn geeignet ist. Man hat also abzuklären, ob und in welchem Umfang die Molaren von Karies und/oder Parodontopathien befallen sind. Eine Schlüsselstellung nimmt dabei der zweite obere Molar ein.

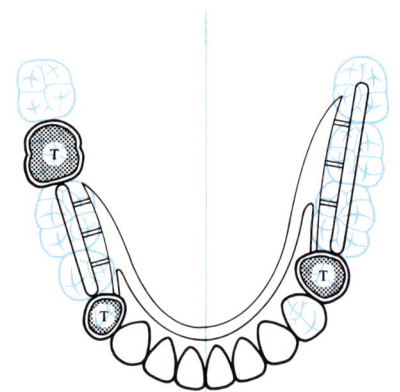

Abb. 15 Befund der Abb. 13; Lösung: Teleskopprothese

Spezielle Planung, Beratung und Behandlung 273

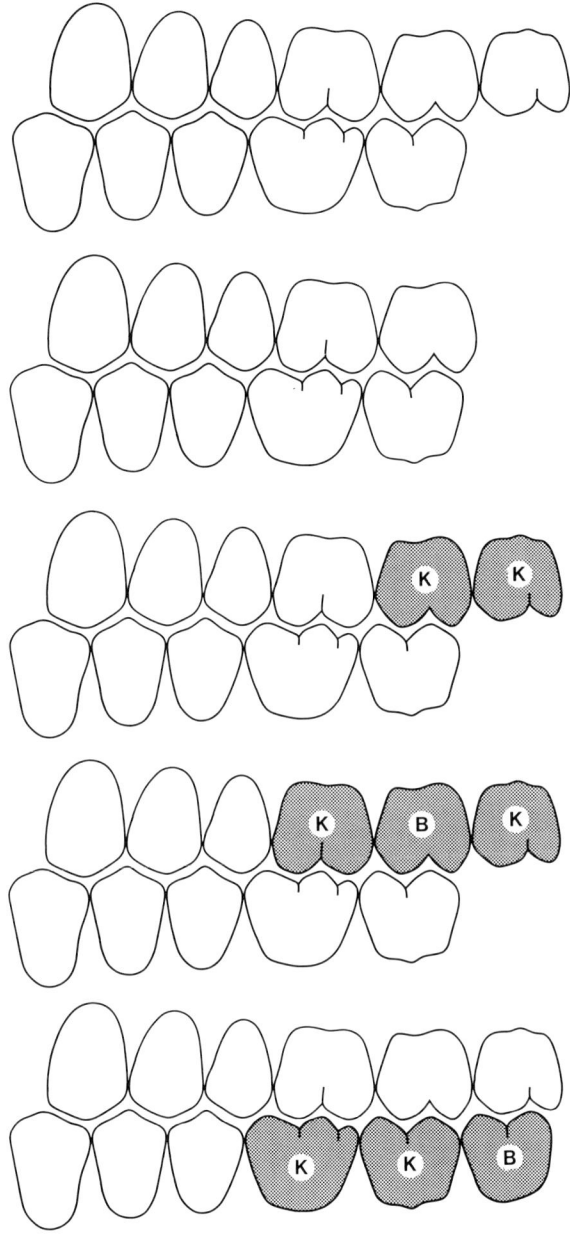

Abb. 16 Es fehlt ein dritter Molar im Unterkiefer, während ansonsten die Zahnreihen komplett sind

Abb. 17 Befund wie Abb. 16. Dritter oberer Molar entfernt

Abb. 18 Befund wie Abb. 16. Die Elongation des antagonistenlosen dritten oberen Molaren wird durch Blockbildung verhindert

Abb. 19 Befund wie Abb. 16. Nach Abklärung aller Molaren stellt sich heraus, daß der zweite obere Molar nicht zu erhalten ist. Als Therapie wird eine Brücke vom ersten zum dritten Molaren im Oberkiefer angefertigt

Abb. 20 Befund wie Abb. 16. Lösung durch Freiendbrücke im Unterkiefer

- Handelt es sich um ein gesundes Gebiß oder hat sich bei der Überprüfung des zweiten oberen Molaren ergeben, daß er auf lange Sicht erhaltbar ist, kann man den dritten Molaren entfernen (Abb. 17).
  Hierzu entschließt man sich um so leichter, wenn der dritte Molar raumbeengt eine inkorrekte Stellung hat und nach seiner Extraktion eine pflegeleichte Situation entsteht, was der Erhaltung der vor ihm stehenden Molaren förderlich ist.
- Erweist sich der zweite Molar bei der Überprüfung infolge tiefgreifender Karies oder notwendiger Wurzelkanalbehandlung bezüglich einer langen Lebensdauer als fraglich und ist der dritte Molar von solcher Konstitution, daß er später als Pfeilerzahn in Frage kommt, kann man daran denken, beide Zähne zu überkronen und zu verblocken (Abb. 18).

- Stellt sich heraus, daß der zweite Molar nicht zu erhalten ist, kommt eine Brücke vom dritten zum ersten Molaren in Betracht, immer vorausgesetzt, daß Verhältnisse vorliegen, die eine saubere Überkronung des dritten Molaren zulassen (Abb. 19).
- In einigen Fällen kann es sinnvoll sein, die Situation vom Unterkiefer aus zu lösen, nämlich dann, wenn der dritte obere Molar erhalten werden soll, die unteren Molaren aber aus konservierenden Gründen zu überkronen sind. In diesem Fall kann man die beiden Kronen verblocken und mit einem Freiendbrückenglied nach dorsal versehen (Abb. 20).

2.4.3 Befund 3

Beim Oberkiefer fehlt der dritte Molar, ansonsten sind die Zahnreihen komplett (Abb. 21).

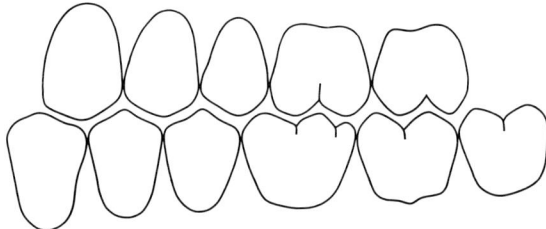

Abb. 21 Im Oberkiefer fehlt ein dritter Molar, während ansonsten die Zahnreihen komplett sind

Therapie: Im Grunde besteht kein wesentlicher Unterschied zu der vorstehend beschriebenen Situation, daß im Oberkiefer der dritte Molar ohne Antagonist ist. Dennoch sind einige wenige Besonderheiten zu erwähnen.

- In einigen Fällen hat der zweite obere Molar distal Kontakt mit dem dritten unteren Molaren mesial, so daß auf diese Weise eine Elongation verhindert wird.
- Elongiert der dritte untere Molar wegen Fehlen eines natürlichen Kontaktes, so sind die Auswirkungen der dann entstehenden okklusalen Störung besonders ungünstig, weil der Unterkiefer dadurch nach hinten unten verlagert wird. Aus diesem Grunde ist die Elongation unbedingt zu vermeiden.
- Die anatomische Situation im Bereich des dritten unteren Molaren ist im allgemeinen ungünstiger als die im Bereich des oberen Molaren, weil sie zumeist ganz oder teilweise außerhalb der Gingiva propria stehen, was die Chancen einer akkuraten Überkronung und einer effektiven Mundhygiene erheblich vermindert. Daher ist, wann immer es nach Abwägung aller Umstände richtig erscheint, therapeutisch der Extraktion der Vorzug zu geben.

2.4.4 Befund 4

Im Unterkiefer fehlt neben dem dritten Molaren auch der zweite Molar. Ansonsten sind die Zahnreihen komplett (Abb. 22).

Therapie: Zunächst ist eine Überprüfung aller Seitenzähne erforderlich, nicht nur der Molaren, sondern auch der Prämolaren. Stellt sich dabei heraus, daß alle Zähne erhaltbar sind, kann man den dritten Molaren aus dem Oberkiefer entfernen (Abb. 23). Nun bleibt noch die Aufgabe, den zweiten Molaren an der Elongation zu hindern. Dazu bieten sich zwei Möglichkeiten an:

- Die beiden oberen Molaren werden überkront und verblockt (Abb. 24).
- Der zweite untere Prämolar und der untere erste Molar werden überkront, verblockt und mit einem Freiendbrückenglied versehen, das nur die Aufgabe hat, den zweiten oberen Molaren am Ort zu halten (Abb. 25).

Welcher Lösung der Vorzug zu geben ist, hängt davon ab, für welche Zähne die Kronen am nützlichsten sind, also den größten zahnerhaltenden Effekt haben.
Sind alle Zähne gesund, so daß aus Gründen der Zahnerhaltung überhaupt keine Krone vonnöten ist, fällt die Entscheidung im Sinne der Schaden/Nutzen-Abwägung schwer. Man kann sich zunächst abwartend verhalten, weil sich Elongationen individuell recht unterschiedlich vollziehen. Bleibt der Zahn am Ort, muß man nichts unternehmen. Stellt sich eine Elongation ein, sollte man handeln. Es ist dann nicht sinnvoll, weiter zu warten, weil einerseits die Gefahr besteht, daß über eine okklusale Störung eine Myoarthropathie hervorgerufen wird, und weil andererseits ein elongierter Zahn seinen Wert als späterer Pfeiler verliert. Zusammen mit dem Patienten muß man dann eine Lösung finden. Die Wahl ist zu treffen zwischen Verblockung und Extraktion.

- Stellt sich bei der Überprüfung der Seitenzähne heraus, daß der erste obere Molar nicht zu erhalten ist, wird das Problem durch eine Brücke vom zweiten Molaren zum zweiten Prämolaren gelöst (Abb. 26).
- In seltenen Fällen, in denen die langfristige Erhaltbarkeit aller oberen Molaren fraglich ist, kann es sinnvoll sein, auch den dritten Molaren durch Überkronung und Verblockung zu erhalten. Dann allerdings muß auch der zweite Prämolar überkront werden, damit kein Drehmoment entsteht. (Abb. 27)

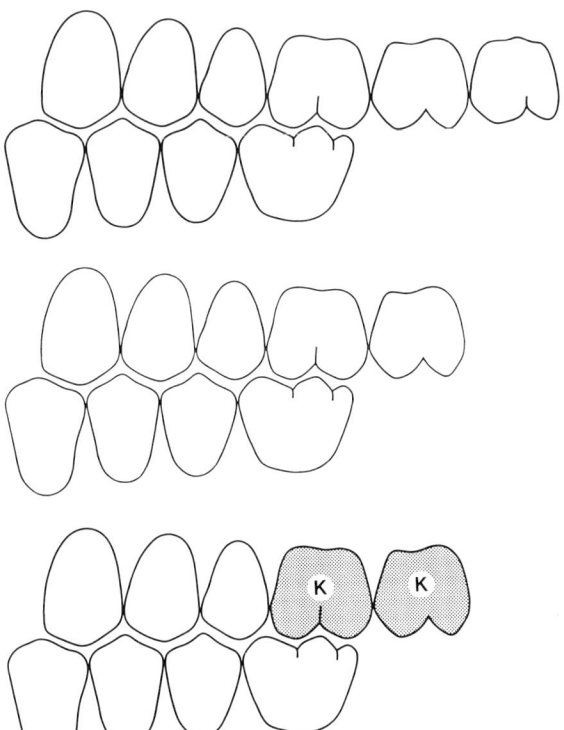

Abb. 22 Im Unterkiefer fehlt neben dem dritten Molaren auch der zweite. Ansonsten sind die Zahnreihen komplett

Abb. 23 Befund wie Abb. 22. Dritter oberer Molar wurde entfernt

Abb. 24 Befund wie Abb. 22. Die Elongation des zweiten oberen Molaren wird durch Blockbildung mit dem ersten verhindert

276 Befundadäquate Therapie

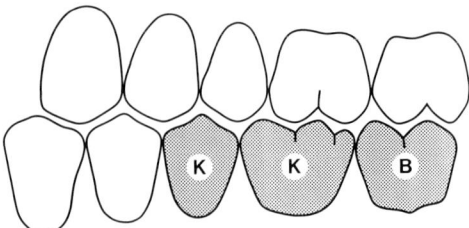

Abb. 25 Befund wie Abb. 22. Die Elongation des zweiten oberen Molaren wird durch eine Freiendbrücke im Unterkiefer verhindert

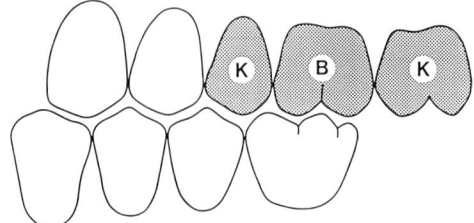

Abb. 26 Befund wie Abb. 22. Lösung durch Brücke im Oberkiefer nach Extraktion des ersten oberen Molaren

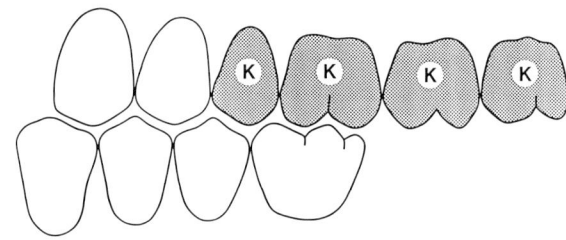

Abb. 27 Befund wie Abb. 22. Lösung durch Kronenblock

2.4.5 Befund 5

Im Oberkiefer fehlt neben dem dritten Molaren auch der zweite Molar, während ansonsten die Zahnreihen komplett sind (Abb. 28).

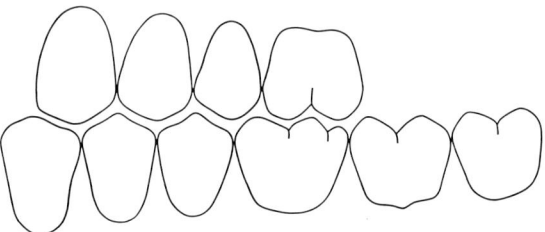

Abb. 28 Im Oberkiefer fehlt neben dem dritten Molaren auch der zweite. Ansonsten sind die Zahnreihen komplett

Therapie: Natürlich gilt auch hier, was vice versa für den vorstehenden Befund ausgeführt wurde.
Nach Extraktion des dritten unteren Molaren werden dann keine weiteren Maßnahmen notwendig, wenn ein ausreichender antagonistischer Kontakt zwischen dem ersten oberen und dem zweiten unteren Molaren zustandekommt. Ständige Nachkontrollen sind allerdings notwendig, damit keine okklusalen Störungen übersehen werden, wenn der zweite untere Molar ausweicht.

2.4.6 Befund 6

Im Unterkiefer fehlen einseitig die drei Molaren.

Therapie: Selbst wenn man nach Überprüfung aller Seitenzähne feststellt, daß man den dritten oberen Molaren aus Gründen übersichtlicher Hygieneverhältnisse entfernen kann, bleiben zwei Molaren antagonistenlos.

In den bislang dargestellten Fällen verkürzter Zahnreihen war es im Grunde gleichgültig, ob eine der beschriebenen Situationen nur auf einer oder gleichzeitig auf beiden Seiten vorlag. Therapeutisch konnte man das Problem jeweils lösen, wo es auftrat.

Bei der nunmehr angenommenen weiteren Verkürzung erscheint es aber sinnvoll, zwischen einseitiger und beidseitiger Verkürzung zu unterscheiden.

Es soll mit der Besprechung der Möglichkeiten begonnen werden, die einseitig verkürzte Zahnreihe zu behandeln.

Erster Therapievorschlag: Einstückgußprothese (Abb. 29).
Vorteil: Geringer Aufwand, kein Beschleifen natürlicher Zähne.
Nachteil: Klammerverankerungen in lückenlosen, gut okkludierenden Zahnreihen anzubringen, ist außerordentlich schwierig. Weil man Gußklammern durch eine solche Zahnreihe hindurchbringen muß, muß man einige Zähne stark beschleifen. Schafft man nicht genügend Platz, muß man entweder nachträglich die Klammern beschleifen, so daß Brüche die Folge sind, oder aber es resultieren okklusale Störungen, die just das verursachen, was man durch die Prothese zu verhüten sucht, nämlich Myoarthropathien. Schafft man ausreichend Platz, droht die Gefahr kariöser Erkrankung. Außerdem fördert die Prothese als solche die Plaqueadhärierung an den Klammerzähnen und deren Parodontien und mindert den oralen Komfort.

Darüber hinaus bleibt festzustellen, daß mit der Einstückgußprothese nur eine bedingt starre Verbindung mit dem Restgebiß zustandekommt.

Zweiter Therapievorschlag: Teleskopprothese (zwei Teleskope). Überkronung des endständigen Prämolaren auf der Seite der Verkürzung und Überkronung des ersten Molaren der Gegenseite (Abb. 30).
Vorteil: Starre Verbindung.
Nachteil: Reduzierter oraler Komfort.

Dritter Therapievorschlag: Teleskopprothese mit mehr als zwei Teleskopen.
Bei Vorliegen eines kariesaktiven Gebisses mit zerstörten Zähnen, für welche Kronen aus zahnerhaltenden Gründen notwendig und zweckmäßig sind, könnte man mehr als zwei Zähne zur Verankerung heranziehen, zum Beispiel beide Prämolaren auf der Seite der Verkürzung und den ersten und zweiten Molaren der Gegenseite. Die Kronen werden aber nicht verblockt, die starre Verbindung erfolgt über die Teleskope (Abb. 31).

Vierter Therapievorschlag: Einseitige Freiendprothese.
Dazu sind zwei Kronen und zwei Attachments erforderlich. Die Verankerung erfolgt über zwei Teleskope oder über zwei Geschiebe. Geschiebe sind nur dann angezeigt, wenn sie lang belassen werden können.
Vorteile: Oraler Komfort. Es wird nicht mehr ersetzt, als verlorengegangen ist. Kein Sublingualbügel (Abb. 32).

Nachteile: Mögliche Loslösung. Ein schneller Friktionsverlust des Attachments ist allerdings nicht zu befürchten, da eine direkte funktionelle Nutzung für den Kauprozeß nicht zu erwarten ist. Vor Überbelastung durch Parafunktionen kann man den Sattel bewahren, indem man dafür sorgt, daß er durch die Front- und Eckzahnführung diskludiert wird.

Fünfter Therapievorschlag: Die einseitige Freiendprothese wird an dem Kronenblock auf den beiden Prämolaren mit Hilfe eines Riegels verankert. Dadurch entsteht eine starre Verbindung, die sich nicht ohne aktives Eingreifen des Patienten lösen läßt (Abb. 33).

Sechster Therapievorschlag: Implantat und Brücke. Distal wird ein Implantat eingebracht. Auf das Implantat und einen bzw. beide Prämolaren wird eine Endpfeiler-Brücke gearbeitet (Abb. 34). Zwei Voraussetzungen müssen erfüllt sein: Es muß genügend Knochen vorhanden sein, in dem das Implantat ausreichend mechanischen Halt findet, und der Patient muß eine effektive Mundhygiene betreiben sowie sich ständigen Kontrollen unterziehen.

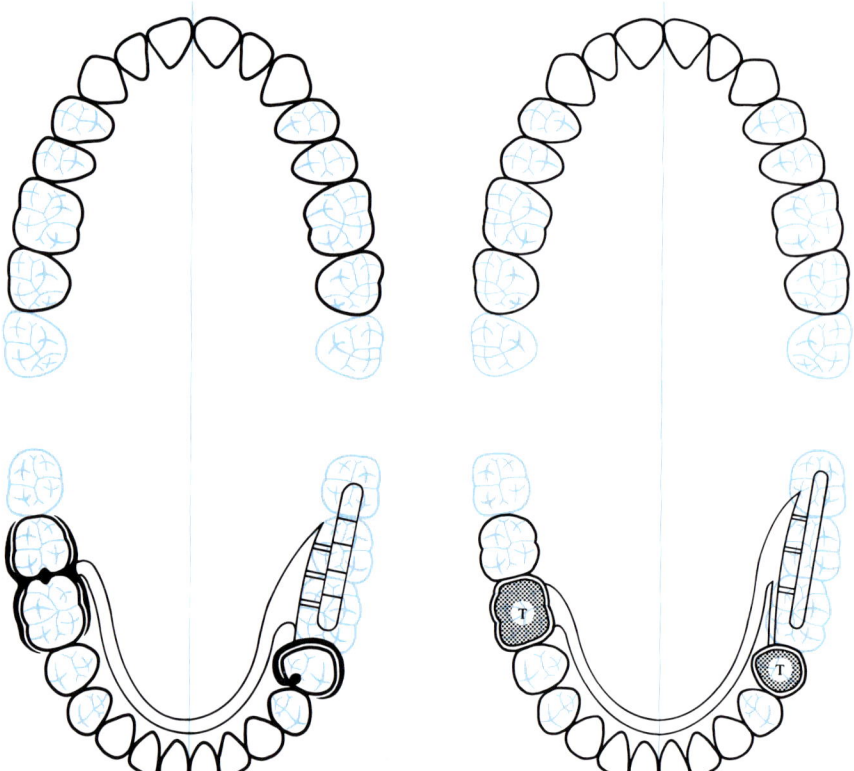

Abb. 29 Oberkiefer vollbezahnt, Unterkiefer einseitig um die Molaren verkürzt. Lösung: Einstückgußprothese

Abb. 30 Befund wie Abb. 29. Lösung: Teleskopprothesen mit 2 Teleskopen

Spezielle Planung, Beratung und Behandlung 279

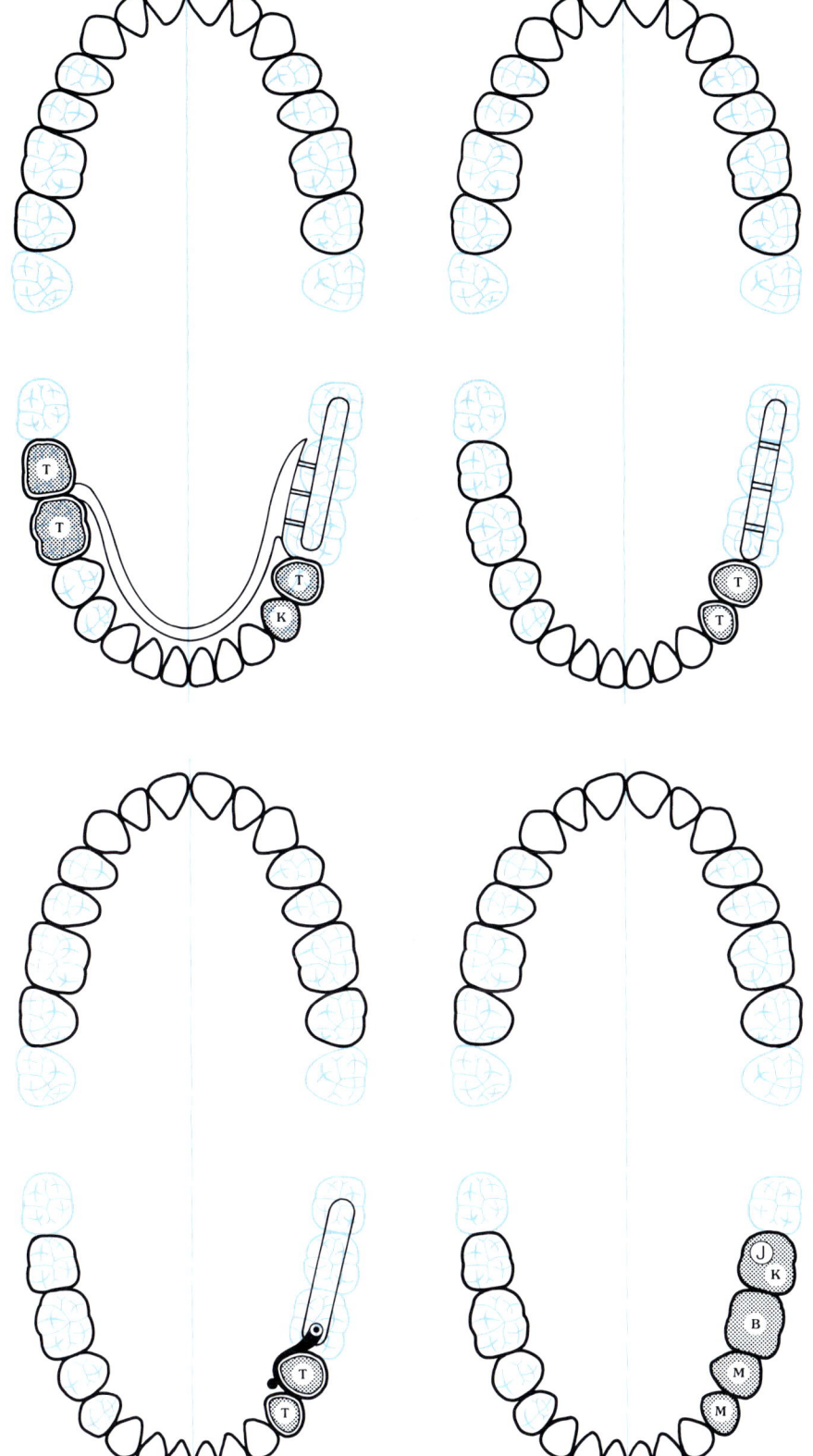

Abb. 31 Befund wie Abb. 29, aber kariesaktives Gebiß. Lösung: Teleskopprothese mit 3 Teleskopen

Abb. 32 Befund wie Abb. 29. Einseitige Teleskopprothese

Abb. 33 Befund wie Abb. 29. Einseitige Teleskopprothese mit Riegel verankert

Abb. 34 Befund wie Abb. 29. Verkürzte Zahnreihe mit Hilfe eines Implantates durch Brücke verlängert

2.4.7 Befund 7

Im Unterkiefer fehlen beidseitig alle Molaren. Der Oberkiefer ist vollbezahnt.

Erster Therapievorschlag: Bei weitgehend gesunden Zähnen: Einstückgußprothese (Abb. 35).
Vorteile: Kein Beschleifen gesunder Zähne. Robust, geringer Aufwand. Gute Pflegemöglichkeit des Restgebisses nach Herausnahme der Prothese.
Nachteile: Bei stark sichtbaren zweiten Prämolaren könnten die Klammern ästhetisch störend wirken. Keine starre Verbindung zum Restgebiß.

Zweiter Therapievorschlag: Bei zerstörten Zähnen kombiniert festsitzend-herausnehmbarer Ersatz. Dabei sollten Blockbildungen möglichst vermieden werden, zumindest bei kurzen klinischen Kronen. Sind beide Prämolaren aus Gründen der Zahnerhaltung zu überkronen, so wird der erste Prämolar mit einer keramisch verblendeten Krone versehen, der endständige Zahn mit einer Vollgußkrone. (Abb 36).
Diese wird lingual parallel gefräst und bukkal mit einem Unterschnitt modelliert, der zwischen 25° und 30° liegt. Selbstverständlich wird mesial und/oder distal eine Aussparung für eine dentale Auflage angebracht. (Abb. 37)
Nachteile: Funktionell ergeben sich kaum Nachteile, wenn man davon absieht, daß keine exakte starre Verbindung der Prothese mit dem Restgebiß zustande kommt. Ästhetisch bleiben allerdings sehr wohl Wünsche offen.

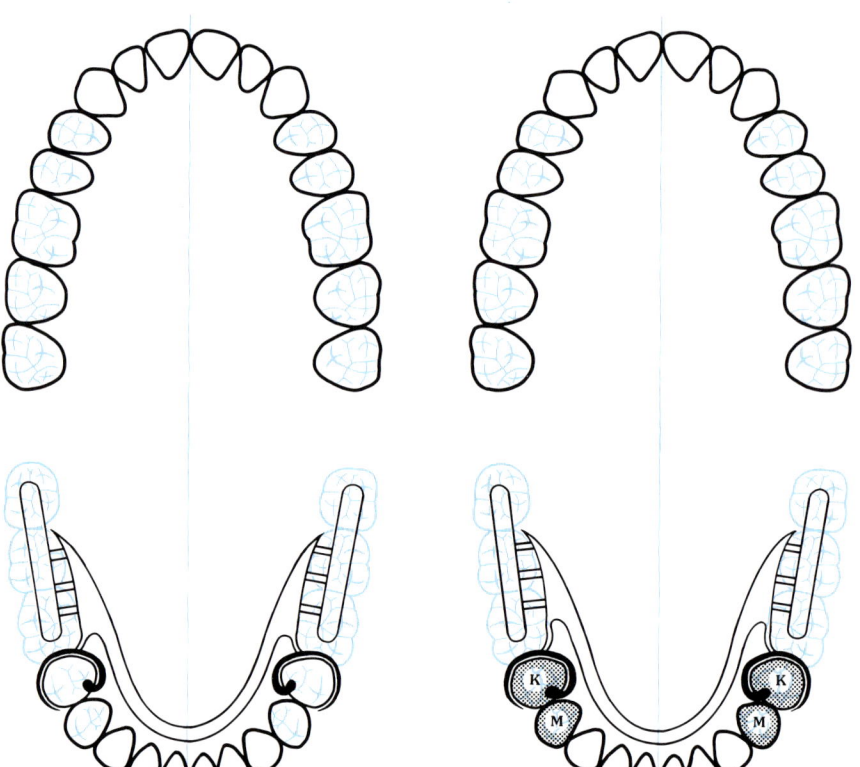

Abb. 35 Oberkiefer vollbezahnt, Unterkiefer beidseitig um die Molaren verkürzte Zahnreihe. Lösung: Einstückgußprothese

Abb. 36 Befund wie Abb. 35. Überkronungsbedürftige Prämolaren. Erste Prämolaren mit keramisch verblendeten Kronen versehen, zweite Prämolaren mit Vollgußkronen für Klammerverankerung. Einstückgußprothese

Dritter Therapievorschlag: Der endständige Pfeilerzahn wird auch verblendet. Als Verankerung wird ein Attachment verwendet. Handelt es sich um lange Zähne, so daß auch das Attachment lang belassen werden kann, so können genormte Geschiebe Anwendung finden (Abb. 38).
Nachteile: Da die konfektionierten Geschiebe von sehr geringen Dimensionen sind, besteht die Gefahr, daß die Friktion alsbald nachläßt.

Vierter Therapievorschlag: Teleskopverankerung auf den endständigen Zähnen (Abb. 39)
Nachteile: Bei Vollgußteleskopen mögliche ästhetische Beeinträchtigungen. Bei verblendeten Sekundärteleskopen eventuell ästhetische Beeinträchtigung durch zu plumpe Form.

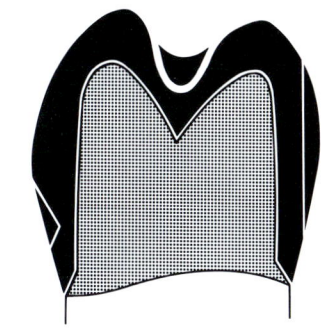

Abb. 37 Vollgußkronen in Verbindung mit Gußklammern werden vorteilhaft lingual mit einer Fräsung für ein gleitendes Widerlager versehen und bukkal mit einem Unterschnitt von 25°–30° (= sofortige, starke Retention)

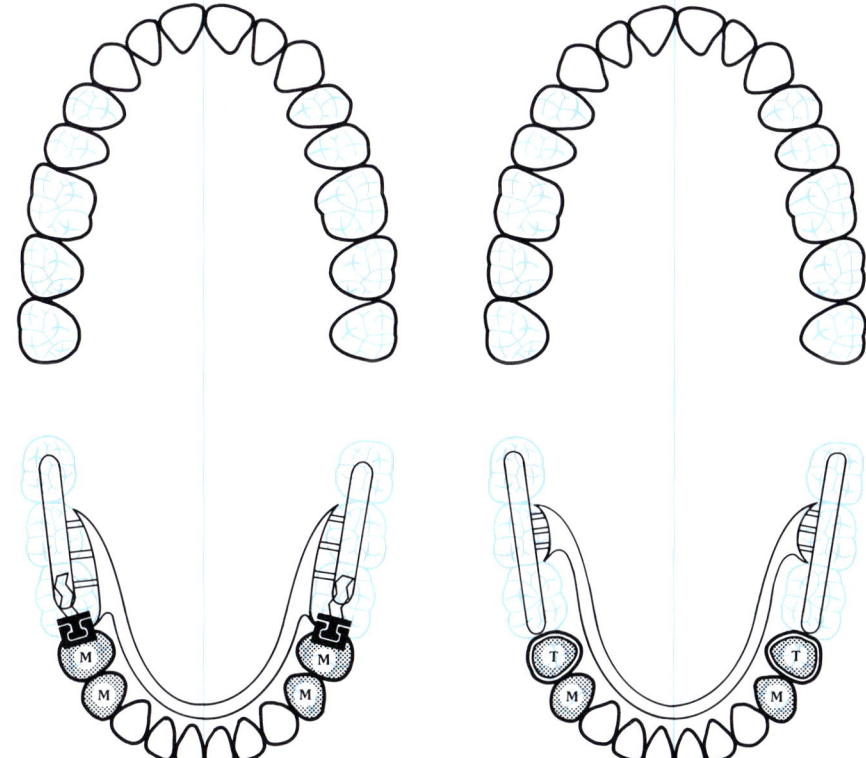

Abb. 38 Befund wie Abb. 35. Alle überkronungsbedürftigen unteren Prämolaren mit keramisch verblendeten Kronen versehen. Verankerung der Prothese durch Geschiebe an den endständigen Kronen

Abb. 39 Befund wie Abb. 35. Überkronungsbedürftige Prämolaren im Unterkiefer. Erste Prämolaren mit keramisch verblendeten Kronen versehen. Verankerung der Teilprothese mit Teleskopen auf den zweiten Prämolaren

282 Befundadäquate Therapie

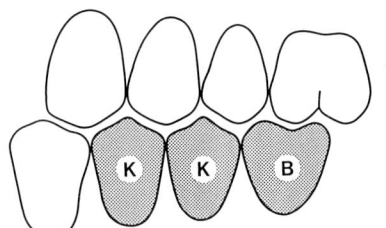

Abb. 40 Extensionsbrücke im Unterkiefer zur Vermeidung der Elongation des ersten oberen Molaren

2.4.8 Befund 8

Im Unterkiefer fehlen alle Molaren, im Oberkiefer fehlen beidseitig die dritten und zweiten Molaren.
Der Funktion und der Ästhetik wegen wäre überhaupt kein Ersatz notwendig. Das Problem besteht darin, daß die beiden ersten oberen Molaren elongieren und dadurch auf die Dauer verlorengehen könnten, was angesichts der doch schon starken Reduzierung des Gebisses nicht erwünscht sein kann.

Erster Therapievorschlag: Bei weitgehend gesundem Restgebiß: Einstückgußprothese.

Zweiter Therapievorschlag: Bei Zähnen, für welche die Überkronung auch zur Zahnerhaltung notwendig ist: Blockbildung der beiden unteren Prämolaren mit Freiendbrückenglied (Abb. 40).

2.4.9 Befund 9

In beiden Kiefern enden die Zahnreihen beidseitig mit dem zweiten Prämolaren.

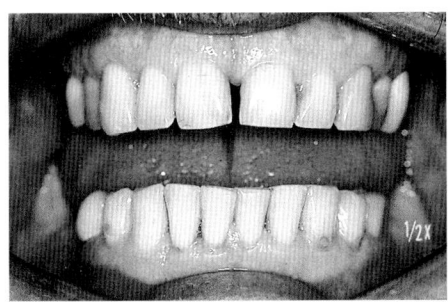

Abb. 41 In beiden Kiefern enden die Zahnreihen mit dem zweiten Prämolaren

Therapie: Kein Ersatz, allenfalls Kronen zur Zahnerhaltung (Abb. 41).
Nach neueren Untersuchungen reichen zehn Kaueinheiten für die Kaufunktion aus. Handelt es sich um natürliche Antagonistenpaare, so ist dies um so sicherer der Fall. Wie soll man sich also verhalten? Man muß die Entscheidung zusammen mit dem Patienten fällen, und zwar an Hand der schon erwähnten Kriterien. „Fühlen Sie sich im Kauvermögen beeinträchtigt?" – „Nein." – „Fühlen Sie sich ästhetisch beeinträchtigt?" – „Nein." – „Haben Sie irgendwelche anderen Beschwerden im Kiefergelenk, in der Muskulatur?" – „Nein."
Warum soll man Ersatz anfertigen? Hat der Patient wirklich keine gebißbezüglichen Probleme? Doch, er hat; er hat nämlich eine Reihe von Zähnen verloren. Und dafür gibt es Ursachen, entweder Karies oder Parodontopathien oder beides. Die Ursachen werden durch Zahnersatz nicht bekämpft. Also sollte man nicht einem fraglichen Fetisch der Komplettierung nachjagen, sondern das zu erhalten bestrebt sein, was noch vorhanden ist. Für den Zahnarzt ergibt sich die einmalige Chance, den Patienten auf die richtige Fährte zu setzen und ihm zu demonstrieren, wie er seine noch vorhandenen Zähne erhalten kann. Der Patient wird es ihm danken. Der Patient braucht keinen Zahn*ersatz*, er braucht einen Zahn*arzt*. Er braucht keinen Zahnersatz, mit dem er allein gelassen wird, sondern einen Zahnarzt, der ihn betreut, und zwar kontinuierlich.

2.4.10 Befund 10

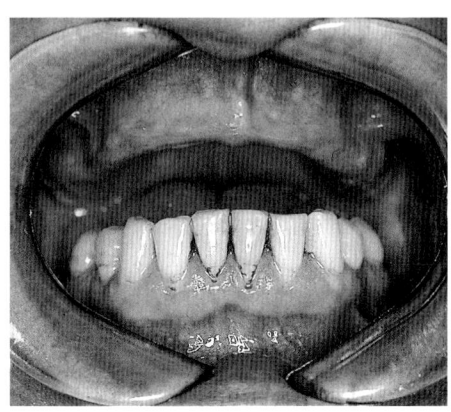

Abb. 42 Oberkiefer unbezahnt; Unterkiefer anteriores Restgebiß von 35–45

Anteriores Restgebiß im Unterkiefer vom zweiten Prämolaren links bis zum zweiten Prämolaren rechts. Oberkiefer zahnlos. (Abb. 42)
Der Oberkiefer wird mit einer totalen Prothese versorgt. Dadurch ergeben sich 10 Kaueinheiten. Diese wurden vorstehend als ausreichend für die Kaufunktion angesehen.
Dort wurde allerdings davon ausgegangen, daß es sich um 10 *natürliche* Antagonistenpaare handelt. Sind aber die Kaueinheiten dergestalt beschaffen, daß natürliche Zähne einer totalen Prothese gegenüberstehen, so muß man zusätzlich Überlegungen anstellen.

Spezielle Planung, Beratung und Behandlung

Das anteriore Restgebiß belastet die obere Prothese nur im ventralen Bereich. Die einwirkende Kraft trifft dann nur auf eine kleine Fläche, so daß der Druck groß wird. Die Folge ist ein rascher Knochenabbau, zumeist mit Schlotterkammbildung und nicht selten mit Reizfibromen im Vestibulum.

Diesen nachteiligen Effekt kann man verringern, wenn man die Frontzähne außer Okklusion stellt. Dadurch aber reduziert sich die Zahl der Kaueinheiten auf etwa die Hälfte. Das macht nicht unbedingt einen Ersatz im Unterkiefer erforderlich, zumeist aber eben doch. Die Entscheidung hierüber wird weniger durch die Zahl der Kaueinheiten als durch den Ort der Krafteinwirkung im Oberkiefer bestimmt. Liegt ein im Vergleich zum Oberkiefer betont starker Unterkiefer vor oder ist es infolge starken Knochenabbaues im Oberkiefer mit entsprechender Verkleinerung des Alveolarbogens zu progenieähnlichen Relationen gekommen, so ist die Verlängerung der Zahnreihen im Unterkiefer zwingend notwendig. Hat hingegen ein Deckbiß vorgelegen oder besteht eine Rücklage des Unterkiefers, so daß das anteriore Restgebiß im Unterkiefer nicht dem Zwischenkiefer gegenübersteht, sondern einem massiven Alveolarfortsatz im Prämolaren- und Molarenbereich, so kann man auf eine Prothese im Unterkiefer verzichten.

Es muß noch einmal betont werden, daß bei dem zugrundegelegten Befund Zahnersatz im Unterkiefer nur dann erfolgreich sein kann, wenn das Kauzentrum so weit wie möglich nach distal gelegt wird. Die Prothesen im Unterkiefer haben nur dann Sinn, wenn die oberen Frontzähne außer Okklusion gestellt werden und auf den künstlichen Molaren gekaut wird. Erfahrungsgemäß kaut der Patient stets auf den natürlichen Zähnen. Man muß ihn also zwingen, distal zu kauen, was nur gelingt, wenn man die Front diskludiert.

Da die Gesamtbelastung des Kiefers weniger durch das Kauen, also durch die eigentliche Funktion, als durch Parafunktionen verursacht wird, kommt der Lokalisation der Krafteinwirkung höchste Bedeutung zu. Dient der Ersatz im Unterkiefer nicht der Entlastung der frontalen Region des Oberkiefers, ist er nicht nur überflüssig, sondern sogar nachteilig.

Die Behandlung der ein- oder beidseitig um die Molaren verkürzten Zahnreihe im Unterkiefer bei variabler Gegenbezahnung im Oberkiefer wurde relativ ausführlich erörtert. Da bei Umkehrung der Befunde im Ober- und Unterkiefer die Therapievarianten im wesentlichen gleich sind, erübrigt sich eine Wiederholung.

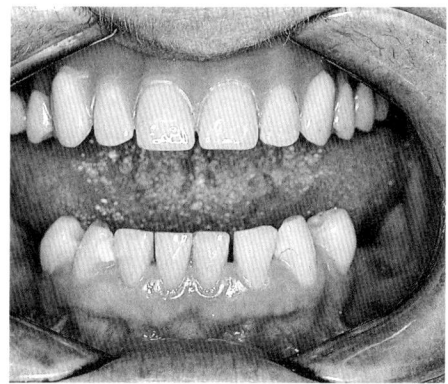

Abb. 43 Oberkiefer unbezahnt; Unterkiefer Restgebiß von 34–44

2.4.11 Befund 11

Oberkiefer unbezahnt, Unterkiefer Restgebiß von 34–44 (Abb. 43). In jedem Falle ist Ersatz indiziert (Abb. 44). Für die Ausführungsformen gilt bezüglich der einseitigen wie auch der beidseitigen Verkürzung das gleiche, was für die anterioren Restgebisse vom zweiten Prämolaren rechts bis zum zweiten Prämolaren links ausgeführt wurde.

Zusammenfassend läßt sich zu den verkürzten Zahnreihen folgendes sagen:

- Fehlen die dritten Molaren, so gilt die Zahnreihe nicht als verkürzt.
- Fehlen außer den dritten Molaren auch die zweiten Molaren, ist Zahnersatz im allgemeinen überflüssig.
- Fehlen alle Molaren, so *kann* Ersatz erforderlich werden.
- Fehlen neben den Molaren auch die zweiten Prämolaren, so ist Ersatz *dringend indiziert*.

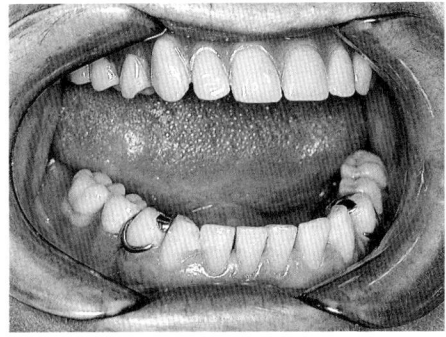

Abb. 44 Befund wie Abb. 43. Ersatz im Unterkiefer dringend erforderlich

284 Befundadäquate Therapie

Es leuchtet ein, daß es schier unmöglich ist, die denkbaren Befundkonstellationen in der Gruppe B auch nur annähernd abzuhandeln. Darum kann es auch nicht gehen. Es geht aber um die ärztliche Pflicht, den Patienten sachgerecht zu beraten und mit ihm zusammen jene Therapie zu finden, durch welche sein Problem am besten gelöst wird. Unter diesem Aspekt sei abschließend ein letztes Beispiel erörtert, an dem die Vielfalt differential-therapeutischer Überlegungen demonstriert werden soll.

2.4.12 Befund 12

Der Befund ist in Abb. 45 dargestellt. Das Restgebiß ist weitgehend gesund, kleine Defekte sind gut gefüllt. Der Patient betreibt eine gute Mundhygiene.

Erster Therapievorschlag: Einstückgußprothese im Unterkiefer. (Abb. 46)
Vorteile: Komplettierung der Zahnreihe im Unterkiefer; Verhinderung der Elongation von Zahn 27. Säuberung des Restgebisses nach Herausnahme des Ersatzes und der Prothese außerhalb des Mundes gut möglich.
Nachteil: Asymmetrie der funktionellen Bereiche. Kippung der Prothese durch Hebelwirkung bei Belastung des Freiendsattels. Klammern werden möglicherweise als störend empfunden; Reduzierung des oralen Komfort.

Zweiter Therapievorschlag: Einstückgußprothesen in beiden Kiefern. (Abb. 47)
Vorteile: Symmetrie der funktionellen Bereiche, gute Hygiene von Ersatz und Restgebiß nach Herausnahme der Prothesen möglich.
Nachteile: Mögliche ästhetische Beeinträchtigung durch die Klammern. Kippung der Prothesen durch Hebelwirkung bei Belastung der Freiendsättel. Starke Einschränkung des oralen Komfort.

Dritter Therapievorschlag: Brücke von 44–47. (Abb. 48)
Vorteile: Symmetrie der funktionellen Bereiche. Oraler Komfort.
Nachteile: Kein Widerlager für Zahn 27. Funktionell ist es gerechtfertigt, es mit 10 Antagonistenpaaren bewenden zu lassen. Was aber ist zu tun, wenn sich der Patient im Oberkiefer ästhetisch beeinträchtigt fühlt? Man ist dann in einer ganz besonders schwierigen Lage. Eine Einstückgußprothese scheidet als Therapeutikum aus, weil ein Patient, der die Fassade weiter distal aus ästhetischen Gründen wünscht, sicher keine Klammern weiter mesial akzeptiert.

Vierter Therapievorschlag: Brücke 14–16 mit den Pfeilern 15 und 14; Brücke 24, 25–27; Brücke 44–47. (Abb. 49)
Vorteile: Ein fraglicher ästhetischer Effekt. Skeptisch muß man diese Therapie deshalb betrachten, weil es schwierig ist, künstliche Kronen ebenso schön zu gestalten wie gesunde natürliche Kronen, insbesondere dann, wenn die perioprothetische Prophylaxe beachtet wird.
Nachteile: Es stimmt weder die Schaden/Nutzen-Relation noch die Aufwand/Nutzen-Relation. Es werden fünf Zähne beschliffen, damit zwei Facetten installiert werden. Man sollte dem Patienten alle Risiken aufzeigen und versuchen, ihm die gewünschte Therapie auszureden.
Unter der Voraussetzung allerdings, daß es sich um andere Prämissen handelt, daß die vorhandenen Prämolaren und Molaren mit mehrflächigen Füllungen versehen und mit Sekundärkaries behaftet sind, so daß deren Überkronung aus Gründen der Zahnerhaltung sinnvoll ist, kann man den vierten Therapievorschlag getrost durchführen.

Ganz allgemein kann man sagen, daß Erfolge bezüglich der Ästhetik um so leichter zu erzielen sind, je unästhetischer die Ausgangssituation ist.
Geht man davon aus, daß die Seitenzähne zur Erhaltung ihrer selbst überkront werden müssen, ergeben sich weitere Vorschläge.

Fünfter Therapievorschlag: Krone 15; Krone 14; Brücke 24, 25–27; Krone 35; Krone 34; Brücke 44–47. (Abb. 50)
Vorteile: Gute Schaden/Nutzen- und Aufwand/Nutzen-Relation. Symmetrie der funktionellen Bereiche. Oraler Komfort, keine Elongationen.
Nachteile: Keine

Sechster Therapievorschlag: Krone 14; Krone 24; Teleskope 15, 25 und 27 sowie partielle obere Prothese. Krone 34; Teleskope 35, 44 und 47 sowie partielle untere Prothese. (Abb. 51)
Vorteile: Falls ästhetische Wünsche und eine Fehlpositionierung des Unterkiefers mit myoarthropathischen Beschwerden zusammen auftreten, mag diese Ersatzform indiziert sein.
Nachteil: Reduzierung des oralen Komfort.

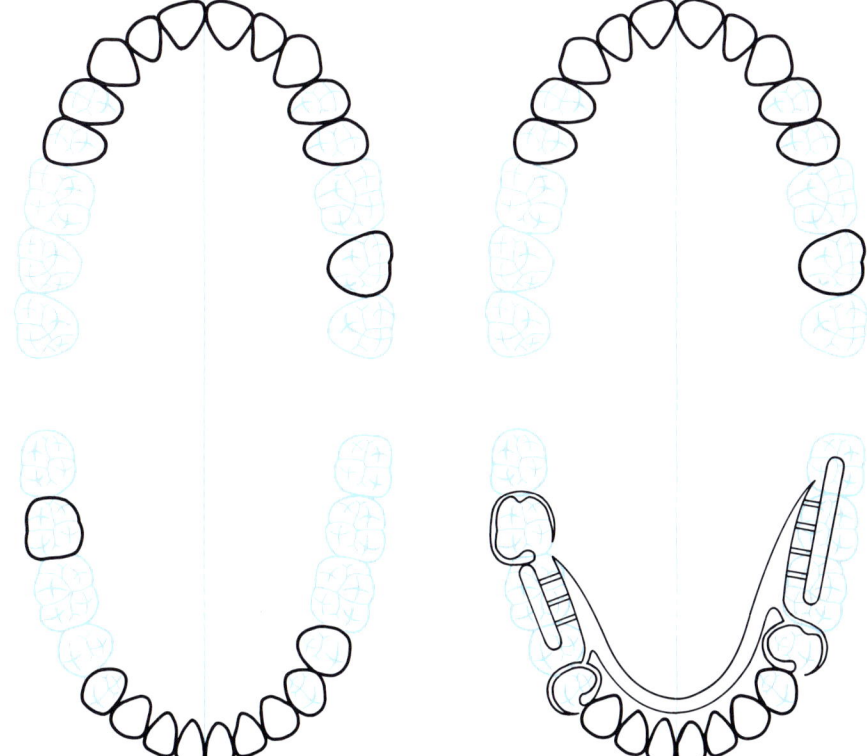

Abb. 45 In beiden Kiefern Lückengebiß der Kennedy-Klasse II₁

Abb. 46 Befund wie Abb. 45. Therapie: Einstückgußprothese im Unterkiefer

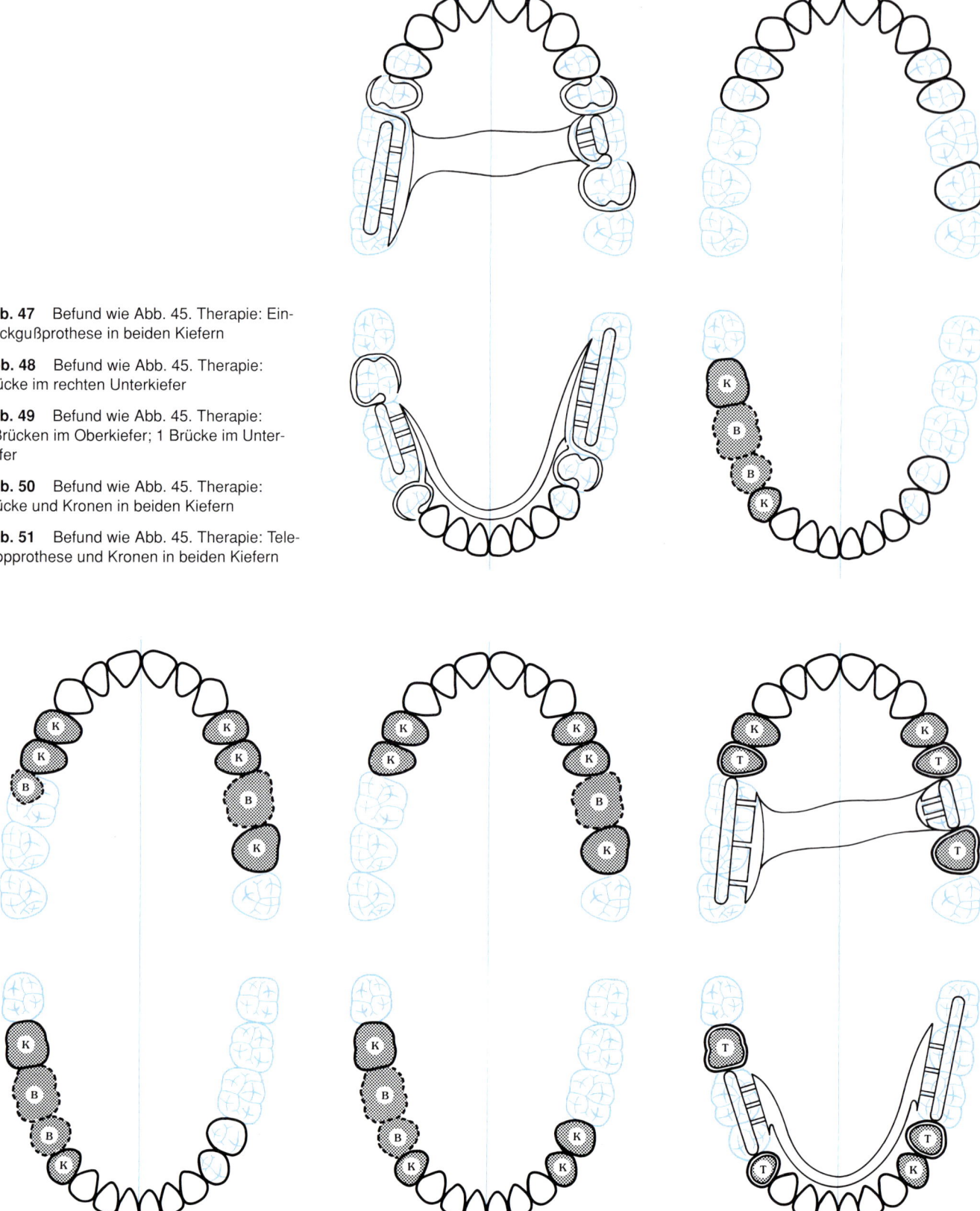

Abb. 47 Befund wie Abb. 45. Therapie: Einstückgußprothese in beiden Kiefern

Abb. 48 Befund wie Abb. 45. Therapie: Brücke im rechten Unterkiefer

Abb. 49 Befund wie Abb. 45. Therapie: 2 Brücken im Oberkiefer; 1 Brücke im Unterkiefer

Abb. 50 Befund wie Abb. 45. Therapie: Brücke und Kronen in beiden Kiefern

Abb. 51 Befund wie Abb. 45. Therapie: Teleskopprothese und Kronen in beiden Kiefern

2.4.13 Weitere Befunde der Gruppe B

Bislang wurde versucht, differentialtherapeutische Überlegungen exemplarisch anzustellen. Die Befunde in der Gruppe B sind aber weitaus variabler und mannigfacher als dargestellt. Auf alle Befunde kann man naturgemäß nicht eingehen. Einige wichtige seien jedoch noch erörtert, nämlich Untergruppen der Kennedy-Klasse I, wenn also ein anteriores Restgebiß unterbrochen ist.

Zusätzliche kleine Unterbrechung(en): Mit einer herausnehmbaren Prothese allein ist kaum ein vertretbares Resultat zu erreichen, weil sich die statische Situation nicht lösen läßt. Auch bleibt die Formgebung der Basis im Hinblick auf die Prophylaxe unbefriedigend. Die notwendigen Ausleger (minor connectors) wirken außerdem störend im vorderen Artikulationsbereich. Aus diesen Gründen ist es ratsam, die Lücken im Frontzahnbereich separat zu schließen. Die Prothese läßt sich dann großzügig und übersichtlich gestalten (Abb. 52 und 53).

Zusätzliche große Unterbrechung: Die Restbezahnung besteht nur noch aus Eckzähnen und Prämolaren, wodurch sich wiederum eine statisch ausgesprochen schwierige Situation ergibt. Zwar ist eine 4fache Abstützung möglich, alle ersetzten Zähne stehen aber außerhalb der Unterstützungspunkte (Abb. 54). Bei zerstörten, aber erhaltungswürdigen Zähnen ist die Teleskopprothese die Therapie der Wahl, vor allem auch deshalb, weil sie erweiterungsfähig ist (Abb. 55, 56, 57).

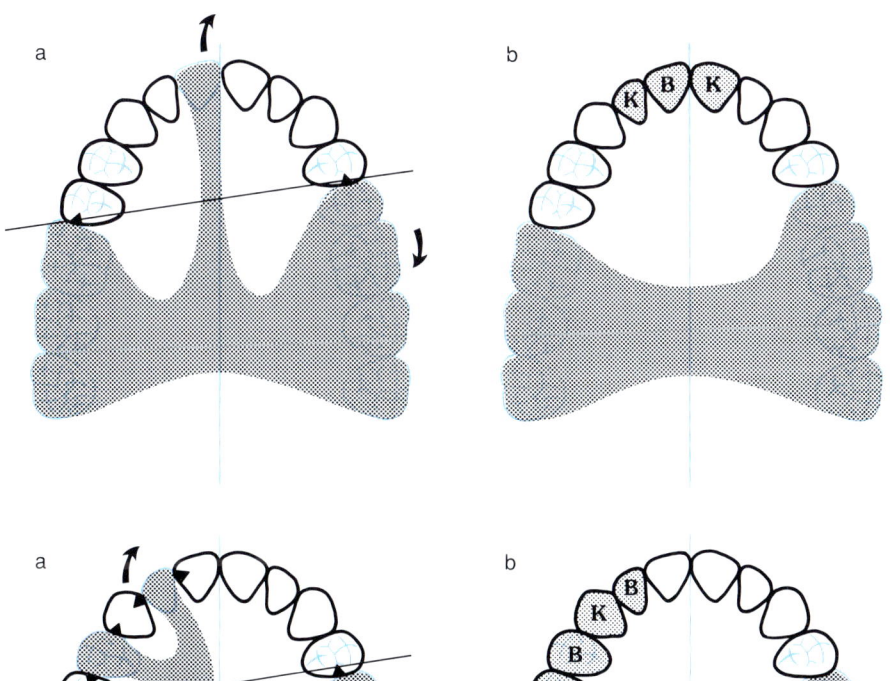

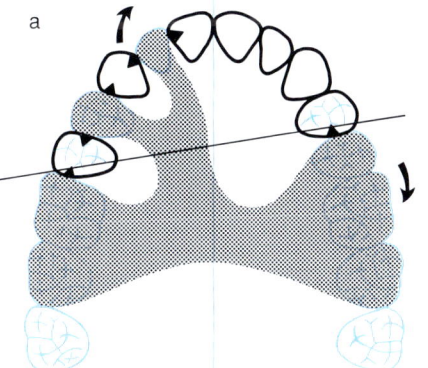

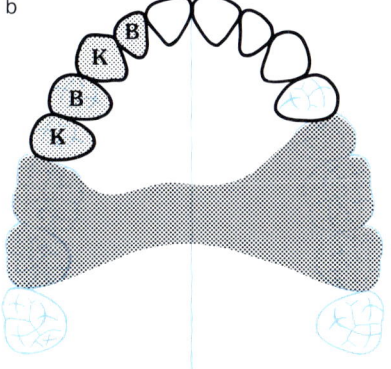

Abb. 52 a) Bei unterbrochenem anterioren Restgebiß (im Oberkiefer) ist mit einer Einstückgußprothese allein keine zufriedenstellende Lösung zu erzielen. b) Eine Brücke zur Schließung des anterioren Restgebisses ist fast zwingend notwendig

Abb. 53 a) Eine „Lattenzaunsituation" ist mit einer Metallbasis allein nur unbefriedigend zu versorgen. b) Eine zusätzliche Brücke zur Reduzierung der Sattelzahl ist sinnvoll

288 Befundadäquate Therapie

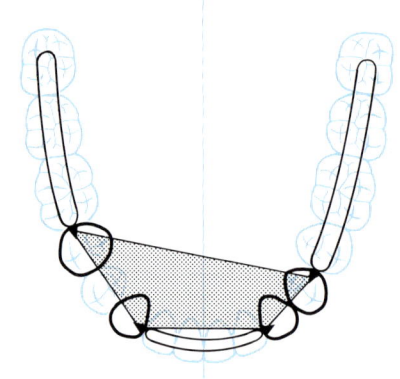
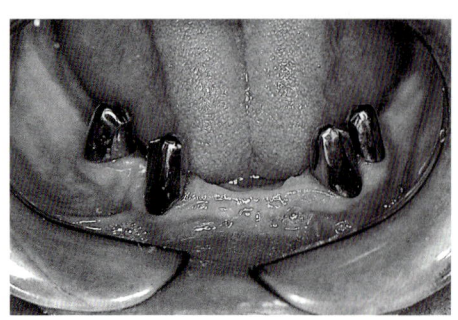
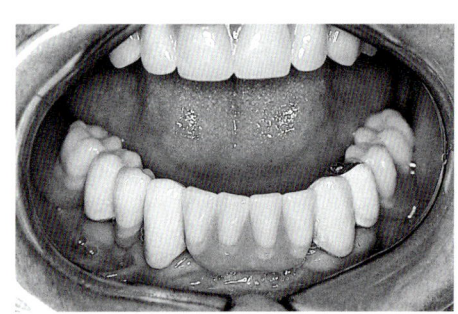
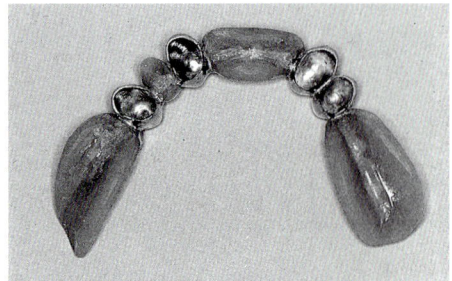

Abb. 54 4fache Abstützung, dennoch stehen die ersetzten Zähne außerhalb der Unterstützungspunkte

Abb. 55 Befundgruppe B mit besonderem Schwierigkeitsgrad, weil fast alle ersetzten Zähne außerhalb des Unterstützungspolygons liegen

Abb. 56 Wie Abb. 55. Teleskopprothese eingesetzt

Abb. 57 Wie Abb. 56. Parodontalfreundliche Gestaltung der Teleskopprothese

2.5 Gruppe C

In der Gruppe C sind solche Befunde vereinigt, bei denen nur noch wenige Zähne vorhanden sind. Diese restlichen Zähne sind so angeordnet, daß ihre Verbindungsachse tangential zum Kiefer verläuft und überdies lang ist. Im Grunde sind nur drei Konstellationen möglich:

- Die Achse reicht von Eckzahn zu Eckzahn.
- Die Achse reicht von Eckzahn zu einem der drei Molaren.
- Die Achse reicht vom zweiten oder dritten Molaren rechts zum zweiten oder dritten Molaren links. Die Achse stellt zwar für den Kiefer eine Sekante dar, für die Zahnreihe ist sie jedoch eine Tangente.

Als Therapie ist ein parodontal-gingival gelagerter Ersatz indiziert, in Betracht kommen

- Teleskopprothesen,
- partielle Prothesen mit modellgegossener Metallbasis, auch Verbindungen mit Kronen.

2.5.1 Gruppe C_1, C_2, C_3

Die genannten Lösungen setzten erhaltungswürdige, belastbare Zähne voraus. In anderen Fällen kommen auch Aufbauprothesen in Form einfacher Kunststoffprothesen in Frage.

Spezielle Planung, Beratung und Behandlung

Tangente Eckzahn – Eckzahn Unterkiefer (C_1),
Tangente Eckzahn – Molar Unterkiefer (C_2),
Tangente Eckzahn – Molar Oberkiefer (C_3).

Da in den genannten drei Fallgruppen (siehe S. 119 ff.) auf Grund der anatomischen Situation die korrespondierenden Unterschnitte im allgemeinen fehlen, scheiden Einstückgußprothesen zur prothetischen Versorgung aus. Nichtsdestoweniger sind dental abgestütze Prothesen und eine relativ starre Verbindung zwischen Restzähnen und Ersatz möglich, weil nur auf einer Seite der Unterstützungsachse künstliche Zähne stehen und weil wegen der langen Achse eine relativ eindeutige Führung der Prothese zustandekommt.

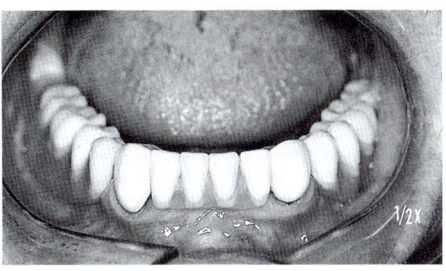
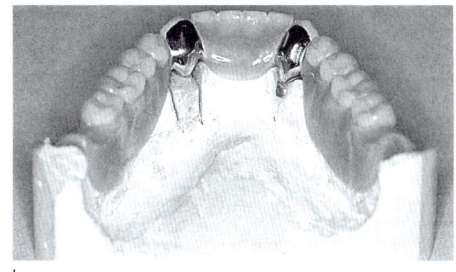

Abb. 58 Teleskopprothese im Falle der Befundgruppe C_1. a) Ästhetik durchaus befriedigend, b) ohne Sublingualbügel

a b

Teleskopverankerungen sind durchaus zweckmäßig und erfolgsträchtig.
Im Frontzahnbereich bereiten sie allerdings gelegentlich Schwierigkeiten in ästhetischer Hinsicht. Durch spezielle Techniken können diese aber in den meisten Fällen überwunden werden (Abb. 58).

2.5.2 Gruppe C_4, C_5

Tangente Molar rechts – Molar links Oberkiefer (C_4),
Tangente Molar rechts – Molar links Unterkiefer (C_5).

Bei diesen Befunden ergeben sich – im Gegensatz zu den vorherigen, bei denen die Einstückgußprothese zumeist deshalb ausscheidet, weil Retentionsmöglichkeiten fehlen – bezüglich der Modellgußbasis vorwiegend statische Probleme. Infolge der Rotation um die durch dentale Auflagen gebildete Achse wirken alle Kräfte, die auf die Prothese treffen, mit einem bestimmten Anteil auf den vorderen Alveolarfortsatz. Die Größe der Teilkraft hängt ab von der Entfernung des Ortes der Krafteinwirkung von der Unterstützungsachse, und zwar direkt proportional (Abb. 59).

Wegen der distalen Auflagen wird also der anteriore Alveolarfortsatz stark belastet. Im Oberkiefer resultiert daraus sehr oft ein Schlotterkamm mit vestibulären Fibromen, weil sich dort die Kraft wegen des Zahnbogens auf eine kleine Fläche konzentriert und weil der Knochen dort eine lockere Struktur aufweist. Diese an sich ungünstigen Bedingungen können durch die Bezahnung des Gegenkiefers erheblich verschlechtert werden, z.B. durch ein anteriores Restgebiß im Unterkiefer, weil der Patient den Kauprozeß vorwiegend in den Bereich eigener Zähne verlegt. Einstückgußprothesen scheiden also im Oberkiefer aus. Eine Prothese mit Resilienzteleskopen ist zweckmäßig. Überhaupt läßt sich eine vertretbare

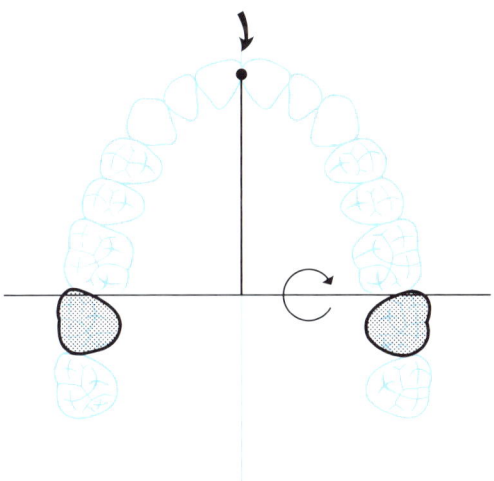

Abb. 59 Rotiert die Prothese um eine distale Achse, so treffen alle einwirkenden Kräfte vornehmlich den vorderen Alveolarfortsatz. Im Oberkiefer konzentriert sich dann die Last auf den Zwischenkiefer

290 Befundadäquate Therapie

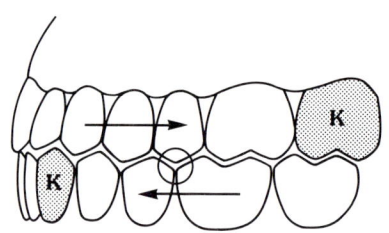

Abb. 60 Konstruktion bei distaler Unterstützungsachse im Oberkiefer und anteriorem Restgebiß im Unterkiefer

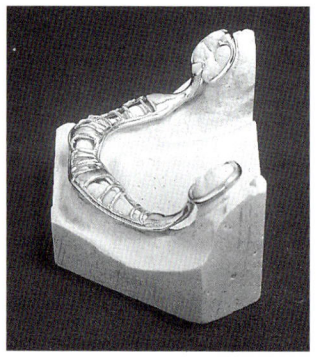

Abb. 61 Distale transversale Unterstützungsachse im Unterkiefer; Metallbasis mit satteloffenen Klammern

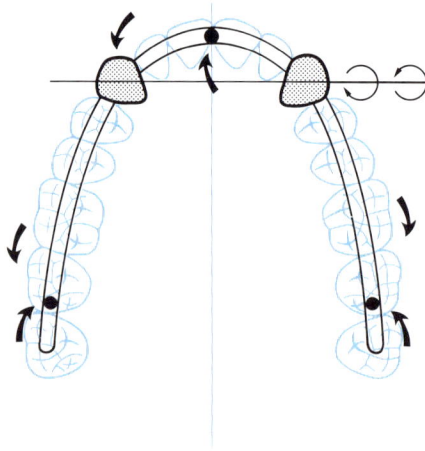

Abb. 62 Verbindungsachse der oberen Eckzähne verläuft als Sekante durch den Kiefer, was statisch ungünstig ist, da auf beiden Seiten künstliche Zähne stehen

Lösung nur erreichen, wenn der Unterkiefer in die Betrachtungen einbezogen wird. Bei vorhandenem anteriorem Restgebiß gilt es, dort einen funktionstüchtigen belastbaren Ersatz anzufertigen. Die obere Front ist außer Kontakt zu stellen. Das Kauzentrum ist so zu legen, daß es einerseits möglichst nahe im Bereich der oberen Molaren gelegen ist, daß es aber andererseits auch nicht zu weit von den unteren Zähnen entfernt ist. Was statisch für den Oberkiefer von Vorteil ist, ist nämlich für den Unterkiefer nachteilig, und umgekehrt (Abb. 60). Man muß also einen Kompromiß finden.

Im Unterkiefer scheidet die Einstückgußprothese nicht unbedingt als therapeutisches Medium aus, insbesondere dann nicht, wenn im Oberkiefer eine totale Prothese getragen wird, weil sich wegen des flacheren frontalen Zahnbogens die Kraft auf eine größere Fläche verteilt und weil der Knochen dort widerstandsfähiger ist. Zu beachten ist aber, daß satteloffene Klammern angefertigt werden, was infolge der Lingualkippung der Molaren leicht bewerkstelligt werden kann (Abb. 61).

Wird eine Überkronung der Zähne notwendig, so empfiehlt es sich, sie mit Resilienzteleskopen zu versehen. Natürlich ist aus statischen Gründen von vornherein die gleiche Versorgungsart zweckmäßig.

2.5.3 Gruppe C_6

Sekante Eckzahn – Eckzahn Oberkiefer (C_6)
Durch die Verbindung der Eckzähne im Oberkiefer entsteht keine Tangente, sondern eine Sekante. Wegen des anterioren Zahnbogens stehen auf beiden Seiten künstliche Zähne (Abb. 62). Dadurch wird eine starre Verbindung dieser Zähne mit dem Zahnersatz fraglich. Es ist daher durchaus gerechtfertigt, diesen Befund der Gruppe E zuzuordnen. Sind die verbliebenen Zähne belastungsfähig, so sind Resilienzteleskope indiziert. Scheinen die Zähne für eine solche Verankerung nicht mehr geeignet, ist an eine Aufbauprothese zu denken.

2.6 Gruppe D

In der Gruppe D sind ebenfalls Befunde mit wenigen verbliebenen Zähnen zusammengefaßt, diese sind jedoch so im Kiefer verteilt, daß ihre Verbindung zwar auch tangential zum Kiefer verläuft, daß die Verbindungsachse jedoch kurz ist. Bei Belastung der Sättel ergibt sich keine definierte Rotationsachse mehr. Aus statischen Gründen ist eine starre Verbindung der Prothese mit dem Restgebiß nicht zweckmäßig.

Neben *Resilienzteleskopen* sind auch *einfache Kunststoffprothesen* als Aufbauprothesen indiziert. In jedem Falle handelt es sich um eine Vorstufe der totalen Prothese mit entsprechender Basisausdehnung.

Die statische Situation sei an einem relativ häufig anzutreffenden Beispiel entwickelt: Im Unterkiefer befindet sich auf einer Seite neben dem Eckzahn noch ein Prämolar. Wird der Sattel distal von ihnen belastet, werden bei starrer Verbindung die Zähne in entsprechender Richtung nach distal mitbewegt. Wird der Sattel der Gegenseite im Bereich des Eckzahnes belastet, werden die Zähne in eine um 90° andere Richtung nach medial bewegt. Wegen der ständigen Änderung der Bewegungsrichtung besteht die Gefahr, daß die Zähne gelockert werden

Spezielle Planung, Beratung und Behandlung   291

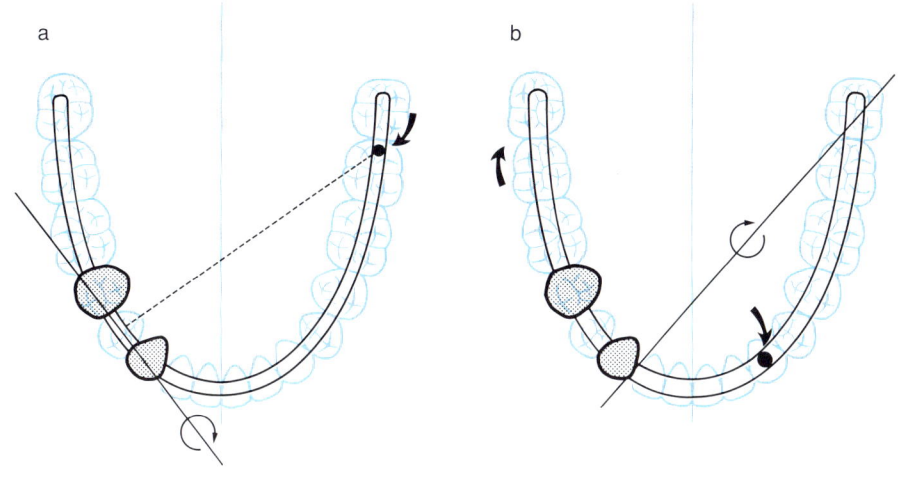

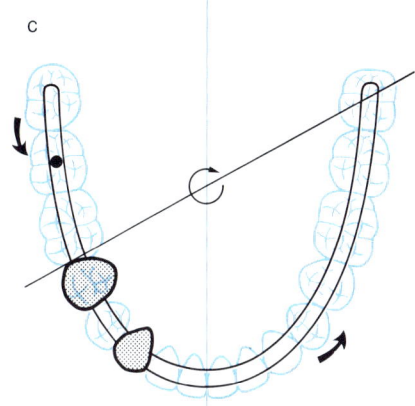

Abb. 63 Statische Analyse bei kurzer tangentialer Unterstützungsachse. a) Rotation um die Tangente bei Belastung der Prothese im dorsalen Bereich der Gegenseite; b) Rotation um eine Sekante bei Belastung der Prothese im Eckzahnbereich; c) Rotation der Prothese um eine Sekante bei Belastung der Prothese im Molarenbereich auf der Seite der Abstützung

(Abb. 63). Daher sollten starre Verbindungen vermieden werden. Je nach dem Zustand der Zähne sind einfache Kunststoffprothesen als Aufbauprothesen oder Prothesen mit Resilienzteleskopen zweckmäßig. Werden Kunststoffprothesen angefertigt mit einfachen Halteklammern, so dürfen keine Anteile von diesen über dem Äquator liegen (Abb. 64), weil beim unvermeidbaren Einlagern des Ersatzes sich solche Teile zum Äquator hin bewegen und auf Grund der schiefen Ebene Zähne und Prothese dann gegeneinander horizontal versetzt werden. Dadurch entstehen zum Antagonisten hin okklusale Interferenzen, die ihrerseits zum Bruxismus verleiten (Abb. 65). Das Spiel der Zerstörung nimmt somit seinen Lauf.

Sofern es die Zähne gestatten, muß man also dafür sorgen, daß solche Noxen ausgeschaltet werden. Mit Resilienzteleskopen läßt sich dies effektvoll erreichen. Deren Wirkungsmechanismus ist dadurch gekennzeichnet, daß von den drei Elementen der Verankerung Aufruhe, horizontale Abblockung und Retention die Aufruhe gewissermaßen entfällt. Auch die Retention darf nicht zu stark sein, damit bei Belastung die Prothese an den Primärkronen entlanggleiten kann. Kippungen der Zähne werden auf diese Weise weitgehend ausgeschaltet. Die Prothese muß eben als eine totale angesehen werden, deren Sitz durch die Verankerung erheblich verbessert wird.

Wenn in diesem Zusammenhang von vorweggenommenen totalen Prothesen die Rede ist, so ist damit weniger der durchgehende sogenannte Ventilrand gemeint, sondern einerseits die richtige flächenhafte Ausdehnung, damit die einwirkende Kraft pro Fläche, der Druck also, gering gehalten wird, und andererseits die richtige Randgestaltung, damit von der funktionell angespannten Muskulatur keine abhebelnden Kräfte auf die Basis ausgehen. Auf den durchgehenden Ventilrand kann man zugunsten der Prophylaxe verzichten. Auf vier Punkte ist dann besonders zu achten:

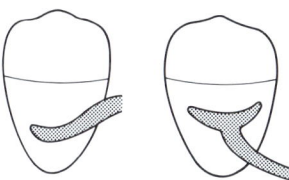

Abb. 64 Bei nicht abgestützten Prothesen dürfen keine Klammerteile über dem Äquator liegen

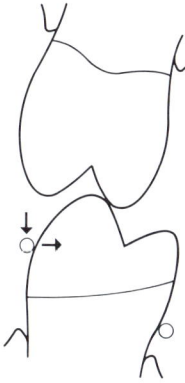

Abb. 65 Bei nicht abgestützten Prothesen würden die Oberarme sich zum Äquator bewegen und Zahn und Prothese gegeneinander versetzen

- Die linguale Wand des Sekundärteleskopes muß ausreichend stabil gearbeitet werden, damit trotz fehlenden Sublingualbügels die Basis stabil genug ist.
- Die seitlichen Retentionen der Außenteleskope, die den Prothesensattel tragen, müssen einen ausreichend flächenhaften Kontakt mit den Seitenwänden haben, damit es durch die am langen Hebel wirkenden Kräfte nicht zum Ausreißen kommt.

292 Befundadäquate Therapie

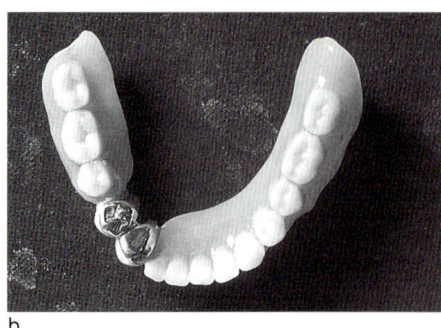

Abb. 66 Resilienz-Teleskopprothese im Falle der Befundgrupe D; a) von basal, b) von okklusal

- Dennoch müssen die Interdentalräume zervikal durchspülbar sein.
- Von den Pfeilerzähnen ist der Kunststoff möglichst stumpfwinklig wegzuführen. Dies ist nur möglich, wenn durch die Retentionselemente dafür keine Behinderung entsteht. Es ist daher die Anprobe der Zähne in Wachs vor der Anfertigung des Gerüstes mit den Außenteleskopen zu empfehlen (Abb. 66).

2.7 Gruppe E

Die Gruppe E unterscheidet sich von der vorhergehenden Gruppe D dadurch, daß nur noch ein einzelner Zahn vorhanden ist, oder daß wenige einzelne Zähne so verteilt sind, daß bei ihrer Verbindung eine Sekante zum Kiefer entsteht. Therapeutisch kommen in Frage:

- einfache Kunststoffprothesen,
- Prothesen mit Resilienzteleskopen.

Statik. Ergibt sich durch die Verbindung zweier Zähne eine Sekante und befinden sich auf beiden Seiten der Achse künstliche Zähne, so kommt es bei bedingt starrer Verbindung zu unangenehmen Kippbewegungen. Bei starrer Verbindung werden die Zähne abwechselnd nach distal und mesial bewegt, was einer Luxation gleichkommt (Abb. 67), wenn kein Belastungsausgleich vorliegt. Bei einzelnen Zähnen ist die Situation ähnlich. Ein Sattel distal von einem Prämolaren und ein Sattel mesial von ihm führen zu Änderungen der vertikalen Zahnachsenrichtun-

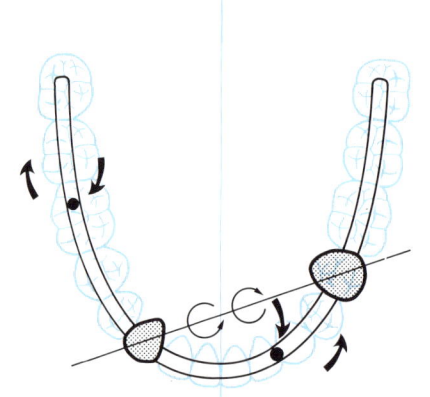
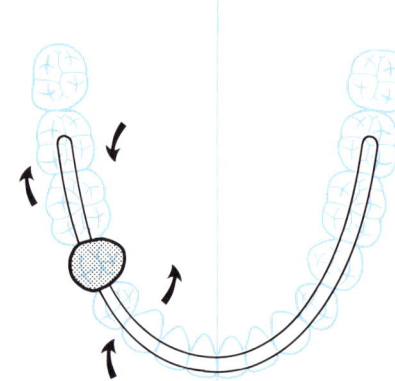

Abb. 67 Verbindungsachse zweier restierender Zähne ergibt eine Sekante, was statisch ungünstig ist

Abb. 68 Bei einem einzelnen restierenden Zahn ist die starre Verbindung mit dem Restgebiß kontraindiziert, weil der Zahn in unterschiedlichen Richtungen bewegt wird

gen, die um 180° voneinander abweichen können (Abb. 68). Starre Verbindungen der Prothese mit den Restzähnen sind daher zu vermeiden.

Kunststoffprothesen mit einfachen Halteelementen, von denen wiederum keine Anteile über dem Äquator liegen dürfen, kommen als Aufbauprothese in Frage. Andererseits lassen sich aber auch gerade mit Resilienzteleskopen gute Erfolge erzielen. Für die Prophylaxe gelten die gleichen Prinzipien, wie sie unter Punkt 2.6 beschrieben werden (Abb. 69).

Da es bei der Teleskopprothese um die Verbindung mehrerer Sättel geht, entspricht die Herstellung des Gesamtgerüstes bezüglich des Umfanges und Aufwandes dem Modellguß.

Zu den Gruppen C, D und E läßt sich abschließend noch ein Nachtrag anfügen. Als *Körber* vor fast 20 Jahren die Gruppen bildete, waren die technischen therapeutischen Möglichkeiten noch weitaus geringer als heute. Inzwischen hat sich herausgestellt, daß eine Unterscheidung der Gruppen D und E nicht mehr notwendig ist. Sind die restierenden Zähne nicht mehr belastungsfähig, fertigt man eine einfache Aufbauprothese an, sind die restierenden Zähne aber noch belastungsfähig, sind Resilienzteleskope das therapeutische Mittel der Wahl. Unter diesen Aspekten ist selbst die Gruppe C mit den Gruppen D und E zusammenzufassen. Nur eine Differenzierung könnte vorgenommen werden:

In den Untergruppen C_1, C_2, C_3, C_4 und C_5 könnte man auch starr verbinden. Durch die Zusammenfassung der Gruppen C, D und E würde sich bezüglich der Planung und Beratung eine Vereinfachung ergeben.

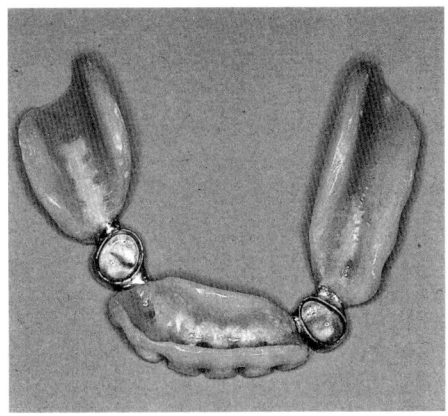

Abb. 69 Resilienzteleskope im Falle der Befundgruppe E mit durchspülbaren Interdentalräumen

3 Epikritische Betrachtungen

Wenngleich die prothetische Arbeit nicht als ein Objekt anzusehen ist, das aus sich heraus von Dauer ist, sondern als ein im Fluß der Funktion und der Zeit stets anzupassendes Therapeutikum, so muß doch der Boden, auf dem sie angefertigt wird, entsprechend bereitet sein. Mit anderen Worten: die Mundhöhle muß in der notwendigen Weise vorbehandelt sein. Im Grunde müßte es unnötig sein, auf die Vorbereitung der Mundhöhle eigens hinzuweisen, weil es selbstverständlich erscheint, daß man zunächst ein solides Fundament legt, ehe man ein Gebäude errichtet. Wenn aber dennoch gesonderte Ausführungen zu diesem Thema gemacht werden, so deshalb, weil die Vorbereitung der Mundhöhle noch immer nicht mit der notwendigen Konsequenz durchgeführt wird. Es hat zwar, oberflächlich betrachtet, den Anschein, als ob bei prothetisch-therapeutischen Überlegungen die Nachbardisziplinen weniger relevanter wären. Dieser Betrachtungsweise muß jedoch mit Nachdruck entgegengetreten werden. Lücken und kariöse Zähne sind die Folgen der Grundleiden Karies und Parodontopathie. Bemüht man sich nicht, die Grundübel zu beseitigen, wird auch der prothetischen Therapie kein länger dauernder Erfolg beschieden sein.

Die beiden hauptsächlichen Gebißerkrankungen, Karies und Parodontopathie, haben ihre initiale Ursache in den Plaques. Daher müssen Gebisse geschaffen werden, in denen die von den Patienten betriebene Mundhygiene einen hohen Effizienzgrad erreicht und in denen eine wirksame Selbstreinigung zustandekommt. Vorwiegend unter diesen Gesichtspunkten ist die Vorbereitung der Mundhöhle zu sehen und bedarf somit kaum noch einer weiteren Erörterung. Es ist einfach widersinnig, eine Brücke anzufertigen und die Karies im Nachbarzahn oder die chronisch entzündete Tasche des benachbarten 3. Molaren zu belassen. Die Forderung, daß das Gebiß vor Anfertigung von Kronen- und Brückenarbeiten parodontal zu sanieren sei, muß mit Nachdruck unterstrichen werden. Unterbleibt eine notwendige Parodontalbehandlung, so verhält man sich, wie wenn man ein Gebiß mit kariösen Defekten als nicht behandlungswürdig erklärt. Niemand aber würde das tun, gleichviel, mit welchen Mitteln er sich bemühen würde, die Karies zu beseitigen. Der Behandlung der Karies hat sich der Zahnarzt seit altersher verschrieben; der Behandlung von Parodontopathien steht er noch immer zurückhaltend gegenüber.

Karies wird selbstverständlich behandelt. Mit ebensolcher Selbstverständlichkeit wundert man sich nicht, wenn nach bestimmter Zeit Sekundärkaries, Randkaries oder neue Karies entstanden ist, auch dann nicht, wenn sie in relativ kurzer Zeit entstanden ist. Sie wird eben erneut behandelt.

Eine entsprechende Einstellung zu den Parodontopathien fehlt noch weitgehend, vorwiegend basierend auf angeblicher Therapieresistenz.

Es wäre sicher reizvoll, über die Gründe nachzudenken, warum das Verhalten gegenüber den beiden Hauptursachen des Zahnverlustes so diskrepant ist. Ohne in diesem Zusammenhang zu weit abzuschweifen, seien doch wenigstens zwei Gesichtspunkte erörtert.

3.1 Tradition und Ausbildung

Die meisten der heute tätigen Zahnärzte sind in der Behandlung der Karies besser ausgebildet worden als in der Behandlung der Parodontopathien. Diese These läßt sich allerdings nur bedingt aufrechterhalten. Die Behandlung der Karies erfolgte früher im wesentlichen auch rein symptomatisch, nämlich im Ausbohren der kariösen Substanz und im Füllen der Kavität. Der floriden Karies, die man hätte ursächlich angehen müssen, stand man relativ hilflos gegenüber. Möglichkeiten der symptomatischen Behandlung von Parodontopathien aber waren auch früher schon bekannt und wurden auch gelehrt. Dennoch wurde das Entfernen von Zahnstein, die Beseitigung von Konkrementen, das Glätten und Polieren der Zahnoberfläche und die Kürettage nach Beendigung der Ausbildungszeit bei weitem nicht so häufig praktiziert wie die Füllungstherapie.

Für diese an sich unverständliche Erscheinung liefert die Karies selbst eine Erklärung. Sie ist von Natur aus aufdringlicher. Sie macht durch Schmerzen auf sich aufmerksam. Selbst bei weniger ausgedehnten Defekten begehrt der Patient die Behandlung. Der Zahnarzt kann unmittelbar Hilfe leisten, die dankbar anerkannt wird.

Parodontopathien hingegen werden vom Patienten in den Anfangsstadien nicht wahrgenommen oder vernachlässigt, weil sie keine Schmerzen verursachen. Sie werden erst dann bemerkt und ernstgenommen, wenn es für eine wirksame Therapie zu spät ist. Drängt der Zahnarzt im Anfangsstadium auf eine Behandlung, die möglicherweise für den Patienten schmerzhaft ist, obwohl er zuvor keine Beschwerden hatte, so stößt er auf Unverständnis, die Anerkennung bleibt ihm versagt.

Auf diese Weise ist die Parodontalbehandlung abgewertet worden. Die Zahnstein- und Konkrementenfernung wird als inferiore Tätigkeit angesehen, zumal erst der Patient von ihrer Notwendigkeit überzeugt werden muß. Manuelle Tätigkeit wird höher bewertet: Nachdem inzwischen über die Ätiologie der Karies und der Parodontopathien wesentlich mehr bekannt ist, haben sich naturgemäß die therapeutischen Möglichkeiten erweitert. Diese bestehen allerdings vorwiegend in Tätigkeiten, die nicht direkt als Behandlung gelten (Demonstration, Instruktion und Motivation in der Mundhygiene) und deren Erfolg sich nur indirekt über die Patienten einstellen kann.

Die Behandlung vorhandener Parodontopathien als Vorbereitung der Mundhöhle vor prothetischen Maßnahmen ist auch dann durchzuführen, wenn die prothetische Versorgung in einem parodontal relativ gesunden Bereich vorzunehmen ist, während sich die Parodontopathie an anderer Stelle befindet. Beispiel: kleine, zahnbegrenzte Lücke im Seitenzahnbereich, Parodontopathien an der unteren Front. Auch dann muß die Parodontalbehandlung vorgenommen werden, vor allem deshalb, weil man die Chance der Behandlung und der Motivation hat. Der Patient kommt im allgemeinen wegen der Lücke. Ist sie beseitigt, ist für ihn die Behandlung abgeschlossen. Die Parodontopathie bleibt bestehen. Sie breitet sich aus und befällt auch den prothetisch versorgten Bereich. Es gilt also die Chance zu nutzen.

Die Reihenfolge: zuerst die Parodontalbehandlung, dann die prothetische Versorgung, ist daher logisch. Vor allem kann und darf es nicht zahnärztliche Grundhaltung sein, daß man sich der Beseitigung der Lücke in stärkerem Maße verschreibt als der Zahnerhaltung.

3.2 Mitarbeit des Patienten

Man kann heute mit einer gewissen Berechtigung die These aufstellen, daß Karies und Parodontopathien (wenn man bestimmte Formen ausklammert) weitgehend zu vermeiden sind. Voraussetzung ist aber die konsequente Mitarbeit des Patienten. Wenn nun aber Karies und Parodontopathien entstanden und Zähne verlorengegangen sind, so kann man daraus den Schluß ziehen, daß das Engagement für die Gesunderhaltung der Zähne nicht in ausreichendem Maße vorhanden gewesen ist. Also muß man es zu wecken versuchen. Häufig hat es nur an der nötigen Instruktion gefehlt. Oft stellt das Faktum des Zahnverlustes selbst den Anstoß dar, aus der Lethargie aufzuwachen, oder es bereitet zumindest den Boden dafür, daß die Instruktionen nun besser befolgt werden.

Wenn in diesem Zusammenhang Karies und Parodontopathien stets als Einheit genannt werden, so geschieht dies durchaus mit Absicht. Beide Erkrankungen entstehen über Plaques. Wenngleich die Zusammensetzung der Plaques different ist, so muß der Patient doch keine Unterscheidung treffen. Er muß nur eines tun: er muß sie beseitigen und ihre Neubildung verhindern.

Zum Thema „festsitzende Restauration" wurden die Vorbereitungen der Mundhöhle bezüglich der Prophylaxe und Hygiene ausführlicher behandelt, gewissermaßen als Beispiel. Das Grundsätzliche aber, daß nämlich vor jeder definitiven Therapie eine exakte Diagnose zu stellen ist und die notwendigen Vorbehandlungen abgeschlossen sein müssen, damit zumindest reelle Erfolgschancen bestehen, gilt für alle prothetischen Maßnahmen. Was nützt z.B. bei einer plaquebedingten

Stomatitis die Neuanfertigung einer totalen Prothese, wenn man die Pflegegewohnheiten des Patienten nicht umstellt. Oder was nützt es, bei Patienten mit unklaren Gesichtsschmerzen Zahnersatz anzufertigen, wenn man zuvor nicht die Ursache der Beschwerden abgeklärt hat. Handelt es sich um eine psychosomatische Störung, so kann durch Zahnersatz ohnehin keine Linderung erzielt werden, handelt es sich um eine Myoarthropathie, so muß zuvor durch entsprechende therapeutisch-diagnostische Maßnahmen eine erfolgversprechende Ausgangssituation erarbeitet werden.

3.3 Konsequenzen

Nach allem, was bis heute über Therapieerfolge bekannt ist, muß man zu dem Schluß kommen, daß eine ständige Betreuung des Patienten durch denselben Zahnarzt ideal wäre. Als Behandlungserfolg kann nicht länger eine aktuelle Instandsetzung des Kauorgans angesehen werden. Zum Erfolg gehört mehr, nämlich die Dauer der Funktionstüchtigkeit, das Maß der Belastung des Patienten durch den Zahnersatz, die Frage, wie lange die eigenen Zähne erhalten bleiben, der Aufwand und anderes mehr. Da der Patient den Erfolg weitgehend mitbestimmt, ist ein partnerschaftliches Verhältnis zwischen Patient und Zahnarzt aufzubauen. Dem Patienten ist also zu raten, daß er in einem bestimmten, jeweils festzulegenden zeitlichen Intervall den Zahnarzt aufsucht, um sich untersuchen zu lassen. Dabei gilt es vor allem, die Pflegegewohnheiten zu überprüfen, die individuelle Mundhygiene zu verbessern, die Motivation wieder zu stimulieren, notwendige konservierende und Parodontalbehandlungen vorzunehmen und vor allem den Zeitpunkt weitergehender Therapie festzulegen.

Da mit der Unzulänglichkeit des Patienten zu rechnen ist, die weder als Desinteresse zu deuten noch in Angst begründet ist, sondern im allgemeinen ganz einfach in Vergeßlichkeit, insbesondere wenn keine Beschwerden vorhanden sind, und in einer gewissen Trägheit, ist es ratsam, daß der Zahnarzt die Führung des Patienten übernimmt, und zwar in Form des Recall-Systems. Ein solches System setzt voraus, daß stets oder zumindest über längere Zeiten derselbe Patient von demselben Zahnarzt betreut wird. Für eine solche Betreuung sprechen auch noch andere Gründe. Die Befunde sind schon vorhanden. Beim Wechsel muß eine neue Befunderhebung erfolgen, was Kosten verursacht. Wichtiger aber sind die Deutung der Befunde und die Verlaufsbeobachtungen eines Krankheitsbildes. Auch das Patientenverhalten und spezielle individuelle Befunde sind außerordentlich wichtig. Von solchen Faktoren hängt nämlich das zeitliche Intervall des Recalls ab. Dazu einige Beispiele:

- Ein Jugendlicher hat ein kariesanfälliges Gebiß und ist, was seine Pflegegewohnheiten anbetrifft, unzuverlässig und antriebsschwach. In diesem Fall könnte das Recall auf 2 Monate angesetzt werden.
- Ein Patient gleichen Alters hat ein kariesinaktives Gebiß und betreibt eine gewissenhafte und effiziente Mundhygiene. Hier reicht eine halbjährliche Kontrolle.
- In einem ansonsten vollständigen und versorgten Gebiß entstand eine einseitig verkürzte Zahnreihe. Eine prothetische Versorgung ist aus kaufunktionellen Gründen nicht notwendig, aus Gründen der Karies- und Parodontalprophylaxe wäre es sogar zunächst zweckmäßig, daß sie unterbleibt. Eine Kontrolle auf

Elongation und Arthropathie ist aber erforderlich; ein Kontrollintervall von ½ Jahr wäre ausreichend.
- Eine totale Prothese wurde eingefügt. Von der Nachregistrierung her ist bekannt, daß die Rotationsachse zur Kauebene günstig liegt. Das Kontrollintervall kann auf 1 Jahr festgelegt werden.
- Von der Versorgung mit totalen Prothesen ist bekannt, daß die Rotationsachse zur Kauebene ungünstig liegt. In diesem Fall ist eine zweimalige Kontrolle im Jahr angezeigt. Gerade in diesem Fall wird deutlich, wie vorteilhaft die Betreuung durch denselben Zahnarzt ist. Schon wenn der Patient ein Nachlassen der Funktionstüchtigkeit bemerkt, kann der Zahnarzt durch Nachregistrieren eine falsche Belastung der Alveolarfortsätze und damit einen beschleunigten Abbau verhindern.
- Es wurde eine größere Brücke eingesetzt. Nach einer gewissen Zeit entstehen Beschwerden unklarer Art. Für einen fremden Zahnarzt häufig eine schwierige Situation. Niemand nämlich, außer demjenigen, der die Brücke angefertigt hat, weiß über die Pfeiler Bescheid, über tiefreichende Karies, über Überkappungen, allenfalls über Schleiftraumata u. ä. Er kennt den Befund vor der Überkronung, also kann er am ehesten mit Verdachtsdiagnosen beginnen, die gezielt zu erhärten sind.

Die Gründe für eine kontinuierliche Betreuung, und zwar mit Hilfe des Recall-Systems, könnten beliebig vermehrt werden. Aber nicht nur in dieser Hinsicht sollte ein Umdenken erfolgen. Gewiß ist es verständlich, daß man stolz darauf ist, wenn große prothetische Arbeiten gelungen sind. Und niemand zweifelt daran, daß solche großen Restaurationen auch später notwendig werden. Es ist aber in mehrfacher Hinsicht verhängnisvoll zu glauben, man wäre seinem Ruf und seiner Selbstbestätigung möglichst viele und möglichst große Arbeiten schuldig. Der Zahnarzt, der seine Klienten so betreut, daß große Restaurationen erst gar nicht notwendig werden, scheint mir der bessere zu sein.
Erfolg ist zum Großteil eine Sache des Patienten. Überläßt man den Patienten sich selbst, läßt seine Mundhygiene nach, oder aber sie wird nicht effizient oder sogar falsch betrieben. Dadurch ist der Weg für das weitere Vorgehen vorgeschrieben. Der Patient muß geführt werden.

GEBISSFUNKTION

1. Zentrale Relation; zentrale Okklusion
2. Artikulation
3. Bennettbewegung
4. Die Kauschlaufe
5. Funktionsanalyse nach Gerber

Unter Gebißfunktion versteht man das störungsfreie Zusammenspiel zwischen den am stomatognathen System beteiligten Weichgeweben, Knochen, Muskeln und Zahnreihen. Wenngleich die Zähne im Kauorgan keineswegs die wichtigsten Bestandteile darstellen, – die Wangen, die Speicheldrüsen und die Zunge sind z.B. weit wichtiger – so stehen im Rahmen der restaurativen Zahnheilkunde die Zahnreihen im Zusammenwirken mit Gelenk und Muskeln doch im Vordergrund des Interesses.

1 Zentrale Relation; zentrale Okklusion

Gebißfunktionell wird angestrebt, daß Harmonie besteht zwischen der Kondylenposition und den Höckern der Seitenzähne in den antagonistischen Fossae. Diese ist gegeben, wenn in zentraler Relation eine störungsfreie Okklusion vorliegt. Die zentrale Relation ist inzwischen fast einheitlich definiert. Sie gibt Auskunft über die Lage der Kondylen im Gelenk. Sie ist gegeben, wenn die Kondylen im Zenit der Gelenkpfannen stehen bei gleichmäßiger Gelenkspaltbreite, wenn also weder eine Kompression noch eine Distraktion vorliegt. In dieser Stellung des Gelenkes müssen die Zähne gleichmäßig okkludieren. Für die Details der Okklusion gibt es einige unterschiedliche Konzepte. Das Wort Konzept drückt aus, daß Vorstellungen von außen einfließen, daß nicht die Natur übernommen wird. Wir möchten aber jenes Okklusionsmuster darstellen, das der Natur am nächsten kommt. Die Kontaktpunkte, die am Höcker selbst entstehen, wenn dieser auf den oder die Antagonisten trifft, nennt man Höckerkontakte. Da die Antagonisten die Bewegung der Höcker stoppen, nennt man die Kontaktpunkte auf den Antagonisten Stops (Abb. 1).

Eine störungsfreie Okklusion trägt wesentlich zur motorischen Ruhe der oralen Muskulatur bei. Solcherart Formulierungen sind natürlich zu pauschal und bedürfen der Erklärung. Eine störungsfreie Okklusion kann auch auf planen Kauflächen zustande kommen. Dennoch führen sie nicht zur muskulären Ruhe, sondern zum Bruxismus, weil die Positionierung nicht eindeutig festgelegt ist. Eine Patientin, die total mit festsitzenden Restaurationen behandelt worden war, formulierte ihre dadurch bedingten Beschwerden wie folgt: „Mein Unterkiefer ist so heimatlos geworden." Diese auf den ersten Blick etwas eigenartig anmutende Beschreibung trifft beim näheren Hinsehen den Kern der Sache. Auf planen Kauflächen gibt es keine eindeutige Positionierung des Unterkiefers für die Zähne (Abb. 2). Da man ständig sucht, entsteht eine motorische Unruhe bis hin zur Myoarthropathie. Zur störungsfreien, harmonischen, gesicherten Okklusion gehört das richtige Relief. Dieses Relief, das zu einer eindeutigen Positionierung führt, schafft die „Heimat", den „Hafen" für den Unterkiefer. Man erklärt den Vorgang wie folgt. Wenn nach der Öffnung der Unterkiefer sich dem Oberkiefer wieder nähert, dann kommt irgendwo auf einer schiefen Ebene Kontakt zustande (Abb. 3a). Dadurch gibt es eine horizontale Auslenkung des Zahnes, was zur Reizung der Propriorezeptoren im Desmodontalspalt führt. Diese wirken wie Fluglotsen im Luftverkehr. Sie geben die Information zurück: bitte etwas weiter nach medial aufsetzen. Die satte Landung gelingt auch dann noch nicht, weil die Korrektur der Bewegung zu groß oder zu klein ist (Abb. 3b). Die weitere Einsteuerung gelingt aber komplikationslos. Sind erst einmal die Wege gebahnt,

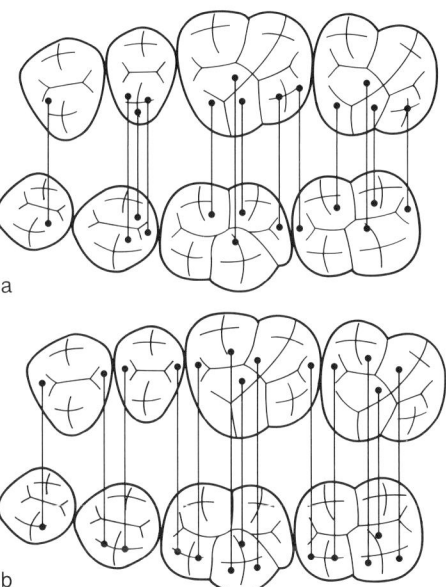

Abb. 1 Okklusionsmuster; a) Stops und Höckerkontakte der zentralen Höcker oberer Seitenzähne; b) Stops und Höckerkontakte der zentralen Höcker unterer Seitenzähne

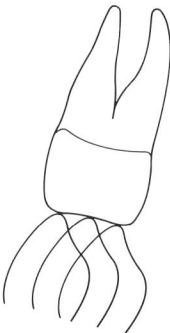

Abb. 2 Auf planen Flächen kommt keine eindeutige Positionierung des Unterkiefers zum Oberkiefer zustande

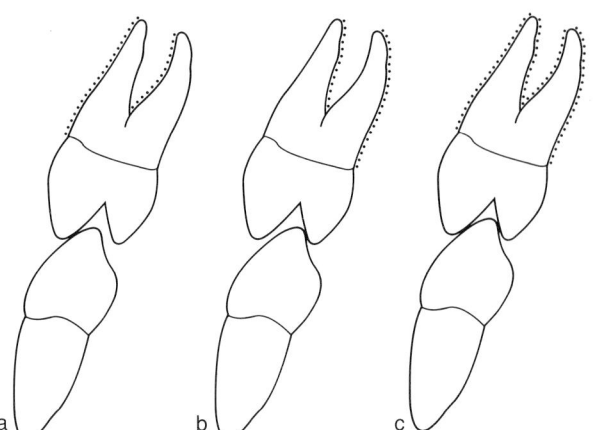

Abb. 3 Einsteuerung des zentralen Höckers in die Fossa; a) erster Kontakt auf Arbeitsfacette; b) Überkompensation nach medial; c) unverrückbare Position

erfolgt die Landung routinemäßig sicher. Die Endposition ist unverrückbar (Abb. 3c). Durch ständige Wiederholungen und durch lockeres Abtasten außerhalb der Funktion bleibt das geschriebene Programm erhalten. Die Positionierung des Unterkiefers zum Gesichtsschädel kann einerseits an Hand der Lage der Zähne zueinander angegeben werden und andererseits anhand der Kondylenposition im Gelenk. Sind keine Zähne vorhanden oder ist deren Kontakt aufgehoben, so hat der Unterkiefer nur noch über die Kiefergelenke Kontakt mit dem Schädel. Liegen die Kondylen im Zenit der Gelenkpfanne bei gleichmäßiger Gelenkspaltbreite, was bedeuten soll, daß weder eine Kompression noch eine Distraktion vorliegt, so spricht man von „zentraler Relation". Dies ist die als normal und gesund anzusehende Gelenkkonstellation, in der Restaurationen vorgenommen werden können und anhand welcher man die Okklusion beurteilen kann.

Kommt in zentraler Relation eine störungsfreie Interkuspidation der Zahnreihen zustande, spricht man von zentraler Okklusion. Aus dieser Lage heraus können die Höcker Exkursionen in unterschiedliche Richtungen ausführen: nach ventral, nach medial und nach distal.

2 Artikulation

Eine alte (sehr gute) Definition der zentralen Relation lautet wie folgt: „Es ist jene Position des Unterkiefers, aus der heraus alle Bewegungen ihren Ursprung nehmen und in die alle Bewegungen wieder zurückkehren."

Naturgemäß sind diese Bewegungen limitiert. Läßt man zunächst die Bennettbewegung außer acht, so sind die einzelnen Bewegungen wie folgt zu ermitteln. Die Arbeitsbewegung des unteren Höckers ergibt sich dadurch, daß man mit dem Zirkel um den Kondylus der Arbeitsseite eine Bahn nach lateral zieht. Derselbe Höcker, der bei der Arbeit auf der rechten Seite die eben beschriebene Bahn beschreibt, fungiert als Balancehöcker, wenn auf der Gegenseite gearbeitet wird. Seine Balancebahn findet man, wenn man um den Kondylus der Gegenseite mit dem Zirkel eine Bahn nach vorn ventral beschreibt. Zwischen diesen beiden Grenzbahnen liegt das sogenannte Bewegungsfeld, das durch die gerade Vorschubbahn in das Arbeitsfeld und in das Balancefeld unterteilt wird (Abb. 4). Aus der zentralen Position heraus kann der Höcker auch noch ein kleines Stück nach

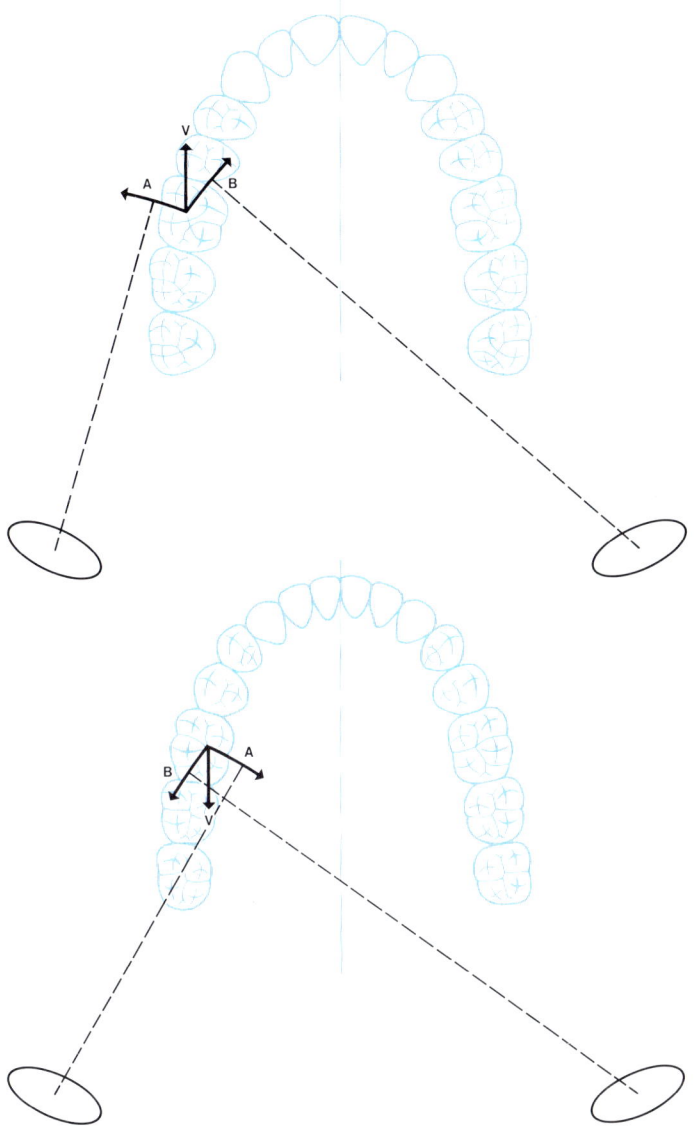

Abb. 4 Arbeitsbewegung, Balancebewegung und Vorschubbewegung des unteren zentralen Höckers im Relief des oberen

Abb. 5 Arbeitsbewegung, Balancebewegung und Vorschubbewegung des oberen zentralen Höckers im Relief des unteren

distal gezogen werden. Auf die beschriebene Art können die Bewegungen aller unteren Höcker im Relief der oberen Zähne ermittelt werden. Natürlich kommt auch eine Bewegung der oberen Höcker im Relief der unteren zustande, wenn der Unterkiefer bewegt wird. Allerdings handelt es sich dabei um relative Bewegungen, weil die oberen Höcker feststehen und die unteren sich darunterher bewegen. Die Arbeitsbewegung stellt sich somit als Bahn nach medial dar, wenn der Unterkiefer nach lateral bewegt wird. Man kann sie zeichnerisch konstruieren, indem man mit dem Zirkel um den Kondylus der Arbeitsseite aus der zentralen Fossa eine Bahn nach medial zieht. Die Balancebahn findet man, indem man den Zirkelschlag vom Kondylus der Gegenseite aus der zentralen Fossa heraus nach distal führt. Das durch Arbeits- und Balancebahn dargestellte Bewegungsfeld wird wiederum in Arbeitsfeld und Balancefeld unterteilt durch die gerade Vorschubbewegung, die sich im Unterkiefer als gerade Bahn nach distal präsentiert (Abb. 5). Die kleine Retralbewegung stellt sich als kurze Strecke nach ventral dar.

3 Bennettbewegung

Bislang wurde die Bennettbewegung nicht berücksichtigt. Ehe deren Einfluß auf die Bewegungsfelder dargestellt wird, soll das Phänomen Bennettbewegung selbst erklärt werden.

Bekanntlich ist der Musculus pterygoideus lateralis verantwortlich für Vorschub- und Lateralbewegungen des Unterkiefers. Die Vorschubbewegung kommt zustande, wenn beide Muskeln sich kontrahieren. Kontrahiert sich nur ein Muskel, wird der Unterkiefer nach lateral bewegt, und zwar zur Gegenseite. Kontrahiert sich der rechte M. pterygoideus, wird der Unterkiefer nach links bewegt und umgekehrt.

Analysiert man die topographischen Verhältnisse an der Schädelbasis, so interessiert zunächst die Lage des Proc. pterygoideus zur Gelenkgrube. Ganz allgemein könnte man sagen, der Prozessus liegt ventral-medial zur Gelenkgrube. Diese pauschale Bestimmung ist jedoch für unsere Überlegungen unzureichend. Exakter läßt sich seine Position und speziell die des Ursprungs des M. pterygoideus lateralis durch den Winkel beschreiben, den die Verbindungslinie der Lamina lateralis mit dem Mittelpunkt der Gelenkgrube zur sagittalen oder zur Gelenkachse bildet. Als Gelenkachse wird die Verbindungslinie der Mittelpunkte der Gelenkgruben rechts und links verstanden. Die Sagittale steht senkrecht auf dieser Achse. Innerhalb dieser Koordinaten befindet sich die Lamina lateralis processus pterygoidei auf einer Linie, die von der Sagittalen um durchschnittlich 38° nach medial abweicht *(Kämpfer-Sudhues)*. Entsprechend beträgt der Winkel zwischen der Lamina-Kiefergelenk-Linie und der Gelenkachse 52° (Abb. 6).

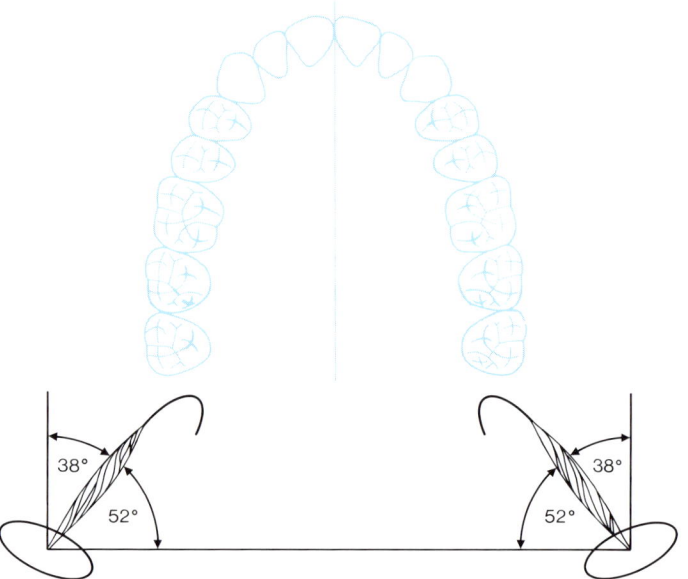

Abb. 6 Die Bennettbewegung kommt dadurch zustande, daß der Ursprung des M. pterygoideus lateralis, bezogen auf die durch den Ansatzpunkt verlaufende Sagittale, um ca. 40° medial liegt

So wird deutlich, daß bei Kontraktion des Muskels zwangsläufig eine Kraftkomponente nach lateral entsteht. Dieser Lateralschub führt dazu, daß der Kondylus der Gegenseite so weit nach außen distal versetzt wird, wie es die anatomischen Strukturen, der Bandapparat und die knöcherne Begrenzung, zulassen. Erst wenn auf der Gegenseite ein Widerlager geschaffen ist, wird der Kondylus auf der Seite des kontrahierenden Muskels vorgezogen, was zur Schwenkung des Unterkiefers zur Gegenseite führt. Diese durch die Topographie und die Zugrichtung des Muskels bedingte Seitwärtsversetzung des Unterkiefers am Anfang der Lateralbewegung ist unter dem Begriff der Bennettbewegung in die Literatur eingegangen.

4 Die Kauschlaufe

Die Bewegungsbahn, auf welcher sich der Unterkiefer in der eigentlichen Kaufunktion an den Oberkiefer annähert, muß nun näher beschrieben werden, dabei geht es weniger um den Abbißvorgang als um den Kauvorgang. Der Vorgang sei exemplarisch an Hand der Bewegungen der ersten Molaren beschrieben.

Betrachtungen im Transversalschnitt: Er beginnt in der Weise, daß der untere Arbeitshöcker (der disto-bukkale) beim Öffnen leicht nach medial gleitet. Bei maximaler Öffnung, in der die Aufladung der Speisen auf die Zähne erfolgt, einerseits durch die Spannung der Wange und andererseits mit Hilfe der Zunge, befindet sich der untere Arbeitshöcker wieder senkrecht unter seiner Ausgangsposition, schwingt aber im Zuge der Bewegung nach lateral, von wo er mit Kraft nach schräg oben in die Fossa gezogen wird (Abb. 7). So kann man verstehen, warum die unteren Molaren nach lingual und die oberen nach bukkal geneigt stehen, weil sie nämlich dann in der Funktion axial belastet werden (Abb. 8). Beim normalen Kauakt bekommt bei der Annäherung des Unterkiefers an den Oberkiefer zunächst die Balanceseite Kontakt. Dieses Faktum überrascht zunächst, wird aber bei näherer Betrachtung als logische Folge eines mechanischen Vorgangs plausibel. Der Unterkiefer stellt insgesamt eine starre Einheit dar. Beim Öffnen entfernen sich die Arbeitsseite wie die Balanceseite vom Oberkiefer. Beim Schließen nähern sich beide Seiten wieder dem Oberkiefer. Auf der Arbeitsseite wird durch die zu durchtrennende (harte) Nahrung ein Widerstand erzeugt. Dadurch bleibt die Arbeitsseite gegenüber der Balanceseite zurück. Die Balanceseite erreicht zuerst die Antagonisten. Weil nun auf der Balanceseite ein Widerlager vorhanden ist, kann die Arbeitsseite mit um so größerer Kraft an die Antagonisten herangezogen werden. Das Widerlager auf der Balanceseite macht erst die rechte Kraftentfaltung auf der Arbeitsseite möglich. In der Endphase der Bewegung dreht sich also der Unterkiefer um eine sagittale Achse (Abb. 9).

Betrachtung in der Sagittalen: Betrachtet man die Bewegung von der Seite, so beobachtet man, daß sich der Arbeitshöcker beim Öffnen nach hinten unten bewegt auf einer Bahn, die durch die Rotationsachse vorgeschrieben ist. Zusätzlich bewegt er sich ein Stückchen nach distal (Abb. 10).
Beim Schließen wird der Arbeitshöcker von distal her nach vorn oben gezogen. Das ist auch die Zugrichtung des M. masseter (Abb. 11) und des M. pterygoideus medialis. Dem entspricht die sagittale Zahnkurve. Der nach mesial gekippte untere Seitenzahn wird dabei achsial belastet, ebenso der in der Spee-Kurve stehende obere Molar mit der mesio-bukkalen Wurzel (Abb. 12).
Der Balancehöcker, der sich beim Öffnen nach ventral bewegt hatte, wird nach distal in seine Ausgangslage zurückgezogen. Auf diese Weise entsteht am Ende der Schließbewegung eine Rotation um eine vertikale Achse (Abb. 13).

306 Gebißfunktion

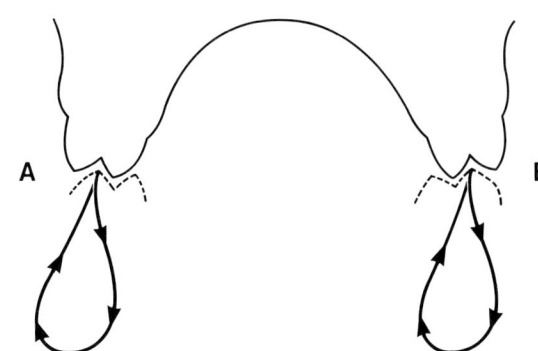

Abb. 7 Kauschlaufe: Bewegungsablauf eines Arbeitshöckers (46) im Transversalschnitt

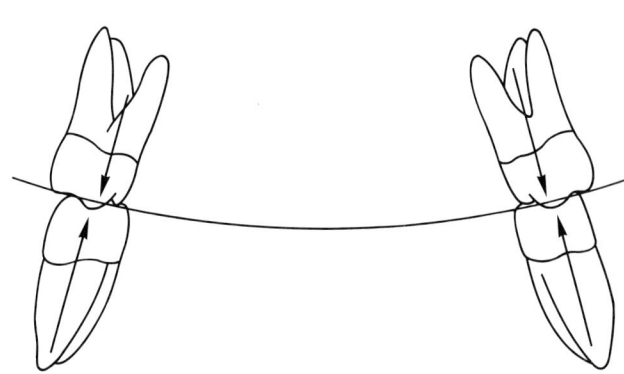

Abb. 8 Axiale Belastung der Seitenzähne in der Funktion im Transversalschnitt

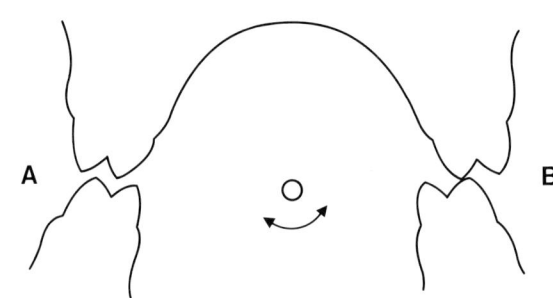

Abb. 9 Beim Schließen erster Kontakt auf der Balanceseite; Rotation des Unterkiefers in der Schlußphase um eine sagittale Achse

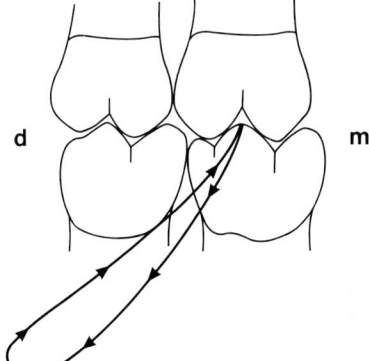 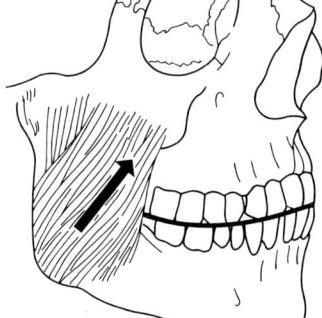

Abb. 10 Kauschlaufe von lateral betrachtet
Abb. 11 Zugrichtung des M. masseter

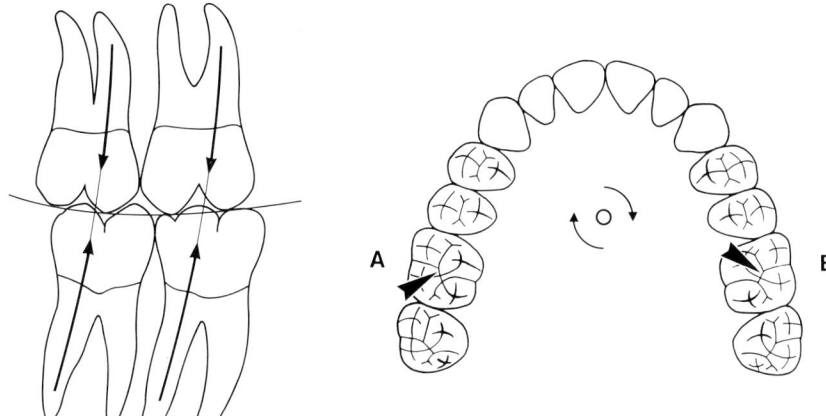

Abb. 12 Axiale Belastung der Seitenzähne in der Funktion, von lateral betrachtet

Abb. 13 Rotation des Unterkiefers in der Schließphase des Kauorgans um eine vertikale Achse

Synoptische Betrachtung: Kombiniert man nun die in zwei Ebenen separat betrachteten Bewegungen, so ergibt sich dreidimensional folgendes Bild: der Arbeitshöcker bewegt sich beim Öffnen leicht nach medial, schwingt dann durch die maximale Öffnung nach lateral distal und wird von dort nach schräg oben innen in die antagonistische Fossa gezogen (Abb. 14). Dem entspricht die gesamte morphologische Struktur des Kauorgans:

- die Spee-Kurve,
- die Transversalkurve,
- die Bennettbewegung,
- das Muster der funktionellen Abrasionsflächen.

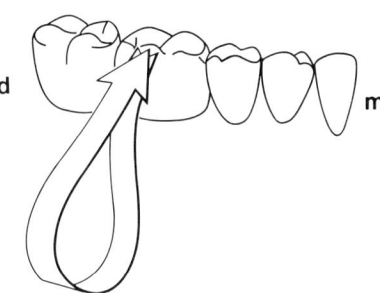

Abb. 14 Dreidimensionale Darstellung der Kauschlaufe

Die Bennettbewegung führt zu einer geringfügigen Vergrößerung des Bewegungsfeldes. Vor allem erklärt sie innerhalb der Kauschlaufe die Führung der Arbeitshöcker in eine distolaterale Position, ehe sie an die Antagonisten herangezogen werden. Die Kauschlaufe und die Bennettbewegung machen aber auch deutlich, daß die am weitesten dorsale Lage der Kondylen keine Position ist, in der man eine Okklusion aufbauen kann. Der Kauzyklus, der für die Zähne beschrieben wurde, muß nämlich auch für die Kondylen möglich sein. Auch für die Kondylen müssen Exkursionen in die unterschiedlichsten Richtungen möglich sein.

5 Funktionsanalyse nach Gerber

Die beschriebenen Grenzbahnen für die Arbeits- und Balancebewegung, in die die Bennettbewegung integriert ist, lassen sich aufzeichnen. Das sich ergebende „Registrat" gibt wichtige Aufschlüsse über die therapeutisch nutzbare Positionierung des Unterkiefers. Arbeitsbewegung und Balancebewegung haben ihren Ursprung in der Pfeilspitze. Diese zeigt jene am weitesten dorsal gelegene Position an, aus der heraus zwanglos Lateralbewegungen ausgeführt werden können, $\frac{1}{2}$ mm bis 1 mm ventral der Pfeilspitze liegt die zentrale Relation.

Das Aufzeichnen des „Pfeilwinkels" oder „gotischen Bogens" geschieht in Form der intraoralen Stützstiftregistrierung. Das Verfahren nach *Gerber* sei stichwortartig dargestellt.

- Abformung von Ober- und Unterkiefer mit Alginat;
- die Abformungen müssen zur Abbindung ausreichend lange im Munde verbleiben und nach 15 Minuten ausgegossen sein;
- die Abdrücke werden zweimal ausgegossen; für den ersten Ausguß wird Superhartgips (Typ IV) verwendet, für den zweiten reicht Hartgips (Typ III) aus.

Auf dem zweiten Modell werden die Registrierbehelfe angefertigt. Man zeichnet unter dem Parallelometer die Äquatoren an (Abb. 15). Dies ist besonders wichtig für den lingualen Bereich im Unterkiefer. Die Unterschnitte werden mit Wachs ausgeblockt (Abb. 16). Nun werden die Klammern gebogen, die eine exakte dentale Abstützung gewähren müssen. Mit den Klammern wird eine möglichst quadranguläre Abstützung angestrebt, was bedeutet, daß zwei Abstützungen jeweils so weit wie möglich ventral angebracht werden und zwei möglichst weit distal (Abb. 17).

- Im Unterkiefer wird die Schreibplatte fixiert. Klammern und Schreibplatte werden mit Autopolymerisat zu einer Einheit zusammengefügt (Abb. 18).
- Im Oberkiefer wird der Stützstift montiert. Er sollte möglichst zentral positioniert werden, was dann der Fall ist, wenn er ungefähr auf der Verbindungslinie der Approximalkontakte der zweiten Prämolaren und ersten Molaren rechts und links liegt (Abb. 19).
- Auf dem unteren Superhartgipsmodell fixiert man abnehmbar mit Kerrmasse die Übertragungsplatte, nachdem man das Modell zuvor mit Vaseline (dünn) isoliert hat (Abb. 20).
- Am Patienten wird auf der Camper-Ebene 13 mm vor dem Ohrtragus der Referenzpunkt für die Rotationsachse auf der Haut angezeichnet (Abb. 21).
- Die obere Platte mit dem Stützstift und die untere Übertragungsplatte werden eingesetzt. Der Gesichtsbogen wird aufgeschoben. Nachdem einige Gleitbewegungen nach vorn und zurück ausgeführt werden, verharrt der Patient in der dorsalen Position. In dieser werden die Schreibgeräte auf die Referenzpunkte ausgerichtet (Abb. 22).
- Die Registrierkarte wird untergeschoben und zu der am Gesichtsbogen befindlichen Metallschlaufe parallel ausgerichtet.
- Die Karte wird mit der einen Hand in ihrer Lage gehalten, mit der anderen löst man die Arretierung der Bleimine, der Patient führt eine zügige Vor- und Rückwärtsbewegung durch. Dabei wird die sagittale Kondylenbahn aufgezeichnet (Abb. 23).
- Die Bahnen werden ausgemessen, indem man eine Tangente an den geraden, abfallenden Teil der Bahn und den Winkel zwischen dieser Geraden und der Horizontalen mißt. Da die Schlaufe infolge der Bißsperrung um einen bestimmten Winkel von der Camper-Ebene abweicht, muß man je 2 mm Bißsperrung 1 Grad zum gemessenen Winkel addieren. Die Berechnung, auf der diese Angaben fußen, kann hier ausgespart werden (Abb. 24).
- Die Schreibgeräte werden durch Metallstifte ausgetauscht (Abb. 25).
- Der Gesichtsbogen wird abgenommen und im Stativ fixiert. Das untere Erstmodell wird in die Kerr-Impression der Übertragungsplatte gesteckt und mit Klebewachs fixiert. Mit Hilfe des Gesichtsbogens mit den beiden Metallstiften und dem Stativ wird das Unterkiefermodell räumlich richtig in den Artikulator gebracht (Abb. 26).

Funktionsanalyse nach Gerber

- Am Patienten werden beide Registrierbehelfe, der untere mit der Schreibplatte und der obere mit dem Stift eingesetzt. Der Biß wird nur so weit gesperrt wie notwendig ist, damit ohne Behinderung durch die Zähne der Pfeilwinkel aufgezeichnet werden kann.
- Die untere Platte wird mit dem Fettstift eingefärbt. Durch Vor-, Rück- und Seitwärtsbewegungen wird der Pfeilwinkel aufgezeichnet (Abb. 27).
- Eine mit der Bohrung versehene Plexiglasplatte wird so festgewachst, daß die Bohrung etwa ½ mm ventral der Spitze zu liegen kommt (Abb. 28).
- Der Patient schließt den Mund so weit, bis der Stift in die Bohrung einrastet. In dieser Position wird der Spalt zwischen den Zahnreihen mit Hilfe einer gipsgefüllten Spritze ausgefüllt (Abb. 29).
- Die Gipsschlüssel werden beschnitten und es wird geprüft, ob sie *spaltfrei* (hier gibt es keine Konzessionen) zwischen die Modelle passen. Ist dies nicht der Fall, sind die Modelle ungenau und somit unbrauchbar (Abb. 30).
- Die Bißschlüssel erlauben die exakte Zuordnung der Modelle. Das obere Modell wird zusätzlich eingegipst (Abb. 31).
- Nach Entfernen der Gipsschlüssel kann die Okklusion kontrolliert werden (Abb. 32).

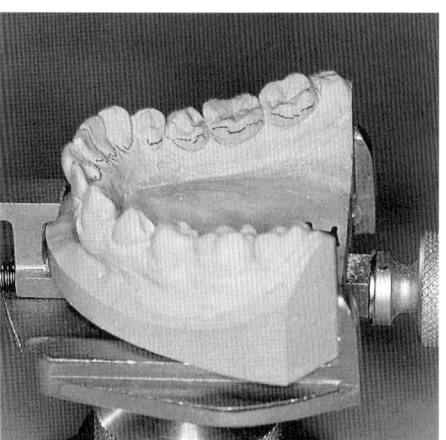
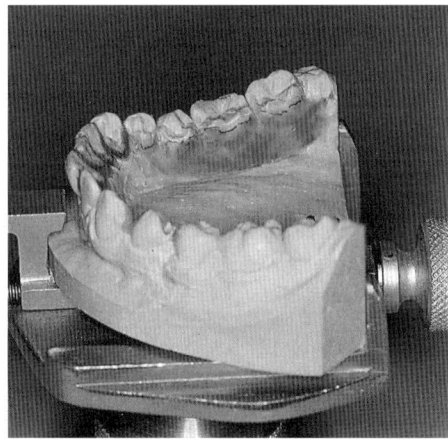

Abb. 15 Anfertigung der Registrierbehelfe: lingual Äquatoren eingezeichnet

Abb. 16 Wie Abb. 15. Unterschnitte mit Wachs ausgeblockt

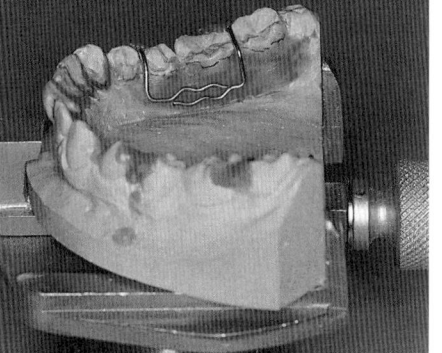
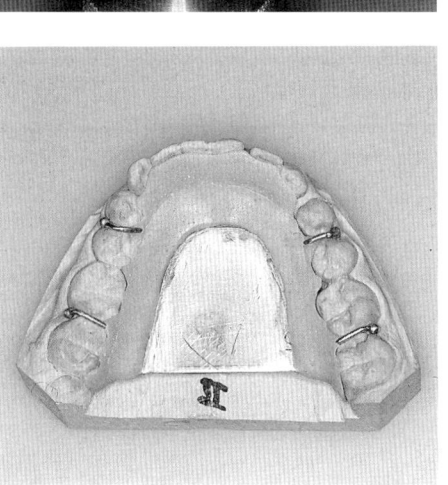

Abb. 17 Wie Abb. 16. Klammern gebogen

Abb. 18 Unterer Behelf mit Schreibplatte fertig

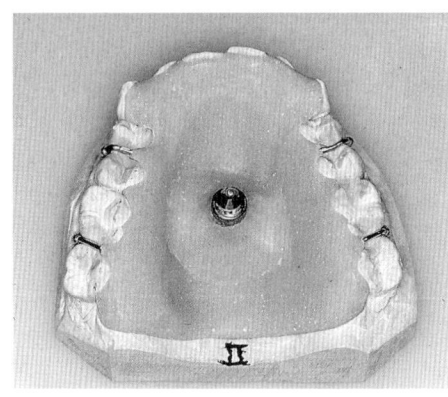
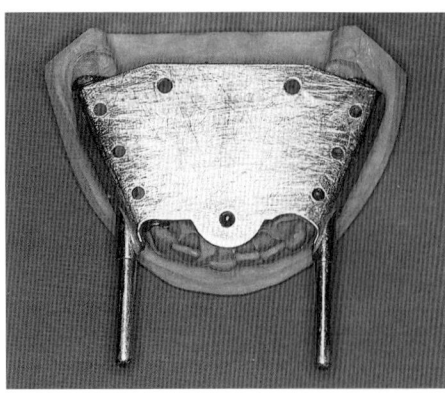

Abb. 19 Oberer Behelf mit Stützstift fertig

Abb. 20 Übertragungsplatte auf unterem Stone-Modell fixiert

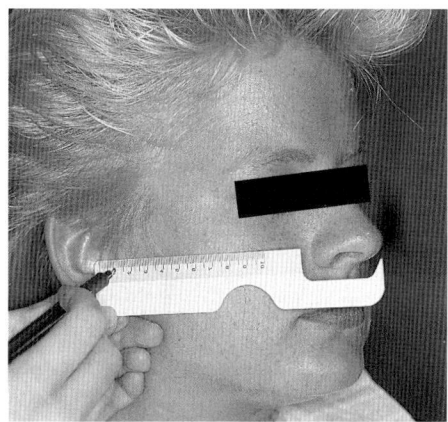
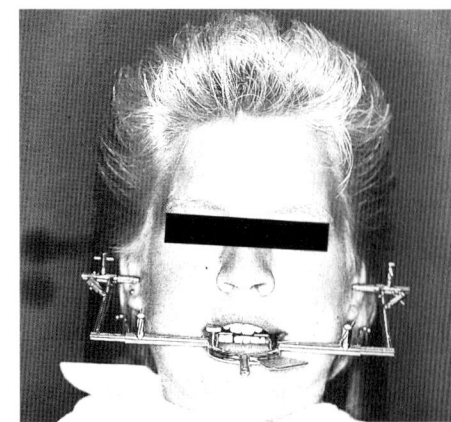

Abb. 21 Markierung der Referenzpunkte der Gelenkachse auf der Haut arbiträr

Abb. 22 Schreibstifte des Gesichtsbogens auf Referenzpunkte ausgerichtet

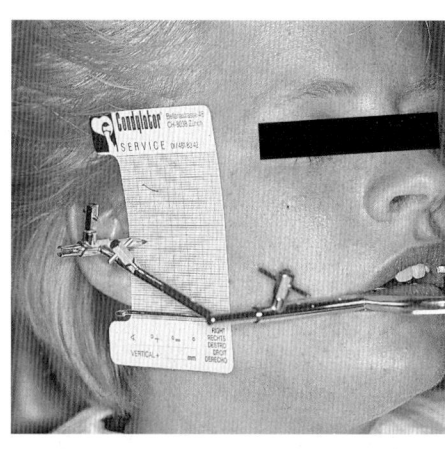
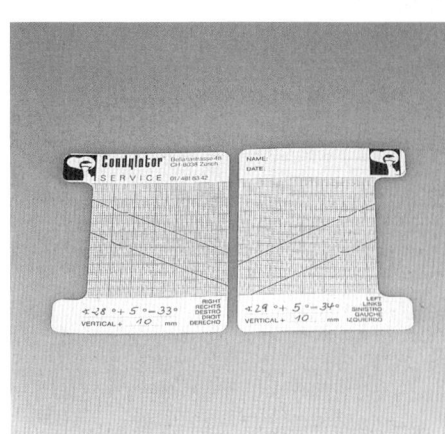

Abb. 23 Mehrfaches Aufzeichnen der sagittalen Gelenkbahn

Abb. 24 Ausmessen der sagittalen Gelenkbahnen

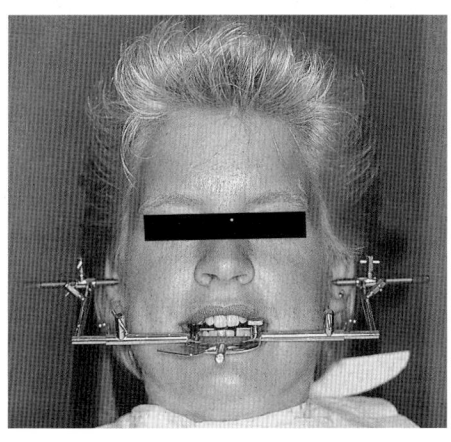
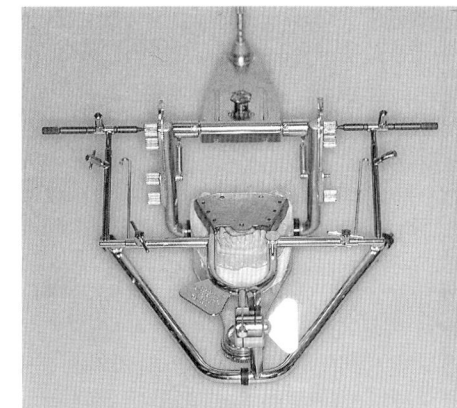

Abb. 25 Schreibgeräte werden durch Metallstifte ausgetauscht

Abb. 26 Einrichten des unteren Modells in den Artikulator mit Hilfe des Gesichtsbogens

Funktionsanalyse nach Gerber 311

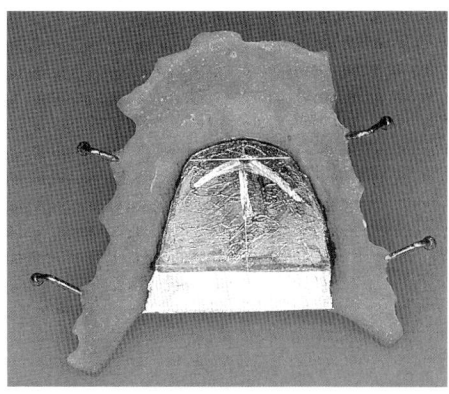
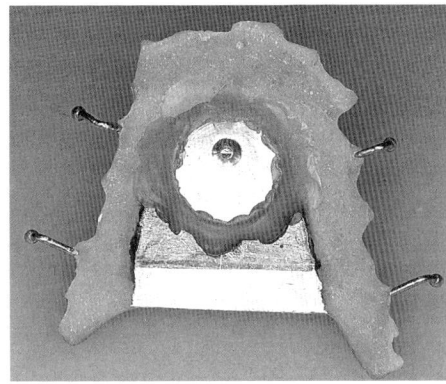

Abb. 27 Pfeilwinkel aufgezeichnet

Abb. 28 Fixierung des Plexiglasplättchens mit der Bohrung

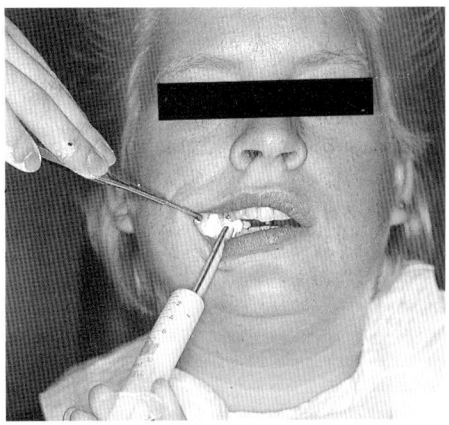
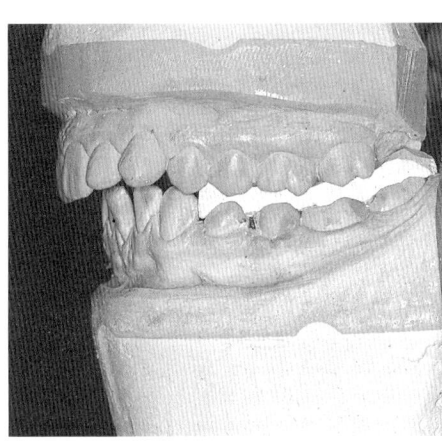

Abb. 29 Ausfüllen des interdentalen Raumes mit Abdruckgips

Abb. 30 Überprüfung der Modelle anhand der Gipsschlüssel

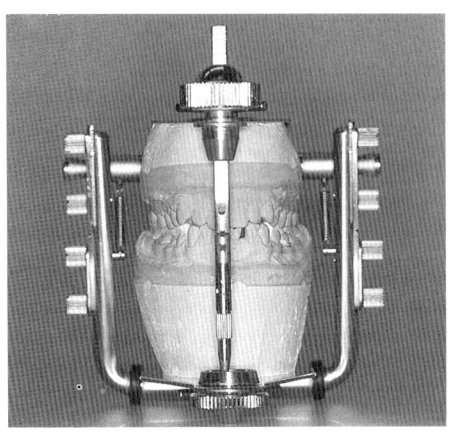
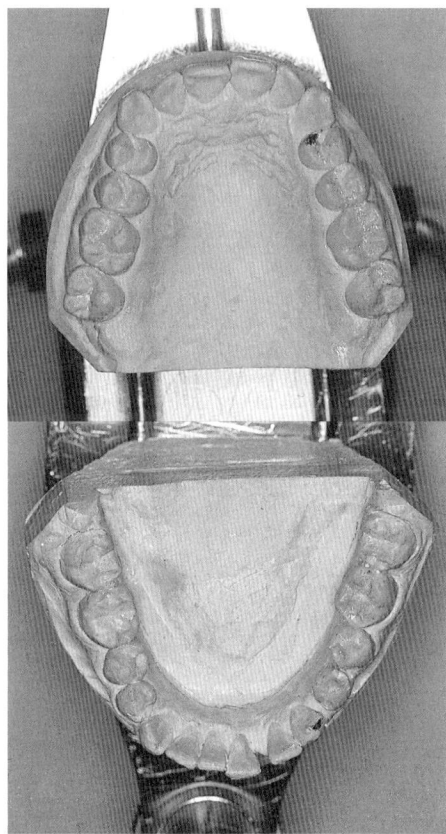

Abb. 31 Zuordnung der Modelle mit Hilfe des Gipsschlüssels

Abb. 32 Überprüfung der Okklusion nach Eingipsen der Modelle in den Artikulator: Suprakontakt

ENTSTEHUNG UND BEHANDLUNG VON MYOARTHROPATHIEN

1. Entstehung von Myoarthropathien durch Suprakontakte
2. Diagnostik von Beschwerden durch Suprakontakt
3. Therapie suprakontaktbedingter Myoarthropathien
4. Effekte von Suprakontakten auf den 8 verschiedenen Facettenarten
5. Suprakontakt auf planer Fläche oder Infraokklusion
6. Bruxieren auf Suprakontakten
7. Epikrise
8. Therapie der Kondylenverlagerung

Myoarthropathien sind Erkrankungen im orofazialen System. Wenngleich die Verursachung komplexer Natur ist, so sind in den meisten Fällen doch okklusale Störungen beteiligt. Als solche sind hauptsächlich Suprakontakte, Infraokklusionen und fehlende Interkuspidationen zu nennen. In jedem Fall dient zur Definition dieser Störungen die *zentrale Relation* als Bezugsgröße. Der Suprakontakt ist dann etwa wie folgt zu definieren: Kommt in zentraler Relation nur ein einzelner Zahnkontakt zustande, so handelt es sich um einen Suprakontakt. In Anlehnung an diese Wendung ergibt sich für die Infraokklusion folgende Definition: Hat ein Zahn in zentraler Okklusion mit dem oder den Antagonisten keinen Kontakt, so steht er in Infraokklusion.

1 Entstehung von Myoarthropathien durch Suprakontakte

Liegt der Suprakontakt nicht auf einer planen Fläche, sondern auf einer schiefen Ebene, so führt er zu einer Auslenkung des Unterkiefers. Die Richtung dieser Auslenkung ist nicht zufällig, sondern exakt abhängig von der Art der Facette, auf welcher der Suprakontakt liegt. Ist der Suprakontakt auf einer Retrusionsfacette gelegen, so gleitet der Unterkiefer darauf so weit nach ventral, bis Protrusionsfacetten die Bewegung stoppen. Da aber ein einseitiges gerades Vorgleiten nicht möglich ist, entsteht zusätzlich eine Schwenkung zur Gegenseite (Abb. 1 und 2), wo – je nach individueller Zahnstellung – zumeist im Eckzahnbereich ein verstärkter Kontakt entsteht. Naturgemäß liegt dieser auf einer schiefen Ebene. Bei Anspannung der Schließer würde der Unterkiefer in die Ausgangsposition zurückgeführt. Will man in der ausgelenkten Position Kontakt auf der schiefen Ebene behalten, muß man den M. pterygoideus anspannen. Es beginnt ein Wechselspiel zwischen den seitengleichen Schließern und dem M. pterygoideus der Gegenseite. Der Patient bruxiert (Abb. 3). Dieser Vorgang verselbständigt sich. Da ein eher schwacher Muskel drei starken gegenübersteht, wird der einzelne stärker beansprucht. Er macht durch eine Myalgie auf sich aufmerksam. Da der M. pterygoideus lateralis direkt am Gelenk und am Diskus ansetzt, ist das Gelenk beteiligt, zumeist in Form einer Verlagerung des Diskus. Somit ist eine Myoarthropathie entstanden.

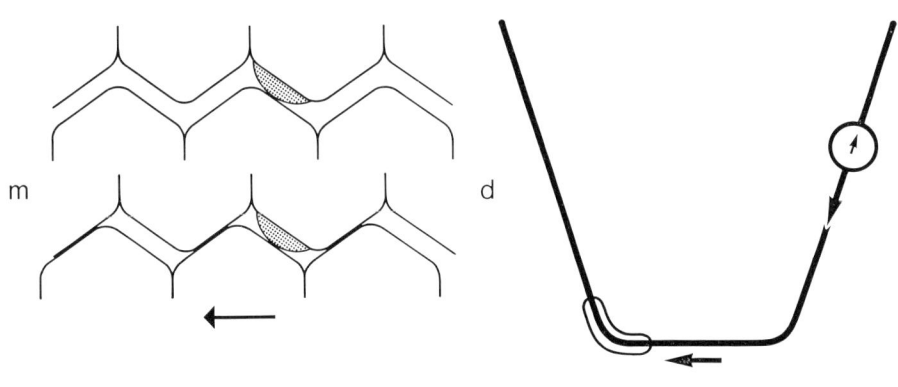

Abb. 1 Ein Suprakontakt auf einer Retrusionsfacette führt zur Auslenkung des Unterkiefers nach ventral

Abb. 2 Wird der Unterkiefer nur auf einer Seite nach vorn geschoben, so wird er zusätzlich zur Gegenseite geschwenkt

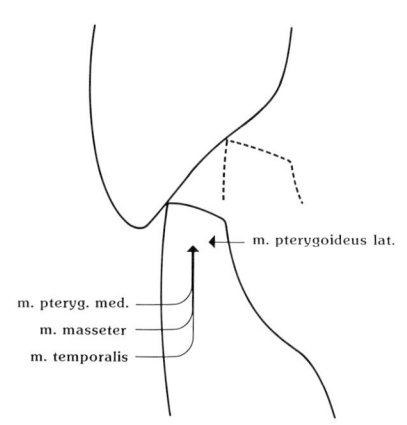

Abb. 3 Wechselspiel zwischen Schließern und M. pterygoideus lateralis

Das Ausweichen vor einer okklusalen Störung im Seitenzahnbereich nennt man auch: Einnehmen einer Schonhaltung. Man geht unbewußt der Störung aus dem Wege, indem man die störende Region diskludiert. Die Abgleitrichtung schreibt den Ort der Schonhaltung in gewisser Weise vor. Man kann aber sehr wohl außerordentlich ungewöhnliche Schonhaltungen einnehmen bis hin zum frontalen Kreuzbiß oder zur Progenie.

Somit kann man folgende Sequenz aufstellen:

- Suprakontakt,
- Auslenkung,
- Schonhaltung,
- Bruxismus,
- Myalgie,
- Myoarthropathie.

2 Diagnostik von Beschwerden durch Suprakontakt

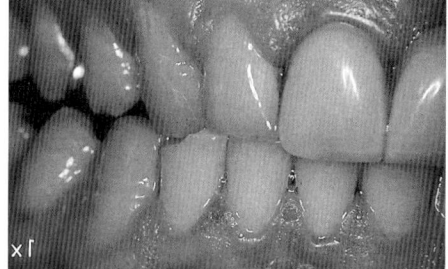

Abb. 4 Bruxofacetten zur Deckung gebracht

Klagt der Patient über Beschwerden, die möglicherweise als Myoarthropathie zu deuten sind, so muß man den Weg zurückverfolgen. Da das Bruxieren zu „Bruxofacetten" führt, zu sogenannten exzessiven Schlifffacetten, überprüft man zunächst, ob solche vorhanden sind. Ist das der Fall, fordert man den Patienten auf, die Bruxofacetten zur Deckung zu bringen (sie passen zueinander wie Schlüssel und Schlüsselloch) und darauf kräftig Druck auszuüben, etwa eine Minute lang. Dies bezeichnet man als *Provokationstest* (Abb. 4). Der Patient darf nicht informiert werden, warum er den Druck ausüben soll. Nach einer Minute fragt man ihn, ob er irgend etwas spürt. Häufig löst er durch das bewußte Bruxieren einen Schmerz aus. Man fragt dann weiter: „Ist das der Schmerz, weshalb sie hergekommen sind?" Wird das bejaht, ist der Fall schon halb gelöst, man darf aber keineswegs primär an den Bruxofacetten schleifen. Aus dem positiven Provokationstest darf man nur *einen* Schluß ziehen, nämlich den, daß zwischen dem Bruxieren und dem Schmerz ein Zusammenhang besteht (Abb. 5). Man muß sich nun die Frage stellen: „Warum bruxiert der Patient?" Ist etwa ein Suprakontakt der Grund dafür? Damit ist schon ausgesagt, daß es auch sehr wohl andere Gründe geben kann, die zum Bruxismus führen. Man kann zum Beispiel aus reiner Nervosität bruxieren, obwohl die beste Harmonie besteht zwischen zentraler Relation und zentraler Okklusion. Wiederum kann man eine Sequenz aufstellen:

- Schmerzen,
- Bruxofacetten,
- Provokationstest,
- Suprakontakte.

Für die Suche nach Suprakontakten muß man den Unterkiefer in die zentrale Relation bringen. Hierfür gibt es grundsätzlich nur zwei Verfahren, daß klinisch-manuelle und das instrumentelle; das bekannteste instrumentelle ist die intraorale Stützstiftregistrierung.

Diagnostik von Beschwerden durch Suprakontakt 317

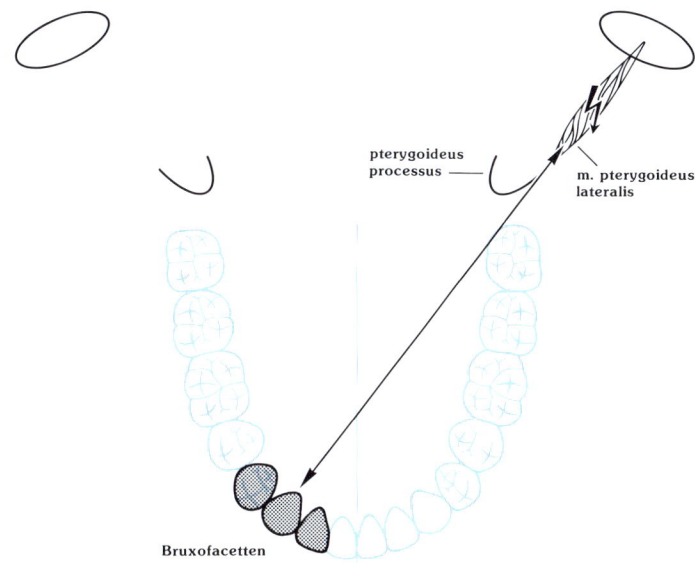

Abb. 5 Zusammenhang zwischen Bruxieren und Schmerz

Im „Normalfall" bedient man sich der klinisch-manuellen Methode. Man läßt den Patienten innerhalb der Rotationsbewegung im Abstand von 5–15 mm den Unterkiefer öffnen und schließen. Ein Zahnkontakt sollte dabei nicht zustandekommen, weil dadurch möglicherweise falsche Impulse gegeben werden. Den Zahnkontakt kann man durch eine Zellstoffrolle verhindern. Der Zahnarzt faßt mit der Hand den Unterkiefer am Kinn und begleitet die Bewegungen. Dabei kann er sehr wohl fühlen, ob die Rotation um eine ortsfeste Achse erfolgt oder ob die Achse sich ändert. Zur Hilfe dienen folgende Punkte:

- Der Patient muß entspannt sein. Das gelingt nur, wenn er sich wohl fühlt in den Händen des Zahnarztes. Also keine Kommandos! Kein massiver Druck nach distal (erzeugt Gegendruck).
- Der Patient muß locker und aufrecht sitzen. Der Kopf darf allenfalls nur wenig in den Nacken gelegt werden.
- Man sagt dem Patienten, er möge beim Schließen den Oberkiefer nach vorn schieben. Natürlich kann er das nicht; das muß man dazu sagen. In dem Bemühen, den Oberkiefer nach vorn zu schieben, nimmt er den Unterkiefer zurück. Vorteilhaft ist es, wenn er im Handspiegel seine Bewegungen beobachtet.

Erst wenn man merkt, daß die Rotation um eine sich nicht verändernde Achse erfolgt, läßt man behutsam den Unterkiefer weiter an den Oberkiefer heranführen, bis zum ersten Kontakt. Das Wort „beißen" darf dabei nicht fallen. Sodann fragt man, wo der erste Kontakt wahrgenommen wird. Der Patient kann dies im allgemeinen exakt angeben. Der Patient braucht nur die Seite anzugeben. Im Falle unseres Beispieles ist es die linke. Nun läßt man vom ersten federleichten Kontakt bis zur maximalen Kraniallage schließen und beobachtet, daß der Unterkiefer nach vorn und zur Gegenseite ausgelenkt wird.
Man weiß auf diese Weise in kurzer Zeit, daß auf der linken Seite ein Suprakontakt auf einer Retrusionsfacette vorhanden ist. Man muß nun noch ausfindig machen, auf welchem Zahn er gelegen ist. In vielen Fällen gelingt dies, indem man den Vorgang wiederholt und genau hinschaut. Mit bloßem Auge kann man oft den Suprakontakt erkennen. Viele Patienten können auch eine Hilfe dadurch

leisten, daß sie angeben, ob der erste Kontakt mehr hinten auf den Molaren oder mehr vorn auf den Prämolaren liegt. Gelingt es nicht, den Suprakontakt direkt zu erkennen, so helfen Okklusionswachs, Artikulationsseide oder Okklusionsfolie verläßlich weiter, weil man weiß, auf welcher Facettenart der Suprakontakt liegt.

3 Therapie suprakontaktbedingter Myoarthropathien

Findet man den Suprakontakt, sollte man mit dem Einschleifen vorsichtig sein. (Keineswegs darf man primär an den Bruxofacetten schleifen.) Das Auffinden und Beseitigen des Suprakontaktes mag einfach sein, dennoch führt es im allgemeinen nicht zum Erfolg. Der Patient kommt zurück und klagt weiterhin über die alten Beschwerden, weil er weiterhin bruxiert. Er hat gar nicht wahrgenommen, daß er keinen Grund mehr hat zum Bruxieren.

Es ist daher besser, man fertigt vorher eine Stabilisierungschiene an. Diese sollte in zentraler Relation einen geringen Einbiß haben (Abb. 6). Durch die Schiene werden alle okklusalen Interferenzen beseitigt. Werden durch die Schienen die Beschwerden zum Verschwinden gebracht, so sind drei positive Effekte erzielt:

- Patient und Zahnarzt wissen nun, daß die Beschwerden über die Okklusion zu beeinflussen sind.
- Durch die Schiene wird der Patient desorientiert. Er verliert das durch den Zahnkontakt gebahnte Bewegungsmuster. Läßt er die Schiene heraus, spürt er den Suprakontakt. Somit wird er überzeugt, daß er beseitigt werden muß.
- Entfernt man nun den Suprakontakt, bleibt der Patient beschwerdefrei, weil er desorientiert wurde.

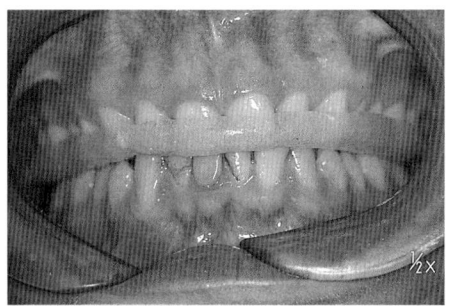

Abb. 6 Stabilisierungsschiene, mit der okklusale Interferenzen ausgeglichen werden

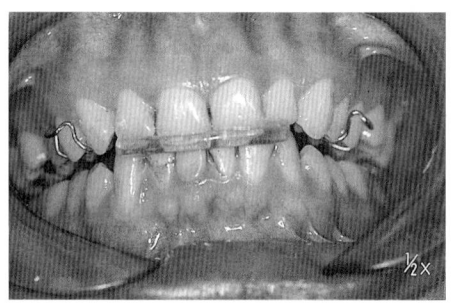

Abb. 7 Relaxierungsschiene

Schleift man vorher und desorientiert nachher, haben mißtrauische Patienten das Gefühl, es sei primär etwas nicht richtig gemacht worden.

Bei manchen Patienten ist die Muskulatur so verspannt, daß man den Unterkiefer gar nicht in die zentrale Relation bringen kann. Oft ist zusätzlich die Mundöffnung eingeschränkt. In diesen Fällen wird zunächst eine Relaxierungsschiene angefertigt, zum Zwecke der Entspannung (Abb. 7). Diese Schiene, die im Frontzahnbereich mit einem glatten Aufbiß versehen ist, sollte nicht länger als 14 Tage getragen werden. Sie dient dazu, den Patienten so vorzubereiten, daß man den Unterkiefer in die zentrale Relation bringen kann.

Gelingt es nicht, mit der Stabilisierungsschiene die Beschwerden zu beeinflussen, so sollte man erst gar nicht schleifen. Man kann dann zunächst noch einmal seine eigene Arbeit überprüfen und sich fragen, ob es gelungen ist, den Unterkiefer in die zentrale Relation zu bringen. Allenfalls schließt man eine instrumentelle Funktionsanalyse mit Röntgenkontrolle an. Kann man die Beschwerden über die Okklusion nicht beeinflussen, so sollte das ein erster Hinweis sein, daß eine andere Verursachung vorliegt.

4 Effekte von Suprakontakten auf den 8 verschiedenen Facettenarten

Bislang wurde die Entwicklung des Beschwerdebildes einer Myoarthropathie und dessen Therapie nur an Hand *einer* Facettenart beschrieben. Dies geschah aus didaktischen Gründen, damit die Darstellung der Zusammenhänge nicht wegen der unterschiedlichen im Relief einer Kaufläche vorhandenen Facetten unverständlich wurde. In praxi sind nämlich 8 verschiedene Facetten zu unterscheiden. Die 4 reinen Facetten, die vorwiegend durch die Cristen verkörpert werden, sind Retrusionsfacetten, Laterotrusionsfacetten, Protrusionsfacetten und Mediotrusionsfacetten. Bei den 4 zwischen den Graten liegenden Feldern handelt es sich um Kombinationsfacetten. Die Protrusions- und Retrusionsfacetten können jeweils mit Latero- und Mediotrusionsfacetten kombiniert sein (Abb. 8).

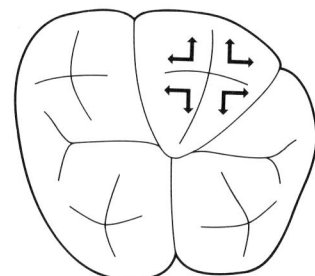

Abb. 8 Die vier Grate eines tragenden Höckers eines unteren Molaren und die Felder zwischen den Graten

Auch wenn die Retrusionsfacette anfänglich schon beschrieben wurde, so muß sie der Übersicht wegen an dieser Stelle noch einmal abgehandelt werden. Ist ein Suprakontakt auf einer *Retrusionsfacette* gelegen, so gleitet der Unterkiefer auf dem Suprakontakt infolge der Wirkung der schiefen Ebene nach *ventral* ab, bis die Protrusionsfacetten Kontakt haben. Alle seitengleichen Retrusionsfacetten, außer der, auf welcher der Suprakontakt gelegen ist, geraten außer Kontakt (Abb. 9).

Da ein gerades Vorgleiten nicht möglich ist, entsteht zusätzlich eine Schwenkung des Unterkiefers zur *Gegenseite* (Abb. 13a).

Ein Suprakontakt auf einer *Protrusionsfacette* hat ein Ausweichen des Unterkiefers nach *retral* zur Folge (Abb. 10). Der Unterkiefer in der Gesamtheit schwenkt zu der *Seite, auf welcher der Suprakontakt* liegt (Abb. 13b).

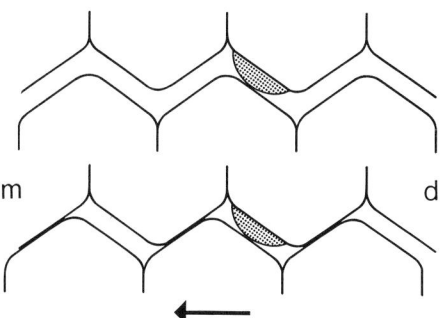

Abb. 9 Suprakontakt auf Retrusionsfacette mit Ablenkungen nach ventral

Ein Kontakt auf einer *Laterotrusionsfacette* führt notwendigerweise zu einem Schub nach *medial*. Seitengleich werden die übrigen Laterotrusionsfacetten geöffnet, während die Mediotrusionsfacetten Kontakt bekommen. Auf der Gegenseite ist es umgekehrt, die Mediotrusionsfacetten werden geöffnet, die Laterotrusionsfacetten bleiben in Kontakt (Abb. 11). In der Gesamtheit wird der Unterkiefer zur *Gegenseite* ausgelenkt (Abb. 13c).

Liegt ein Suprakontakt auf einer *Mediotrusionsfacette*, so wird der Unterkiefer nach *lateral* bewegt. Seitengleich werden – abgesehen von der Facette, auf welcher der Suprakontakt gelegen ist – die Mediotrusionsfacetten geöffnet, während die Laterotrusionsfacetten Kontakt bekommen. Auf der Gegenseite ist es umgekehrt, die Mediotrusionsfacetten behalten Kontakt, die Laterotrusionsfacetten werden geöffnet (Abb. 12). Der Unterkiefer wird zur *Seite des Suprakontaktes* gedreht (Abb. 13d).

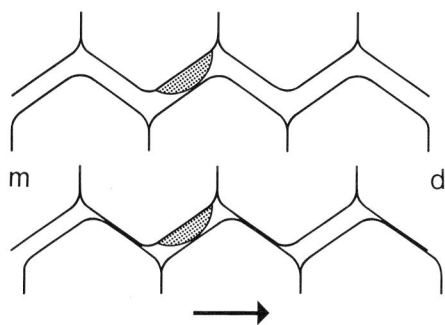

Abb. 10 Suprakontakt auf Protrusionsfacette mit Ablenkung nach distal

Ein Suprakontakt auf einer *Latero-Retrusionsfacette* hat zur Folge, daß der Unterkiefer nach *medial-ventral*, also zur *Gegenseite* ausweicht (Abb. 13e).

Ist ein Suprakontakt auf einer *Medio-Protrusionsfacette* gelegen, so gleitet der Unterkiefer nach *lateral-distal* (Abb. 13f). Der Unterkiefer weicht zu *der Seite des Suprakontaktes* ab.

Auf *Latero-Protrusionsfacetten* gleitet der Unterkiefer nach *medial-distal*, also ebenfalls zur *Gegenseite* (Abb. 13g).

Ein Suprakontakt auf *Medio-Retrusionsfacetten* führt zur Auslenkung des Unterkiefers nach *lateral-ventral*. Die Auslenkung erfolgt somit zu der *Seite, auf welcher der Suprakontakt* liegt (Abb. 13h).

Die 8 unterschiedlichen Facettenarten mögen zunächst verwirren, man kann aber in jeder Gruppe getrost 3 Facetten zusammenfassen, so daß nur 4 Raster verbleiben. Man muß nämlich nicht unbedingt zwischen Retrusionsfacetten, Laterotrusionsfacetten und dem Feld dazwischen unterscheiden; es reicht aus, wenn man das interponierte Feld mit den beiden begrenzenden Graten als Einheit zusammenfaßt. In jedem Fall wird der Unterkiefer zur Gegenseite ausgelenkt, und zwar verbunden mit einer Komponente nach ventral. Dadurch unterscheiden sie sich von der letzten Facettenart, auf der ein Suprakontakt den Unterkiefer zur Gegenseite auslenkt, nämlich jener Facette, die durch Protrusion und Laterotrusion charakterisiert ist und einen deutlichen Dorsalschub verursacht (Abb. 13i).

Von den Facetten, die den Unterkiefer zu jener Seite hin auslenken, auf welcher ein Suprakontakt gelegen ist, lassen sich wiederum 3 zusammenfassen, nämlich die Protrusionsfacette, die Mediotrusionsfacette und das dazwischenliegende Feld. Die Auslenkungen auf diesen Facetten haben stets eine dorsale Richtungskomponente. Nur das Feld zwischen Retrusion und Mediotrusion ist durch eine ventrale Komponente in der Richtung der Auslenkung gekennzeichnet (Abb. 13k).

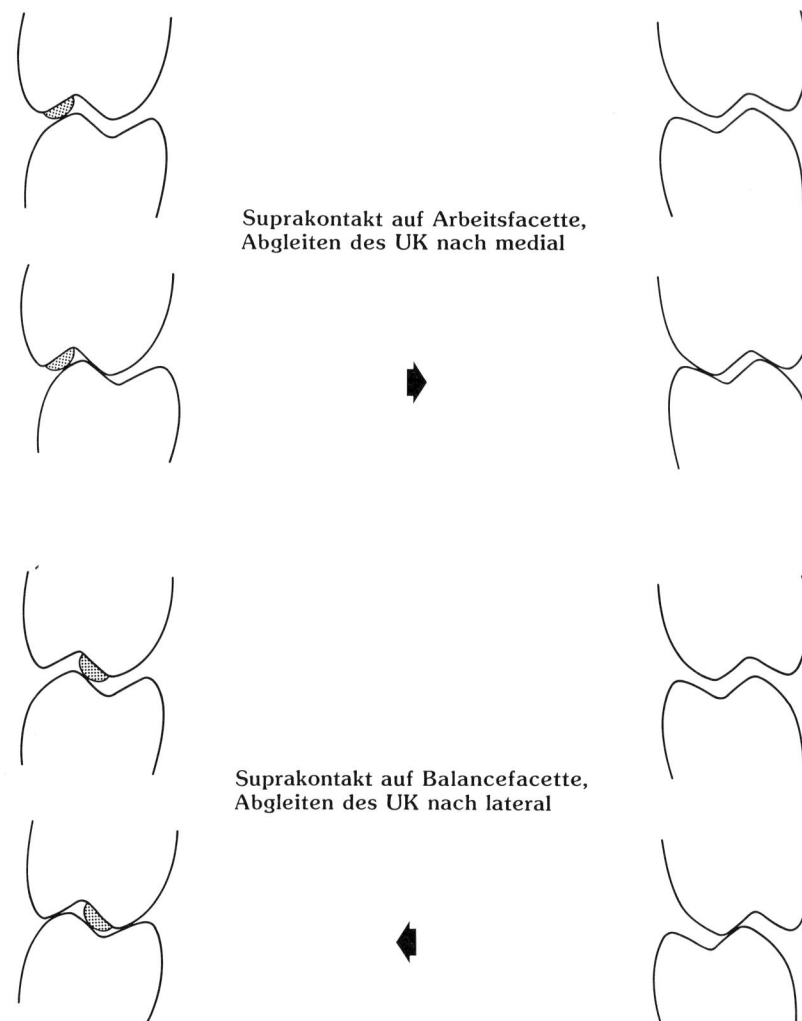

Abb. 11 Suprakontakt auf Laterotrusionsfacette (Arbeitsfacette) mit Auslenkung nach medial

Abb. 12 Suprakontakt auf Mediotrusionsfacette (Balancefacette) mit Auslenkung nach lateral

Effekte von Suprakontakten auf den 8 verschiedenen Facettenarten 321

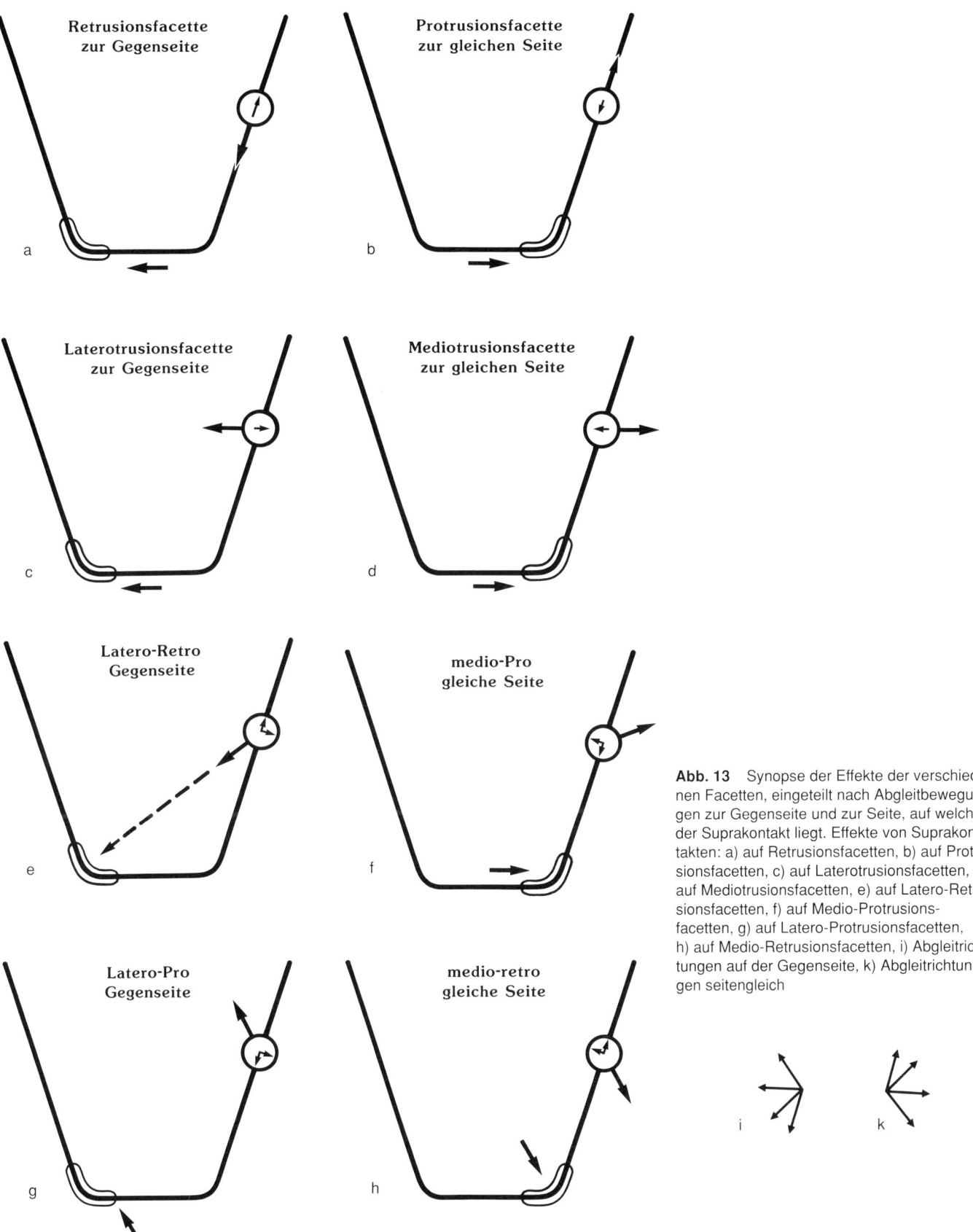

Abb. 13 Synopse der Effekte der verschiedenen Facetten, eingeteilt nach Abgleitbewegungen zur Gegenseite und zur Seite, auf welcher der Suprakontakt liegt. Effekte von Suprakontakten: a) auf Retrusionsfacetten, b) auf Protrusionsfacetten, c) auf Laterotrusionsfacetten, d) auf Mediotrusionsfacetten, e) auf Latero-Retrusionsfacetten, f) auf Medio-Protrusionsfacetten, g) auf Latero-Protrusionsfacetten, h) auf Medio-Retrusionsfacetten, i) Abgleitrichtungen auf der Gegenseite, k) Abgleitrichtungen seitengleich

Auf der Basis dieser Facettendynamik und der Fähigkeit, manuell den Unterkiefer in die zentrale Relation zu bringen, läßt sich eine praxisgerechte, schnelle und sichere Überprüfung der Gebißfunktion vornehmen.

Das Vorgehen sei noch einmal kurz wiederholt. Man übt mit dem Patienten in der vorstehend schon beschriebenen Weise, den Unterkiefer in die zentrale Relation zu bringen. Fühlt man, daß sich der Unterkiefer um eine ortsfeste Achse dreht, führt man ihn behutsam bis zum ersten Kontakt an den Oberkiefer heran. Der Patient kann nun angeben, auf welcher Seite der erste Kontakt zustandekommt. Handelt es sich wirklich nur um einen Kontakt auf *einer* Seite, so muß es ein Suprakontakt sein.

Damit ist die erste Information gewonnen: Die Seite, auf welcher ein Suprakontakt zustandekommt, ist bekannt.

Es gilt nun, den schuldigen Zahn ausfindig zu machen. Bei starken Störungen reicht dafür eine einfache visuelle Inspektion aus. Weiteren Aufschluß erhält man dadurch, daß man bewußt visuell und manuell den Weg vom ersten Kontakt in die habituelle Okklusion verfolgt. Dabei geht es zunächst nur darum zu unterscheiden, ob die Auslenkung zur Gegenseite oder zur Seite des Suprakontaktes erfolgt. Dadurch reduziert sich die Suche auf jeweils zwei Facettenarten. Bei der Auslenkung zur Gegenseite kommt das Feld Retrusion-Laterotrusion und das Feld Protrusion-Laterotrusion in Frage, bei der seitengleichen Auslenkung ist zwischen dem Feld Protrusion-Mediotrusion und dem Feld Retrusion-Mediotrusion zu unterscheiden. Die Unterscheidung versucht man dadurch zu treffen, daß man durch genaues Beobachten herausfindet, ob die Auslenkung eine ventrale oder dorsale Komponente hat. So läßt sich in wenigen Minuten z.B. folgende Diagnose stellen: Suprakontakt rechts auf einer Retro-Laterotrusionsfacette.

4.1 Fallbeispiele

An Hand einiger Falldemonstrationen sei das Gesagte untermauert.

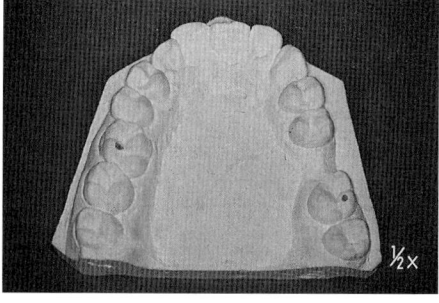

Abb. 14 Kippung des zweiten oberen Molaren durch schiebenden dritten Molaren nach Extraktion des ersten Molaren. Dadurch Suprakontakt auf Retrusionsfacette

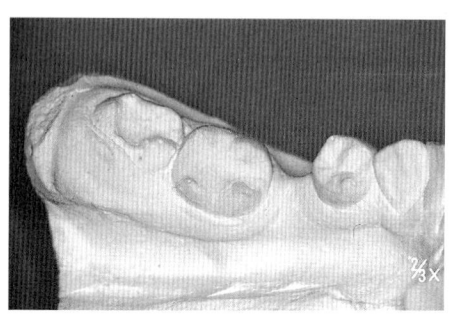

Abb. 15 Kippung des zweiten unteren Molaren durch Wachstumsschub des dritten Molaren nach Extraktion des ersten. Dadurch Suprakontakt auf Medio-Protrusionsfacette

- Im Oberkiefer wurde beim Jugendlichen (14–16 Jahre) der erste Molar entfernt. Der dritte Molar war angelegt. Die Lücke blieb unversorgt. Mit der Ausbildung der Wurzel des dritten Molaren entsteht ein Ventralschub auf den zweiten Molaren. Die primär gute Interkuspidation mit dem Antagonisten geht verloren. Es entsteht ein Suprakontakt auf den Retrusionsfacetten (Abb. 14). Der Unterkiefer wird nach vorn und zur Gegenseite ausgelenkt. Schonhaltung und Bruxismus sind die Folge.
- Im Unterkiefer wurde beim Jugendlichen der erste Molar entfernt. Der dritte Molar war angelegt. Mit seinem Durchbruch kippt er den zweiten Molaren nach mesial (Abb. 15). Es entsteht ein Suprakontakt auf Protrusionsfacetten. Der Unterkiefer wird nach distal gestaucht.

Diese beiden Fälle werden bewußt beschrieben, um darzutun, daß es sich bei der Extraktion von ersten Molaren im jugendlichen Alter bei Anlage dritter Molaren um eine außerordentlich verantwortungsschwere Maßnahme handelt. In gar keinem Fall darf man den Patienten sich selbst überlassen. Die Folge ist fast immer der Zusammenbruch der seitlichen Stützzone mit entsprechenden Störungen im orofazialen System.

Man mag sich fragen, wieso die zweiten Molaren durch eine gute Interkuspidation nicht am Ort gehalten werden. Die Antwort ist relativ einfach: die Kraft der sich entwickelnden dritten Molaren ist stärker. Weiterhin begünstigt die Schonhaltung die Kippung, weil durch die Schonhaltung der störende Bereich diskludiert und somit der antagonistische Widerstand zeitlich reduziert wird. So kommt es, daß vor allem zweite untere Molaren unter den Antagonisten nach mesial-lingual durchgeschoben werden. Der Suprakontakt liegt währenddessen auf der Protrusion-Mediotrusionsfacette.

Im Oberkiefer wird der zweite Molar über eine zeitlich längere Distanz über dem Antagonisten hinweg ebenfalls nach mesio lingual geschoben. Der Suprakontakt liegt währenddessen auf der Retrolaterotrusionsfacette.

Auch wenn keine Lücken vorhanden sind, können primär richtig positionierte Zähne durch den Wachstumsdruck – insbesondere durchbruchsbeengter dritter Molaren – verstellt werden. Je nach Lage der dritten Molaren und der Kontaktsituation werden die Zähne nach lateral oder nach medial verstellt (Abb. 16).

Alle Facettenarten, die den Unterkiefer nach distal stauchen, sind besonders schädlich, weil dadurch auch der Kondylus nach dorsal, nach dorsal-kaudal gestaucht wird. Abgesehen davon, daß dadurch Versetzungen gegenüber dem Diskus begünstigt werden, kommt es gelegentlich zu Reizungen der Chorda tympani mit Brennen im vorderen lateralen Segment der Zunge. Der Beweis dafür kann dadurch erbracht werden, daß das Zungenbrennen verschwindet, wenn der Kondylus richtig positioniert wird.

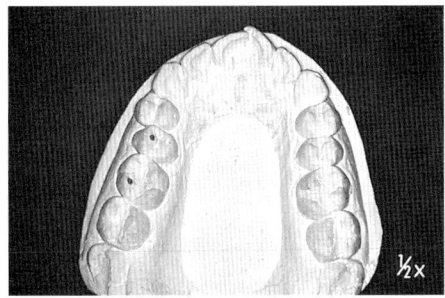

Abb. 16 Durch Wachstumsdruck durchbruchsbehinderter dritter Molaren können selbst Zähne in einer lückenlosen Zahnreihe verstellt werden

Die Auslenkungen des Unterkiefers durch Vor- oder Suprakontakte wurden deshalb so ausführlich beschrieben, weil die Überprüfung der Okklusion zur Befunderhebung gehört und das Korrigieren einer gestörten Okklusion zur Vorbereitung der Mundhöhle vor Anfertigung jeglicher Restaurationen vorgeschrieben ist, auch wenn keine Beschwerden vorhanden sind. Manche spätere ausgeprägte Myoarthropathie ist dadurch entstanden, daß eine vor der Restauration schon bestehende Störung nicht erkannt wurde.

5 Suprakontakt auf planer Fläche oder Infraokklusion

Liegt ein Suprakontakt auf einer planen Fläche, kommt keine Auslenkung zustande. Die Auswirkungen sind dennoch eher unheilvoller, weil es zu umfangreichen Disklusionen kommt (Abb. 17). Diese verleiten zu einem Bruxismus besonderer Art. Der Patient versucht, durch verstärkte Muskelanspannungen den Spalt zu überwinden. Dabei entstehen selbst in den sonst eher robusten Schließern (M. masseter, M. temporalis, M. pterygoideus medialis) Myalgien. Im Gelenk kommt es auf der Seite der Infraokklusion zur Kompression, auf der Seite des Suprakontaktes zur Distraktion.

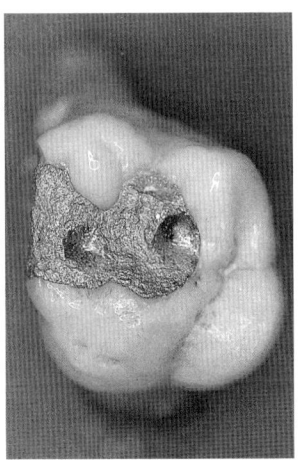

Abb. 17 Amalgamfüllung ohne Relief führt zur Disklusion der übrigen Zähne

Die gleiche Wirkung wie eine plane Kaufläche kann auch durch eine einseitige zu hohe Restauration (Füllungen, Inlays, Brücken) hervorgerufen werden, die nicht plan sein muß, sondern eine wünschenswerte Interkuspidation aufweist.

Umgekehrt können Restaurationen in Infraokklusion angefertigt sein, so daß der erste Kontakt auf den natürlichen Zähnen der nicht behandelten Seite zustande kommt.

6 Bruxieren auf Suprakontakten

Das Ausweichen in eine Schonhaltung ist unbestritten die häufigste Art, auf okklusale Störungen zu reagieren. Eine seltenere Art besteht darin, das Hemmnis vor Ort wegzubruxieren. Hierzu reizen vor allem Suprakontakte auf Retrusionsfacetten, weil man durch Heranziehen des Unterkiefers an den Körper stärkere Kräfte erzeugen kann als beim Wegschieben vom Körper.

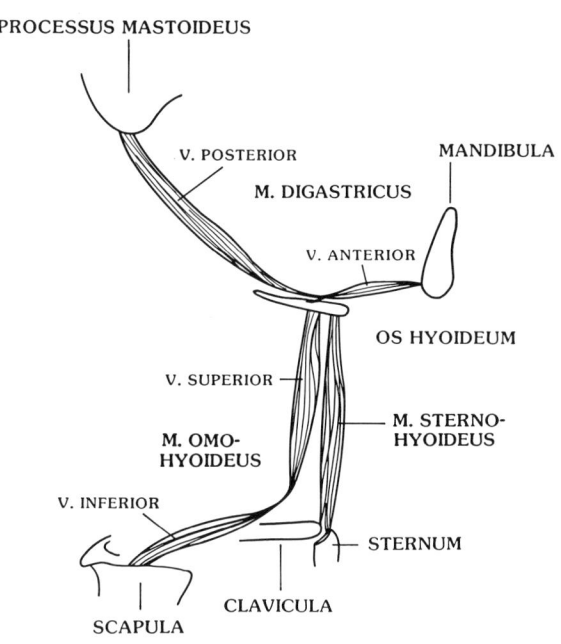

Abb. 18 Die wichtigsten Muskeln für die Retralbewegung des Unterkiefers

Um die Folgen des Bruxierens vor Ort auf Retrusionsfacetten verstehen zu können, muß man wiederum die Frage beantworten, mit welchen Muskeln dies geschieht. Es sind dies die horizontalen Fasern des M. temporalis und die Mundbodenmuskulatur, insbesondere der M. mylohoideus, der M. geniohyoideus und der M. biventer bei festgestelltem Zungenbein. Beim Anspannen dieser suprahyoidalen Muskeln würde das Zungenbein nach kranial bewegt. Trotz Verkürzung der Muskeln käme keine Zugwirkung nach dorsal auf den Unterkiefer zustande. Das Zungenbein muß also festgestellt werden. Dies geschieht vorwiegend durch den M. sternohyoideus und den M. omohyoideus (Abb. 18). Mit der Kontraktur all der vorderen Muskeln wäre gleichzeitig eine Neigung des Kopfes verbunden. Daher werden im Sinne des funktionellen Antagonismus auch die Nackenmuskeln angespannt, so daß es insgesamt zu einer Feststellung des Kopfes auf dem Rumpf kommt, woran auch der M. sternocleidomastoideus beteiligt sein kann.

7 Epikrise

Versucht man, die durch okklusale Störungen bedingten Schmerzen im oro-fazialen System darzustellen, so kommt man zu folgendem Schema:

Ursache	Schmerzlokalisation	betroffener Muskel
Bruxieren in Schonhaltung	vor dem Ohr	M. pterygoideus lateralis
	im Kiefergelenk	
Überwinden einer Infraokklusion	über der Schläfe	vertikale Fasern des M. temporalis
	unter dem Jochbogen	M. masseter
	auf der Innenseite des Kieferwinkels	M. pterygoideus medialis
Bruxieren nach retral	über dem Ohr	horizontale Fasern des M. temporalis
	im Bereich des Mundbodens	vorderer Bauch des M. biventer
	hinter dem Kieferwinkel	distaler Bauch des M. biventer
	vorn und seitlich den Hals hinunterziehend, bis zum Brustbein	M. sternohyoideus und Venter superior des M. omohyoideus
	im Hals- und Schulterbereich	Venter inferior des M. omohyoideus
	im Nackenbereich	subokzipitale Muskeln

Es fällt auf, daß trotz Vielfalt der Beschwerden solche Schmerzen, die direkt die Zähne betreffen, fehlen, wenngleich durch Fehl- und Überbelastung gelegentlich pulpitische Beschwerden ausgelöst werden können. Das „Hals-Kopf-Nacken-Schulter-Syndrom" wurde ausführlicher besprochen, damit man erkennt, daß man die Patienten nicht deshalb ohne genaue zahnärztliche Untersuchung aus seiner Verantwortung entlassen kann, weil die Beschwerden nicht an den Zähnen selbst auftreten.

Bei der intraoralen Untersuchung von Patienten mit Myoarthropathien müssen bestimmte Befunde Verdacht auf okklusale Störungen auslösen, nämlich: Lücken, Kippungen, Torsionen, verlagerte dritte Molaren, Elongationen, Füllungen, Kronen, blanke Stellen auf metallischen Restaurationen.

Ein eher selten auftretendes Beschwerdebild muß noch nachgetragen werden. Die Patienten berichten etwa folgendes: „Es ist, als hätte sich eine Gräte im Rachen festgesetzt. Ich kann mich gar nicht besinnen, daß ich in letzter Zeit Fisch gegessen hätte." oder „Es ist, als ob ich einen Kloß im Rachen hätte. Ich war schon beim Hals-Nasen-Ohrenarzt, der hat aber nichts feststellen können".

Bei solcherart Beschwerdeschilderung muß man überprüfen, ob die Patienten nach retral bruxieren. Dabei werden auch die kleineren suprahyoidalen Muskeln

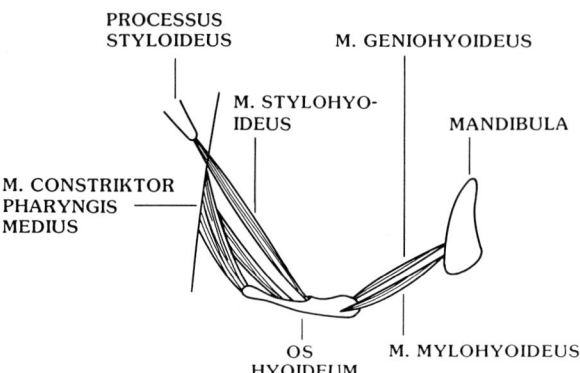

Abb. 19 Die „kleinen" suprahyoidalen Muskeln

angespannt, nämlich der M. stylohyoideus und der M. constrictor pharyngis medius mit den beiden Anteilen chondropharyngis und keratopharyngis (Abb. 19).

8 Therapie der Kondylenverlagerung

Es wurde ausgeführt, daß die zentrale Relation die Bezugsgröße für die Beurteilung der Okklusion darstellt und daß der Patient den Unterkiefer mit manueller Hilfe des Zahnarztes in die zentrale Okklusion bringen kann. Naturgemäß fehlt dabei der exakte Nachweis, daß der Unterkiefer auch tatsächlich richtig positioniert ist. Eine Überprüfung läßt sich mit Röntgenbildern nach Schüller vornehmen. Findet man auf diesen eine Kompression, eine Distraktion des Kondylus oder dessen Retral- bzw. Ventralverlagerung, so muß eine Korrektur vorgenommen werden. Natürlich verläßt man sich bei der Befunderhebung nicht nur auf das Röntgenbild. Die klinischen Erscheinungen und der Kompressionstest müssen damit in Übereinstimmung gebracht werden. Der Kompressionstest läßt sich nur bei Vollbezahnten durchführen. Will man das linke Kiefergelenk prüfen, legt man auf die Prämolaren der Gegenseite eine 0,3 mm starke Zinnfolie und läßt kräftig zubeißen. Läßt sich dabei eine dünne Kunststoffolie, die man zwischen die linken Molaren legt, herausziehen, so liegt eine Kompression vor (Abb. 20). Dies erklärt sich wie folgt: ein gesunder, richtig interponierter Diskus läßt sich auf Grund seiner visko-elastischen Eigenschaften so weit komprimieren, daß der Spalt von 0,3 mm zwischen den Molaren geschlossen wird. Im gesunden Gelenk müßte bei 0,3 mm Sperrung auf der Gegenseite die dünne Kunststoffolie unter dem zu prüfenden Gelenk noch gehalten werden.

Verdoppelt oder verdreifacht man die Sperrung auf 0,6 und 0,9 mm, so müßte im gesunden Gelenk die Folie gerade eben noch oder nicht mehr gehalten werden. Wird die Folie bei einer 1,2 mm Sperrung immer noch gehalten, so deutet dies auf eine Distraktion hin (Abb. 21). Aus der Beschwerdeschilderung der klinischen Untersuchung, dem Röntgenbild und dem Kompressionstest stellt man eine Diagnose und leitet die Therapie ein.

Ein klinisches Beispiel: Eine Patientin klagt über Gelenkknacken und Schmerzen im linken Kiefergelenk. Intraoral findet man ein fast vollständiges Gebiß. Im linken Unterkiefer fehlt der 6-Jahr-Molar, der zweite Molar ist mesio-lingual gekippt. Beim Resilienztest wird nach der 0,6 mm Sperrung die Folie nicht mehr gehalten.

Auf den Gelenkaufnahmen nach Schüller ist der Kondylus links nach distal-kaudal verlagert. Die Gelenkgrube ist mesio-kranial ausgedellt. Man darf diesen Sachverhalt so deuten, daß die Masse des Diskus vor dem Kondylus liegt und der Diskus gewissermaßen nach distal abgerutscht ist (Abb. 22). Es ist also zu einer Versetzung von Diskus und Kondylus gekommen.

Zur Therapie muß der Kondylus nach vorn unten verlagert werden, damit sich der Diskus wieder über den Kondylus legen kann. Die kontrollierte Positionierung des Kondylus läßt sich vorteilhaft nach der Methode Gerber im Kondylator vornehmen. Man zeichnet intraoral in der beschriebenen Weise den Pfeilwinkel auf. Das Pfeilwinkelplättchen wird nun so befestigt, daß die Bohrung etwa 1 mm ventral der Pfeilspitze zu liegen kommt. In dieser Stellung wird das Gelenk erneut geröntgt. Stellt sich heraus, daß sich der Kondylus durch das Registrieren zentriert hat, bedarf es keiner weiteren Maßnahme. Die Verschlüsselung kann direkt vorgenommen werden.

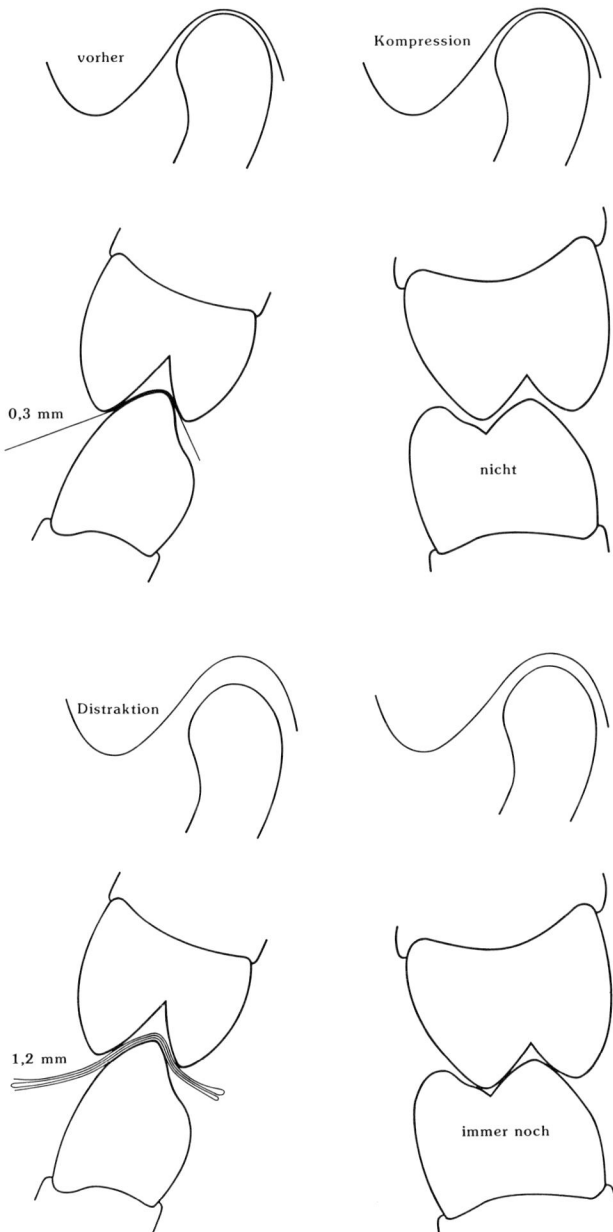

Abb. 20 Resilienztest: Die Sperrung von 0,3 mm rechts wird links nicht kompensiert = Kompression

Abb. 21 Resilienztest: Die Sperrung von 1,2 mm rechts wird links noch immer kompensiert = Distraktion

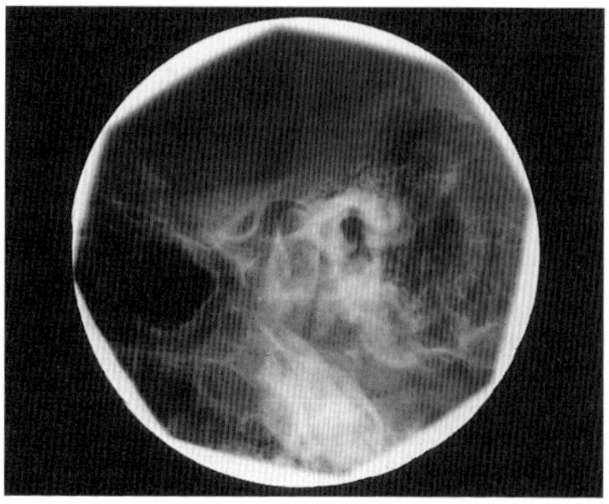

Abb. 22 Verlagerung des linken Kondylus nach dorsal kaudal

Abb. 23 Vorholen des Kondylus durch entsprechende Positionierung anhand des Pfeilwinkels

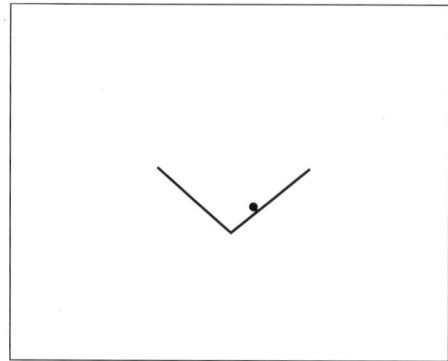

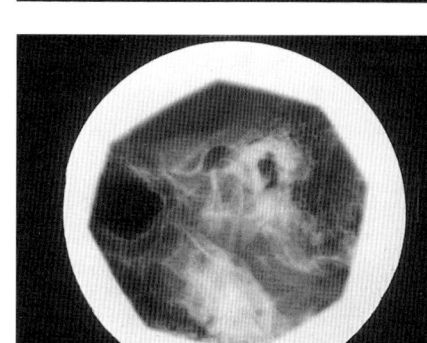

Abb. 24 Richtige Positionierung des Kondylus nach den beschriebenen Maßnahmen

Liegt aber der Kondylus nach dem Registrieren weiterhin distal-kaudal, muß er vorgeholt werden. Man fixiert den Unterkiefer je nach dem Ausmaß der Kondylenverlagerung in einer Position auf dem linken Schenkel des Winkels 2–3 mm von der Pfeilspitze entfernt (Abb. 23). Für den Fall, daß eine Distraktion vorgenommen werden soll, wird der „aufsteigende Ast" des Artikulators um 0,3 oder 0,6 mm verlängert. In der so festgelegten Unterkieferposition wird im Artikulator eine Schiene angefertigt (Abb. 24). Verschwinden durch das Tragen der Schiene nach einer gewissen Zeit die beklagten Beschwerden, muß in der nun für richtig erkannten Position des Unterkiefers die Okklusion korrigiert werden.

Liegt eine Distraktion vor, die es zu beseitigen gilt, wird vor dem Eingipsen der Modelle der „aufsteigende Ast" des Artikulators um den Betrag der Distraktion verlängert. Nach dem Eingipsen der Modelle wird dann die Verlängerung rückgängig gemacht.

Die Varianten der notwendigen Maßnahmen zur richtigen Positionierung der Kondylen sind mannigfach. Die Kompression kann einseitig oder beidseitig auftreten; die Retralverlagerung kann ein- und beidseitig vorliegen; die Distraktion kann ein- und beidseitig auftreten, und in wenigen Fällen findet man auf der einen Seite eine Kompression und auf der anderen eine Distraktion.

Die bisherigen Ausführungen galten für vollbezahnte bzw. für mit festsitzendem Ersatz versorgte Lückengebisse. Bei Lückengebissen, die mit herausnehmbarem Ersatz versorgt wurden, ist die Gefahr, daß Verlagerungen des Unterkiefers entstehen, vergrößert. Je nach Art der Verbindung zwischen Restgebiß und Ersatz kann die okklusale Einheit verlorengehen.

Registrierungen in solchen Fällen sind daher besonders häufig notwendig. Sie haben aber nur dann Erfolg, wenn man sich vorher vergewissert hat, daß der oder die Sättel in der Sollposition dem Kiefer satt aufliegen. Ist dies nicht der Fall, muß zuvor durch Unterfütterung der Belastungsausgleich geschaffen werden.

Das Registrieren teilbezahnter Gebisse nach *Gerber* ist dem vollbezahnter sehr ähnlich. Zu erwähnen ist lediglich, daß der herausnehmbare Ersatz auf dem Modell vorhanden sein muß. Die entsprechenden Abdrücke sind mit Superhartgips auszugießen, damit vor allem auch die natürlichen Zähne in ihrer Beziehung zum Ersatz unverändert wiedergegeben werden.

Gefundene Störungen können im Bereich des herausnehmbaren Ersatzes durch Einschleifen und/oder durch Aufbau- bzw. Neuaufstellung von Zähnen beseitigt werden, wenn die Bißhöhe korrekt ist.

PSYCHOSOMATISCHE STÖRUNGEN

1. Einführung
2. Kriterien zur Erkennung psychosomatischer Störungen
3. Phasische Depression
4. Abnorme psychische Reaktion
5. Abnorme Persönlichkeitsentwicklung
6. Krankheitsbilder aus der Gruppe der Schizophrenien
7. Dysmorphophobie
8. Ionophobien

Oft muß man es erleben, daß bei der Anfertigung restaurativer Arbeiten trotz intensiver Bemühungen und objektiv guter Arbeit der Erfolg ausbleibt. Die Patienten kommen mit dem Ersatz nicht zurecht. Sie klagen über Brennen, Wundgefühl, Parästhesien und Mißempfindungen vorwiegend im Bereich des Gaumens und der Lippen oder über wenig faßbare Sensationen im Mund- oder Kopfbereich. Diese keineswegs erst in jüngerer Zeit gefundenen Symptome wurden früher als „Gaumenbrennen" bezeichnet. Später wurde dafür der weitgefaßte Begriff „Prothesenunverträglichkeit" geprägt.

1 Einführung

In den fünfziger und sechziger Jahren wurden als Ursachen für das Brennen vorwiegend mechanische Faktoren und stoffliche Noxen angenommen. Entsprechend umfangreich waren die Experimente, in denen die chemisch-toxischen und allergischen Wirkungen der am Aufbau eines Zahnersatzes beteiligten Werkstoffe untersucht wurden. Da aber die Erfolge im wesentlichen ausblieben, die Zahl der befallenen Patienten ständig zunahm und sich der Bereich der Klagen von herausnehmbaren Prothesen auch auf festsitzenden Ersatz und überhaupt auf das stomatognathe System und selbst darüber hinaus ausweitete, wurde das Problem interdisziplinär bearbeitet. Dabei stellte sich heraus, daß es sich bei den meisten Patienten um somatische Symptome einer psychischen Störung handelt.

Es ist bekannt, daß die Mehrzahl der Patienten mit psychosomatischen Störungen von Praxis zu Praxis eilen und überall neue Behandlungsversuche unternommen werden. Ohne Diagnose aber wird das ärztliche Handeln zur Polypragmasie, die bei psychisch Kranken schon aus sich heraus nachteilig ist, abgesehen von den körperlichen Schäden, die oft genug bei den aus Ratlosigkeit durchgeführten Maßnahmen gesetzt werden.

2 Kriterien zur Erkennung psychosomatischer Störungen

Es sind also Kriterien vonnöten, an Hand derer der Zahnarzt psychosomatische Störungen erkennen kann. Eine entsprechende Diagnosestellung ist für den Zahnarzt keineswegs etwas Sachfremdes. Durch Strukturierung und Vertiefung der Anamnese, die ohnehin erhoben werden muß, und durch eine ganzheitliche Betrachtungsweise wird ihm das Diagnostizieren einer psychosomatischen Störung durchaus möglich.

2.1 Erstes Kriterium: Auffällige Diskrepanzen zwischen Befund und Befinden

Bei der Untersuchung des Patienten findet man an den Zähnen und im gesamten Kauorgan keinen hinreichenden Grund für die geklagten Beschwerden. Auch die Patienten selbst dokumentieren diesen Sachverhalt unbewußt durch ihre Beschwerdeschilderung. Da sie keine exakten Angaben machen können, müssen sie die Wendung „Es ist, als ob" gebrauchen. „Es ist, als ob ich Mehl zwischen den Zähnen hätte." „Es ist, als ob ein Brennesselblatt unter dem Gaumen läge." An der Gaumenschleimhaut findet man aber nicht die geringste Veränderung, keine Rötung, keine Schwellung, keine Druckstelle.

Um ihren Klagen Nachdruck zu verleihen, ziehen sie oft die Unterlippe ab und sagen: „Sehen Sie, die Schleimhaut ist gänzlich wund und voller Bläschen." Trotz genauester Inspektion kann man aber nicht die geringste Entzündung entdecken. Oft deuten sie auf einen bestimmten Zahn: „Ich halte es nicht mehr aus, diese ständigen Schmerzen!" Der Zahn aber ist kerngesund, keine Karies, keine Parodontopathie, vital reagierend, keine röntgenologisch erkennbaren Veränderungen, kein Trauma.

2.2 Zweites Kriterium: Fluktuation der Beschwerden

Beispielhaft kann etwa folgende Vorgeschichte gelten: Geklagt wird über unerträgliche Schmerzen im rechten oberen Molarenbereich. Man vereinbart einen Termin, die Patientin erscheint aber nicht. Sie ruft an, die Beschwerden seien wieder verschwunden. Nach einiger Zeit werden Schmerzen im linken Unterkiefer angegeben. Auch diese verschwinden ohne Behandlung. Wenig später treten kräftige Schmerzen an oberen Frontzähnen auf, die auch wieder abklingen, während bald wieder heftige Attacken in einem Seitenzahnbereich angegeben werden.

Oft werden heftigste Schmerzen an einem ganz bestimmten Zahn angegeben. Es läßt sich aber nur eine geringe Karies diagnostizieren (erstes Kriterium). Die Karies wird beseitigt, die Beschwerden aber verstärken sich. Die Kavität wird tiefer gebohrt: keine Besserung. Es folgen die Exstirpation der Pulpa: Zunahme der Beschwerden, die Wurzelfüllung: Eskalation der Schmerzen, die Wurzelspitzenresektion: nun ist es gar nicht mehr zum Aushalten. Schließlich folgt die Extraktion: Gott sei Dank, endlich habe ich wieder Frieden. Vier Wochen später erscheint der Patient wieder in der Praxis: nun schmerzt der Nachbarzahn, der auch gesund ist!

2.3 Drittes Kriterium: Diagnose ex non juvantibus

Bei der Anamneseerhebung erfährt man, daß schon zahlreiche Ärzte und Zahnärzte konsultiert wurden. Sie alle haben bestimmte Maßnahmen durchgeführt, keine aber hat geholfen. Natürlich kann man der Meinung sein, sie alle hätten nicht das Richtige getan. Man hüte sich aber vor einer Fehleinschätzung der Kollegen und vor Selbstüberheblichkeit.

Wenn Patienten aus einer Plastiktüte eine Reihe von Prothesen vor einem ausbreiten, dann ist man leicht geneigt, an jedem Ersatzstück Fehler zu erkennen, man übersieht aber zumeist dabei, daß sich keine Prothese mehr in ihrer Originalform befindet; vielmehr wurden die Behandler durch ständiges und intensives Klagen zu zahlreichen Korrekturen verleitet. Es wurde eingeschliffen; der Biß wurde erhöht und gesenkt, der Zahnbogen wurde enger und weiter gestellt, es wurde erneut unterfüttert und wieder eingeschliffen. Der Nachbehandler suchte sein Heil in einem anderen Werkstoff, und wieder begann der Zirkulus der Änderungsmaßnahmen.

2.4 Viertes Kriterium: Mitbeteiligung der Persönlichkeit

Die Mitbeteiligung der Persönlichkeit ist natürlich bei den verschiedenen Krankheitsbildern unterschiedlich. Immer aber haben die „Zähne" oder hat der Zahnersatz einen Stellenwert im Leben der Betroffenen bekommen, der ungewöhnlich ist und der so dominant ist, daß die Relationen nicht mehr stimmen. Speziell bei Patienten mit Depressionen fällt in der Darstellung ihres Leidens folgende Wendung auf: „Früher war alles anders." *Früher* waren die Patienten lebensfroh, fleißig, energisch, belastbar, nichts wurde ihnen zu viel, *jetzt* sind sie traurig gestimmt, antriebsschwach, lustlos, nichts macht ihnen mehr Spaß. Oft äußern sie Suizidgedanken.

2.5 Fünftes Kriterium: Konkordanz der Beschwerden mit situativen Ereignissen und Biographie

Wenngleich die auslösenden Ursachen für psychosomatische Leiden letztendlich nicht bekannt sind, so wurden doch schon einige Fakten herausgearbeitet, die offensichtlich einen Einfluß haben auf das Entstehen der Erkrankung, weil der Beginn der Störung oft zusammenfällt mit bestimmten situativen Ereignissen. Zu diesen gehören: Wohnungswechsel (auch bei Verbesserung), Heirat der letzten Tochter oder andere Veränderungen der Familienstruktur, Arbeitsplatzwechsel, Ausscheiden aus dem Berufsleben u. a. m.

An Hand der dargestellten fünf Kriterien ist es auch dem Nicht-Psychiater möglich, eine psychosomatische Störung zu diagnostizieren. Auch wenn man gelegentlich eines der Kriterien bei psychisch Gesunden beobachten kann, so ist man doch nie auf nur ein einzelnes Kriterium angewiesen, immer lassen sich bei solcherart Kranken mehrere Kriterien mit unterschiedlichen Facetten wahrnehmen.

3 Phasische Depression

3.1 Krankheitsbild

Der größte Teil (etwa 60%) der im zahnmedizinischen Bereich von psychosomatischen Störungen geplagten Menschen leidet an einer phasischen Depression. Im englischen Sprachgebrauch spricht man von „masked depression", was bedeuten soll, daß sich die seelische Störung hinter somatischen Beschwerden verbirgt, daß sie sich die Maske somatischer Schmerzen aufsetzt. Durch den früher hierzulande benutzten Terminus „larvierte Depression" sollte etwas ähnliches zum Ausdruck gebracht werden. Heute spricht man von „phasischer Depression", weil sie zeitlich deutlich abgesetzt ist. In einem von Ordnung und Stetigkeit geprägten Leben entsteht plötzlich ein Bruch. Nichts ist mehr wie früher. Der Einschnitt, die Zäsur im Leben läßt sich oft mit einem genauen Datum belegen. Die Phase hat also einen Anfang und im allgemeinen bei richtiger Behandlung auch ein Ende. Die Phasendauer wird in der allgemeinen Psychiatrie mit durchschnittlich neun Monaten angegeben. In der Zahnmedizin beobachtet man aber leider oft stark verlängerte, chronifizierte Phasen, die häufig durch Polypragmasie verursacht werden, durch zwar gutgemeinte, aber falsch terminierte und daher nutzlose Maßnahmen. Die Betroffenen erleiden im Leben zumeist mehrere Phasen, durchschnittlich drei.

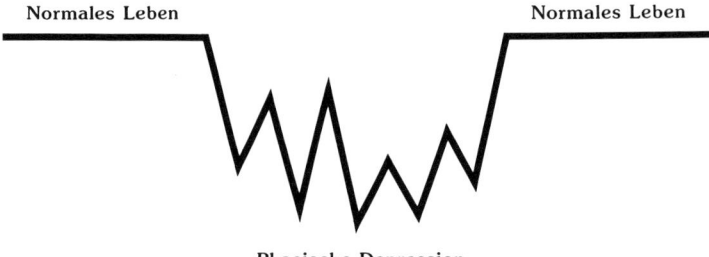

Abb. 1 Schematische Darstellung einer phasischen Depression

Die an phasischer Depression leidenden Menschen lassen sich charakterlich wie folgt beschreiben: sie zeichnen sich aus durch Gewissenhaftigkeit, Tüchtigkeit, Leistungswillen und Leistungsstärke. Keineswegs handelt es sich um Menschen mit labilem Charakter oder übergroßer Empfindlichkeit. Die überwiegende Zahl lebt in soliden wirtschaftlichen und gesellschaftlichen Verhältnissen. In den menschlichen Beziehungen sind sie verläßliche Partner, pünktlich und korrekt.

Es versteht sich von selbst, daß nicht alle charakterlich so konstruierten Menschen Gefahr laufen, an phasischer Depression zu erkranken. Es muß etwas hinzukommen, was sie anfällig macht. Sie leiden an einer einschnürenden inneren Enge. Sie haben sehr enge Grenzen. Tragischerweise setzen sie sich diese engen Grenzen selbst; sie grenzen ihren eigenen Lebensweg so sehr ein, daß er zur Sackgasse wird. Es geht nichts mehr weiter. Es ist wie mit einer Schallplatte, die nicht mehr transportiert. Man sieht kein Ziel mehr, keinen Ausweg. Die festgefügten Interessenstrukturen bergen also die Gefahr in sich, daß die Patienten durch bestimmte Ereignisse, die außerhalb ihrer Denkstrukturen liegen, aus dem gewohnten Lebensrhythmus geworfen werden. Nach der Phase sind sie in ihrem Wesen nicht verändert (Abb. 1).

Auf die phasische Depression treffen alle fünf beschriebenen Kriterien zu.

3.2 Therapie

Der wichtigste Schritt zur Heilung besteht darin, daß dem Patienten die Einsicht vermittelt wird, daß die geklagten Beschwerden keine somatische Ursache haben, sondern daß er selbst (der Patient) an den Problemen beteiligt ist. Gelingt dies nicht, gibt es fast keinen therapeutischen Ansatz. Für das Vermitteln der Einsicht gibt es sehr wohl Möglichkeiten.

Karenz: Bei Prothesenträgern, insbesondere bei Patienten, die eine totale obere Prothese tragen, ist der Karenzversuch sehr hilfreich. Man bittet den Patienten, die Prothese eine Woche nicht zu tragen. Keineswegs darf man dem Patienten sagen, welches Ergebnis man durch diesen Test erwartet. Berichtet er nach dem Test, das geklagte Brennen bestünde unverändert weiter, hat man leichtes Spiel. Man kann wie folgt argumentieren. „Nun haben Sie eine Woche lang den Ersatz nicht getragen, dennoch ist keine Linderung eingetreten. Also kann die Prothese nicht die Ursache sein." Oft erhält man dann vom Patienten die Antwort: „Das habe ich auch schon gedacht. Das müssen wohl die Nerven sein." Diese Wendung, vom Patienten formuliert, *ist schon Therapie*. Viele Patienten berichten nach dem Karenztest: „Mit Prothese war es schon schlimm, aber ohne Prothese ist es überhaupt nicht mehr zum Aushalten." Im allgemeinen muß man dann keine Erklärungen mehr geben. Der Patient fragt fast verzweifelt: „Aber wie kommen wir dann weiter? Sie müssen mir aber helfen!" Darüber später mehr.

In anderen Fällen wehrt sich der Patient zunächst heftig gegen den Karenztest. „Wie stellen Sie sich das vor? Soll ich etwa ohne Zähne einkaufen gehen?" Zahnarzt: „Sie können sich die Testzeit selbst auswählen. Einkaufen können Sie vorher auf Vorrat oder Sie lassen einkaufen. Sind Ihre Beschwerden so belastend, wie Sie es darstellen, werden Sie einen Weg finden, den Test durchzuführen. Sind Sie dazu nicht bereit, muß ich daraus schließen, daß Ihre Beschwerden gar nicht so arg sind." Solcherart bestimmtes, eher distanziertes Auftreten (ohne jede emotionelle Heftigkeit) bewirkt selbst bei renitenten Patienten die erste Selbstreflexion. Von der oft gehörten Empfehlung, die Prothese einzubehalten, wird grundsätzlich abgeraten. Mit Pressionen kann man keine Therapie betreiben. Hat der Patient kein Interesse daran, daß sein Problem gelöst wird, kann man vom Zahnarzt kein Engagement erwarten.

Anästhesie: Bei Beschwerden an einem bestimmten Zahn oder in einer umschriebenen Region sollte immer zunächst geklärt werden, ob der Schmerz ausschaltbar ist. Läßt sich z.B. durch eine Leitungsanästhesie ein Schmerz im Unterkiefer nicht ausschalten, kann man dem Patienten klarmachen, daß die Ursache nicht peripher gelegen sein kann.

Placebo: Wird nach der Anästhesie kein Schmerz mehr angegeben, ist damit der Beweis einer peripheren Ursache noch keineswegs erbracht. In einer weiteren Sitzung sollte die „Leitungsanästhesie" mit physiologischer Kochsalzlösung wiederholt werden. Wird auch dann Schmerzfreiheit angegeben, ist für den Zahnarzt die Diagnose klar. Dem Patienten sollte man aber verschweigen, daß man mit einem unwirksamen Mittel (Placebo) gearbeitet hat. Er würde sich dadurch hintergangen fühlen. Für die Argumentation muß man sich etwas anderes einfallen lassen. Dies fällt jedoch nicht schwer, wenn man sich seiner Sache sicher ist.

Bewußtmachung der vorausgegangenen Fehlversuche: Bei ausschaltbaren Schmerzen oder beim Verschwinden der Beschwerden durch den Karenzversuch gehen die

Argumente, den Patienten zur Einsicht zu bringen, nicht unbedingt verloren. Es wird aber schwieriger. Am besten zeigt man ihm auf (was man in einer sorgfältigen Anamnese ermittelt hat), wieviel Therapieversuche schon erfolglos geblieben sind. Viele Patienten haben eine Reihe gesunder Zähne hergegeben. Andere haben sich in 2 Jahren fünf neue Prothesen anfertigen lassen. Man kann auch getrost darauf hinweisen, wieviel Geld sie schon ausgegeben haben, ohne daß ihnen Linderung zuteil wurde und daß man nicht eher eine neue Therapie starten werde, als man wisse, welche Maßnahme Aussicht auf Erfolg habe.

Einsicht in die Zusammenhänge seelisch verursachter Beschwerden zu vermitteln, ist hierzulande noch immer schwierig. Der Bürger der Bundesrepublik assoziiert mit dem Neurologen und erst recht mit dem Psychiater noch immer Irresein und Klapsmühle. So etwas hat es in einer anständigen Familie nicht zu geben! Gibt es ja auch nicht! Die phasische Depression hat mit niedrigerem IQ oder geistiger Behinderung nicht das geringste zu tun. Selbst hoch intelligente Menschen können betroffen sein. Vor allem muß man die Patienten ernst nehmen und ihnen ihre Beschwerden glauben. Der Schluß, ich sehe keinen Befund, also hat der Patient auch keine Beschwerden, ist höchst unärztlich.

Hat man dem Patienten, der sich in der „Talsohle" der Phase befindet (Abb. 2), die Einsicht vermitteln können, daß sein Problem nicht allein zahnärztlich gelöst werden kann, muß man gemeinsam mit einem Psychiater die weitere Betreuung übernehmen. Der Psychiater wird anhand einer vertieften biographischen Anamnese möglicherweise die individuellen Zusammenhänge zutage fördern und so Ansätze für ein *therapeutisches Gespräch* finden. Weiterhin wird er, falls indiziert, die *medikamentöse Therapie* festlegen. Gemeinsam muß man *Zeit* gewinnen, in der alle nicht streng indizierten zahnärztlichen Maßnahmen unterbleiben. Über indizierte Maßnahmen innerhalb einer Phase bedarf es einiger näherer Erläuterungen. Bei vielen Patienten kann man sehr bald herausfinden, daß ihre psychosomatischen Störungen unabhängig von der Qualität des Ersatzes sind. Das Gaumenbrennen z.B. bleibt trotz Prothesenkarenz bestehen. Der Halt der Prothese ist nicht gut, die Okklusion weist erhebliche Mängel auf. Die eigentliche Funktion wird aber vom Patienten nicht beklagt. Objektiv müßte eine neue Prothese angefertigt werden. Dies sollte aber während der eigentlichen Phase unterbleiben. Der mit der Neuanfertigung verbundene psychologisch therapeutische Effekt wird später noch benötigt. Die *Beseitigung offensichtlicher Mängel* an der alten Prothese sollte aber vorher schon vorgenommen werden, und zwar durchaus in Etappen. Der Patient merkt dann, daß man sich um ihn kümmert, daß man nicht alles Heil von Tabletten erwartet.

Aus den Faktoren *Einsicht, Medikament, ärztliches Gespräch, betreuende Maßnahmen* und *Zeit* haben wir ein integratives Behandlungskonzept entwickelt (Abb. 3).

- Die Einsicht wirkt wie ein Katalysator für die weiteren therapeutischen Schritte.
- Durch die Medikation bessert sich sein Befinden ein wenig.
- Das ärztliche Gespräch vermittelt ihm Hoffnung.
- Weil die Unterfütterung der Prothese einen besseren Halt gibt, fühlt er sich sicherer. Außerdem merkt er, daß man sich um ihn kümmert.
- Die Zeit stellt einen außerordentlich wichtigen positiven therapeutischen Faktor dar.
- Kleinere okklusale Korrekturen schaffen ein verbessertes orales Wohlbefinden. Das führt dazu, daß das Medikament besser wirkt.

Phasische Depression

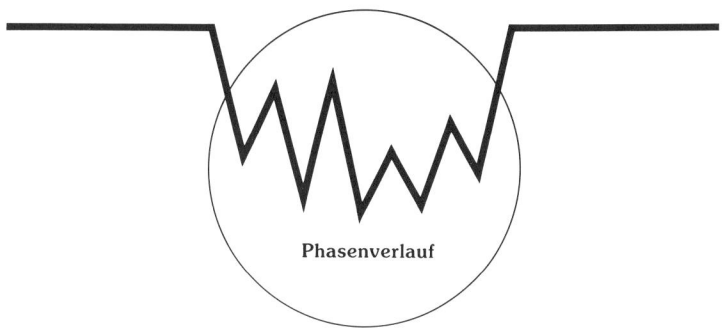

Abb. 2 Separate Betrachtung der Phase

AUFSCHAUKELNDE THERAPIE BEI PSYCHOSOMATISCHEN KRANKEN

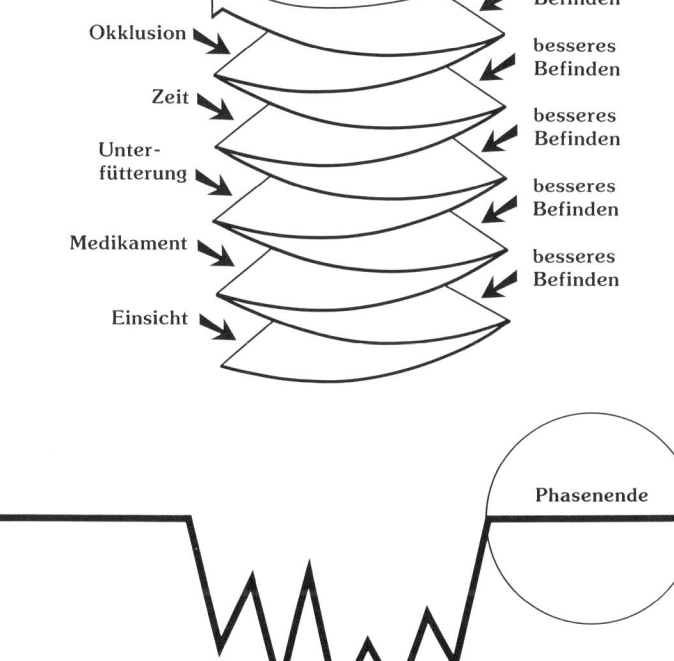

Abb. 3 Integrierte Therapie in der Phase

Abb. 4 Differenzierte Betrachtung zum Phasenende

Allmählich bessert sich das Befinden. Manche Patienten gelangen so aus der Phase heraus. Anderen muß man am Phasenende gezielt helfen (Abb. 4). Es handelt sich vorwiegend um solche Patienten, denen es schwerfiel, ein seelisches Leiden zu akzeptieren, weil sie darin etwas Anrüchiges sahen, aber auch um solche, die schon lange an phasischer Depression erkrankt waren, bei denen diese Krankheit nicht erkannt wurde. Beide Gruppen sehen sich nämlich dem Problem gegenüber, die eintretende Heilung der Umwelt begreiflich zu machen. Sie müßten offen eingestehen, daß doch nicht der Zahnersatz oder das Gebiß im weitesten Sinne die Ursache für ihr Leiden war, sondern daß ihre eigene Person an der Krankheit beteiligt war. Angesichts der Tatsache, daß sie Jahre hindurch den Ehepartner, die Familie und die Angehörigen belästigt und manche Familie sogar in den finanziellen Ruin getrieben haben, bedeutet ein solches Bekenntnis nach außen hin (obwohl sie das Eingeständnis vor sich selbst längst vollzogen haben) eine derartige Kompromittierung, daß sie sich lieber wieder in die Krankheit flüchten.

Dies zu verhindern und den Aufwärtstrend zu unterstützen, muß der Zahnarzt jegliches aufkommende Gefühl von Selbstgefälligkeit unterdrücken und mit viel Taktgefühl den Patienten aus der Phase herausführen. Es wäre geradezu fatal, würde der Arzt den Patienten merken lassen, daß er den Wandel zum Positiven wahrnimmt. Eine auch nur andeutungsweise selbstgerechte Bemerkung, etwa in dem Sinne: „hab ich's Ihnen nicht gesagt (daß Ihr Problem mit den Zähnen nichts zu tun hatte)", ist nicht nur billig und bar jeglichen psychagogischen Verständnisses, es macht auch die Arbeit von Monaten zunichte und zerstört die Erfolgschancen für die Zukunft. Man muß dem Patienten vielmehr diskret aus seiner Verlegenheit helfen. Dies geschieht dadurch, daß man ihm etwas zum Vorzeigen an die Hand gibt. Jetzt sollte man die schon primär notwendige Neuanfertigung vornehmen oder sogar eine Prothese herstellen, obwohl die getragene sachlich in Ordnung ist, oder irgendetwas anderes tun, worauf er die Heilung zurückführen kann. Der Patient muß mit Hilfe von etwas Vorzeigbarem nach außen kundtun können: „Seht her, es hat zwar lange gedauert, bis mein Zahnarzt den Fehler gefunden hat; nun aber, da er ihn gefunden und behoben hat, geht es mir wieder gut." Oder: „Nachdem diese oder jene Manipulation vorgenommen wurde, begann die Heilung."

Bildlich gesprochen, gleicht eine solche Behandlung dem Vorgang, daß man dem Patienten einen Paravent hinstellt, hinter dem er sich umziehen kann. Wir haben daher die auf diese Weise herbeigeführte Besserung einen *„Paravent-Effekt"* genannt. An dieser Stelle wird klar, wie behutsam man insgesamt vorgehen muß. Hat der Zahnarzt vorher eindeutig festgestellt, daß die lokale Situation in keiner Weise verbessert werden könne, müßte er diese These widerrufen, wollte er wieder einen Grund für eine neue Behandlung finden. Er würde dadurch seine Glaubwürdigkeit verlieren. Die Aussage, daß es lokal nichts zu verbessern gibt, sollte möglichst nie voreilig getroffen werden. Man sollte vielmehr nur feststellen, daß eine erhebliche Diskrepanz zwischen lokalem Befund und Beschwerdebild besteht. Und in der Tat finden wir, wie schon ausgeführt, oft genug lokale Befunde, von denen wir aber alsbald herausfinden, daß sie mit den geklagten Beschwerden nicht im Zusammenhang stehen. Dennoch müßten diese lokalen Störungen wie bei jedem anderen, nicht psychisch erkrankten Menschen behoben werden. Hier gilt es nun, die notwendigen Maßnahmen im richtigen Augenblick durchzuführen und sie allenfalls geschickt als Paravent einzusetzen.

3.3 Prophylaxe

Den Anamnesen der phasisch depressiv Erkrankten kann man oft entnehmen, daß vor der Phase eine gespannte Lebenssituation vorgelegen hat und daß eine zahnärztliche Behandlung in diese Zeit hineinfiel (Abb. 5). In vielen Fällen hat man Grund anzunehmen, daß durch das Behandeln in der gespannten Lebenssituation die Erkrankung ausgelöst wurde. Daraus kann man andererseits wieder schließen, daß man durch richtiges Terminieren einer Behandlung eine Depression möglicherweise verhindern kann.

Was sind nun gespannte Lebenssituationen und woran kann man sie erkennen? Ein Beispiel mag den Sachverhalt verdeutlichen. Man plant eine längere Reise ins ferne Ausland. Lange muß man darauf sparen. Man bereitet sich auf das Land vor

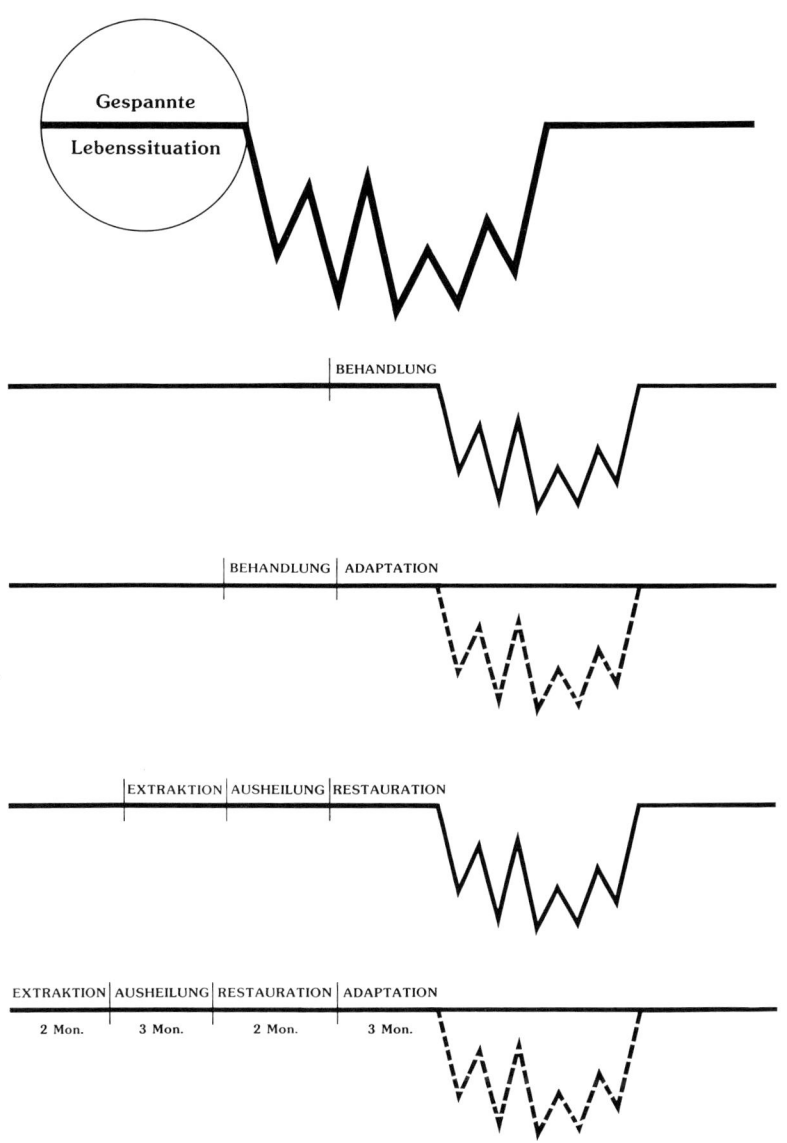

Abb. 5 Vor der Phase besteht zumeist eine gespannte Lebenssituation

Abb. 6 Behandlung in einer gespannten Lebenssituation. Für die Adaptation ist keine Zeit.

Abb. 7 Wenn vor der spannungsträchtigen Situation Zeit für die Adaptation einkalkuliert wird, kann die Phase möglicherweise vermieden werden

Abb. 8 Langfristige Behandlung in einer gespannten Lebenssituation ohne Adaptationsphase

Abb. 9 Langfristige Behandlung mit Adaptationsphase, durch welche das Abgleiten in eine phasische Depression möglicherweise vermieden wird

durch Studium von Büchern. Vorher muß noch das Gebiß in Ordnung gebracht werden. Schließlich ist es so weit. Die hoch gespannten Erwartungen in die Reise erfüllen sich nicht. Man ist in hohem Maße enttäuscht. Die Folge ist eine gedrückte Stimmung. Über diesen Zusammenhang ist man sich aber nicht klar. In der gedrückten Stimmung nimmt man den noch nicht adaptierten Ersatz negativ wahr. Endlich hat man den Grund für das Mißbefinden entdeckt. Die Sache eskaliert. Die Reise wird abgebrochen: „Dieser Ersatz, es ist nicht zum Aushalten!" Die gespannte Situation hätte man durchaus erkennen können. Eine Weltreise ist für jemanden, der in solchen Dingen nicht routiniert ist, immer etwas Besonderes. Der Patient wird sicher darüber reden. Erfährt man solches, sollte man nur die dringlichsten Maßnahmen durchführen, damit der Patient nicht in die Verlegenheit kommt, im Ausland den Zahnarzt aufsuchen zu müssen. Größere Restaurationen können dann in Ruhe nach der Reise angefertigt werden.

Warum ist das so wichtig? Weil der Patient zum Adaptieren von Zahnersatz Zeit benötigt. Gemeint ist die Spanne zwischen dem Einfügen und jener Zeit, in der das veränderte Kauorgan nicht mehr wahrgenommen wird. Gesunde Organe nimmt man nicht wahr, auch nicht in Funktion. (Erst eine Angina macht einem bewußt, daß man 1000mal am Tag schluckt). Auch ein gesundes Kauorgan nimmt man nicht wahr, spürt es nicht negativ. Nach dem Einfügen von Ersatz dauert es eine gewisse Zeit, bis der alte Zustand wieder erreicht ist, bis die Adaptation erfolgt ist. Das kann Wochen und Monate dauern. Der Umfang des Ersatzes, seine Qualität und die Fähigkeit des Patienten zu adaptieren spielen dabei eine Rolle. Die Adaptationsphase muß bei der Anfertigung von Ersatz in die Planung mit einkalkuliert werden. Dies unterbleibt zumeist auf beiden Seiten, auf seiten des Zahnarztes wie auf seiten des Patienten (Abb. 6 u. 7).

Groß angelegte Sanierungen beanspruchen oftmals viel Zeit. Die erste Phase, in der es um die Vorbereitung der Mundhöhle geht und welche die Arbeitsschritte Befunderhebung, konservierende Überprüfung, endodontische Maßnahmen, Extraktionen, Parodontalbehandlungen und Sofortersatz betrifft, erstreckt sich oft schon über mehrere Monate. Es folgt eine wiederum in Monaten zu bemessende Zeitspanne, in der weniger intensiv behandelt wird, in der die Abheilung von Extraktionswunden abzuwarten ist, in der Reaktionen auf Pulpabehandlungen und/oder endodontische Maßnahmen beobachtet werden müssen oder in der eine Myoarthropathie zu behandeln ist (Abb. 8 u. 9). Schließlich folgt die definitive Versorgung, die wegen der labortechnischen Verrichtungen wiederum Monate beansprucht. Für das Adaptieren der im Rahmen solcher Sanierungen eingefügten Zahnersatzarbeiten können Monate ins Land gehen, so daß das Gesamtprojekt sich über 1 Jahr hinzieht. Gleichviel, wer sich der skizzierten Behandlung unterziehen muß, er muß die Zeit für zahlreiche, auch länger dauernde Sitzungen aufbringen, muß allenfalls erhebliche Wege und Strapazen einkalkulieren. Das alles muß in ein normales Arbeitsleben eingeplant werden, in ein Leben mit beruflichen Pflichten und privaten Vorhaben. Kein Wunder, daß zahlreiche Patienten den Wunsch haben, daß Extraktionen und das Einfügen von Sofortersatz am Freitagnachmittag erfolgen, damit sie Zeit haben, sich bezüglich Funktion und Sprache mit dem Ersatz auseinanderzusetzen.

Die psychagogischen Konsequenzen liegen auf der Hand. In jedem Fall muß der Zahnarzt den Patienten über die körperlichen und zeitlichen Beanspruchungen aufklären und zusammen mit ihm den Ablauf der Behandlung so programmieren, daß die vom Patienten in privater oder beruflicher Hinsicht zu bestimmten Zeiten benötigte Konstitution, sei es körperliche Fitness, äußerliche Erscheinung oder Kaufunktion gewährleistet ist.

4 Abnorme psychische Reaktionen

4.1 Krankheitsbild

Bekanntlich schuldet der Zahnarzt mit der Übernahme der Behandlung nicht den Erfolg. Er schuldet aber eine dem Erkenntnisstand der Wissenschaft entsprechende sachgerechte Arbeit. Damit schafft er die Basis, daß die Behandlung ein Erfolg werden kann. Zum Erfolg selbst muß auch der Patient seinen Beitrag leisten. Er muß den Ersatz adaptieren. Erst wenn das geschehen ist und der Patient mit der Arbeit gut zurechtkommt, kann man von Erfolg sprechen.

Dieses Adaptieren, das notwendige Gewöhnen an den Fremdkörper, an die veränderte Situation im Munde, gelingt einigen Patienten nicht, obwohl die Arbeit korrekt hergestellt und eingefügt ist und zahnärztlicherseits alle Voraussetzungen für ein schnelles Gewöhnen erfüllt sind. Das Adaptieren gelingt deshalb nicht, weil die Behandlung in eine Zeit fällt, in welcher die Patienten durch andere Ereignisse aus dem seelischen Gleichgewicht geworfen worden sind. Als ein solches Ereignis ist z.B. das Ausscheiden aus dem aktiven Arbeitsleben anzusehen. Im Gegensatz zu Patienten mit phasischer Depression treten die auslösenden Ereignisse bei den Patienten mit abnormen seelischen Reaktionen deutlicher als Konfliktstoff in Erscheinung und sind somit leichter zu erkennen. Bei Patienten mit abnormen seelischen Reaktionen ist der Lebensrhythmus weniger stark verändert als bei den phasisch depressiv Erkrankten. Tritt Depressivität auf, ist sie eher abgeschwächt.

Auch für diese Gruppe treffen alle fünf Kriterien zu.

4.2 Therapie

Legt man als Beispiel zugrunde, daß sich die Änderung im Gesundheitsempfinden mit dem Ausscheiden aus dem Berufsleben eingestellt hat, geht es vor allem darum, daß der Psychiater die Energien der meist noch sehr rüstigen und aktiven Patienten umlenkt auf positive und als nützlich erkannte Bereiche. Das inzwischen an den Universitäten etablierte ‚Studium im Alter' ist eine denkbare Alternative. Auch hier muß die *Einsicht* am Anfang der Therapie stehen. Unzulängliche Restaurationen sind natürlich zu korrigieren. Ansonsten ist das für die phasische Depression beschriebene multifaktorielle Therapieschema anzuwenden.

5 Abnorme Persönlichkeitsentwicklung

5.1 Krankheitsbild

Im Gegensatz zur phasischen Depression findet man bei der abnormen Persönlichkeitsentwicklung keinen Anfang der Erkrankung. Es läßt sich keine Strecke gesunden, leistungsfähigen Lebens in der biographischen Anamnese erkennen. Die Patienten waren immer schon krank. Zumeist sind ihre familiären und wirtschaftlichen Verhältnisse weder solide noch stabil. In ihrer Wesensart sind sie nicht homogen. Die einen neigen zum Querulieren bei Ämtern, Behörden und vor Gericht. Die anderen lieben es, die Leere ihres Lebens durch medizinische und zahnmedizinische Manipulationen ausfüllen zu lassen. Sie erzwingen es gewissermaßen, im Mittelpunkt zu stehen, was ihnen in anderen Bereichen nicht gelingt. Der Psychiater *Kretschmer* hat es wie folgt charakterisiert: „In ruhigen Zeiten begutachten wir sie; in unruhigen Zeiten beherrschen sie uns." Der Leidensdruck ist eher als gering einzuschätzen. Bei den abnormen Persönlichkeitsentwicklungen entfällt das fünfte Kriterium.

5.2 Therapie

Da man bei den Patienten mit abnormer Persönlichkeitsentwicklung keinen Anfang ihres Leidens finden kann, ist auch kein Ende zu erwarten. Man kann nur raten, bei diesen Patienten objektiv überprüfbaren guten Zahnersatz anzufertigen und sich dann durch nichts dazu verleiten zu lassen, Änderungen vorzunehmen. Als Reaktion darauf muß man mit Aggressivität rechnen. Ehe man dann dem Patienten klarmacht, daß getan wurde, was machbar war, sollte man den Entlassungsbefund durch Sockel und okklusalen Schlüssel dokumentieren, denn nicht selten muß man vor Gericht beweisen, daß man ordentliche Arbeit geleistet hat.

6 Krankheitsbilder aus der Gruppe der Schizophrenien

Gelegentlich erscheinen Patienten in der Praxis, die der Gruppe der Schizophrenen zuzurechnen sind. Ihre Identifizierung ist relativ einfach. Man muß die Patienten nur reden lassen und hinhören. Der Patient berichtet wie folgt: „Seinerzeit setzte der Zahnarzt mir Amalgamfüllungen ein, welche eine bestimmte Frequenz abstrahlen. Mit diesen Zahnplomben habe ich die Möglichkeit, mich anderen Leuten mitzuteilen. Außerdem wurde ich von dem Zahnarzt mit Betäubungsspritzen behandelt, die meines Erachtens auf Augen und Gehirn wirken. Andere Leute haben die Möglichkeit, das, was ich sehe, mit Schwarz-Weiß-Bildschirmen zu empfangen. Auf Grund der Betäubungsspritzen ist es möglich, meine Gedanken abzuhören."

Einfacher kann es der beklagenswerte Patient dem Zahnarzt nicht machen. Die Geschichte ist so abstrus, daß man das „Verrückte" schnell erkennen kann.

Schizophrene Patienten kann der Zahnarzt wohl nicht allein erfolgreich behandeln. Das Entscheidende für den Zahnarzt ist, auch zur eigenen Absicherung und zum eigenen Schutz, daß er die Schizophrenie erkennt. Es ist dann Sache des Psychiaters zu versuchen, die Wahnvorstellungen so abzukapseln, daß sie nicht mehr die beherrschende Rolle im Leben des Patienten spielen.

7 Dysmorphophobie

Das Krankheitsbild der Dysmorphophobie ist erst in jüngerer Zeit beschrieben worden und es ist noch nicht klar, ob es sich um eine Facette der Depression handelt, ob es dem Formenkreis der Schizophrenien zuzurechnen ist oder ob es sich um ein eigenständiges Krankheitsbild handelt. Obwohl man objektiv nicht die geringsten Anzeichen erkennen kann, glauben die Patienten, sie seien fehlgebildet: „Sehen Sie denn nicht, jetzt dreht sich der Oberkiefer weg," und sie begleiten die Worte mit korkenzieherhaft sich windenden Bewegungen von Händen und Armen.

Der Begriff „Phobie" scheint uns in diesem Zusammenhang nicht richtig. Würde es sich nur um eine Furcht handeln, fehlgebildet zu sein, dann müßte man in der

Lage sein, die Patienten mit Hilfe objektiver Apparaturen (Röntgen, Registriergeräte, individuelle Artikulatoren) zu überzeugen, daß ihr Knochengerüst durchaus symmetrisch aufgebaut und auch in sich stabil ist. Dies gelingt aber nicht. Hartnäckig bestehen sie auf ihren stereometrischen Vorstellungen. Daher erscheint uns der Begriff Dysmorpho-„Manie" treffender.

Da über die Struktur dieses Krankheitsbildes noch zu wenig bekannt ist, fallen die therapeutischen Hinweise recht kärglich aus. Die meisten Patienten sind in ihren Vorstellungen sehr rigide. Wiederum ist zu empfehlen, alle nicht streng indizierten Maßnahmen zu unterlassen und das Notwendige sorgfältig und objektivierbar durchzuführen. Die Aussichten auf Erfolg sind selbst bei „First-class-Arbeiten" eher gering. Man muß versuchen, den Patienten klarzumachen, daß ihre Wahrnehmungen nicht mit der somatischen Realität übereinstimmen und daß sie die Restauration als Objekt akzeptieren und ihre Wahrnehmung wieder am Objekt orientieren müssen. Eine Dokumentation der Arbeit zum Zeitpunkt der Entlassung scheint angebracht.

8 Ionophobien

Die Angst vor bestimmten Ionen ist nicht neu, blüht aber in jüngerer Zeit durch die zum Teil sensationslüsternen Medien und durch ein durchaus vernünftiges Erwachen des Umweltbewußtseins in bunten Farben auf. So nimmt es nicht wunder, daß die Patienten selbst das ihnen für die Erklärung ihrer Mißempfindungen als geeignet erscheinende Ion heraussuchen. Hört man allerdings die Anschuldigungen: „Seit ich vor einigen Monaten die Amalgamfüllungen bekommen habe, leide ich an einem solch starken Initiativ-Verlust, daß ich gar keine Prüfungen mehr bestehen kann," oder: „Wer sagt mir, daß Indium nicht krebsfördernd ist", so kann man sich des Eindruckes nicht erwehren, daß die Patienten in den allgemein inkriminierten Ionen oder Substanzen eine willkommene Erklärung für ein bestimmtes Versagen oder für unspezifische Lebensängste gefunden haben. Leider wird die Ionophobie oft auch durch unbedachte Äußerungen der Ärzte oder Zahnärzte induziert und ausgelöst; gelegentlich müssen die Ionen sogar als Alibi für schlechte Arbeit herhalten. Die Vorstellungen der Patienten, daß die Ionen ihr ganzes Leben verändern, haben durchaus Krankheitswert, in seltenen Fällen sind sie sogar von wahnhaftem Charakter. Es ist nicht möglich, die Ionophobie einem bestimmten Krankheitsbild zuzuordnen, sie kann in phasischen Depressionen auftreten sowie bei der abnormen Persönlichkeitsentwicklung und bei der Schizophrenie. Ionophobien sind ebenfalls nur schwer zu therapieren; man muß möglichst schon ihre Entstehung zu verhüten suchen. Psychagogisch kluges Verhalten ist gefragt. Treten beim Patienten unerwartete Beschwerden auf, so sollte man es unbedingt unterlassen, dem Patienten Theorien anzubieten. Am besten schweigt man oder sagt dem Patienten, daß man für die geklagten Phänomene keine Erklärung habe, man wolle sich aber informieren. Glauben Patienten, bestimmte Stoffe nicht vertragen zu können (sei es berechtigt oder nicht), so sollten diese Stoffe auf gar keinen Fall benutzt werden. Wird eine bestimmte Legierung einer bestimmten Firma gewünscht, so muß diese verwendet werden. Ohne ausdrückliche Einwilligung des Patienten darf nicht das Produkt einer anderen Firma verwendet werden, auch dann nicht, wenn es in der Zusammensetzung mit dem gewünschten fast identisch ist.

GERONTOSTOMATOLOGIE

1. Einführung
2. Definition
3. Therapeutische Konsequenzen
4. Multimorbidität
5. Organisches Psychosyndrom

1 Einführung

Der Anteil der älteren Menschen an der Gesamtbevölkerung ist stark angestiegen. Während 1871 die durchschnittliche Lebenserwartung der deutschen Bevölkerung 36 Jahre und um die Jahrhundertwende 46 Jahre betrug, liegt sie heute bei 74 Jahren, wobei die Frauen im Mittel 1–2 Jahre älter werden als die Männer. Nun darf man aus diesen Zahlen nicht den falschen Schluß ziehen, daß es früher nicht auch schon alte Menschen gegeben hat. Das niedrige Durchschnittsalter kam dadurch zustande, daß früher viele Menschen schon in jungen Jahren durch Infektionen und Ernährungsstörungen hinweggerafft wurden. Die eigentliche Lebenskraft, die biologische Lebenskraft, alt zu werden, war früher genauso groß wie heute. Ein hohes Alter erreichten aber nur wenige. Um die Jahrhundertwende betrug der Anteil der jugendlichen Bevölkerungsgruppe bis zu 20 Jahren 46%, die Gruppe derer über 60 Jahre machte nur 7% aus. Heute ist die Gruppe der Jugendlichen bis zu 20 Jahren auf 30% abgefallen und die Gruppe der über 60jährigen auf 20% angestiegen. Aus diesen Zahlen mag man erkennen, daß die Gerontostomatologie nicht erst Bedeutung gewinnen wird, sie hat längst höchste Aktualität erreicht. Im allgemeinen wird der Anfang des Seniums auf das 50. Lebensjahr gelegt. Man muß sich aber davor hüten, das Alter kalendarisch festsetzen zu wollen. In unsere Betrachtungsweise ist nicht das kalendarische Alter, sondern das biologische Alter von Bedeutung. Dies wird im folgenden wiederholt deutlich werden.

2 Definition

Charakteristische Merkmale des biologisch alternden Menschen, der hier gemeint ist, sind das Nachlassen der Lernfähigkeit und die Schwierigkeit, sich umzugewöhnen, Neues zu adaptieren. Diesbezüglich sei ein Vorgang beschrieben, der bei allen Zahnärzten, die einige Jahre praktiziert haben, zu negativen Erfahrungen geführt hat: Ein Patient erscheint in der Praxis mit einer uralten Prothese und verkündet voller Stolz: „Sehen Sie, Herr Doktor, mit dieser Prothese habe ich 20 Jahre alles kauen können. Ich habe überhaupt keine Probleme gehabt. Nun aber ist die eine Prothese zum wiederholten Male gebrochen." Bei der Inspektion stellt man fest, daß überhaupt keine Kongruenz mehr besteht zwischen den Prothesenbasen und den Kiefern. Der Kunststoff ist verbraucht, von Okklusion in zentraler Relation kann keine Rede sein. Optimistisch macht sich der Zahnarzt an die Anfertigung neuer Prothesen, weil er überzeugt ist, daß bei seinen Bemühungen nur Besseres herauskommen kann. Es gelingt ihm auch, einen objektiv, befundadäquat fehlerfreien Ersatz herzustellen. Alsbald jedoch erfolgt die Ernüchterung, der Patient erscheint wieder in der Praxis: „Hier haben Sie ihre neuen Prothesen, ich kann nichts damit anfangen. Geben Sie mir meine alten zurück!" Was liegt hier vor? Der Patient ist nicht in der Lage, den neuen Ersatz zu adaptieren. Den alten Ersatz hat er im Unterbewußtsein mit der oralen Muskulatur gesteuert und stabilisiert. Die über Jahre durch Knochenabbau verlorengegangene Kongruenz mit dem Kiefer wurde muskulär kompensiert. Dieser Steuerungsmechanismus ist in empfindlicher Weise auf die Form, auf die Kontur des Prothesenkörpers abgestimmt. Man spricht von „Stereognosie" (räumliche Wahrnehmung). Ändert man die Form, versagt die motorische Feinkoordination. Da der Patient nicht zurechtkommt, ist er der Meinung, der Zahnarzt habe schlechte Arbeit geleistet, denn schließlich habe er doch über 20 Jahre lang bewiesen, daß er Zahnersatz sehr wohl adaptiere und in der Lage sei, damit umzugehen. Der Zahnarzt, der solche Zusammenhänge nicht erkennt, wirft dem Patienten mangelnde Kooperation vor und vermutet bei ihm die bare Obstruktion, weil er davon ausgeht, daß jemand, der in der Lage ist, völlig unpassenden Ersatz durch muskuläre Akrobatik funktionstüchtig zu machen, fähig sein müsse, seine so exakt angepaßten Prothesen mit Leichtigkeit zu inkorporieren. Das echte Unvermögen des Patienten deutet er als schlichte Verweigerung, die mutmaßlichen akrobatischen Fähigkeiten auf die neue Prothese anzuwenden.

Nicht selten erwachsen daraus gerichtliche Auseinandersetzungen. Die Bewertung und Beurteilung der Situation ist noch sehr schwierig. Es wird die Frage zu beantworten sein, ob der Zahnarzt hätte erkennen müssen, daß der Patient gar nicht mehr in der Lage war, neuen Ersatz zu adaptieren.

Verläßliche Tests für die Erfassung der Adaptierfähigkeit gibt es noch nicht. Eines aber ist gesichert, die Adaptierfähigkeit alternder Menschen ist geringer und verlangsamt. Daraus lassen sich für die Praxis einige wichtige Konsequenzen ableiten:

3 Therapeutische Konsequenzen

Das Ausmaß dessen, was der alternde Patient zu adaptieren hat, muß stets möglichst klein gehalten werden.

3.1 Schrittweise Aufarbeitung des alten Ersatzes anstelle der Anfertigung neuer Prothesen

In den meisten Fällen ist es besser, die funktionsuntüchtig gewordenen Prothesen schrittweise aufzuarbeiten, als neue anzufertigen.

Dem Konzept der Aufarbeitung alter Prothesen liegen folgende therapeutische Axiome zugrunde:

- Nur der Patient selbst kann funktionelle Bewegungen ausführen.
- Der Patient kann nur dann die richtigen funktionellen Bewegungen ausführen, wenn die Rahmenbedingungen stimmen, wenn die Bißhöhe stimmt und wenn in zentraler Relation eine störungsfreie Okklusion vorliegt.
- Bißhöhe und Okklusion können nur überprüft bzw. in Ordnung gebracht werden, wenn die Prothesenbasen den Kiefern satt aufliegen.

Diese Grundthesen führen konsequenterweise zu folgendem Vorgehen:

Erster Schritt: Die Prothesenbasen werden den Kiefern wieder angepaßt. Die Wiederherstellung der Kongruenz darf sich aber nur auf den Bereich der Gingiva propria beziehen. In Fällen starker Bißsenkung wird gleichzeitig eine erste Bißan-

hebung vorgenommen. Man arbeitet daher am besten mit einem knetbaren Silikon. Jene Teile des Prothesenkörpers, die der Zungen- und der Wangen-Lippenmuskulatur zugewandt sind, dürfen zunächst nicht verändert werden. Überschüsse werden so weit zurückgeschnitten, bis die ursprünglichen Ränder wieder freiliegen (Abb. 1). Nach Überführung des Abformmaterials in Kunststoff läßt man die Prothesen so lange tragen, bis der Patient diese erste Änderung adaptiert hat. Die dafür benötigte Zeit kann individuell recht unterschiedlich lang sein (14 Tage bis 2 Monate).
In dieser Zeit wird das Programm für die Steuerung und Stabilisierung der Prothesen durch die akzessorischen Kaumuskeln allmählich umgeschrieben.

Zweiter Schritt: Da die Basen nun wieder den Kiefern aufliegen, kann eine Bißregistrierung vorgenommen werden. Die intraorale Stützstiftregistrierung hat sich dafür besonders bewährt. Nach gelenkbezüglicher Montage der Prothesen in einen Artikulator im Split-cast-Verfahren wird die Okklusion in Ordnung gebracht, sei es durch Einschleifen oder durch gruppenweise Neuaufstellung. In den meisten Fällen werden alle Zähne neu aufgestellt (Abb. 2). Dabei wird auch eine allenfalls notwendige zweite Bißanhebung durchgeführt. Wiederum wartet man mit der Weiterbehandlung, bis die neue Veränderung adaptiert wurde.

Dritter Schritt: Erst nun folgt die eigentliche Funktionsabformung. Für diese muß wiederum ein therapeutisches Axiom formuliert werden.

- In 1 bis 2 Minuten kann der Patient auf Aufforderung hin mit Bewußtsein nicht jene Bewegungen ausführen, die er während mehrerer Tage im Unterbewußtsein ausführt.

Es ist also vorteilhaft, wenn man den oralen Muskeln und Geweben ein Material anbietet, das wenigstens 1 bis 2 Tage plastisch verformbar bleibt, damit sie daraus die funktionsadäquate Form herausmodellieren. Dafür benutzen wir das Präparat Cushion grip, das, nachdem es im Wasserbad auf 70° erwärmt wurde, aus der Tube heraus in einem griffeldicken Strang auf die Prothesenränder aufgetragen wird. In 1 bis 3 Tagen geht es allmählich vom plastischen in den festen Zustand über. Dem Patienten wird angeraten, den Tag ganz normal mit den so beschickten Prothesen zu verbringen. Er soll damit essen, trinken, sprechen und lachen und auch nachts die Prothese im Munde belassen, damit der Gewebedruck wirksam werden kann. Nach den Mahlzeiten werden die Prothesen unter lauwarmem fließenden Wasser abgespült.
Nach 3 Tagen ist das Material ausreichend fest geworden. Dabei entstehen Fließfalten und Rauhigkeiten. Es muß daher ein abschließender Seal über die gesamte Prothese gezogen werden. Auf die obere Prothese wird abschließend die dorsale Rangerhöhung aufgebracht (Abb. 3). Mit Cushion grip kann jeweils nur eine Prothese korrigiert werden; werden beide Prothesen gleichzeitig damit beschickt, fließen dorsal die Überschüsse zusammen, verbacken miteinander und verhindern so die normale Funktion.
Das Arbeiten mit Chushion grip hat nur dann Sinn, wenn die generelle Ausdehnung der Basis stimmt. Reicht z. B. die obere Basis nicht bis zur A-Linie oder erfaßt die untere Basis nicht den Sublingualraum, dann müssen zunächst die entsprechenden Korrekturen vorgenommen werden. Dies geschieht rationellerweise im Rahmen der üblichen Funktionsabformung, wie sie im Kapitel zur totalen

352 Gerontostomatologie

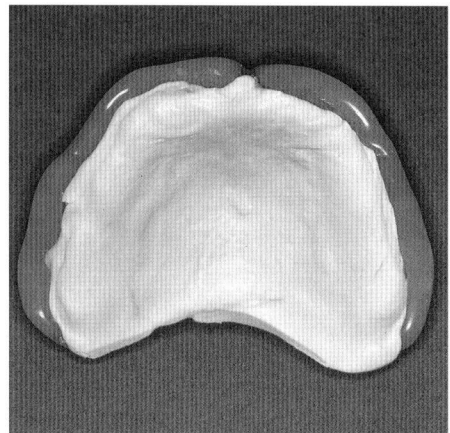
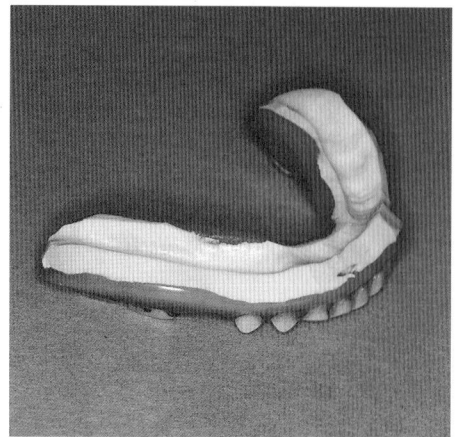

Abb. 1 Prothesenbasen im Bereich der Gingiva propria mit knetbarem Silikon unterlegt, die Ränder bleiben frei; a) obere Prothese, b) untere Prothese

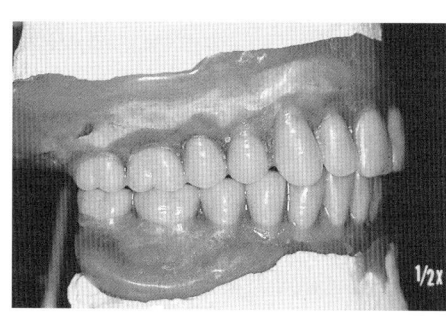

Abb. 2 Aufstellung neuer Zähne mit weiterer Bißanhebung

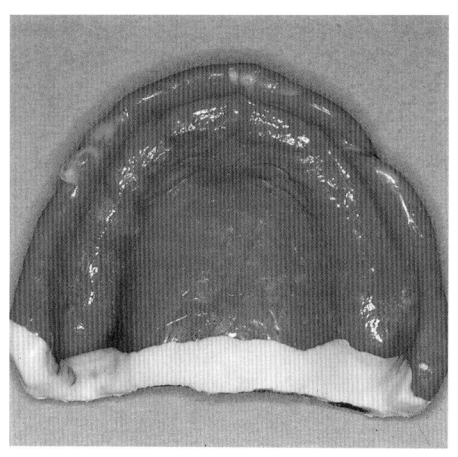
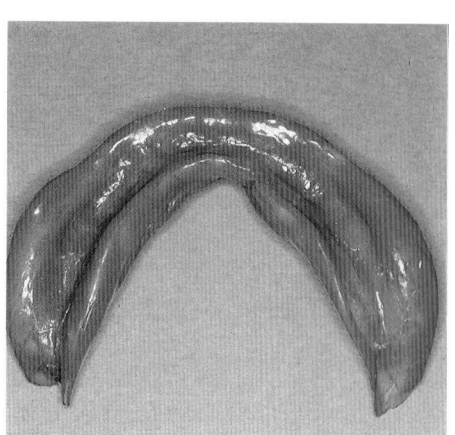

Abb. 3 Funktionsabformungen nach Randvorformung mit Cushion grip; a) Oberkiefer, b) Unterkiefer

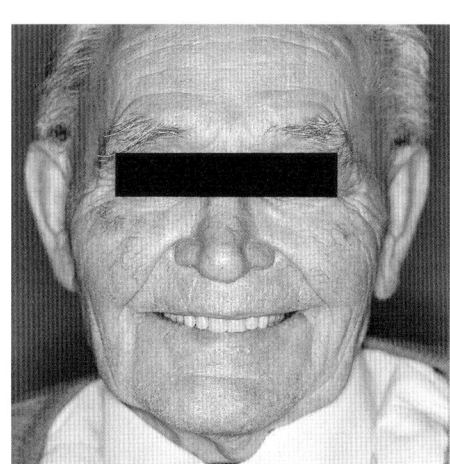

Abb. 4 Patient mit fertig aufgearbeiteten alten Prothesen

Prothese ausführlich beschrieben wurde. Erreicht man damit ein hinreichend gutes Ergebnis, ist die Aufarbeitung der alten Prothesen beendet. (Abb. 4)
Bleiben Wünsche bezüglich des Haltes in der Funktion offen, schließt man die Langzeitabformung an. In vielen Fällen kann man diese Maßnahme auf den Unterkiefer beschränken.

3.2 Kontinuierliche Betreuung

Damit notwendige Korrekturen und die Anpassung an unvermeidbare Kieferveränderungen im Ausmaß gering bleiben, sollte man alles daransetzen, daß alternde Patienten im Jahr wenigstens 1mal, besser 2mal nachuntersucht werden. Die sogenannte Altersprogenie unterstreicht die Notwendigkeit der geforderten regelmäßigen Nachsorge. Ihre Entstehung sei noch einmal kurz skizziert: Knochenabbau – Bißsenkung mit relativer Vorverlagerung des Unterkiefers, Primärkontakte auf Protrusionsfacetten – dadurch Horizontalschübe auf die Prothesen (obere nach ventral, untere nach distal) –, verstärkter Abbau. Diesem nach der beschriebenen Sequenz ablaufenden Vorgang wohnt ein solch traumatisches Potential inne, daß er unbedingt vermieden werden muß (Abb. 5).

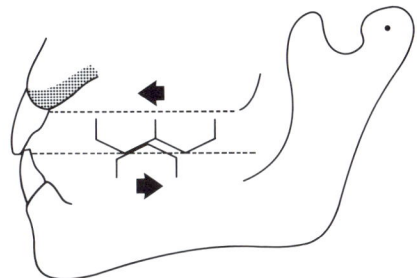

Abb. 5 Durch Bißsenkung entstehen Primärkontakte auf Protrusionsfacetten: die obere Prothese wird nach ventral, die untere nach dorsal geschoben

3.3 Sofortprothesen

Gerade im Hinblick auf das Adaptieren durch den Patienten wird der Wert der Sofortprothese deutlich, wenn diese in der richtigen Weise hergestellt wird, was bedeutet, daß bei prächirurgischem Vorgehen die künstlichen Zähne an die Stelle der natürlichen gesetzt werden. Die natürlichen Zähne stehen nämlich im Gleichgewicht der sogenannten akzessorischen Kaumuskulatur und der Wangen-Lippenmuskulatur. Je weniger nun die Harmonie zwischen diesen Muskeln und den Zahnreihen gestört wird, umso leichter kann der Patient den Ersatz adaptieren.
Entfernt man zunächst die Zähne und fertigt nach einer gewissen Ausheilungszeit erst den Ersatz an, handelt man sich zwei Nachteile ein, man verliert die Orientierung für die Stellung der Zähne, und man bürdet dem Patienten eine zweifache Umstellung auf. Denn der Raum, in dem die Zähne gestanden haben, bleibt nicht offen. Er wird ausgefüllt von Zunge und Wange, die dann wieder von der Prothese auseinandergedrängt werden.
Müssen zur Anfertigung einer totalen Sofortprothese viele Zähne entfernt werden, so wird vom Patienten im Verlauf der Ausheilungsphase eine besondere Anpassungsfähigkeit verlangt, weil sich die Situation infolge der mit der Heilung verbundenen Schrumpfung ständig ändert. Dies ist insbesondere der Fall, wenn auch Molaren extrahiert werden mußten. Gerade bei älteren Menschen ist es dann zweckmäßig, die Sofortprothese in zwei Raten herzustellen. Man beläßt zunächst auf jeder Seite 1 bis 2 Zähne, an denen man die im ersten Abschnitt anzufertigende Sofortprothese mit Klammern verankert. Notwendige Unterfütterungen zum Ausgleich von Schrumpfungen werden auch schon bei der Teilprothese durchgeführt. Hat sich nach 3–6 Monaten der Kiefer konsolidiert, wird in einem zweiten Schritt die Teilprothese in eine totale Sofortprothese umgewandelt (Abb. 6a und 7).

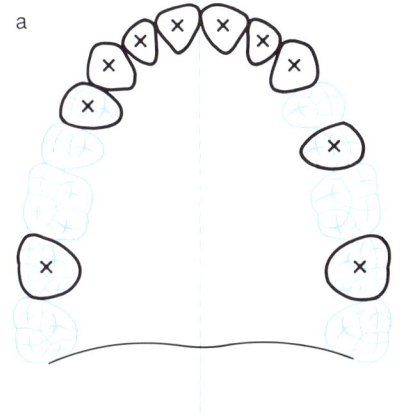

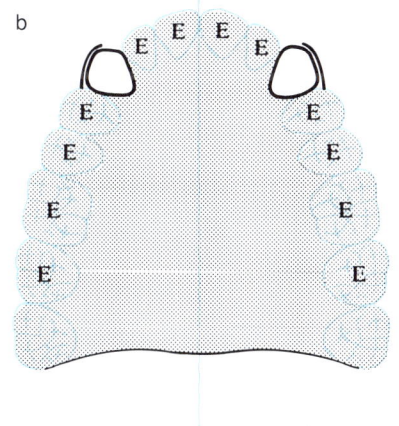

Abb. 6 Sofortersatz: a) Befund; b) erste Stufe

3.4 Aufbauprothesen

Bei der Aufbauprothese wird das beschriebene Vorgehen in noch kleinere Schritte unterteilt. Es handelt sich gewissermaßen um eine prolongierte Sofortprothese. In Fällen, in denen man des Befundes wegen durchaus eine totale Sofortprothese diskutieren könnte, fertigt man eine Aufbauprothese an. Bezüglich der noch vorhandenen Zähne wird dabei vorausgesetzt, daß sie ihrem Zustand nach einerseits keine aufwendigere Konstruktion mehr rechtfertigen, daß andererseits ihre sofortige Extraktion aber auch nicht zwingend indiziert ist. In diesen Fällen wird eine einfache, nicht abgestützte Kunststoffprothese mit einfachen Halteelementen angefertigt. Muß später ein Zahn entfernt werden, wird die Prothese entsprechend erweitert. Auf diese Weise muß sich der Patient immer nur an ein neues Teilstück derselben Prothese gewöhnen. Die Prothese wächst in Etappen auf die Ausdehnung einer totalen zu, ohne daß jeweils große Umstellungen notwendig werden (Abb. 7a–d).

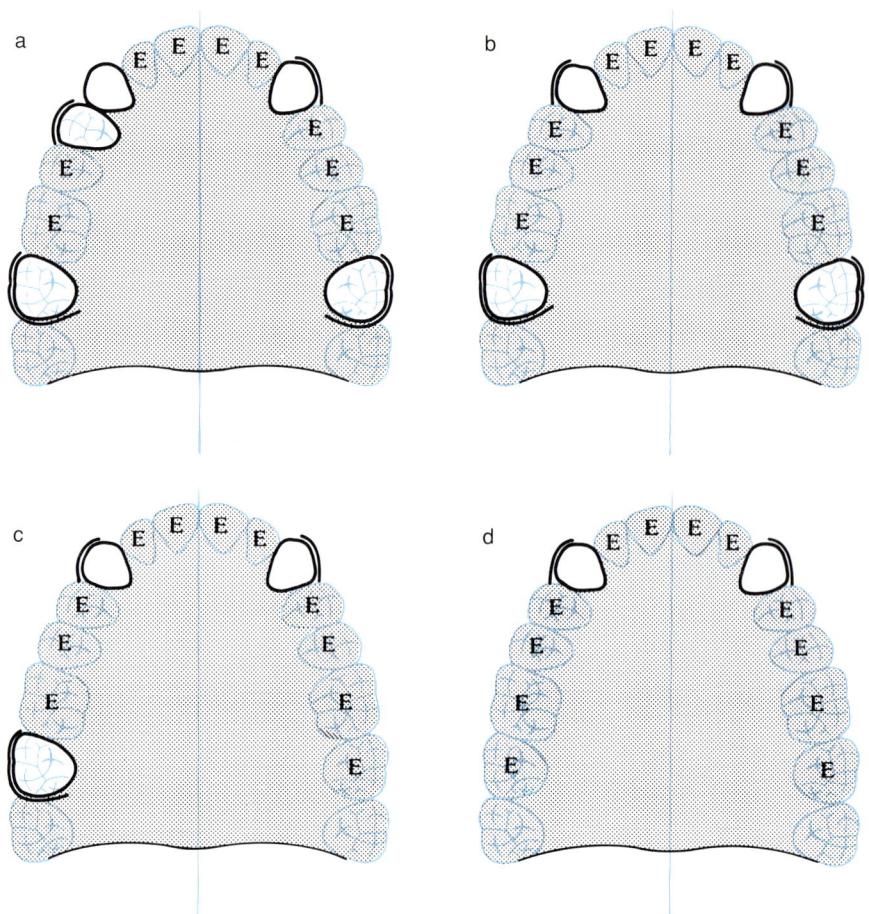

Abb. 7 Aufbauprothese: a) Befund: Fehlende Zähne durch einfache Kunststoffprothese ersetzt; b) erste Erweiterung; c) zweite Erweiterung; d) dritte Erweiterung

Der Unterschied zwischen der zweigeteilten totalen Sofortprothese und der Aufbauprothese besteht darin, daß im ersten Falle ärztlicherseits an der Notwendigkeit der Totalausräumung nicht die geringsten Zweifel bestehen, sie wird nur in zwei Schritten vollzogen. Im zweiten Fall muß es ärztlicherseits vertretbar sein, daß die belassenen Zähne allenfalls noch über Jahre im Munde verbleiben können, ohne daß daraus ein sekundärer Schaden resultiert.

Eine weitere Indikation für Aufbauprothesen ist dann gegeben, wenn der Patient nicht die Einwilligung zu an sich notwendigen Extraktionen gibt, weil ihm die Einsicht fehlt. Dies ist häufiger bei alten Menschen der Fall, bei denen eine gewisse Versteifung der Interessenstrukturen zu unflexiblem Verhalten führt. Allzu negativ wird dieser Sachverhalt zumeist mit „Altersstarrsinn" bezeichnet. Oft wird sein Verhalten auch verursacht von der schlichten Furcht, er könne mit der totalen Prothese nicht zurechtkommen. Da man ohnehin nicht gegen den Willen des Patienten extrahieren darf, fertigt man zunächst eine Aufbauprothese an. Bekommt der Patient irgendwann später Schmerzen an den restierenden Zähnen, löst sich das Problem von selbst. Dem in seiner Sicht Schicksalhaften stimmt der Patient zu, nicht der „Aufdringlichkeit" des Zahnarztes.

Weitere Ausführungen sollen sich auf die Prothesenpflege, die Ästhetik und die Multimorbidität beziehen.

3.5 Prothesenpflege

Neben dem Nachlassen der oralen Stereognosie und der oralen muskulären Feinkoordination ist beim alternden Menschen ein Nachlassen der fünf Sinne überhaupt zu beobachten. Dies mag an der Pflege des Zahnersatzes verdeutlicht werden. Die Prothesen alternder Menschen sind oft in erschreckendem Maße verunreinigt und haben starken Geruch angenommen. Mit Plaquerevelatoren färben sich die Prothesen über und über rot an (Abb. 8). Dies alles, obwohl die Patienten beteuern, daß sie ihren Ersatz regelmäßig reinigen, woran zu glauben schwerfällt. Dadurch aber tut man dem alten Menschen unrecht. Der alternde Mensch nimmt den schlechten Gruch und den schlechten Geschmack nicht wahr. Auch sieht er den Belag nicht. Mit den Händen ist er nicht mehr so geschickt. Als Konsequenz ergibt sich daraus:

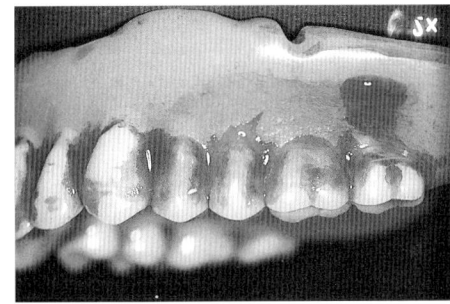

Abb. 8 Prothesenplaque in konkaven Bereichen

- die Oberfläche von Prothesen muß so modelliert und ausgearbeitet werden, daß sie leicht sauber, d. h. plaquefrei zu halten ist. Schafft dies der Patient dennoch nicht,
- so muß von anderer Seite in entsprechenden Abständen eine Grundreinigung vorgenommen werden, sei es durch Angehörige oder Pflegepersonal, sei es professionell vom Zahnarzt und seinen Mitarbeitern. So wird auch unter dem Aspekt der „denture care" die Forderung nach kontinuierlicher Betreuung bestätigt. Eine saubere Prothese ist nämlich keineswegs als Luxus anzusehen, in vielen Fällen führt Prothesenplaque zu hartnäckigen unspezifischen Schleimhautentzündungen.
- Einfache Formen sind zu bevorzugen. Alles, was konvex gestaltet werden kann, sollte konvex geformt werden, weil konvexe Flächen infolge guter Politur plaquefrei sind, während konkave Flächen zumeist mit Plaque bedeckt sind, weil ein Politurdefizit vorliegt. Ein sauberes Oberflächenfinish und durchgestylte Konstruktionen helfen, daß die Prothese plaquefrei bleibt. In gewissen Abständen kann der Ersatz in Chlorhexidinlösung gelegt werden.

3.6 Ästhetik

Bezüglich der Ästhetik, vor allem totaler Prothesen, kann man die besten Informationen von alten Personen erhalten, die noch ihre natürliche Dentition haben. Man erkennt dann, daß es altersbedingt naturgegebene Veränderungen der Physiognomie gibt, die mit Zahnverlust nichts zu tun haben. Das Gewebe dünnt aus, die Lippenfülle geht verloren, es entstehen Falten. Der Gewebetonus läßt nach, die Mundwinkel hängen herab. Die Labiomentalfalte prägt sich aus. Beim Lachen werden die oberen Zähne weniger gezeigt (Abb. 9). Durch Abrasion wird das Untergesicht ein wenig verkürzt. Ästhetisch wirkt sich dieser Vorgang im allgemeinen positiv aus, weil das Untergesicht von der Subnasallinie bis zur Unterkante des Kinns bei den meisten Menschen länger ist als die Strecke Bipupillarlinie – Subnasallinie und harmonische Proportionen dann vorliegen, wenn die beiden genannten Strecken weitgehend gleich lang sind. Der Ausdruck von Gelassenheit, Gleichmut und Würde im Gesicht des älteren Menschen ist zum guten Teil auf die Verkürzung des Untergesichts und die damit verbundene Verbesserung der Proportionen zurückzuführen. Ist nun Ersatz anzufertigen, so darf man nicht der Versuchung verfallen, aus einem 70jährigen Zahnlosen einen 30jährigen Bezahnten machen zu wollen. Man sollte vielmehr den 70jährigen Unbezahnten so versorgen, als ob er noch natürlich bezahnt sei. Drei häufig anzutreffende Fehler sollten vermieden werden: bei zu engem oberen Zahnbogen den Kunststoff im Vestibulum zu stark vorzuwölben, den Biß zu hoch einzustellen und die Kauebene zu tief zu legen.

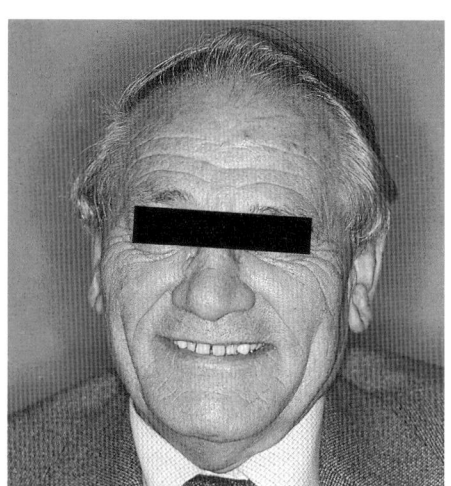

Abb. 9 Auch bei Vorhandensein aller natürlichen Zähne entstehen beim älteren Menschen bestimmte physiognomische Veränderungen: Nachlassen des Gewebetonus, Reduzierung des Turgors, Falten. Ältere Menschen zeigen beim Lachen die oberen Zähne weniger als junge

4 Multimorbidität

Viele alte Patienten leiden an mehreren, manche an vielen Krankheiten, z.B. an Herz-Kreislaufstörungen, an Altersdiabetes, an Prostatabeschwerden, an Leberstörungen und ähnlichem mehr. Sie sind gehalten, die unterschiedlichsten Medikamente einzunehmen. Daraus resultiert häufig eine sehr belästigende Mundtrockenheit. Darauf sollte man bei der Konstruktion notwendigen Zahnersatzes Rücksicht nehmen und, sofern es der Befund zuläßt, die Bedeckung des Gaumens so klein wie möglich halten. Vor allem sollten die Drüsenzonen im Oberkiefer freigelassen werden (Abb. 10 und 11).

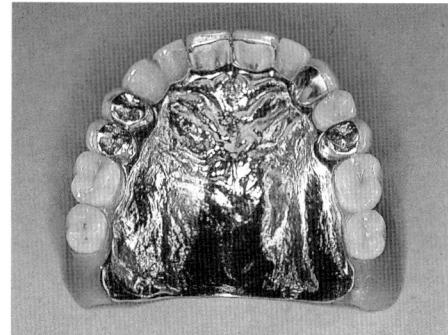
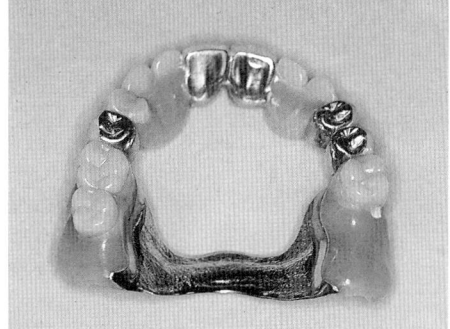

Abb. 10 Unnötige Bedeckung des Gaumens durch Teleskopprothese

Abb. 11 Prothese der Abbildung 10 nach Änderung: gaumenfrei

Oft stellt sich die Frage, ob bei alten Patienten ein komplizierter komplettierend-herausnehmbarer Ersatz angefertigt werden soll oder ein reduziert-festsitzender. Hier muß man sich, wenn auch nicht uneingeschränkt, so doch eindeutig für den reduziert festsitzenden Ersatz aussprechen.

Lassen sich kombiniert festsitzend-herausnehmbare Konstruktionen nicht vermeiden, so müssen einfache Attachments gewählt werden. Sind Anzeichen geminderter manueller Fähigkeiten zu erkennen (Parkinson, Apoplexie, organisches Psychosyndrom), so sind Geschiebe, Riegel und kleindimensionierte Attachments unzweckmäßig. Teleskopprothesen mit kugelförmigen Griffhilfen sind leichter zu handhaben, allenfalls auch für Pflegepersonal.

5 Organisches Psychosyndrom

Es wurde schon erwähnt, daß es bei der Geriatrie und Gerontostomatologie nicht so sehr um das kalendarische als vielmehr um das biologische Alter geht. Der Prozeß des Alterns kann gelegentlich relativ früh einsetzen. Wenngleich das organische Psychosyndrom in der Gruppe der älteren Menschen relativ selten vorkommt, so muß man es dennoch kennen. Es ist zumeist eine Folge zentraler Mangeldurchblutung, kann aber auch andere Ursachen haben (progressive Paralyse, gutartiger Hirntumor, subdurales Hämatom). Die Betroffenen verlieren die Fähigkeit, ihre Affekte zu steuern. Sie reagieren auf nichtige Anlässe in unangemessener Weise durch Aufbrausen, Lachen oder Weinen. Man nennt dies Affektinkontinenz. Sie isolieren sich dadurch selbst. Auch wenn sie die Einsicht in ihr unangemessenes Verhalten haben, so sind sie nicht davor gefeit, beim nächsten Mal die von ihnen bedauerten und bereuten Fehler zu wiederholen.

Weiterhin gehört zum Krankheitsbild des organischen Psychosyndroms, daß die Befallenen an Antriebsschwäche und schneller Ermüdung leiden. Der vitale Schwung ist dahin, die Konzentrationsfähigkeit in starkem Maße herabgesetzt. Die Merkfähigkeit ist nur noch gering, das Kurzzeitgedächtnis läßt nach, während früher erworbene Gedächtnisinhalte noch exakt reproduziert werden können. Für diesen Sachverhalt verwendet man das Bild von Sedimentationsschichtungen. Die im Laufe des Lebens aufgenommenen Bewußtseinsinhalte liegen in Schichtungen übereinander. Die ältesten Schichten liegen naturgemäß unten, die jüngsten oben. Entgegen dem Lagerungsprinzip, first in, first out, lösen sich die jüngsten Schichten zuerst auf, die ältesten treten dagegen klar zutage (Abb. 12). So kommt es, daß die Patienten, die am organischen Psychosyndrom leiden, in der Zeit ihrer Jugend und Kindheit zu leben scheinen. Die damals erlebten Geschichten erzählen sie immer wieder.

Außer dem Sedimentationsmodell für Bewußtseinsinhalte gibt es noch das Modell der konzentrischen Kreise für das Ich-Bewußtsein (Abb. 13). Es gibt zentrale und periphere Strukturen des Bewußtseins. Die peripheren lösen sich zuerst auf, sie können bei Hirnkranken so katastrophal gestört sein, daß sie sich in der Stadt, in der sie groß geworden sind, nicht mehr zurechtfinden. Selbst in der Straße, in der sie leben, finden sie ihr Haus nicht mehr. Diese verwirrten Personen haben dennoch das Ich-Bewußtsein und das Gefühl dafür, was ihnen als menschlichen Wesen zukommt, nicht verloren. So kann es zu schweren Affektausbrüchen kommen, wenn der Zahnarzt oder dessen Hilfskräfte in der Annah-

Abb. 12 Bewußtseinsinhalte: Sedimentationsschichten-Modell. Fortschreitende Zerstörung bei organischem Psychosyndrom, beginnend bei den jüngsten Schichten

Abb. 13 Bewußtseinsinhalte: Modell der konzentrischen Kreise: Fortschreitende Auflösung von peripher her

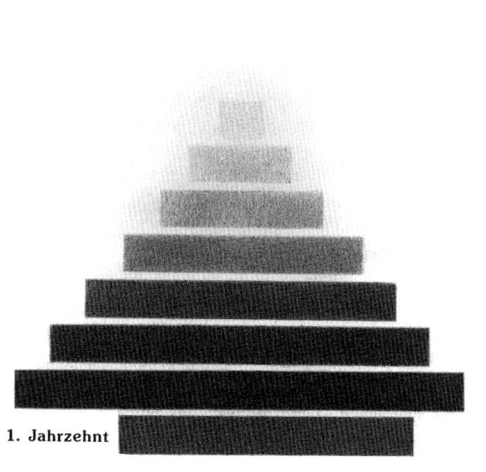
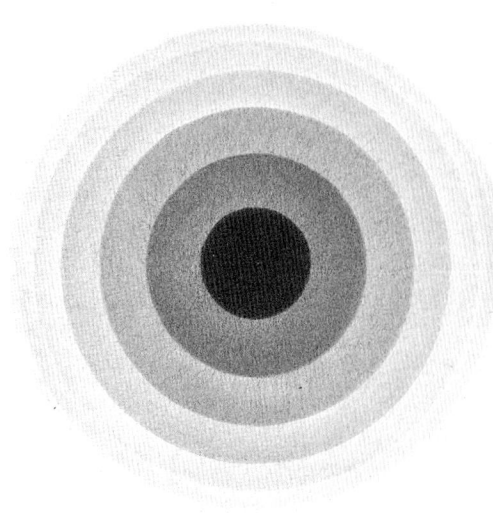

me, der Patient würde auf Grund seines Verhaltens und seiner äußerlichen Erscheinung auch zentrale Dinge nicht mehr wahrnehmen, unbedacht Äußerungen zu seiner Person tun oder ihn ungeziemend behandeln. Herr Meier ist auch als Patient mit organischem Psychosyndrom Herr Meier. Die kumpelhafte und selbst lieb und zuvorkommend gemeinte Wendung: „Alterchen, wir machen das schon!" ist schlicht ungebührlich.

PSYCHAGOGIK

1 Definition und Bedeutung
2 Psychagogik vor der prothetischen Therapie
3 Führung während der Behandlung
4 Führung/Verhalten nach der Behandlung

Es mag verwundern, daß das Kapitel über den Umgang mit dem Patienten am Ende des Buches steht, obwohl es doch eigentlich am Anfang stehen müßte. Für beide Plazierungen gibt es gute Gründe. Natürlich beginnt die Psychagogik mit der ersten Kontaktaufnahme, vieles aber versteht man erst, wenn man schon einige Erfahrungen gesammelt und auch schon Mißerfolge erlebt hat.

1 Definition und Bedeutung

In den leider weitgehend verdrängten Begriffen „Sprechzimmer" und „Sprechstunde" wird etwas deutlich von der Psychagogik. Das Gespräch ist ein wesentlicher Teil der Psychagogik. Das Gespräch mit dem Patienten bedeutet aber noch nicht Psychagogik. Psychagogik ist mehr. Es geht dabei um die Führung des Patienten überhaupt. Am Beispiel des Begriffes Pädagogik wird der Sachverhalt klar. Pais = der Knabe oder allgemein das Kind; agogik = Führung. Pädagogik bedeutet also: Kinder führen, ins Leben führen, leiten, lehren. Das ist mehr, als nur mit ihnen reden. Entsprechend bedeutet Psychagogik: die Seele führen, den Menschen als leibseelische Einheit führen.

2 Psychagogik vor der prothetischen Therapie

Es ist das Recht des Patienten, vor einer Behandlung zu erfahren, was mit ihm geschehen soll. Es ist sein Recht, daß zu jeder vorgesehenen Behandlungsmaßnahme seine Einwilligung eingeholt wird. Einwilligen kann er aber nur dann, wenn er informiert wurde und wenn ihm Alternativen aufgezeigt wurden.
Das aufklärende Gespräch nach sorgfältiger Anamnese- und Befunderhebung ist also ein Stück Psychagogik. Im Kapitel „Befundbezogene Therapie" wurde die Beratung ausführlich abgehandelt. Bei Beachtung des dort beschriebenen Vorgehens kommt es im allgemeinen zum Konsens über die sinnvolle individuelle Therapie. In Ausnahmefällen läßt sich mit sogenannten schwierigen Patienten über Art, Umfang und Ziel der Behandlung keine Übereinkunft erzielen.
Zwei Situationen sind denkbar:

- Der Patient wünscht eine Behandlung, für welche der Zahnarzt keine Indikation sieht, und
- der Zahnarzt hält eine Behandlung für indiziert, welcher aber der Patient nicht zustimmt.

Wie soll man sich in solchen Situationen verhalten?

2.1 Unerfüllbares Behandlungsbegehren

Oft wird der Zahnarzt von seiten der Patienten bedrängt mit Behandlungswünschen, die dem ärztlichen Wissensstand entgegenstehen. Wenn sich die Patienten endlich durchgerungen haben, den Zahnarzt aufzusuchen, soll alles schnell gehen. Sie haben kein Verständnis für eine sorgfältige Vorbereitung der Mundhöhle. Die Zeit beanspruchende Parodontalbehandlung akzeptieren sie nicht. Nachteile, die aus der Unterlassung der Vorbehandlung resultieren, werden im Nachhinein aber vor Gericht dem Zahnarzt angelastet mit der Argumentation, der Zahnarzt sei schließlich der Fachmann und er hätte dem Unverstand des Laien nicht nachgeben dürfen. Daraus kann man nur einen Schluß ziehen: Man empfiehlt dem Patienten von vornherein, sich einen anderen Behandler zu suchen, wenn er ein fundiertes Behandlungskonzept nicht akzeptiert.

Dies hat in ganz sachlicher Art zu geschehen, nicht verletzend, aber bestimmt. Patienten, die jahrzehntelang ihr Gebiß vernachlässigt haben, fordern vom Zahnarzt kategorisch, sie seien zwar mit Zahnersatz einverstanden, aber herausnehmbar dürfe er nicht sein. Geht der Zahnarzt darauf ein, so führt das beim Fehlen entsprechender Voraussetzungen zu Risikokonstruktionen, für welche der Zahnarzt beim Scheitern regreßpflichtig gemacht wird. Wiederum wird deutlich, daß der Zahnarzt keine Behandlung durchführen darf, von deren Richtigkeit er nicht fest überzeugt ist.

2.2 Fehlende Zustimmung

Gelegentlich erlebt man es, daß für den Zahnarzt überhaupt keine Zweifel daran bestehen, daß die letzten Zähne entfernt werden müssen und daß totaler Ersatz anzufertigen ist. Die restierenden Zähne sind teils gelockert, teils mit periapikaler Ostitis behaftet. Der Patient willigt aber nicht ein. Die Ursache seiner Weigerung besteht darin, daß ihm die Zähne keine Schmerzen bereiten, und in der Furcht, er könne mit der totalen Prothese nicht zurechtkommen. Der Zahnarzt muß den Patienten nun über die möglichen Folgen aufklären, die zwar eindringlich darzustellen sind, aber nicht in übertrieben dunklen Farben ausgemalt werden dürfen. Beharrt der Patient dennoch auf seiner Ablehnung, so ist zumindest keine aktuelle Behandlung möglich. Dem Patienten muß man die Chance geben, die Angelegenheit zu überdenken. Die Tür der Praxis darf für ihn nicht zugeworfen werden; er muß die Gelegenheit haben zurückzukehren. Die Dokumentation ist in Fällen dieser Art aber besonders wichtig. Am besten notiert man auf der Behandlungskarte den Therapievorschlag und fügt hinzu, daß der Patient trotz Aufklärung über die möglichen Folgen die Behandlung abgelehnt hat. Erzwingt man die Behandlung, muß man damit rechnen, daß der Patient mit der totalen Prothese unzufrieden ist, obwohl der Ersatz objektiv in Ordnung ist. Die kleinen Schwierigkeiten, die bei allen Patienten anfänglich auftreten und die nur durch den Patienten selbst überwunden werden können durch Geduld, Gewöhnung und den guten Willen, sich mit dem Ersatz anzufreunden, werden nicht akzeptiert. Sie werden nicht als zum Prozeß des Integrierens hinzugehörend aufgefaßt, sondern als verursacht durch das Fehlen der eigenen Zähne. Und nun wird man mit der ständigen Litanei konfrontiert, wie schön doch alles wäre, hätte man diese Zähne noch. Die Behandlung endet mit einem Mißklang.

Der Zahnarzt mag ein gutes Gewissen haben, weil er getan hat, was er für richtig hielt und weil auch die Ausführung gelungen ist; das Mißbehagen aber bleibt. Warum? Weil er seinen Willen durchgesetzt hat. Es geht aber nicht darum, seinen eigenen Willen durchzusetzen, sondern darum, Patienten zu führen und zu betreuen. Dabei muß man auch Kompromisse schließen können, was im angenommenen Beispiel sehr einfach ist. Es gibt nämlich sehr wohl Ereignisse – von außen kommend – die die notwendige Umstimmung des Patienten herbeiführen können. Bekommt der Patient an einem der restierenden Zähne Schmerzen, so reift mit den Beschwerden auch die Einsicht in die Notwendigkeit, den totalen Ersatz zu akzeptieren. Primär besteht dann der Wunsch, von den Schmerzen befreit zu werden. Er weiß nun, daß das Unvermeidliche für ihn gekommen ist, und ist auch gewillt, sich darein zu schicken. Der Zahnarzt fertigt den Ersatz an und wird als besonders tüchtig angesehen, weil der Patient besser damit zurecht kommt als er erwartet hat, und weil er, der Zahnarzt, eine Situation gemeistert hat, vor der der Patient sich so sehr gefürchtet hat.

Man beachte: In beiden Fällen ist der Zahnersatz gleich gut, im ersten Fall wird der Zahnarzt von einem unzufriedenen Patienten als selbstherrlich und unqualifiziert abgestempelt, im zweiten wird er von einem glücklichen Patienten als verständnisvoll und einfühlsam sowie als Meister seines Faches gelobt.

3 Führung während der Behandlung

Ebenso wichtig wie die Beratung vor der Behandlung sind die Informationen während der Behandlung. Begleitende Erklärungen wecken das Verständnis und somit die Einsicht in die einzelnen Schritte, sie lockern die Atmosphäre auf. Natürlich wird man dabei entsprechend dem Interesse und der Aufnahmefähigkeit des Patienten unterschiedlich verfahren. Zu unterscheiden sind dabei Dinge, die man erklären muß, und Dinge, die man erklären kann. Natürlich lassen sich hier nur einige Szenen darstellen, die beispielhaft zu verstehen sind.

Teilnehmenlassen am Entstehungsprozeß: Oft ist es durchaus zweckmäßig, dem Patienten das Entstehen bzw. Fortschreiten einer Arbeit zu erklären. Sein Beruf oder sein Hobby ergeben den Anknüpfungspunkt. Bei Männern läßt sich gerade bei zusammengesetzten festsitzend-herausnehmbaren Konstruktionen Interesse wecken. Das Abformen, das Abformmaterial und dessen Eigenschaften, die Modellherstellung, das Modellieren sowie Gieß- und Fräsarbeiten sind allgemein interessierende Themen. Sie bringen Verständnis für die Arbeitsgänge, für die Präzision und auch dafür, daß gelegentlich Korrekturen vorgenommen werden müssen. Wenn die Patienten ein wenig hinter die Kulissen geschaut haben, erkennen sie oft selbst, daß es gar nicht selbstverständlich ist, wenn etwas paßt. Es kann nicht falsch sein, wenn sie einen Eindruck davon bekommen, wie die Werkstoffe auf das Gelingen des Endproduktes Einfluß nehmen.

In diesem Zusammenhang seien noch einige Bemerkungen zu der Situation gemacht, daß ein einzelner Arbeitsschritt nicht gleich gelingt. Viele Zahnärzte glauben, sich eine Blöße zu geben, wenn sie z.B. eine Abformung wiederholen müssen. Solche Vorstellungen von eigener Minderwertigkeit sind schlicht falsch. Der Patient wertet es als Gewissenhaftigkeit und als Sorgfalt, wenn für ihn das beste getan wird. Im übrigen ist es auch eine Frage, welchen Kommentar man dazu gibt. Man muß nicht unbedingt sagen, „dieser Abdruck ist mir mißlungen", besser ist, „lassen Sie es uns noch einmal versuchen, wahrscheinlich läßt sich ein genaueres Ergebnis erreichen". Schließlich ist es auch aus anderen Gründen unklug, wenn man erkannte Ungenauigkeiten nicht rechtzeitig korrigiert.

Irgendwann wird der Fehler doch offenbar. Ist es denn etwa besser, wenn sich der Mangel z.B. bei der Anprobe der Metallbasis manifestiert? Keineswegs! Man kann es nur wiederholen: Erkannte Ungenauigkeiten sind unmittelbar zu beseitigen. Jede Scheu vor dem Patienten ist fehl am Platz. Verliert man einen Patienten, weil er übelnimmt, daß man für ihn das beste tun will, oder weil er nicht einräumen will, daß nicht jeder Schritt auf Anhieb gelingen kann, so kann man nur froh sein.

Zu den Bereichen über die man mit dem Patienten reden muß, gehört die Ästhetik. In diesem Punkt macht man sich den Patienten zum Freund, wenn man ihn am Entstehungsprozeß beteiligt. Allein schon dadurch, daß man z.B. bei der Anfertigung totaler Prothesen Fotos aus jener Zeit anfordert, in welcher der Patient noch bezahnt war, gibt man ihm das Gefühl, daß er individuell behandelt wird. Probiert man beim Fehlen von Fotos einige Varianten der Zahnstellung am Behandlungsstuhl aus und läßt den Patienten mitentscheiden, erreicht man, daß er schon in dieser Phase den ersten Schritt zum Akzeptieren des Ersatzes tut.

4 Führung/Verhalten nach der Behandlung

Führt die Behandlung zum Erfolg, worunter zu verstehen ist, daß der Patient mit dem Ersatz zurechtkommt und zufrieden ist, erübrigen sich weitere Ausführungen zur Psychagogik. Dem Patienten wird noch einmal eine gewissenhafte Mundhygiene anempfohlen sowie das Einhalten des vereinbarten Recall-Termins. Bleibt aber der Erfolg aus, so sieht sich der Zahnarzt mit einer schwierigen Situation konfrontiert. Schwierig ist die Situation deshalb, weil er überprüfen muß, was er selbst angefertigt hat. Hier stehen Betriebsblindheit und Fehleinschätzung der eigenen Person einer sachlichen Analyse im Wege. Ein altes Sprichwort sagt: „Niemand kann in eigener Sache Richter sein". Dennoch kommt man zunächst an der Beurteilung der eigenen Arbeit nicht vorbei. Diese gelingt nur dann, wenn man bereit ist, den Patienten ernst zu nehmen, und wenn man bereit ist, vor sich selbst einzugestehen, daß man auch Fehler machen kann.

Ehe man den Gedanken an sich heranläßt, „daß sich der Patient anstellt, daß er gar nichts hat", sollte man sich vergegenwärtigen, daß man ihm am Anfang der Behandlung ohne Einschränkung geglaubt hat. Als der Patient Beschwerden vortrug, die sicher mit der eigenen Tätigkeit in keinen Zusammenhang zu bringen waren, hatte man keine Zweifel an seiner Aussage. Als er möglicherweise die Arbeiten eines Vorbehandlers beanstandete, war man mit ihm absolut d'accord. Warum aber soll der Patient nach der Behandlung ein anderer sein? (Besser ist es, man nimmt dies nicht an, sonst könnte man die Veränderung auf die Behandlung zurückführen.) Wenn man also zu Beginn der Behandlung den geklagten Beschwerden entsprechende Befunde zuordnen konnte, dann muß man konsequenterweise davon ausgehen, daß der Patient auch nach der Behandlung nicht ohne Grund klagt. Sollte sich später das Gegenteil herausstellen, umso besser!

Ist man grundsätzlich bereit, sich selbst als nicht unfehlbar einzuschätzen, wird es kaum zu falschen Verhaltensformen dem Patienten gegenüber kommen. Leider aber hilft eine bescheidene innere Einstellung dem Patienten nichts, wenn es an der nötigen Fachkenntnis mangelt. „Man sieht nur, was man weiß". Also muß man ständig an sich arbeiten, um viel zu wissen. Möglichkeiten dazu gibt es genug. Allerdings muß man zur Fort- und Weiterbildung auch die richtige Einstellung haben. Fortbildung bedeutet nicht, daß man von Verfahren zu Verfahren springt, bedeutet auch nicht, daß man sich in Orchideenfächern profiliert. Fortbildung heißt u. a., daß man sich ständig konfrontiert mit der Entwicklung des Faches, daß man epikritisch seine eigene Arbeit reflektiert, daß man sich offenhält für den Fortschritt und daß man auch den zeitbedingten Wissensverfall bremst, die notwendige Wissensauffrischung betreibt.

Ohne auf Differenzierungen näher einzugehen, darf man feststellen, daß drei Grundsituationen für Unzufriedenheit bzw. Nichtzurechtkommen des Patienten mit dem Ersatz zu unterscheiden sind:

- der Patient ist unzufrieden, obwohl der Ersatz objektiv korrekt gearbeitet ist,
- der Patient ist unzufrieden, weil die Arbeit Mängel aufweist,
- der Patient kommt mit dem Ersatz nicht zurecht, weil er anderweitig krank ist.

Ersatz einwandfrei, Patient dennoch unzufrieden: Ist der Zahnersatz fehlerfrei, der Patient aber dennoch unzufrieden, so darf man dezent darauf hinweisen, daß die Möglichkeiten der Therapie begrenzt sind, daß der Ersatz nie die Qualität eines gesunden natürlichen Gebisses erreichen kann.

Solches darf der Zahnarzt aber nur andeuten, wenn die Ansprüche zu hoch geschraubt sind, nur eben dann. Bei alledem darf man nicht übersehen, daß es oft genug der Zahnarzt selbst ist, der bei der Beratung übertriebene Hoffnungen geweckt hat. Man kann gar nicht eindringlich genug davor warnen, leichtfertige Versprechungen zu machen. Im übrigen ist auffällig, daß der Zahnarzt immer dann in Gefahr gerät, falsche Vorstellungen zu induzieren, wenn er den eigentlichen ärztlichen Bereich verläßt.

Solange der Patient an einer schmerzhaften Kavität, an einer Pulpitis oder an einem Abszeß leidet, sind auf beiden Seiten „normale" Verhaltensweisen zu erwarten. Der Patient wünscht nur, von seinen Schmerzen befreit zu werden, und der Zahnarzt bemüht sich nach Kräften, dies zu erreichen. Angesichts echt pathologischer Situationen kommen falsche Töne erst gar nicht auf. Sobald aber der Zahnarzt glaubt, er könne besser arbeiten als die Natur, wenn gesunde Zähne überkront werden, wenn funktionierende okkluso-artikuläre Systeme geändert werden u. ä., dann gerät seine Selbstüberschätzung in die Nähe der Anmaßung.

Patient ist unzufrieden, weil der Ersatz Mängel aufweist: Sind die Möglichkeiten der Rehabilitation nicht voll genutzt, ist der Defekt in geringerem Maße kompensiert, als es dem Wissensstand entspricht, so kann das von niemandem gutgeheißen werden.

Ist z.B. die Okklusion mangelhaft, muß der Hinweis darauf, daß ein Ersatz niemals dem Original entsprechen kann, geradezu als Hohn aufgefaßt werden. Und so nimmt es nicht Wunder, daß manche gerichtliche Auseinandersetzung deshalb anhängig gemacht wird, weil sich der Patient genarrt und betrogen fühlt. Völlig unverständlich indessen ist es, daß trotz offenkundiger Mängel am Ersatz der Zahnarzt die Angelegenheit zum Prozeß gehen läßt. Gewiß, er steckt wieder in dem Dilemma, seine eigene Arbeit beurteilen zu müssen, mit all den Problemen der Betriebsblindheit, aber man fragt sich, ob denn gar keine Freundschaften mehr bestehen zu einem Kollegen am Ort oder zu einem Konsemester, mit dem man seinen Problemfall bereden kann und der als Außenstehender den Sachverhalt vorurteilsfrei betrachten kann.

Entdeckt man an der eigenen Arbeit einen Fehler oder wird dieser von einem Fachkollegen erkannt, so gibt es nur eine Reaktion: man gesteht vor sich selbst und dem Patienten den Fehler ein und beseitigt ihn. Kein Patient nimmt dies übel, im Gegenteil, er schätzt den Zahnarzt wegen seiner charakterlichen Stärke.

Der Patient kommt mit dem Ersatz nicht zurecht, weil er anderweitig krank ist: Ist man überzeugt, daß die eingefügte prothetische Arbeit in Ordnung ist, und klagt der Patient dennoch, so sollte man diesen Sachverhalt zur Kenntnis nehmen und sich nicht blind in Aktivitäten stürzen, indem man Korrekturen vornimmt, die gar nicht notwendig sind und folglich nur zu einer Verschlechterung der Arbeit führen können. Die Feststellung nämlich, daß zwischen Befund und Befinden (Beschwerden) eine Diskrepanz besteht, ist das erste Kriterium, woran man eine psychosomatische Störung (vgl. S. 331 ff.) erkennen kann.

Grundlegende Literatur

Böttger, H. (Hrsg.): Funktionelle Okklusion. Quintessenz, Berlin 1982

Breustedt, Lenz, Musil, Staegemann, Taege, Weiskopf: Prothetische Stomatologie. Barth, Leipzig 1987

Bundesverband der Betriebskrankenkassen (Hrsg.): Qualitätssicherung in der Zahnmedizin. Hanser, München–Wien 1990

Franz, G.: Dentalgipse. Hanser, München–Wien 1981

Fuhr, K., Behneke, N., Reiber, Th.: Die Teilprothese. Hanser, München–Wien 1990

Hahn, P. P.: Die gegossene Teilprothese als Therapeutikum im Lückengebiß. Volk und Gesundheit, Berlin 1988

Hofmann, M.: Totale Prothese nach dem All-Oral-Verfahren. 3. Aufl. Hanser, München–Wien 1981

Holste, Th., Renk, A.: Klebebrücken in der Zahnheilkunde. Hanser, München–Wien 1985

Horn, R., Stück, J.: Zahnaufstellung in der Totalprothetik. Quintessenz, Berlin 1980

Hupfauf, L. (Hrsg.): Totalprothesen. Praxis der Zahnheilkunde 7. Urban & Schwarzenberg, München 1987

Hupfauf, L. (Hrsg.): Festsitzender Zahnersatz. Praxis der Zahnheilkunde 5. Urban & Schwarzenberg, München 1987

Käyser, A. F., Plasmans, P. J., Snoek, P. A.: Kronen- und Brückenprothetik. Deutscher Ärzte-Verlag, Köln 1985

Körber, E.: Die zahnärztlich-prothetische Versorgung des älteren Menschen. Hanser, München–Wien 1978

Körber, E.: Die prothetische Versorgung des Lückengebisses. 3. Aufl. Hanser, München–Wien 1987

Körber, K.: Zahnärztliche Prothetik. 3. neubearbeitete Aufl. Thieme, Stuttgart 1985

Körber, K. H.: Konuskronen – das rationelle Teleskopsystem. 6. Aufl. Hüthig, Heidelberg 1988

Lehmann, K. H.: Einführung in die Zahnersatzkunde. 4. Aufl. Urban & Schwarzenberg, München 1982

Marxkors, R.: Funktioneller Zahnersatz. 3. Aufl. Hanser, München–Wien 1988

Marxkors, R., Meiners, H.: Taschenbuch der Zahnärztlichen Werkstoffkunde. Hanser, München–Wien 1988

Marxkors, R.: Die partielle Prothese mit Modellgußbasis. BEGO, Bremen 1984

Müller-Fahlbusch, H., Sergl, H. G. (Hrsg.): Der psychosomatische Fall in der zahnärztlichen Beratung und Behandlung. Quintessenz, Berlin 1990

Schwenzer, N. (Hrsg.): Zahn-, Mund- und Kiefer-Heilkunde. Band 3. Prothetik und Werkstoffkunde. Thieme, Stuttgart 1982

Sergl, H. G., *Müller-Fahlbusch, H.* (Hrsg.): Angst und Angstabbau in der Zahnmedizin. Quintessenz, Berlin 1989

Sergl, H. G., *Müller-Fahlbusch, H.* (Hrsg.): Jahrbuch der Psychologie und Psychosomatik in der Zahnheilkunde. Band 1. Quintessenz, Berlin 1990

Siebert, G. K.: Zahnärztliche Funktionsdiagnostik, 2. Aufl. Hanser, München–Wien 1987

Studienhandbuch: Qualitätssicherung in der Zahnmedizin. Würzburg 1988

Voß, R., Meiners, H.: Fortschritte der Zahnärztlichen Prothetik und Werkstoffkunde. Band 1–4. Hanser, München–Wien 1980, 1984, 1987, 1989

Register

Abbau 133, 241
Abdruck, Ausgießen 54
–, entprofilierter 225
–, Herausnehmen 44
–, Kontrolle 54
–, Lagerung 54
–, Reinigung 54
Abdruckpfosten 229
Abformlöffel, halbindividuelle 161
Abformmaterial 40
–, Schrumpfung 48
–, thermische Effekte 46
–, thermoplastisches 52
Abformung 40
–, Fehlerquellen 44
Absaugen 69
Abstand, interokklusaler 179
Achse, kurze tangentiale 114
Adaptationsphase 342
Adaptieren von Zahnersatz 341
Adaptierfähigkeit 350
Adaptiervermögen des Patienten 227
Adhäsion 162
Adhäsivlack 41
Affektinkontinenz 357
Aggressivität 344
aktiv/mundgeschlossen 164
Alginat-Abdruck, myostatischer 108
A-Linie 161, 166
Allergie 214
Alter, biologisches 349, 357
Altersprogenie 216, 353
Altersstarrsinn 355
Alterung, beschleunigte 65
Alveolarfortsatz 161
–, übergroßer 230
Analyse, instrumentelle 206
–, statische 111
Anamnese 159, 251
–, vertiefte biographische 338
Anhängerbrücke 79
Anker 98
Ankerzahn 139
Anmischung 47
Anprobe 201, 244
Anstellwinkel 19
Antagonisten 301
Antagonistenpaare 270, 282
Antriebsschwäche 357
Apoplexie 357
Approximalfläche 110
Approximalkontakt 19, 61, 67
Approximalraum 58
Äquator, prothetischer 115
Äquilibrierung 197
–, beidseitige 68

–, diagonale 198, 212
–, einseitige 68
–, sagittale 197, 210
Arbeitsfeld 302 f.
Artikulation 302
Artikulationslehre 209
Artikulationsoktav 209
Artikulator 56, 63
–, adjustierbarer 206
A-Silikone 47, 48 f.
Ästhetik 188, 194, 253, 356
Atropin 69
Attachment 131, 134 f.
Aufbauprothese 129, 354
Aufbißwall 165
Aufklärung 242, 257
Auflage 115
–, dentale 114, 118
–, distale 124, 289
Auflageachse 113
Auflageklammern 132, 134
Aufstellung 199
Aufwand 255
Aufwand/Nutzen-Relation 284
Ausbildung 294
Ausdehnungskoeffizient, thermischer 65
Auslenkung 316, 322
Ausmodellieren 201
Aussehen 204
Aussparungen für Auflagen 117
Außenteleskope 291
Autodestruktion 214
Autopolymerisat 202, 225
Axiom, therapeutisches 350 f.

Balancefeld 302 f.
Balancekontakte 198
Basis, Verformungswiderstand 110
Basisausdehnung 126
Beanspruchungsrichtung 83
Befunde, Klassifizierung 258
Befunderhebung 251
Behandlungsbegehren, unerfüllbares 362
Belastungsausgleich 139, 150, 292
Bennettbewegung 212, 304
Beratung 242, 256, 363
Beschleifen 26
Betreuung, kontinuierliche 251
Bewegungen, aktive 163
–, funktionelle 163
–, passive 163
–, physiologische 163
–, unfunktionelle 163
–, unphysiologische 164
Bewegungsaufgabe 169

Bewußtmachung 337
Biegewiderstand 83
Bipupillarlinie 168
Bißhöhe 165, 177, 178, 218
Bißhöhenverlust 216
Bißnahme 177, 244
–, provisorische 119
Bißschablone 57
Bißschlüssel 168, 177
Blockbildung 139, 282
Blutung 41
Bogen, gotischer 307
Bonwill-Klammer 118
Bracing 114
Bruch 81
Brücke 237
–, dreispannige 95
–, geteilte 85
–, große 267
–, kleine 49
–, überspannte 93, 98, 265
Brückenanker 76
Brückenkörper 79
–, Dimensionierung 81
Brückenpfeiler 35, 264
Brückenzwischenglieder 80
Bruxieren 198, 316, 324
Bruxismus 133, 316
Bruxofacette 316
Bügel 109
Bügeleinlagerung 128

Camper-Ebene 168, 210
Canalis incisivus 190
Candida-Besiedlung 223
Caninus-Papilla-Caninus 190
Cast-Verfahren 203
Check-bite 185
Chlorhexamed 224
Chorda tympani 323
Cover-denture 145
CPC-Linie 190
Crista mylohyoidea 161, 167
Cushion grip 351

Dauer der Funktionstüchtigkeit 252 ff., 296
Defekte, kariöse 18
Deformation, elastische 43, 140 f.
Dekubitus 204
Demonstration 295
denture care 355
Depression 335
–, phasische 336, 338
Desmodontalspalt 18, 75
Diagnose ex non juvantibus 334
Diamant mit kegelförmigem Kopf 22
–, zylindrischer 22
Differenzmessung 178
Dimension, vertikale 168

Disklusion 133, 323
Distraktion 326
Doppelbiß 244
Doppelmischabdruck 51
Doppelmischtechnik 45, 51 f., 71
dowel-pins 55
Drehmoment 124
Druckfestigkeit 81
Druckstellen 204
Durchbiegung 81
Durchmesser, transversaler 19
Durchmischung 47, 173
Dysmorpho-Manie 345
Dysmorphophobie 344

Eckzähne, obere 30
–, untere 35
Eckzahnkronen 67
Edelmetall-Legierungen 66
Effloreszenzen, akute 225
Einartikulieren 56
Einbettmasse, Abkühlungskurven 60
Einfügen 204, 247
Einheit, okklusale 124, 133
Einlagerungseffekte 197
Einphasenabdruck 45, 49 ff.
Einphasentechnik 71
Einpunktabstützung 114
Einschleifen 209
Einschleifmaßnahmen 218
Einschubrichtung 116
Einstückgußprothese 237, 277, 280
–, Kontraindikation 120
E-Klammern 126
Elongation 270
Endpfeilerbrücke 76 f., 88 ff.
Entlastungsabformung 219
Entzündungen 214, 223
Epithelisierung 242
Ereignisse, situative 335
Erfolg 251
Erfolgsaussichten 257
Erfolgswahrscheinlichkeit 139
Ergänzungsabdruck 45
Ermüdung 357
Ersatz, festsitzender 259
–, teurer 255
Erstabdruck 42
–, Ausschneiden 42
Erstmaterial 43
Exostose, generalisierte 160
Expansion 53
Extension, sublinguale 165
Extensionsbrücke 79

Fadenlegen 41, 49
Farbauswahl 64
Federarm 124
Feder-Nut-Verschlüsselung 149
Fehlbelastung 18

Fehler, okklusale 183
Fehlerquellen 49
Feinkoordination, motorische 350
–, muskuläre 227, 355
Fibrom 160, 230
Finierer, diamantierte 22
Fischer-Winkel 212
Fischmaulstellung 194
Fissur, Vertiefen 22
Flächen, konkave 80
Fließfalte 58, 170
Fluktuation der Beschwerden 334
Fortbildung 365
Fossa, Ausmulden 37, 22
Fossatiefe 24
Foveae palatinae 167
free way space 179
Freiendbrücke 77, 79, 89 ff.
Freiendprothese, einseitige 277
Freiendsattel 108, 124, 135, 137
Front-Eckzahn-Führung 67
Frontzahnbrücke 236
Frontzähne, Aufstellung 188
–, Auswahl 192
–, Statik 188
Frontzahnführung, sagittale 209 f.
Frühkontakt 204
Führungslinie 116, 118
Funktion 251
Funktionsabdruck 161
Funktionsabformung 161, 243
Funktionsanalyse nach Gerber 307
Funktionsformen 63
Funktionslöffel, individueller 243

Gaumenbrennen 333, 338
Gaumendach 161
Gaumenfalte 190, 191
Gaumenfaltenmuster 190
Gaumenform 110
Gebißfunktion, Überprüfung 322
Geflecht, gummielastisches 46
Gelenkgrube 304
Gelenkknacken 326
Gelenkpfanne 301
Gelenkspaltbreite 301
Gerber-Methode 206
Gerontostomatologie 349
Gerüst, Biegewiderstand 82
–, Querschnitt 83
Gesamtkonzept 255
Gesamtvestibulumdistanz 175
Geschiebe 134, 136, 152
Geschiebebrücke 86
Gesichtsbogen 308
Gespräch, ärztliches 338
–, aufklärendes 361
–, beratendes mit dem Patienten 257
Gewebedruck 192
Gingiva propria 219, 228

–, attached 219, 228
–, bewegliche 220
Gips 53
–, Dilatationskurve 56
Gipsfräse 55
Glätten 294
Gleichgewicht, statisches 188
Gnathion 173, 175
Gnathometer 185
gotischer Bogen 307
Grenzfläche 110
–, Schleimhaut-Prothese 171
Grenzraum 109
Gruppen 293
Gußklammer 63, 115, 114

H_2O_2 69
Haftlack 169
Härter 42
Härterdosierung 46
Hebelgesetz 112
Heißpolymerisat 202, 223
Hirnkranke 357
Höcker, gefährdete 25
–, tragender 76
Höckerabstand, transversaler 19
Höcker-Fissurenrelief 209
Höcker-Fossa-Abstand 63, 62
Höckerkontakt 301
Höckerneigung 209 f.
Höckerspitze 24
Höckerspitze-Fossatiefe, Abstand 24
Hohlkehle, breite 59
Horizontalschub 123
Hybridbrücke 260
Hydrokolloidabdruck 52
Hydrokolloide 52
Hydroxylapatit 227
Hygiene 62

Immediatersatz 235
Implantate 228, 262
–, enossale 228
IMZ-Implantations-System 228
incisal line 201
Individualisieren 204
individueller Löffel, Grenze 161
Infektionsrisiko 54
Information 18, 363
Infraokklusion 18, 204, 209, 315, 323
Infrawölbung 38
Inlay 25, 49
Inlaybrücke 259, 261
Instruktion 18, 295
Interdentalbürstchen 62
Interdentalraum 225
–, offener 62
Interferenzen, okklusale 124
Interkuspidation 24
Interkuspidationstiefe 62 f.

Ionophobien 345
Ivotray-spezial-Abformung 172

J-Klammern 130

Karenzversuch 337
Karies 294, 295
Kariesschutz 23
Kastenwand 26
Kauebene 210
–, Neigung 210
Kaueinheiten 282
Kauflächenrelief 196
Kaukräfte, Richtung 196
Kaumuskel, akzessorischer 188 f.
Kaumuskulatur, akzessorische 353
Kauschlaufe 305
Kauzentrum 283
Kauzyklus 307
Kelchform 37
Kennedy-Klasse I 152, 287
Kennedy-Klasse II1 269
Kennedy-Klasse III 259, 264
Keramikverblendung 64
Kiefer, prothesenunfähiger 215
Kippbeanspruchung 139
Kippmeidung 124, 126
Kippung 124
Klammer, satteloffene 290
Klammerarm 115 f.
Klammerkraft 121, 124
Klammern 152
–, satteloffene 126
Klammerretention 121
Klebebrücke 87, 260, 262
Knirschen 214
Knochenabbau 107, 131, 139, 190, 197, 283
Knochenapposition 149
Knochenatrophie 215
Knochenneubildung 242
Knorpelauflagerungen 227
Kompensationskurve 210
Kompressionstest 326
Kondylator 327
Kondylen 302
Kondylenbahn, sagittale 209 f.
Kondylenposition 301 f.
Kondylenverlagerung 326
Kongruenz 171
–, Basis und Kiefer 170
Konkremente 294
Kontakte, antagonistische 252
Kontaktfläche 61
Kontaktpunkt 61
Kontrollbewegung 198
Kontrollen 238
Kontrollintervall 297
Konvergenzwinkel 24, 39 f., 59
Kopfbiß 40

Korrekturabdruck 40, 49, 51
–, Genauigkeit 44
Korrekturarbeiten 217
Korrekturmaterial 42
Kosten/Nutzen-Relation 255
Kraft 112
Kraftarm 112
Kraft-Weg-Diagramm 151
Kranialverlagerung 197
Kreuzbiß
Krone, Anprobe 67
–, mechanischer Halt 23, 39
–, mit Anhänger 89, 93
–, Probetragen 68
Kronenachse 39
Kronenflucht 36, 39
Kronenrand 58, 145
Kronenrandschluß 23 f., 58
Krümmung, labiale 191
Krümmungsradius 152
K-Silikon 40, 48
Kugeldiamanten 22
Kugelinstrument 167
Kunststoff, beschleunigte Alterung 65
–, geringe Abrasionsfestigkeit 65
–, thermische Ausdehnungskoeffizienten 65
–, weichbleibender 221 ff.
Kunststoffprothese 129, 237
Kunststoffschlüssel 148
Kunststoffverblendung 65
Kunststoffzahn 217
Kürettage 294
Kurve, sagittale 197
Kurzzeitgedächtnis 357

Labiomentalfalte 192
Last 112
Lastarm 112
Laterotrusionsfacette 319
Lebenserwartung, durchschnittliche 349
Lebensqualität 253
Lebenssituation, gespannte 340
Leermahlen 198, 214
Legierungsbestandteile 66
Legierungstypen 66
Leukoplakie 224
Lichen ruber 224
Linea obliqua 194
Lippendruck 188
l-Klammern 130
Lockerung 260
Lockerungsgrad 18, 75
Löffel 49, 161
–, Dimensionierung 166 f.
–, individuelle 50, 161, 165
–, kühlbare 52
–, perforierte 41
Löffelgröße 40
Lötstellen 85

Löttemperatur 85
Lücke, zahnbegrenzte 259
Luxation 292

Major connector 108, 140
Mantelfläche 26
masked depression 336
Materialverschleiß 136
Medianzone, fibröse 202
Mediotrusionsfacette 319
Meistermodell 53
Mensch, Recht zur Selbstbestimmung 256
Metallbasis 239
Metallgerüst 83 f.
Metallrand 64
Mikrotraumen 215
Mindestquerschnitt, metallischer 84
Mischbatterie 47
Mitarbeit des Patienten 256, 295
Mitarbeit, fehlende 23
Mm. risorii 192
Mm. zygomatici 192
Modell der konzentrischen Kreise 357
Modellherstellung 53
Molar, dritter 272 ff.
Molaren, obere 33
–, untere 38
Motivation 295 f.
mukodynamisch 163
mukostatisch 163
Multimorbidität 356
Mundabformung 172
Mundbodenmuskulatur 324
mundgeschlosssen/aktiv 180
Mundhöhle, Vorbereitung 18, 293
Mundhygiene 18, 70, 256, 295, 296
Mundtrockenheit 356
Musculus pterygoideus 304
Muskelbauch 164
Muskelkontraktion 164
Muskeltonus 192
Myalgie 315, 316, 323
Myoarthropathie 18, 28, 133, 140, 271, 315 f.
myodynamisch 163
myostatisch 163

Nachkontrolle 215
Nachregistrieren 206, 218
Nachschneiden 43
Nachsorge 241, 247, 256
Nagelprobe 44
Nasale 173, 175
Nasenblaseffekt 167
NEM-Legierungen 66, 87
Neuanfertigung 218
Nichtversorgung 271

Oberarm 115
okklusale Einheit 140

Okklusion 18, 58, 67, 139, 151, 204, 209, 218
–, in zentraler Relation 206
–, störungsfreie 206, 301
–, supragingivale 23, 42
–, zentrale 301
Okklusionsmuster 301
Omnipotenz der Technik 254
Onlay 25
orales Wohlbefinden 252
Overlay 25

Palatinalflächen 27
Palladium-Basis-Legierung 66
Papilla 62, 191
- incisiva 190
Parafunktion 139, 198, 214
Parallelometer 226
Paravent-Effekt 340
Parkinson 357
Parodontalbehandlung 294
Parodontalhygiene 139 f., 145
Parodontium 23, 62, 75
–, abnehmbares 18, 61
Parodontopathie 41, 267, 294 f.
Parotis 50
Patient, Adaptiervermögen 227
Pemphigus 224
Periodontalspalt 149
perioprothetische Betrachtungen 141
Persönlichkeitsentwicklung, abnorme 343
Pfeiler, disparallele 85
–, Disparallelität 267
–, lastferne 79
–, lastnahe 79
–, stabilisierende 77
–, Statik 77
Pfeilerzahn 75, 264
Pfeilspitze 182, 196, 307, 327
Pflegeanleitung 68, 214
Pflegegewohnheiten 296
Placebo 337
Planung 256
–, spezielle 258
Plaque 214, 225, 255 f., 295, 355
Platzhalter 60, 220, 222 f.
Polieren 294
Poliermittel 172
Politurdefizit 201, 225 f.
Polymerisationsschrumpfung 202
Polymerisationsverfahren 202
Polypragmasie 333, 336
Porzellanzahn 217
Prämolaren, obere 31 f.
–, untere 36 f.
Präparation, lotrechte 39 f.
Präparationsgrenze 22
–, erkennbare 22 f.
–, infragingivale 24
–, paragingivale 24

Präparationswinkel 36, 40, 60
Präprothetische Chirurgie 227
Pressen 214
Problemzone 58
Processus pterygoideus 304
Progenie, sekundäre 216
Prokrustesbett 252
Propriorezeptor 301
Prothese, plaquefreie 201
–, schrittweise Aufarbeitung 350
Prothesenbasis 218
Prothesenoberfläche 224
Prothesenpflege 355
Prothesenplaque 223 f.
Prothesenunterfläche 171
Prothesenunverträglichkeit 333
Protrusionsfacette 196 f., 210, 315, 319
Provokationstest 316
Prozesse, apikale ostitische 18
Psychagogik 361
psychische Reaktionen, abnorme 342
Psychosyndrom, organisches 357

Qualität 254
Qualitätsnormen 254

Randeinsenkung 107
Randerhöhung, dorsale 172
Randschluß 24, 58, 67
Randvorformung 169
Rauhtiefe 24
Reaktionsgeschwindigkeit 46
Reaktionskräfte 131
Recall 70, 296
Recht jedes einzelnen Menschen zur Selbstbestimmung 256
Registration, intraorale 196
Registrierbehelfe 182
Registrieren mit fertigen Prothesenbasen 185
Rehabilitation 159
Reifen 57
Reinigung, professionelle 256
Reizspeichel 50, 69, 162
Relation, zentrale 177, 180, 301 f., 315, 326
Relaxierungsschiene 318
Reokkludieren 203
Resilienz 106, 137
Resilienzmessung 106
Resilienzteleskope 149, 290 f., 293
Resilienztest 326 f.
Resilienzweg 106
Resorption 227
Restauration, Umfang 252
Restgebisse, anteriore 51, 252, 283
Restitutio in integrum 254
Retention 115, 119
Retentionsarm 115
Retentionsringe 55

Retentionswirkung 151
Retralbewegung 67
Retrusionsfacette 196, 315, 319
Rhagaden 223
Rhythmus, ergonomischer 53
Richtlinien 18, 255, 258
Riefen 24
Rillen 19, 26
Rillenschleifer 19, 22, 26, 29 ff., 33 f.
Ringklammern 126
Risiken 257
Risikofaktoren 264
Röntgenkontrolle 160
Rotation 124
Rotationsachse 112 f.
Rückstellung 41
Ruheabstand 179
Rütteln 173
Rüttler 55

Sägemodell 53, 55
Sägeschnitte 55
Sattel 105
–, Statik 111
Schablonen 184
Schaden/Nutzen-Relation 17, 253, 257, 264, 270, 284
Schaltsättel 108, 127, 135
Scherstellung 197
Schliffacette, exzessive 316
Schichtdicke 56
Schieblehre 178
Schizophrenien 344
Schleifinstrument 22
Schleifkörper 19, 22
Schleiftrauma 259, 261
Schleimhaut, angeschwollene 223
Schleimhauteffloreszenzen 223
Schlotterkamm 129, 160, 220, 289
Schlotterkammbildung 283
Schmelzstreifen 24
Schmerz 205, 294, 316, 334
Schneidezähne, obere 27 ff.
–, untere 34
Schneidezahnkrone 67
Schonhaltung 316
Schrumpfung 48
Schubverteiler 114
Schwebebrücke 80
Schwellenbelastung 106
Schwellendruck 106
Sealabformung 170 f.
Sedimentationsmodell für Bewußtseinsinhalte 357
Seitenzähne, Aufstellung 194
–, Präparation 19
–, Statik 194
Seitenzahnkrone 67
Sekante 112 f.
Sekundärkrone 35, 136

Sekundärteleskop 51, 291
Senium 349
Serienlöffel 49
–, konventionelle 40
Silicoater-Verfahren 65
Silikone 45, 169
Situationsabdruck 161
Situationsabformung 161, 243
Situationsmodell 161
Slice-Übergang 22, 31, 33 f., 36 f., 143,
Slit-cast-Verfahren 57
Sockel 55 f.
Sockelgips 56
Sofortbrücke 236
Sofortersatz 235
Sofortkrone 235
Sofortmetallbasis 239
Sofortprothese 130, 353
–, totale 242
Sofort-Teilprothese 237
Spacer 59 f.
Spannungen, endogene 46
–, innere 60
Spee-Kurve 197, 305
Spezialhartgips 53
Sprechprobe 179
Sprechstunde 361
Sprechzimmer 361
Stabgeschiebe 136
Stabilisierungsschiene 318
Statikmischer 47
Stauchungsdruck 45
Stauchungsrate 41
Steg, individuell gefräster 141
Stereognosie 350
Stiftaufbau 70
Stifte 71
Stiftinlay 70
Stiftkrone 70
Stomatitis 223, 225
Stones 53, 181
Störung, psychosomatische 333
–, seelische 336
Stop 301
Streßbreaker-Prinzip 272
Stufe, breite 144
–, breite schräge 59
–, negative 36
–, positive 31, 33, 58
–, rechtwinklige 22
–, schmale schräge 59
Stufen 30
Stufenbildung 58
Stützstift-Registrierung, intraorale 180, 307
Sublingualbügel 110, 124
Sublingualraum 161
Substanzverlust 29
Superfloss 62, 145
Superhartgips 53

Suprakontakt 18, 315, 316, 318, 324
Sutura palatina 160

Tasche, paratubäre 161
Technik, Omnipotenz 254
Teilkrone 25 f., 49
– als Anker 76
Teilkronenbrücke 260 f.
Teilprothese, Statik 127
Teilteleskope 144
Teleskop 134, 136
–, offenes 143
–, verblendete 144
Teleskopkonstruktion 35, 267
Teleskopkronen 50, 142
Teleskopprothese 142, 288
Tempern 61
T-Geschiebe 134
Therapiefindung 257
Tiefziehfolien 222
Tiefziehverfahren 222
Torus mandibulae 160
–, palatinus 160, 202
Tradition 294
Tragemodus 214
Translation, sagittale 134
Transversalkurve 198, 212
Trigona retromolaria 161, 175
Trimmen 55
Tubera 161
Tulpenform 37

Überbiß 199
Überkonstruktion 255
überprüfung der Funktion 217
Überschnitt 117
–, fehlender 118
Überschuß 54
Unterfütterung 217 f.
Unterfütterungsabdruck 150
Unterfütterungsabformung 218
Unterkieferknochenspange, elastische Deformation 86
–, Verwindung 264
Unterschnitt 16, 19, 34, 36, 49, 63, 226
–, korrespondierender 119
–, Neigung 63
Unterschnittswinkel 122
Unterstützungsachse 113, 132
Unterstützungspolygon 111 f., 151
Unterzungenbügel 128

Vakatwucherung 80
Verankerung 63, 119
Verbindung 108
–, bedingt starre 132
–, federnde 133
–, gelenkige 132
–, lockere 132
–, starre 134

Verbindungselemente 108
Verblendkronen 64
–, Platzbedarf 26
Verblockung 275
Verdrängungseffekt 44 f., 49
Verdunstungskälte 69
Verformung, plastische 44
Verformungswiderstand 110
Verkeilung infolge Kippung 152
Verlaufsbeobachtung 215, 251, 296
Verlaufsinformation 251
Vernetzung 46
Vernetzungsgrad 43
Verschlüsselung kleiner Einheiten 86
Versetzung 59
–, vertikale 60
Versorgung, zahnärztliche 251
Versteifung, primäre 141
Vestibulumdistanz 179
Via falsa 71
Viskosität 46
Vokal A, Anlauten 166
Vollgußbrücken 80
Vollgußkronen 63
Vollkrone 49
Vorbehandlung 18
–, medikamentöse 162
Vorbereitung der Mundhöhle 295
Vorextraktion 242
Vorgehen, prächirurgisches 242
Vorschub 67
Vorverlagerung, relative 216
–, Unterkiefer 217
Vorvermessen 117
Vorwall 146

Wachsstops 52
Wachswallebene 210

Wandung 25
Wangendruck 188 f.
Widerlager, gleitendes 123
Wirtschaftlichkeit 253
Wohlbefinden, orales 252
Würgereiz 162
Wurzelfüllung 71
Wurzelinlay 71
Wurzelkanäle, divergierende 71
Wurzelspitze, Auslenkung 137

Xantopren function 169

Zahnachse, vertikale 39
Zähne, pulpatote 18, 70
Zahnerhaltung 295
Zahnersatz, Adaptieren 341
Zahnform 192
Zahnkranz 55 f.
Zahnpaare, antagonistische 252
Zahnreihe, einseitig verkürzte 277
–, verkürzte 269, 271
Zahnstein 294 f.
Zahnstellungsanomalien 190
Zeit 338
Zement 24, 59
–, Korngröße 59
Zementschicht 60
Zinnfolie 149, 202, 220
ZMF 256
Zugfestigkeit 81
Zugkräfte 112, 115
Zungenbrennen 323
Zungendruck 188 f.
Zurückstellung 43
Zustimmung, fehlende 362
Zweitmaterial 43